全国高职高专护理类专业规划教材（第二轮）

妇产科护理学

（第2版）

（供护理及助产类专业使用）

主　编　尹　红　杨小玉

副主编　龚若金　盛夕曼

编　者（以姓氏笔画为序）

王博巧（天津医学高等专科学校）

王爱梅（吉林省胜利医院）

王淑贞（漳州卫生职业学院）

尹　红（漳州卫生职业学院）

杨小玉（天津医学高等专科学校）

郭仙鹤（兴安职业技术学院）

盛夕曼（安徽医学高等专科学校）

戴黎黎（贵州医科大学）

龚若金（株洲仁和妇产医院）

秘　书　王淑贞（漳州卫生职业学院）

中国健康传媒集团

中国医药科技出版社

内容提要

本教材是“全国高职高专护理类专业规划教材（第二轮）”之一，共24章，8个操作项目，介绍了妇产科学基础、生理产科、病理产科、妇科、计划生育、妇女保健、妇产科常用诊疗手术及护理、妇产科常用护理操作技术等内容，注重实用性。本教材为书网融合教材，即纸质教材有机融合电子教材、教学配套资源（PPT、微课、视频、图片等）、题库系统、数字化教学服务（在线教学、在线作业、在线考试）。

本教材可供高职高专护理专业、助产专业及相关专业使用，也可作为医药行业成人教育、培训和自学用书。

图书在版编目（CIP）数据

妇产科护理学/尹红，杨小玉主编．—2版．—北京：中国医药科技出版社，2019.7

全国高职高专护理类专业规划教材（第二轮）

ISBN 978-7-5214-0909-3

Ⅰ.①妇…　Ⅱ.①尹…　②杨…　Ⅲ.①妇产科学-护理学-高等职业教育-教材　Ⅳ.①R473.71

中国版本图书馆CIP数据核字（2019）第115973号

美术编辑　陈君杞

版式设计　友全图文

出版　**中国健康传媒集团**|中国医药科技出版社

地址　北京市海淀区文慧园北路甲22号

邮编　100082

电话　发行：010-62227427　邮购：010-62236938

网址　www.cmstp.com

规格　889×1194 mm 1/16

印张　27

字数　586千字

初版　2015年8月第1版

版次　2019年7月第2版

印次　2020年8月第2次印刷

印刷　三河市万龙印装有限公司

经销　全国各地新华书店

书号　ISBN 978-7-5214-0909-3

定价　68.00元

获取新书信息、投稿、为图书纠错，请扫码联系我们。

数字化教材编委会

主　编　尹　红　杨小玉

副主编　龚若金　盛夕曼

编　委（以姓氏笔画为序）

王博巧（天津医学高等专科学校）

王爱梅（吉林省胜利医院）

王淑贞（漳州卫生职业学院）

尹　红（漳州卫生职业学院）

杨小玉（天津医学高等专科学校）

郭仙鹤（兴安职业技术学院）

盛夕曼（安徽医学高等专科学校）

戴黎黎（贵州医科大学）

龚若金（株洲仁和妇产医院）

秘　书　王淑贞（漳州卫生职业学院）

出版说明

“全国高职高专护理类专业规划教材”于2015年由中国医药科技出版社出版，全套教材共27门，是针对全国高职高专医药院校护理类专业教育教学需求和复合型临床人才培养目标要求而编写，自出版以来得到了各院校的广泛欢迎。为了进一步提升教材质量，使教材更好地服务于院校教学，同时为了进一步贯彻落实国务院办公厅《关于深化医教协同进一步推进医学教育改革与发展的意见》（〔2017〕63号）等有关文件精神，不断推动职业教育教学改革，推进信息技术与医学教育融合，加强医学人才培养，使职业教育切实对接岗位需求，教材内容与形式及呈现方式更加契合现代职业教育需求，培养具有整体护理观的护理人才，在教育部、国家卫生健康委员会、国家药品监督管理局的支持下，中国医药科技出版社组织了本套教材的修订工作，并由全国近百所高职高专院校及附属医疗机构260余名专家、教师精心编撰，即将付梓出版。

本轮教材共包含27门，其中24门教材为新修订教材（第二版），主要特点如下。

一、内容精练，专业特色鲜明

本轮教材建设对课程体系进行科学设计，整体优化；对上版教材中不合理的内容框架进行适当调整；内容上吐故纳新，力求达到基础学科与专业学科紧密衔接、主干课程与相关课程合理配置的目标。教材内容精练、针对性强，具有鲜明的专业特色和高职教育特色。

二、对接岗位，强化能力培养

本轮教材强化以岗位需求为导向的理实教学，注重理论知识与护理岗位需求相结合，对接职业标准和岗位要求。每门教材在由教学一线经验丰富的教师组成编写团队的基础上，吸纳了多位具有丰富临床经验的医护人员参与编写，满足培养应用型人才的需求。在教材正文适当插入临床案例，起到边读边想、边读边悟、边读边练，做到理论与临床护理岗位相结合，强化培养学生临床思维能力和护理操作能力；同时注重护士人文关怀素养的养成，注重吸收临床护理新技术、新方法、新材料，体现教材的先进性。

三、对接护考，满足考试需求

本轮教材内容和结构设计，与国家护士执业资格考试紧密对接，在国家护士执业资格考试相关课程教材中以“考点提示”和“目标检测”的形式插入护士执业资格考试考点与真题，为学生学习和参加护士执业资格考试奠定基础，提升学习效率。

四、书网融合，学习便捷轻松

全套教材为书网融合教材，即纸质教材与数字教材、配套教学资源、题库系统、数字化教学服务有机融合。通过“一书一码”的强关联，为读者提供全免费增值服务。按教材封底的提示激活教材后，读者可通过PC、手机阅读电子教材和配套课程资源，并可在线进行同步练习，实时反馈答案和解析。同时，读者也可以直接扫描书中二维码，阅读与教材内容关联的课程资源（“扫码学一学”，轻松学习PPT课件；“扫码练一练”，随时做题检测学习效果），从而丰富学习体验，使学习更便捷。教师可通过PC在线创建课程，与学生互动，开展在线课程内容定制、布置和批改作业、在线组织考试、讨论与答疑等教学活动，学生通过PC、手机均可实现在线作业、在线考试，提升学习效率，使教与学更轻松。此外，平台尚有数据分析、教学诊断等功能，可为教学研究与管理提供技术和数据支撑。

本轮教材修订在组织、编写和审定过程中，得到众多专家的悉心指导和相关院校的大力支持，在此一并致谢！

改革创新的过程也是探索提升的过程，目标的提出至目标的实现是一个漫长、曲折的过程。在此殷切希望各医药卫生类院校师生和广大读者在使用中对教材进行检验，并提出宝贵意见，使本套教材日臻完善，为促进我国高职高专护理类专业教育教学改革和人才培养做出积极贡献。

中国医药科技出版社
2019年5月

全国高职高专护理类专业规划教材（第二轮）
建设指导委员会

张　庆（济南护理职业学院）
张　荣（毕节医学高等专科学校）
张　健（长春医学高等专科学校）
张　敏（安徽医学高等专科学校）
张　德（四川护理职业学院）
张亚军（内蒙古医科大学继续教育学院）
陈　燕（惠州卫生职业技术学院）
陈秋云（漳州卫生职业学院）
陈顺萍（福建卫生职业技术学院）
陈晓玲（安徽卫生健康职业学院）
陈瑄瑄（漳州卫生职业学院）
林建兴（漳州卫生职业学院）
林斌松（漳州卫生职业学院）
周卫凤（安徽医学高等专科学校）
周谊霞（贵州医科大学）
庞　燕（四川护理职业学院）
洪　霞（福建卫生职业技术学院）
郭永洪（云南工商学院）
黄小凤（漳州卫生职业学院）
谌　秘（南昌大学第四附属医院）
谢万兰（襄阳职业技术学院）
薛　梅（天津医学高等专科学校）

前　言 / PREFACE

本教材由中国医药科技出版社在全国近百所高职高专院校和医院中广泛遴选，组织一批具有丰富教学及临床经验的一线教师及医护工作者精心设计和编写而成，可供高等学校护理专业、助产专业、妇幼卫生专业及相关专业人士使用。

本教材以培养高级技能型卫技人才为目标，以培养职业能力为根本，以新颁布的教学标准为依据，紧密结合护士执业资格考试大纲，体现高职高专教育的特色，力求满足专业岗位需要、学教需要和社会需要。

《妇产科护理学》（第1版）共八篇，30章，8个操作项目，因计划生育和妇女保健分章后的内容过少，修订后将计划生育和妇女保健各归纳为1章，因此第2版教材为24章。为保持教材的完整性，将第五章产褥期妇女的护理改为产褥期母婴的护理，增加了正常新生儿的生理特征及护理。本教材在内容上打破了护理程序整体框架的书写限制，根据临床实际需要，概述妇产科医疗知识，提出护理诊断，针对护理诊断制定护理措施，更适应专业岗位需要。在章节前标出“学习目标”，疾病前设有“典型案例”，章节后列出结合护士执业资格考试的“目标检测”，内容中穿插“考点提示”“知识链接”“知识拓展”和“护理应用”等，更具有实用性，便于使用者学习理解、记忆和应用。在妊娠合并症章节中简化了相关的内、外科疾病知识，重点介绍与妇产科相关的知识和护理，避免了重复和冗余，便于学生融汇贯通地理解和掌握妇产科护理知识。

《妇产科护理学》（第2版）在纸质教材建设过程中，重点将教材建设为书网融合教材，即纸质教材有机融合电子教材、教学配套资源（PPT、微课、视频、图片等）、题库系统、数字化教学服务（在线教学、在线作业、在线考试）。搭建与纸质教材配套的“医药大学堂”智慧云服务平台，使读者通过手机扫描纸质教材相关内容旁边的二维码即可阅读相应的资源，使教材内容更加生动化、形象化。

本教材的修订工作的得到了各参编院校和医院的指导和大力支持，在此一并表示诚挚的谢意！由于编者编写时间仓促，知识容量有限，在编写过程中难免存在一些疏漏和不足之处，恳请广大师生和读者批评指正，以便再次修订时纠正。

编　者

2019年5月

目　录 / CONTENTS

第三篇　病理产科

第四篇　妇科

第五篇　计划生育

第六篇 妇女保健

第七篇 妇产科常用诊疗技术及护理

第八篇 妇产科常用护理操作技术

绪　论

学习目标

1. 掌握妇产科护理学的范畴；妇产科护理学的学习方法。
2. 熟悉妇产科护理学的特点。
3. 了解妇产科护理学的发展史。

一、妇产科护理学的范畴

妇产科护理学是一门专门研究妇女特有生理、病理、心理及社会方面的改变，诊断和处理妇女对现存和潜在健康问题的反应，为妇女健康提供服务的一门医学护理学科，是临床护理学的重要组成部分。包括产科护理学、妇科护理学、计划生育学和妇女保健学，服务对象是在妊娠期、分娩期、产褥期和非妊娠期的特定阶段的女性，以及相关的家庭和社会成员。

产科护理学是研究妇女在妊娠期、分娩期、产褥期全过程中所发生的一切生理、心理、病理、社会改变，胎儿及早期新生儿的生理、病理改变，诊断并处理孕产妇、胎儿及早期新生儿的健康问题，以及协助新生命诞生的医学护理学科。包括产科学基础、生理产科、病理产科、胎儿及早期新生儿护理四大部分内容。

妇科护理学是研究妇女在非妊娠期生殖系统的生理和病理改变，结合其心理、社会特点，诊断和处理妇女的健康问题并为其提供服务的医学护理学科。包括妇科学基础、女性生殖器炎症、女性生殖器肿瘤、生殖内分泌疾病、女性其他生殖器疾病的护理等内容。

计划生育学主要研究女性生育调控，目的是使每对夫妇能够自由地、知情地、负责地对生育数量、生育间隔、生育时机及非意愿妊娠的处理做出选择，实现其生育目标。包括避孕、绝育、优生等内容。

妇女保健学是研究妇女生命周期中不同时期的生理、心理和社会特点及功能保护、疾病预防、促进妇女健康的一门学科。包括总论、妇女各期保健、生殖健康保健、妇科常见病防治、妇女保健管理等内容。

二、妇产科护理学的发展史

妇产科护理学是在医学发展的过程中逐渐形成的，自从有了人类的繁衍就有了助产，这就是最早的产科护理雏形，医学和护理学也得以流传。

国外现存最早的医学文档是公元前1825年古埃及的《Kahun妇科纸草书》，书中有专门论述女性健康及疾病的处理方法，被认为是第一部妇产科学专著。公元前460年，“医学之父”希波克拉底创立了著名的“希氏医学”，在他的医学巨著中描述了古希腊的妇产科学，记录了他关于阴道检查和妇科疾病的治疗经验。公元前50年至公元前25年，Celsus描述了子宫的结构，用十字切开治疗处女膜无孔，用电烙术治疗宫颈糜烂。古罗马名医Soranus（公元98－138年）撰写的《论妇女病》对月经、避孕、分娩、婴儿护理等做了详细论述，被誉为妇产科学的创始人。公元400年，Rubbonla在Edssa创建了第一家妇人医院。

中医学发展历史悠久，妇产科护理的发展与传统的中医妇产科的发展密不可分。夏、商、周时代已有关于种子、胎教、难产和助产理论记载。秦汉时代马王堆汉墓出土的文物中有《胎产书》，张仲景的《金匮要略》中的妇人三篇，论述了妊娠呕吐、妊娠腹痛、产后发热等病的证治，当时的许多经验和方药至今有效。华佗不仅成功地进行了开腹手术，还曾以针刺成功地为死胎患者施行了引产。元和二年（公元85年），颁布了法律以照顾孕产妇，规定产子者，免纳财产税三年，怀孕之家，免税一年，另给保养费。唐代昝殷的《经效产宝》为我国也是世界上现存的第一部产科专著。宋代产科已发展成为独立专科，在国家医学教育规定设置的九科之中有产科。清代与民国将经、带、胎、产合为妇科。亟斋居士著《达生篇》，提出了“睡、忍痛、慢临盆”的六字诀，主张对正常分娩过程不要妄加干涉，只要处以辅导，其所述方法与理论，与现代医学有颇多吻合之处。

大约19世纪，西方医学开始传入我国，1929年1月，杨崇瑞在北京创办了第一家西医助产学校和产院。西医院的开设，推动了我国妇产科及护理的发展。中华人民共和国成立后，党和政府对妇女儿童保健工作极为重视，相继颁布了《婚姻法》《妇女儿童权益保护法》《优生法》《母婴保健法》等。培训了大批从事妇幼保健工作的技术人员，实行了妇女劳动保护制度。70年代后，围生医学兴起，建立健全了三级妇幼保健网，对孕产妇、胎儿和新生儿进行了全面监护和管理，极大地降低了残缺儿的出生率、新生儿和孕产妇的死亡率。近年来，分娩场所由家庭转移到医院时，一批受过专业训练、具备特殊技能的护理人员参与到产科的护理工作。随着医学进入“4P”时代，为适应从单纯疾病诊疗的“疾病医学”到集疾病预防和健康维护与促进于一体的“健康医学”的转变，适应社会发展过程中人们对生育及医疗照顾需求的改变，妇产科护理也经历着“以疾病为中心的护理”向“以病人为中心的护理”变革。开展“以整体人的健康为中心的护理”将成为当代护理学的发展趋势。

知识链接

“4P”时代

是指个体化（personalized）、预测性（predictive）、预防性（preventive）及参与性（participative）。

三、妇产科护理学的特点

妇产科护理学针对的是特定时期的女性，与其他临床护理学相比，有其自身的特点。妇产科护理学主要涉及女性生殖系统，而生殖系统仅是人体的一个组成部分，它受神经内分泌的调节，一旦某一调节环节发生异常则可导致月经失调、不孕等妇科疾病；反之，当生殖系统发生变化如妊娠会导致孕妇血液循环系统等的改变，卵巢萎缩会引起骨代谢异常等。产科和妇科之间也是互为因果，如子宫脱垂、尿瘘主要是分娩所致的盆底软组织损伤所致，产后出血可引起希恩综合征；而慢性输卵管炎可引起输卵管妊娠，子宫肌瘤可引起流产等。妇产科护理学不仅是临床护理学，同时也是预防保健学，如研究女性生育调控的计划生育、促进妇女健康的妇女保健。

四、妇产科护理学的学习方法及妇产科护士的职业目标

妇产科护理学的学习包括理论学习、技能实训和临床实践。理论是基础，要认真学习妇产科护理学的基本理论和基本知识，通过技能实训多次反复、牢固掌握，通过临床实践进一步培养和提高实际工作能力，正确应用妇产科护理理论为生命各阶段、不同健康状况的妇女提供优质的护理服务，最大限度地满足护理对象的要求，缓解患者痛苦、促进其康复，使健康女性做好自我保健、预防疾病并维持健康状态。学习时一定要理论联系实际，要认识到人是一个有机的统一整体，关心女性的身心健康，正确认识个体与环境，局部与整体，预防与治疗，锻炼与医药等各个方面的辩证关系。在学习妇产科护理学课程的过程中，还必须注意培养自己高尚的医德医风，坚持为妇女、儿童健康服务，热爱生命，厚德诚信、博爱亲仁、团结协作，使自己成为具备良好职业素质、专业素质、人文素质、身心健康的复合型护理人才。

（尹 红）

第一篇

妇产科学基础

扫码“学一学”

第一章

女性生殖系统解剖

学习目标

知识要点

1. 掌握内生殖器的组成、功能及解剖特点。
2. 熟悉内生殖器的邻近器官；外生殖器的解剖及特点。
3. 了解生殖器的血管、淋巴和神经。

技能要点

1. 能将内、外生殖器解剖知识运用于临床工作中。
2. 在产科工作中注意邻近器官与内生殖器的相互影响。

第一节 外生殖器

外生殖器（external genitalia）是指女性生殖器的外露部分，又称外阴，始于耻骨联合，包括两股内侧，止于会阴。它主要由以下几个部分组成（图1－1）。

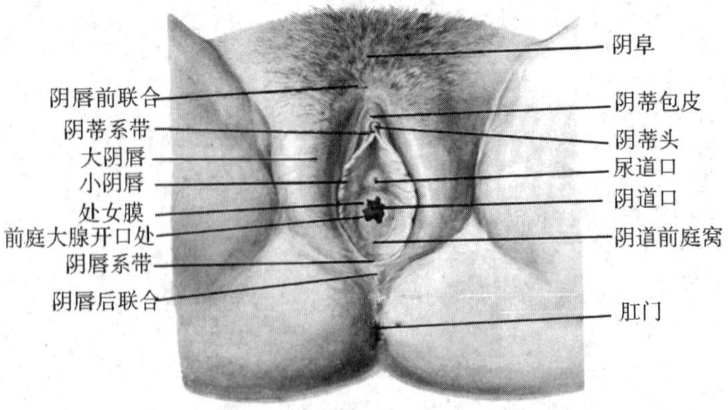

图1－1 女性外生殖器

考点提示

外阴血肿最易发生的部位。

一、阴阜

阴阜（mons pubis）为耻骨联合前方隆起的脂肪垫。由青春期开始长出阴毛，阴毛的分布呈尖端朝下的倒三角形，其疏密和色泽有种族和个体差异。

二、大阴唇

大阴唇（labium majus）为两股内侧一对隆起的皮肤皱褶，承接于阴阜延伸至会阴。大阴唇外侧面为皮肤，有阴毛覆盖，内有皮脂腺和汗腺；内侧面湿润似黏膜。大阴唇皮下为厚厚的脂肪组织，内含丰富的神经、血管和淋巴管，此处损伤后易形成血肿。未婚女性的两侧大阴唇自然合拢，遮盖阴道口与尿道口，产后由于分娩导致其向两侧分开，绝经女性的大阴唇自然萎缩，阴毛稀疏。

三、小阴唇

小阴唇（labium minus）为大阴唇内侧的一对稍薄的皮肤皱褶。表面湿润、色褐、无毛，富含神经末梢，较为敏感。两侧小阴唇前端融合，分为前后两叶，前叶形成阴蒂包皮，后叶与大阴唇后端会合，在正中线形成阴唇系带，此系带会由于分娩变得不明显。

四、阴蒂

阴蒂（clitoris）位于小阴唇顶端的联合处，部分为阴蒂包皮包绕，由海绵体构成，有勃起性。阴蒂分为三部分：前端为暴露于外阴的阴蒂头，富含神经末梢，极为敏感；中部为阴蒂体；后部为两个阴蒂脚。

五、阴道前庭

阴道前庭（vaginal vestibule）为两侧小阴唇间的菱形区域，前为阴蒂，后为阴唇系带。阴道口与阴唇系带间有一浅窝叫舟状窝，又称阴道前庭窝。产妇常由于分娩时阴唇系带撕裂造成舟状窝消失。在此区域内有以下结构。

1. 前庭球（vestibule bulb） 又称球海绵体，位于前庭两侧，由具有勃起性的静脉丛组成，其后端膨大，与同侧前庭大腺相邻，表面被球海绵体肌覆盖。

2. 前庭大腺（major vestibule glands） 又称巴氏腺（bartholin glands），位于大阴唇后部，如黄豆大，左右各一。腺管细长（1 ~ 2cm），向内侧开口于前庭后方小阴唇与处女膜之间的沟内，性兴奋时分泌黄白色黏液起润滑作用。正常情况下不能触及此腺，感染时腺管口易堵塞，形成脓肿或囊肿。

3. 尿道外口（external orifice of urethra） 位于阴蒂头后下方及前庭前部，边缘折叠合拢呈圆形，其后壁有一对尿道旁腺。尿道旁腺开口小，能分泌黏液润滑尿道口，但易为细菌潜伏。

4. 阴道口（vaginal orifice）及处女膜（hymen） 阴道口位于尿道外口后方及阴道前庭后部，形状、大小不规则。阴道口覆盖有一层较薄的黏膜皱襞，称为处女膜，内含结缔组织、血管和神经组织。处女膜中央有一孔，孔的形状和大小因人而异，多呈圆形或新月形，少数呈筛状或伞状，孔大者可容两指，甚至处女膜缺如，孔小者不能通过一指，甚至闭锁。处女膜多在初次性生活时破裂，偶尔在分娩或剧烈运动时破裂，经阴道分娩的产妇仅留有处女膜痕。

第二节　内生殖器

女性内生殖器（internal genitalia）包括阴道、子宫、输卵管和卵巢，后两者常被称为子宫附件（uterine adnexa）（图 1－2）。

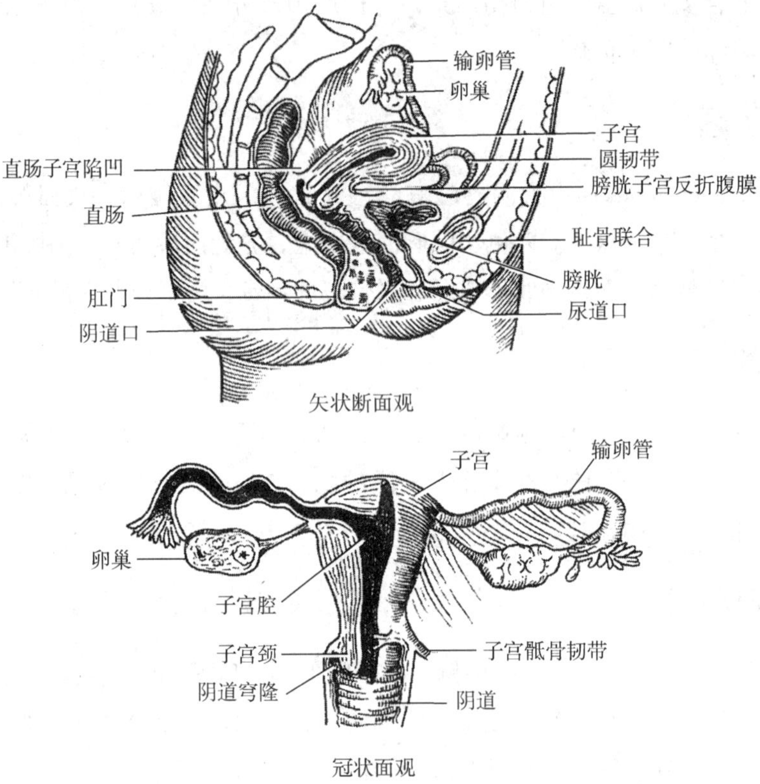

图 1－2　女性内生殖器

一、阴道

1. 功能　阴道（vagina）是性交器官，也是经血排出及胎儿娩出的通道。

2. 解剖结构　位于真骨盆下部中央，上宽下窄，前后壁互相贴合，其前壁长 7～9cm，与膀胱和尿道相邻，后壁长 10～12cm，与直肠贴近。上端包绕宫颈阴道部，下端开口于阴道前庭后部，环绕宫颈周围的组织称为阴道穹隆，按其位置分为前、后、左、右四部分，后穹隆位置最深，与盆腔最低的直肠子宫陷凹相邻，当该陷凹有积血或积液时，可经阴道后穹隆穿刺或引流，是临床常用于某些医疗诊断和治疗的途径。

3. 组织结构　阴道壁自内向外由黏膜、肌层和纤维层构成。阴道黏膜呈淡红色，由复层鳞状上皮细胞覆盖，无腺体，阴道上端 1/3 处黏膜受性激素影响产生周期性变化。阴道肌层由两层平滑肌纤维构成，外层纵行，内层环行，在肌层的外面有一层纤维层，含多量弹力纤维及少量平滑肌纤维，再加阴道壁有许多横纹皱襞，故阴道的伸展性较大。幼女及绝经后妇女的阴道壁变薄，皱襞减少，伸展性变小，易受感染或创伤。阴道壁富含静脉丛，损伤后极易出血或形成血肿。

二、子宫

（一）功能

（1）子宫（uterus）产生月经。

（2）性交后，是精子到达输卵管的通道并使精子获能。

（3）受孕后，是孕育胎儿的场所。

（4）分娩时，子宫收缩促使胎儿及其附属物排出。

（二）解剖结构

1. 位置　子宫位于盆腔中央，宫底在骨盆入口平面稍下，宫颈外口在坐骨棘水平稍上方。其前方是膀胱，后方为直肠，下端接阴道，两侧有输卵管和卵巢。当膀胱空虚时，成人子宫呈轻度前倾前屈位，见图1－2A。

2. 形态和大小　因年龄或生育情况而变化。子宫是有腔壁厚的器官，成人的子宫呈前扁后平的倒置梨形，长7～8cm，宽4～5cm，厚2～3cm，重量50～70g，容量约5ml。

3. 结构　子宫上部较宽，称为子宫体，其上段隆突的部分，称为子宫底；子宫底两侧是与输卵管相通的子宫角；子宫下部较窄呈圆柱状，称宫颈（图1－2B）。子宫体与宫颈的比例因年龄和卵巢功能而异，青春期前为1∶2，育龄期为2∶1，绝经后为1∶1。子宫体与宫颈之间最狭窄的部分，称为子宫峡部，在非孕期长约1cm，其上端因在解剖上较狭窄，称为解剖学内口；下端因黏膜组织在此处由子宫内膜转变为宫颈黏膜，称为组织学内口。妊娠后，由于子宫峡部伸展变长、变宽，妊娠末期可达7～10cm，形成子宫下段，成为软产道的一部分。宫颈内腔呈梭形，称为宫颈管，成年妇女长2.5～3.0cm，其下端称为宫颈外口，与阴道相通。以阴道为界，宫颈下端深入阴道的部分称为宫颈阴道部，占宫颈的1/3；阴道以上的部分称为宫颈阴道上部，占宫颈的2/3（图1－3）。未产妇的宫颈外口呈圆形，经产妇由于受到经阴道分娩的影响，宫颈外口呈横裂状（图1－4）。

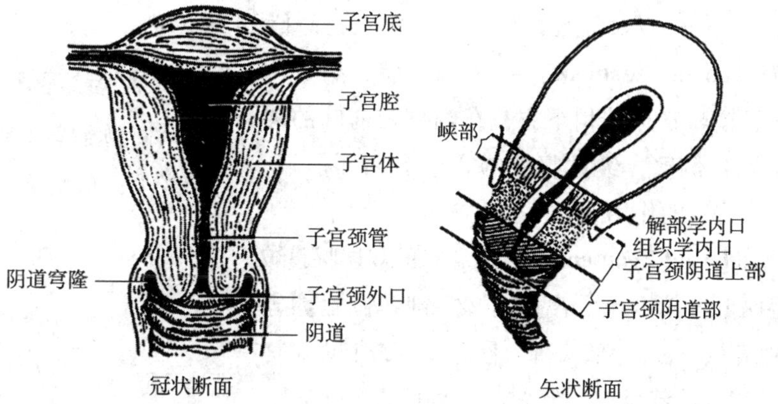

图1－3　子宫各部

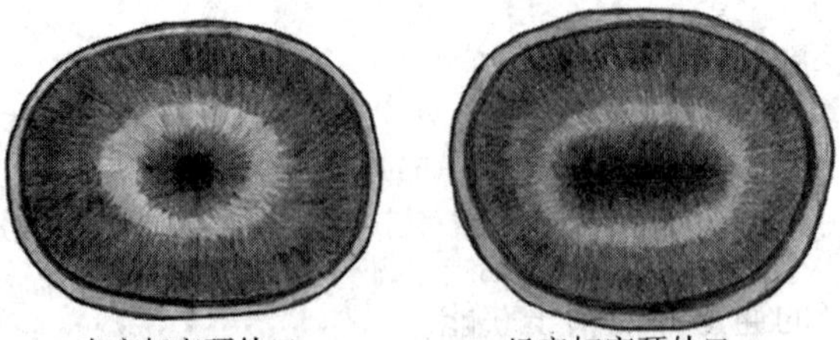

图 1－4　未产妇与经产妇宫颈外口

> **考点提示**
>
> 宫体与宫颈之间最狭窄的部分。

（三）组织结构

1. 子宫体　由内向外分为子宫内膜层、肌层和浆膜层。

> **考点提示**
>
> 未产妇的宫颈外口呈：圆形；经产妇宫颈外口呈：横裂状。

（1）子宫内膜层　由内向外分海绵层、致密层和基底层，前两者合称为功能层，约占子宫内膜的 2/3，受性激素影响发生周期性变化；基底层靠近子宫肌层，约占子宫内膜的 1/3，不受性激素影响。

（2）子宫肌层　较厚，由大量平滑肌组织、少量弹力纤维和胶原纤维组成，可分为 3 层：①内层肌纤维呈环形排列收缩时形成子宫收缩环。②中层肌纤维交叉排列，包绕血管交织成网，收缩时压迫血管能有效止血。③外层肌纤维纵行排列，极薄，是子宫收缩的起点。

（3）子宫浆膜层　最薄，为覆盖在宫底及子宫前后面的脏腹膜。

2. 宫颈　主要由结缔组织构成，含少量平滑肌纤维、血管和弹力纤维。宫颈管黏膜为单层高柱状上皮，其腺体可分泌碱性黏液，形成黏液栓堵塞宫颈管。宫颈阴道部由复层鳞状上皮覆盖，表面光滑。宫颈外口鳞状上皮和柱状上皮交界区，是宫颈癌的好发部位。

（四）子宫韧带

子宫依靠 4 对韧带以及骨盆底肌肉和筋膜的支撑维持正常位置。

1. 圆韧带（round ligament）　呈圆索状，始于两侧子宫角前面、输卵管近端稍下方，在阔韧带前叶的覆盖下向前行至骨盆侧壁，经过腹股沟止于大阴唇前端，有维持子宫前倾位置的作用。

> **考点提示**
>
> 圆韧带与宫骶韧带维持子宫呈：前倾位。

> **考点提示**
>
> 主韧带的作用。

2. 阔韧带（broad ligament）　为翼状的双层腹膜皱襞。分为前后两叶，其上缘游离，内 2/3 部包围输卵管（伞部无腹膜遮盖），外 1/3 部移行为骨盆漏斗韧带（又称卵巢悬韧带），卵巢动静脉由此穿过。在输卵管以下、卵巢附着处以上的阔韧带称输卵管系膜。卵巢与阔韧带后叶相接处称卵巢系膜，系膜内有进出卵巢的血管、淋巴管和神经。卵巢内侧与宫角之间的阔韧带稍增厚称卵巢固有韧带（又称卵巢韧带）。在宫体两侧的阔韧带中有丰富的血管、神经、淋巴管及大量疏松结缔组织称宫旁组织。子宫动静脉和输尿管均从阔韧带基底部穿过。阔韧带维持子宫于正中位置。

3. 主韧带（cardinal ligament）　又称宫颈横韧带，位于阔韧带下方，横行于宫颈两侧和骨盆侧壁之间，是固定宫颈正常位置、防止子宫脱垂的重要结构。

4. 宫骶韧带（uterosacral ligament）　自宫颈后面的上侧方，向两侧绕过直肠达第2～3骶椎前面的筋膜，韧带内含平滑肌和结缔组织，短厚有力，向后向上牵引宫颈，间接维持子宫于前倾位置。

三、输卵管

1. 功能　输卵管（oviduct，fallopian tube）是卵子与精子相遇的场所，受精后输送受精卵至宫腔。

2. 解剖结构　输卵管为一对细长而弯曲的肌性管道，位于阔韧带上缘，内侧与子宫角相连，外端游离，与卵巢相近，全长8～14cm。根据输卵管的形态，由内向外可分为4部分（图1－5）：①间质部，为通向子宫壁内的部分，长约1cm，管腔最狭窄；②峡部，为间质部外侧的一段，细而直，管腔较狭窄，长2～3cm，是输卵管结扎的部位；③壶腹部，位于峡部外侧，壁薄，管腔宽大且弯曲，长5～8cm，其与峡部连接处是正常的受精部位；④漏斗部，位于输卵管最外端，开口于腹腔，长1～1.5cm，管口的指状突起称输卵管伞，有“拾卵”作用。

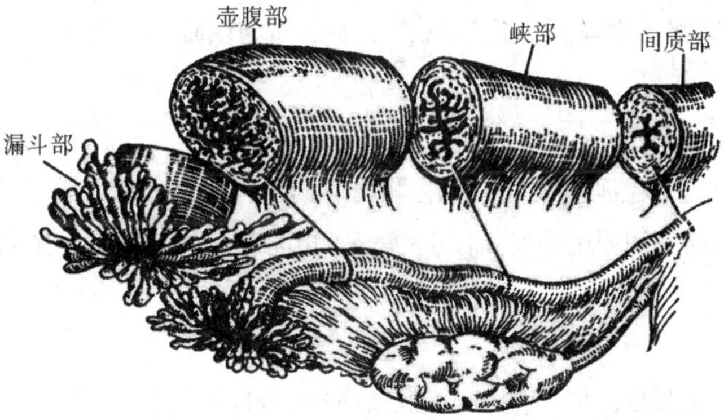

图1－5　输卵管各部

3. 组织结构　输卵管分为3层：内层为黏膜层，由单层高柱状上皮细胞组成，其中纤毛细胞上纤毛的摆动能协助受精卵移动；中层平滑肌的收缩能协助“拾卵”、运送受精卵；外层的浆膜层是腹膜的一部分。输卵管肌肉的收缩、黏膜上皮细胞的形态、分泌及纤毛摆动受性激素的影响亦会产生周期性变化，但不如子宫内膜明显。

四、卵巢

1. 功能　卵巢（ovary）产生卵子、分泌性激素。

2. 解剖结构　卵巢为一对扁椭圆形的性腺，由外侧的骨盆漏斗韧带和内侧的卵巢固有韧带悬于骨盆壁与子宫之间，借卵巢系膜与阔韧带相连。其大小和形状因年龄、月经周期阶段而异，双侧卵巢的重量亦不同。成年女性卵巢大小约4cm×3cm×1cm，重5～6g，呈灰白色。青春期前卵巢表面光滑，青春期排卵后，卵巢表面逐渐凹凸不平，绝经后卵巢缩小变硬，盆腔检查时不易触及。

> **考点提示**
> 卵巢表面特点。

3. 组织结构　卵巢表面无腹膜，仅被单层立方上皮覆盖称生发上皮；其内有一层纤维组织称卵巢白膜。向内为卵巢实质，分为外层的皮质与内层的髓质。皮质由

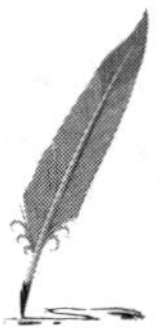

各级发育卵泡、黄体及间质组织构成，髓质位于卵巢的中心位置，不含卵泡，由疏松结缔组织及丰富的血管、神经、淋巴管和少量平滑肌纤维构成（图1-6）。

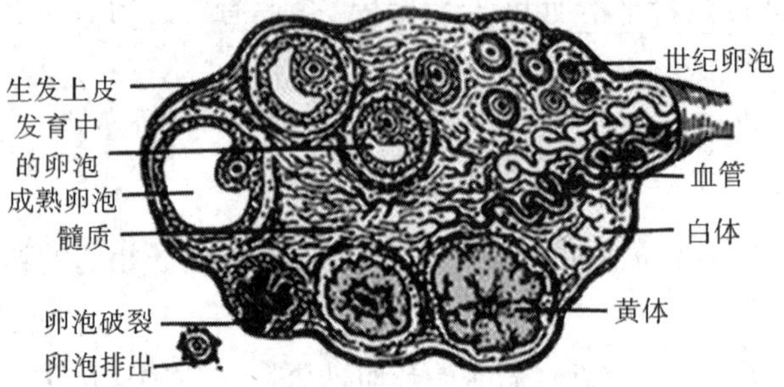

图1-6 卵巢的构造（切面）

第三节 内生殖器的邻近器官

女性内生殖器官与尿道、膀胱、输尿管、直肠和阑尾相邻。当女性生殖器发生病变时，如创伤、感染、肿瘤等，常累及邻近器官，增加诊断与治疗的难度。

一、尿道

尿道（urethra）是一位于阴道前、耻骨联合后的肌性器官，始于膀胱三角肌尖端，穿过泌尿生殖膈，止于阴道前庭的尿道外口，长4~5cm，短而直，邻近阴道，故易发生泌尿系统感染。

二、膀胱

膀胱（urinary bladder）是一位于子宫与耻骨联合间的空腔器官，其大小、形状因盈虚及邻近器官的情况而变化。充盈的膀胱可凸向盆腔甚至腹腔，会妨碍盆腔检查，甚至在手术中易被误伤，因此，在妇科检查及手术前必须排空膀胱。

三、输尿管

输尿管（ureter）是一对位于肾盂与膀胱间的圆索状肌性管道，长约30cm，粗细不一。自肾盂起，在腹膜后沿腰大肌前面偏中线侧下降（腰段），在骶髂关节处跨髂外动脉起点的前方进入盆腔（盆段），沿髂内动脉下行至阔韧带底部向前内方走行，在宫颈外侧约2cm处，在子宫动脉下方与之交叉，斜向前内经阴道侧穹隆进入膀胱（图1-7）。在结扎子宫动脉时，应避免损伤输尿管。

四、直肠

直肠（rectum）位于盆腔后部，连接乙状结肠与肛管，前有子宫、阴道，后为骶骨，全长15~20cm。直肠下部无腹膜覆盖并与阴道后壁中段相近，末端与阴道后壁隔以会阴体。肛管长2~3cm，周围有肛门内、外括约肌和肛提肌，肛门外括约肌是骨盆底浅层肌肉的一部分，因此，分娩时可通过肛门检查了解产程情况，同时分娩处理与妇科手术时应注意避免损伤肛管和直肠。

五、阑尾

阑尾（vermiformis appendix）为连于盲肠内侧壁的盲端细管，形似蚯蚓，其长短、粗细、位置变异很大，通常位于右髂窝内。位置最低时可达右侧输卵管及卵巢，此时，阑尾炎可累及右侧附件及子宫；妊娠时，阑尾的位置可随妊娠月份增加而向外上方移动，易误诊。阑尾也是黏液性肿瘤最常见的原发部位，故卵巢黏液性癌手术时常规切除阑尾。

第四节 生殖器的血管、淋巴和神经

女性生殖器不仅与盆腔各器官相邻，与周围的血管、淋巴和神经也紧密相连，其血管与淋巴管伴行，各器官间的静脉及淋巴管以丛、网状吻合。

一、血管

（一）动脉

女性内、外生殖器的血液供应主要来自卵巢动脉、子宫动脉、阴道动脉和阴部内动脉（图1-7）。

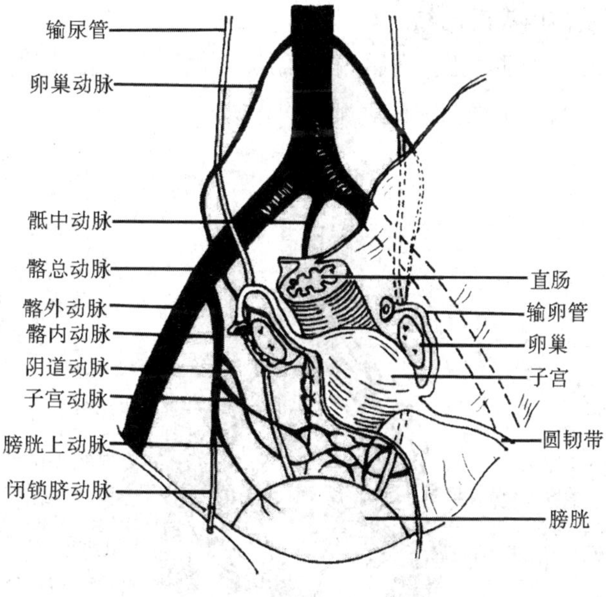

图1-7 输尿管与子宫动脉的关系

1. 卵巢动脉 自腹主动脉分出，左侧卵巢动脉可来自左肾动脉。在腹膜后沿腰大肌前行，向外下达骨盆缘处，跨过输尿管和髂总动脉下段进入阔韧带，进入卵巢前，有分支走行于输卵管系膜内供应输卵管，其末梢在子宫角附近与子宫动脉上行的卵巢支吻合。

2. 子宫动脉 为髂内动脉的分支，在腹膜后沿骨盆侧壁向前下方走行，进入阔韧带向内走行，在宫颈口水平约2cm处横跨输尿管至子宫侧缘分为上、下两支：上支较粗，沿宫体上缘迂曲上行，称为子宫体支，至子宫角处分为宫底支、输卵管支和卵巢支；下支较细，分布于宫颈及阴道上端，称为宫颈阴道支。

3. 阴道动脉 为髂内动脉的分支，分布于阴道中下段、膀胱顶和膀胱颈。阴道动脉与宫颈-阴道支和阴部内动脉分支吻合。

4. 阴部内动脉 为髂内动脉的分支，经坐骨大孔穿出骨盆腔，环绕坐骨棘背面，经坐骨小孔达坐骨肛门窝，分出4支分别进入直肠下段及肛门、会阴浅部、阴唇、阴蒂及前庭球。

（二）静脉

盆腔静脉与同名动脉伴行，数量多于动脉，在相应器官及其周围形成静脉丛，相互吻合，且无静脉瓣，故盆腔静脉发生感染时容易蔓延。卵巢静脉出卵巢门后形成静脉丛，右侧汇入下腔静脉，左侧汇入左肾静脉，因肾静脉较细，容易发生回流受阻，故多见左侧盆腔静脉曲张。

二、淋巴管

女性生殖器和盆腔具有丰富的淋巴系统，是生殖器官恶性肿瘤转移和炎症扩散的重要途径，淋巴结常沿相应的血管排列，成群或成串分布（图1-8），主要分为外生殖器淋巴和内生殖器淋巴两组，当内、外生殖器发生感染或肿瘤时，往往沿各部回流的淋巴管传播或转移，导致相应淋巴结肿大。

1. 外生殖器淋巴 分为腹股沟浅淋巴结和腹股沟深淋巴结。前者收纳外生殖器、阴道下段、会阴、肛门、下肢的淋巴结，汇入腹股沟深淋巴结。后者收纳阴蒂、股静脉及腹股沟浅淋巴，汇入闭孔、髂内等淋巴结。

2. 内生殖器淋巴 包括髂、腰、骶等淋巴结。淋巴液首先汇集进入髂淋巴结，然后注入腰淋巴结，最后汇入第二腰椎前方的乳糜池。

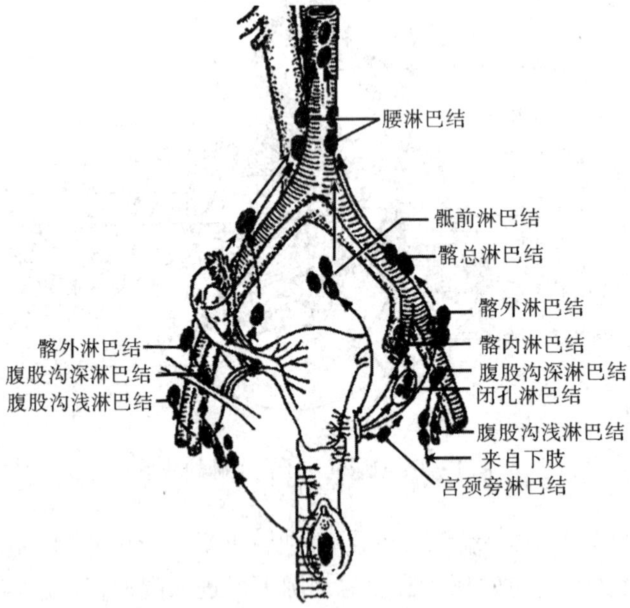

图1-8 女性生殖器淋巴

三、神经

女性的内、外生殖器官由躯体神经和自主神经共同支配。

1. 外生殖器 主要由阴部神经支配。由第Ⅱ、Ⅲ、Ⅳ骶神经分支组成，含感觉和运动神经纤维，与阴部内动脉走行途径相同。在坐骨结节内侧下方分会阴神经、阴蒂背神经和肛门神经。

2. 内生殖器　由交感神经和副交感神经支配。①交感神经自腹主动脉前神经丛分出，进入盆腔后分为卵巢神经丛和骶前神经丛。②骨盆神经丛中有来自第Ⅱ、Ⅲ、Ⅳ骶神经的副交感神经纤维，并含有向心传导的感觉神经纤维。

子宫平滑肌有自主节律活动，完全切除其神经后仍有节律收缩，能完成分娩活动。故临床上可见低位截瘫的产妇能自然分娩。

目标检测

选择题

A1/A2 型题

1. 下列具有内分泌功能的生殖器是
   A. 阴道　B. 子宫
   C. 卵巢　D. 输卵管
   E. 阴蒂
2. 关于阴道的解剖结构，正确的是
   A. 上窄下宽　B. 黏膜无腺体
   C. 前邻直肠，后邻膀胱　D. 下端开口于前庭球部
   E. 后穹隆最浅
3. 固定宫颈于盆腔中央，并防止子宫下垂的韧带是
   A. 圆韧带　B. 骨盆漏斗韧带
   C. 主韧带　D. 宫骶韧带
   E. 阔韧带
4. 以下不属于内生殖器官邻近器官的是
   A. 尿道　B. 膀胱
   C. 输尿管　D. 直肠
   E. 结肠
5. 子宫解剖结构最狭窄的部位是
   A. 宫颈外口　B. 宫颈管
   C. 子宫角　D. 子宫体
   E. 子宫峡部
6. 女，26 岁，已婚，G_1P_1，剖宫产后 42 天复诊，此时宫颈外口形状应为
   A. 圆形　B. 椭圆形
   C. 横裂状　D. 纵裂状
   E. 不规则形
7. 女，24 岁，已婚，未孕，既往体健，其子宫峡部长度为
   A. 1cm　B. 2cm
   C. 3.5cm　D. 7cm

E. 10cm

8. 女，28 岁，已婚，G_2P_1，因意外妊娠 40 天行吸宫术，术中不慎损伤阴道后壁，最可能伤及的邻近器官是

A. 直肠　　B. 膀胱

C. 输尿管　　D. 尿道

E. 阑尾

9. 女，14 岁，体育课跨栏时不慎摔下呈骑跨式，伤及外阴部位，疼痛难忍，出现外阴血肿最易发生的部位是

A. 阴阜　　B. 大阴唇

C. 小阴唇　　D. 阴道前庭

E. 阴蒂

10. 女，40 岁，G_2P_2，因患“卵巢肿瘤”拟行全子宫及单侧附件切除术，术中切断下列哪项最不易损伤输尿管

A. 骨盆漏斗韧带　　B. 卵巢固有韧带

C. 宫骶韧带　　D. 子宫动脉

E. 主韧带

（戴黎黎）

扫码“练一练”

第二章

女性生殖系统生理

学习目标

知识要点

1. 掌握卵巢分泌的激素及雌、孕激素的生理功能。
2. 熟悉卵巢与子宫内膜的周期性变化。

技能要点

能说出月经周期及月经期妇女的临床表现，并能进行月经期卫生保健宣教。

扫码“学一学”

第一节　卵巢周期性变化及性激素功能

卵巢是女性的性腺，具有产生卵子和分泌性激素的功能，即卵巢的生殖功能和内分泌功能。

一、卵巢的周期性变化

卵巢周期（ovarian cycle）是指从青春期开始到绝经前，除妊娠外，卵巢在形态和功能上发生的周期性变化。

（一）卵泡的发育和成熟

卵泡的发育始于始基卵泡（primordial follicle）到初级卵泡的转化。始基卵泡是女性的基本生殖单位，也是卵细胞储备的唯一形式，可以在卵巢内处于休眠状态数十年。胎儿期的卵泡不断闭锁，出生时约剩200万个，儿童期多数卵泡退化，至青春期只剩30万个。在进入青春期后，卵泡发育成熟的过程依赖于促性腺激素释放激素的刺激。在女性的生育期，每月发育一批卵泡，一般只有一个优势卵泡发育成熟并最终排出卵子，这个卵泡称为格拉夫卵泡（Graafian follicle）。其余的卵泡在其不同的发育阶段自行退化，即卵泡闭锁。成熟卵泡的直径可达18～20mm，其结构从外向内分为以下几个部分（图2－1）。

（1）卵泡外膜　为致密的卵巢间质组织，与卵巢间质无明显界限。

（2）卵泡内膜　从卵巢皮质层间质细胞衍化而来，细胞呈多边形，较颗粒细胞大，富含血管。

（3）颗粒细胞　细胞呈立方形，细胞间无血管，营养来自卵泡内膜。

（4）卵泡腔　腔内充满大量清澈的卵泡液和雌激素。

（5）卵丘　呈丘状凸出于卵泡腔，卵细胞深藏其中。

（6）放射冠　围绕在卵细胞周围的一层颗粒细胞，呈放射状排列。

（7）透明带　位于放射冠和卵细胞间的一层很薄的透明膜。

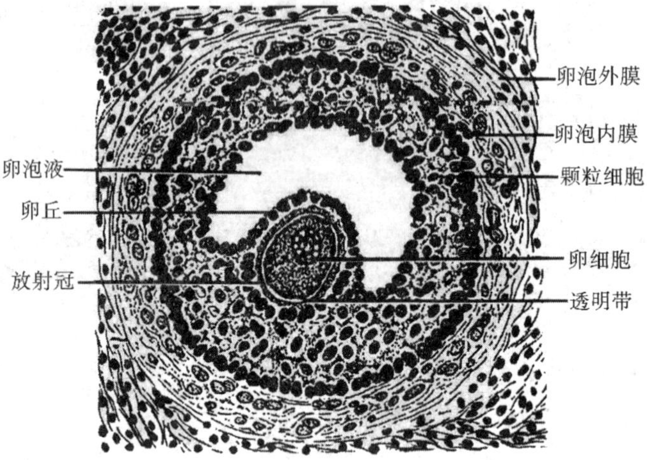

图 2－1　成熟卵泡结构图

（二）排卵

卵细胞及其周围的卵冠丘结构一起从卵巢被排出的过程称排卵（ovulation）。发育成熟的卵泡逐渐向卵巢表面移行并向外凸出，排卵前，成熟卵泡分泌的雌激素对下丘脑产生正反馈，促使下丘脑释放促性腺激素释放激素（gonadotropin－releasing hormone，GnRH），继而刺激垂体释放促性腺激素，出现 LH/FSH 峰。LH 峰是即将排卵的可靠标志，出现于卵泡破裂前 36 小时。LH 峰使初级卵母细胞完成第一次减数分裂，排出第一极体，成熟为次级卵母细胞。在 LH 峰的作用下，排卵前卵泡黄素化，产生少量孕酮。LH/FSH 峰和孕酮协同作用，激活卵泡液内蛋白溶酶活性，使卵泡壁隆起，尖端部分溶解，形成排卵孔。同时，卵泡液中的前列腺素增多，促进卵泡壁释放蛋白溶酶，利于排卵。

排卵多发生在下次月经来潮前 14 天左右，卵子可由两侧卵巢轮流排出，亦可由一侧连续排出。排卵前，多数妇女无感觉，少数人会感到一侧下腹部酸胀，极少数人在排卵期出现少量阴道流血，2～3 天出血可自行停止。

> **考点提示**
> 排卵发生时间。

（三）黄体的形成与退化

排卵后，卵泡液流出，卵泡腔内压力下降，卵泡壁塌陷形成皱襞，卵泡壁的颗粒细胞和卵泡内膜细胞向内侵入，周围由结缔组织的卵泡外膜包围，形成黄体。卵泡颗粒细胞和卵泡内膜细胞在 LH 峰的作用下黄素化，形成颗粒黄体细胞和卵泡膜黄体细胞。黄体细胞的直径由 12～14μm 增大到 35～50μm。排卵后 7～8 天（月经周期第 22 天左右），黄体发育达高峰，呈花瓣状突出于卵巢表面，外观色黄，称成熟黄体（图 2－2）。正常黄

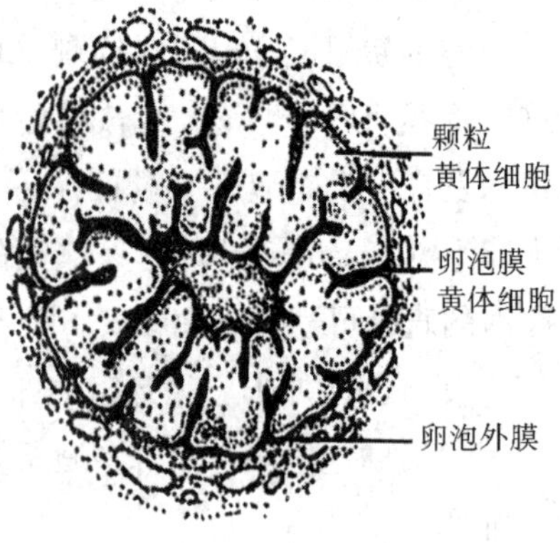

图 2－2　成熟黄体

体功能的建立需要理想的排卵前卵泡发育，尤其是持续一定时间 LH/FSH 峰值的刺激。

若卵子受精，黄体在胚胎滋养层细胞分泌的人绒毛膜促性腺激素（human chorionic gonadotropin，hCG）的作用下增大，变为妊娠黄体，至妊娠3个月末时退化，此后，胎盘形成并分泌甾体激素维持妊娠。

若卵子未受精，黄体在排卵后的第9～10天开始萎缩，细胞变小，组织纤维化，外观色白，称为白体（corpus albicans），在排卵后8～10周形成。在正常排卵周期中，黄体寿命为12～16天，平均为14天。黄体衰退后，月经来潮，卵巢中新的卵泡开始发育，进入新的周期。

二、卵巢分泌的激素与功能

（一）卵巢分泌的激素

1. 卵巢分泌的激素　主要有雌激素（estrogen，E）、孕激素（progestin，P）和少量雄激素（androgen，A），均为甾体类激素（steroid hormone）。卵泡膜细胞和颗粒细胞为排卵前雌激素的主要来源，黄体细胞在排卵后分泌大量孕激素和雌激素。雄激素主要由卵巢间质细胞和门细胞产生。

（1）雌激素　卵巢主要合成雌二醇（E_2）和雌酮（E_1），E_2和E_1降解后成为雌三醇（E_3）。E_2是女性体内生物活性最强的雌激素。

（2）孕激素　卵巢分泌的具有生物活性的孕激素是孕酮，排卵前孕酮主要由肾上腺分泌，排卵后则主要由卵巢内的黄体分泌。孕酮降解为孕二醇后经肾脏排出体外，因此，测定尿液中孕二醇的含量可了解孕酮的状况。

（3）雄激素　卵巢仅分泌少量睾酮。卵巢合成雌激素的中间产物雄烯二酮，在外周组织中能被转化为睾酮。

2. 甾体类激素的代谢　主要在肝脏代谢，激素间相互转化，其降解产物大部分经肾小球滤过或经肾小管分泌到尿中排出。

3. 雌、孕激素的周期性变化　正常妇女卵巢激素的分泌随卵巢周期而变化（图2－3）。

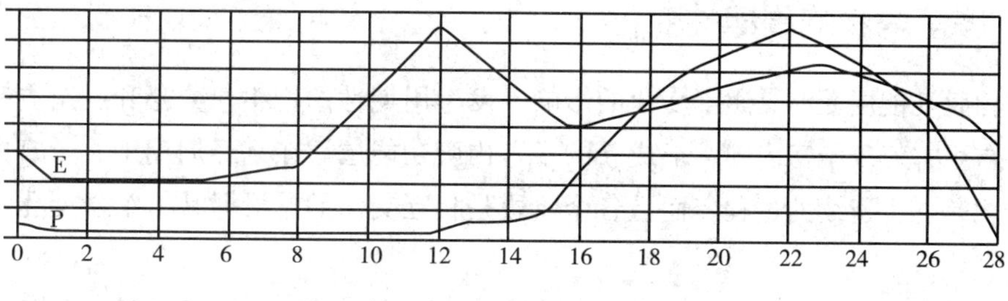

图2－3　雌、孕激素的周期性变化

（1）雌激素　在卵泡开始发育时，雌激素分泌量很少，随着卵泡渐趋成熟，雌激素分泌也逐渐增加，于排卵前形成一高峰，排卵后分泌稍减少，约在排卵后7～8天黄体成熟时，形成又一高峰，但第二高峰较平坦，峰的均值低于第一高峰。黄体萎缩时，雌激素水平急骤下降，在月经前达最低水平。

（2）孕激素　于排卵后孕激素分泌量开始增加，在排卵后7～8天黄体成熟时，分泌量达最高峰，以后逐渐下降，到月经来潮时回复到排卵前水平。

（二）卵巢激素的生理功能

1. 雌、孕激素的生理功能 见表2－1。

表2－1 雌、孕激素的生理功能

	雌激素（E）	孕激素（P）
子宫肌层	使平滑肌增生肥厚，增强其对缩宫素的敏感性和收缩力	降低平滑肌的兴奋性，使平滑肌松弛
子宫内膜	呈增生期变化	由增生期转变为分泌期
宫颈	使宫颈变软，宫颈口松弛；宫颈黏液分泌增多，透明稀薄，拉丝度大；涂片可见羊齿状结晶	宫颈口闭合；黏液变稠，拉丝度下降；涂片可见椭圆体
输卵管	促进输卵管平滑肌蠕动	抑制输卵管平滑肌蠕动
阴道	使上皮细胞增生角化，细胞内糖原含量增加，利于阴道保持酸性环境	使上皮细胞脱落，出现舟形细胞；细胞内糖原含量下降，阴道酸性下降
乳腺	促进乳腺管增生	促进腺泡发育
下丘脑	正、负反馈	负反馈
其他	促进水、钠潴留；促进骨钙沉积，加速骨骺闭合	促进水、钠排泄；使基础体温上升0.3～0.5℃

2. 雄激素的生理作用 ①合成雌激素的前体。②维持女性正常生殖功能的重要激素，促进阴毛、腋毛生长，促进阴蒂、阴阜和阴唇的发育。③促进蛋白质的合成，增加基础代谢率。④促进肌肉生长和骨骼的发育。⑤刺激红细胞的生成。⑥拮抗雌激素。

考点提示

雌激素和孕激素的生理作用。

第二节　子宫内膜的周期性变化及月经

随着卵巢激素的周期性变化，生殖器官也发生相应的周期性变化，以子宫内膜的变化最为显著（图2－4）。

一、子宫内膜的周期性变化

子宫内膜功能层受卵巢激素变化的影响，发生周期性的增生、分泌和脱落。基底层在月经后能再生并修复子宫内膜，形成新的子宫内膜功能层。在月经周期中，子宫内膜的各阶段的变化是一个连续的过程，而且各个阶段是相互交叉的。根据其组织学变化将月经周期分为3个阶段。

1. 增生期（proliferative phase） 月经周期的第5～14天，是卵泡发育成熟的阶段。在雌激素的作用下，子宫内膜表面上皮、腺体、间质和血管均呈增生性变化，子宫内膜厚度由0.5mm增生至3～5mm，腺体增多、变长、弯曲，间质致密，其间的小动脉延长，管腔增大。

2. 分泌期（secretive phase） 月经周期第15～28天，是排卵至黄体发育成熟的阶段。排卵后，黄体分泌的雌、孕激素使增生期的子宫内膜进入分泌期。排卵后子宫内膜继续增厚，腺体增大弯曲，腺上皮细胞分泌糖原，间质水肿、疏松，血管进一步弯曲呈螺旋状。此时，内膜厚且松软，富含营养物质，利于受精卵着床与发育。

3. 月经期（menstrual phase）　月经周期的第1～4天，子宫内膜功能层脱落，是雌、孕激素从体内撤退的结果。经前24小时，子宫内膜螺旋小动脉出现阵发性痉挛，导致远端血管壁及组织缺血坏死、剥脱、出血，表现为月经来潮。

考点提示

月经来潮的原因。

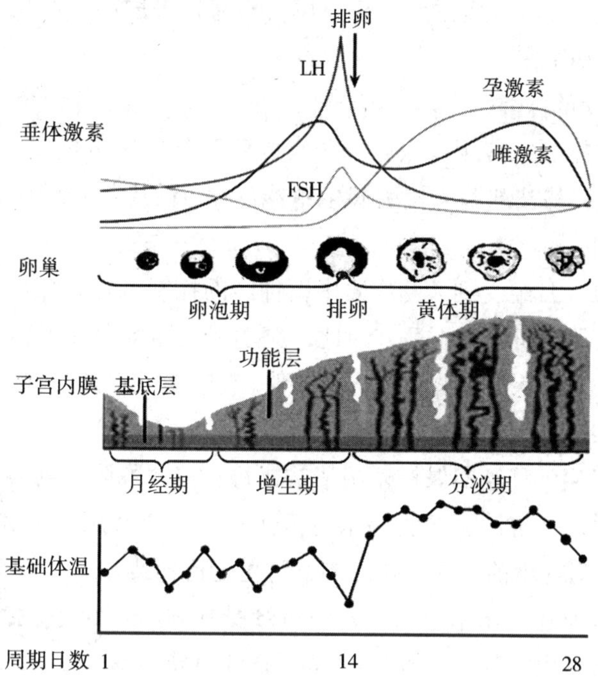

图2-4　月经周期中激素、卵巢、子宫内膜和基础体温的周期性变化

二、生殖器其他部位及乳房的变化

在卵巢激素周期性的作用下，阴道黏膜、宫颈黏液、输卵管以及乳房组织也发生相应的变化，详见表2-1。

三、月经及月经期的临床表现

（一）月经及月经周期

月经（menstruation）是指子宫内膜在卵巢激素的作用下，发生周期性的剥脱伴出血。规律月经是女性生殖功能成熟的重要标志。月经的第一次来潮称为初潮，一般出现在11～15岁。初潮年龄受各种因素影响，如遗传、营养、体重、气候、环境等。近年来，初潮年龄有提前的趋势。

正常月经具有周期性，一般为21～35天，平均28天。出血的第1天为月经周期的开始，两次月经第1天的间隔时间称月经周期（menstrual cycle）。月经周期的长短因人而异，但每个妇女的月经周期有自己的规律性。每次月经持续的时间称经期，一般为2～8天，平均为4～6天。正常月经量为20～60ml，超过80ml为月经过多，通常第2～3天出血量最多，之后逐渐减少。月经血一般呈碱性、暗红色，无臭、黏稠但不凝固。除血液外，还含有子宫内膜碎片、炎性细胞、宫颈黏液及脱落的阴道上皮细胞。月经血中含有前列腺素及来自子宫内膜的大量纤维蛋白溶酶，使纤维蛋白溶解，使月经血具有高纤溶活性，利于经血和组织纤维的液化与排出。由于纤溶酶对纤维蛋白的溶解作用，故经血不凝固，只有出血过多或过快时，出现血凝块。

（二）月经期妇女的临床表现

一般情况下，月经期无特殊症状，但由于盆腔充血和前列腺素的作用，部分女性会出现下腹、乳房坠胀感，腰酸、疲倦、嗜睡、情绪不稳定、尿频、便秘、腹泻、痤疮等，但一般不影响日常生活和工作。

（三）月经期妇女的保健

月经期由于盆腔充血、宫颈口松弛、子宫内膜脱落后留下创面、阴道酸性环境改变，导致机体抵抗力下降，易被细菌入侵引起生殖器炎症。故应加强健康宣教，采取正确的保健措施。

1. 保持心情舒畅 月经受到大脑皮质中枢神经的控制，外界环境、情绪波动可以直接影响月经周期，导致月经期各种不适。因此，应学习女性生理知识，正确认识和对待月经这一生理现象。月经期避免情绪波动及精神刺激，学会自我调适，保持心情舒畅。

2. 注意月经期卫生

（1）注意个人卫生 月经期保持外阴清洁，每日清洗外阴、勤换卫生巾与内裤。月经期可以淋浴，不宜盆浴、游泳，防止污水进入阴道。避免共用浴巾和浴盆，禁止性生活、阴道冲洗或上药。便后应由前向后擦拭外阴，防止上行感染。

（2）注意保暖 避免冷水浴，防止盆腔血管受到刺激，导致血管痉挛而引发痛经。月经期腹部坠痛可用局部热敷或按摩，以促进血液循环、肌肉松弛。喝热饮也有助于减轻疼痛。

> **考点提示**
>
> 月经期：禁止性生活、阴道冲洗或用药。

（3）保证休息 月经期应多饮热水，避免生冷、辛辣的刺激性食物。多吃新鲜蔬菜，补充足够的蛋白质、铁、钙和维生素，保持大便通畅，减轻盆腔充血。

在月经期若出现异常表现，如剧烈腹痛或月经量、色、气味异常等，应及时就医。

目标检测

选择题

A1/A2 型题

1. 女性生殖功能成熟的标志是
   - A. 内生殖器发育
   - B. 第二性征发育
   - C. 乳腺发育
   - D. 规律月经
   - E. 体格发育完全

2. 在正常排卵周期中，黄体的平均寿命是
   - A. 6 天
   - B. 8 天
   - C. 14 天
   - D. 18 天
   - E. 20 天

3. 雌激素的功能是

A. 使宫颈黏液分泌减少　　B. 使子宫内膜由增生期转变为分泌期

C. 降低子宫对缩宫素的敏感性　　D. 使排卵后基础体温升高

E. 使阴道上皮细胞增生、角化、成熟

4. 下列不属于孕激素生理功能的是

A. 使子宫内膜呈分泌期改变　　B. 使乳腺腺泡发育

C. 对下丘脑具有负反馈作用　　D. 使基础体温下降 0.3～0.5℃

E. 抑制输卵管的收缩

5. 患者，女，13 岁。月经来潮后一直不规律，在互联网中查询月经的相关知识，以下知识错误的是

A. 月经具有周期性，一般为 21～35 天，平均 28 天

B. 经期一般为 2～8 天

C. 正常月经量约为 20～60ml

D. 初潮一般出现在 11～15 岁

E. 经血一般呈暗红色，无臭、黏稠且凝固

6. 王女士，23 岁。初潮 13 岁，月经规则，月经周期 32 天，其排卵时间大约在月经周期的

A. 第 10 天　　B. 第 12 天

C. 第 14 天　　D. 第 16 天

E. 第 18 天

7. 李女士，28 岁，已婚。初潮 14 岁，最初一年月经周期不规律，现已规律。今天月经来潮，脱落的是子宫的

A. 黏膜层　　B. 基底层

C. 浆膜层　　D. 功能层

E. 肌层

8. 肖女士，28 岁，已婚。初潮 13 岁，月经周期为 30 天，经期 7 天。以下检查结果提示肖女士有排卵的是

A. 子宫内膜呈增生期改变　　B. 基础体温呈单相型

C. 宫颈黏液涂片呈羊齿状结晶　　D. 宫颈黏液稀薄，拉丝度大

E. 基础体温较之前上升了 0.5℃

9. 小李，女，15 岁，初潮 13 岁，自诉月经前常出现下腹坠胀，月经来潮后缓解。小李在经期采取的措施中，错误的是

A. 保持外阴清洁　　B. 保持心情舒畅

C. 每日阴道冲洗　　D. 用热水袋热敷下腹部

E. 不吃生冷食物

扫码“练一练”

（戴黎黎）

第二篇

生理产科

第三章

妊娠期妇女的护理

扫码"学一学"

学习目标

知识要点

1. 掌握胎盘和脐带的组成及功能；羊水的组成、量和特点；妊娠期子宫和血液循环系统的变化；胎产式、胎先露、胎方位的概念；早期妊娠和中晚期妊娠的临床特征；产前检查的时间及内容。
2. 熟悉妊娠期常见的症状和护理；妊娠期健康指导的内容。
3. 了解受精及受精卵的发育、输送与着床；胎儿健康状况评估的方法。

技能要点

1. 能正确推算预产期，能协助医生对孕妇进行腹部检查及骨盆测量。
2. 能指导孕妇在妊娠期的营养需求和用药注意事项；指导孕妇进行妊娠期运动；指导孕妇进行胎动计数。

第一节　妊娠生理

妊娠（pregnancy）是胚胎和胎儿在母体内生长发育的过程。卵子受精是妊娠的开始，胎儿及其附属物自母体内排出是妊娠的结束。

一、受精与着床

1. 受精（fertilization）　精子与卵子相结合的过程。当精液进入阴道后，精子离开精液通过宫颈管进入子宫体腔内，子宫内膜产生 α、β 淀粉酶使精子顶体表面的糖蛋白降解，同时顶体膜结构中胆固醇与磷脂比率和膜电位发生变化，降低顶体膜稳定性，此过程称精子获能，大约需要 7 小时。卵巢排卵后，卵子通过输卵管的伞部，进入并停留在输卵管处等待受精。当精子与卵子相遇后，精子释放顶体酶溶解并穿透卵子的放射冠和透明带，与卵子表面接触，开始受精。这时候卵子释放溶酶体酶，改变透明带结构，阻止其他的精子再进入，这个过程称透明带反应。此反应保证了人类单精子受精。受精一般发生在排卵后 12 小时内，整个受精过程大约需要 24 小时。已受精的卵子称受精卵或孕卵，标志新生命的开始。

2. 受精卵发育与输送　受精卵进行有丝分裂的同时，借助输卵管蠕动和纤毛摆动，向宫腔方向移动，大约在受精后的 3 天分裂形成 16 个细胞组成的实心细胞团，称桑椹胚，随后形成早期囊胚。受精后第 4 天早期囊胚进入宫腔，继续分裂发育，总体积迅速增大，形成晚期囊胚，亦称胚泡。

3. 受精卵着床　晚期囊胚逐渐埋入子宫内膜的过程，称受精卵着床或植入（图3－1）。着床时间在受精后 6～7 天开始，11～12 天结束。着床部位一般在子宫体上部的后壁、前壁、侧壁。经过定位、黏附和穿透三个阶段来完成。子宫有一个极短的敏感期允许胚泡着床，但其着床必须具备以下条件：①透明带消失；②胚泡滋养层分出合体滋养层细胞；③胚泡和子宫内膜同步发育并相互协调配合；④孕妇体内含有足够的孕酮。

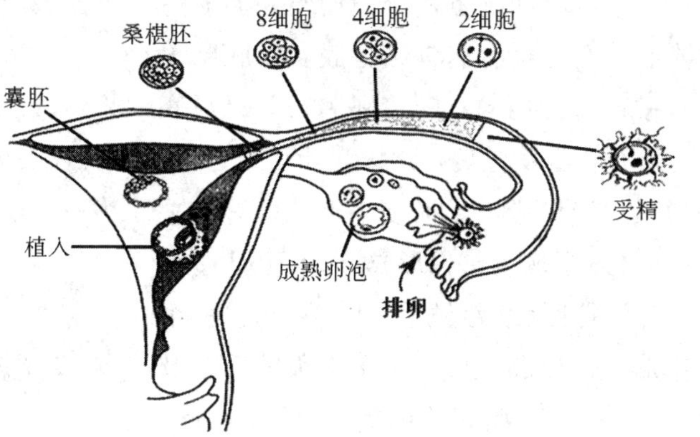

图 3－1　卵子受精与孕卵植入

二、蜕膜的形成

受精卵着床后，子宫内膜细胞迅速增大变成蜕膜细胞，发生蜕膜样改变，妊娠的子宫内膜即为蜕膜。据蜕膜与胚泡的位置关系，将蜕膜分成三部分。

1. 底蜕膜　与胚泡极滋养层接触的蜕膜，将来发育成胎盘的母体部分。

2. 包蜕膜　覆盖在胚泡表面的蜕膜，随着胚泡发育逐渐凸向宫腔，于妊娠 14 周左右与真蜕膜贴近并融合在一起，子宫腔消失。

3. 真蜕膜　除底蜕膜及包蜕膜以外覆盖子宫腔其他部分的蜕膜称真蜕膜，又称壁蜕膜（图 3－2）。

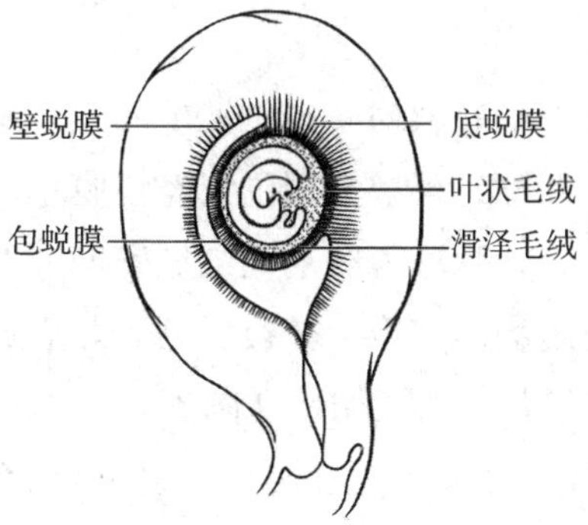

图 3－2　妊娠子宫蜕膜与绒毛膜的关系

三、胎儿附属物的形成与功能

胎儿附属物是指胎儿以外的组织，包括胎盘、胎膜、脐带和羊水。它们对维持胎儿在宫内的生长发育起重要的作用。

（一）胎盘

1. 胎盘的形成 胎盘由羊膜、叶状绒毛膜和底蜕膜构成。

（1）羊膜 构成胎盘的胎儿部分，在胎盘最内层。羊膜是半透明薄膜，光滑，无血管、神经、淋巴，具有一定弹性。羊水在此进行交换。

（2）叶状绒毛膜 构成胎盘的胎儿部分，是胎盘的主要结构。胚泡着床后，滋养层细胞迅速分裂增殖并形成许多不规则突起，称绒毛，滋养层改名为绒毛膜。在胚胎早期，整个胚胎表面的绒毛发育均匀，随着胚胎长大，与底蜕膜相接触的绒毛因营养丰富发育良好，称为叶状绒毛膜；其他绒毛因远离底蜕膜血液供应不足而萎缩退化，形成平滑绒毛膜，与羊膜共同组成胎膜。绒毛形成需要经历3个阶段，包括初级绒毛、次级绒毛和三级绒毛（图3－3）。一个初级绒毛干及其分支形成一个胎儿叶，一个次级绒毛干及其分支形成一个胎儿小叶。一个胎儿叶包括几个胎儿小叶。每个胎盘有60～80个胎儿叶、200个胎儿小叶。绒毛上的合体滋养细胞溶解周围的蜕膜形成绒毛间隙，大部分叶状绒毛膜悬浮于绒毛间隙中，称为游离绒毛；少数绒毛附于蜕膜深部起固定作用，称为固定绒毛。大约在受精后3周末，绒毛内血管形成，与胚胎之间血管相连，胎儿－胎盘血液循环建立。

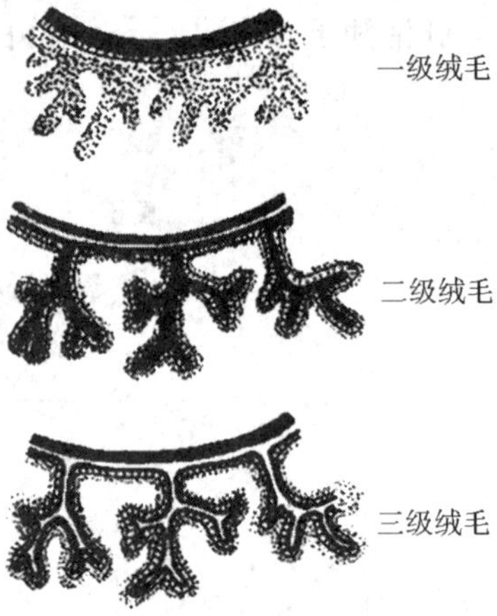

图3－3 绒毛发育三阶段

（3）底蜕膜 构成胎盘的母体部分。底蜕膜表面上覆盖固定绒毛的滋养层细胞，和底蜕膜共同组成绒毛间隙底，称蜕膜板。由蜕膜板长出的蜕膜隔，将胎儿叶不完全地分隔为胎盘小叶，临床上肉眼可见胎盘母体面分成约20个母体叶。但蜕膜隔只达到绒毛间隙的2/3高度，故绒毛间隙的胎儿侧是相通的。

2. 胎盘的血液循环 胎盘内有两套循环系统，母体和胎儿的血液在各自的封闭管道内循环，互不相混，两者之间有胎盘屏障相隔，因此，胎儿血和母血互不相通，但可以进行物质交换。

> **考点提示**
>
> 胎盘的构成。

底蜕膜的螺旋小动脉与螺旋小静脉均开口于绒毛间隙，螺旋小动脉因血液压力高，将含氧丰富的新鲜母血注入绒毛间隙，再散向周围，经蜕膜小静脉回流进入母体血循环，故绒毛间隙充满母血；胎儿血经脐动脉输入绒毛毛细血管网，在此胎儿血与绒毛间隙的母血进行氧气与二氧化碳、营养与废物的交换，交换后的胎儿血经脐静脉输送回胎儿体内，交换后的母血经螺旋小静脉回流入母体血液循环（图3－4）。

3. 胎盘的结构 足月胎盘多为圆形或椭圆形，重450～650g，直径16～20cm，厚1～3cm，中央厚，边缘薄。胎盘分胎儿面和母体面，胎儿面表面光滑，呈灰白色，中央或稍偏处有脐带附着。母体面粗糙呈暗红色，有20个左右胎盘小叶。

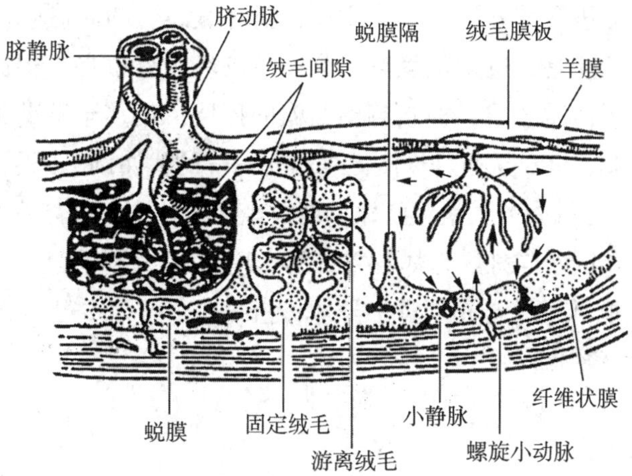

图3-4　胎盘模式图

4. 胎盘的功能

（1）气体交换　氧气是维持胎儿生命的重要物质。母亲和胎儿之间氧气和二氧化碳在胎盘以简单扩散方式进行交换，代替呼吸系统的功能。

（2）营养物质供应　代替消化系统功能。胎儿发育必需的营养物质均在胎盘进行交换。胎儿的葡萄糖均来自母体，是胎儿代谢的主要能源，以易化扩散方式通过胎盘；胎血氨基酸浓度高于母血，氨基酸以主动运输方式通过胎盘，脂肪酸能较快地以简单扩散方式通过胎盘。

（3）排出胎儿代谢产物　代替泌尿系统功能。胎儿代谢产物如尿素、尿酸、肌酐、肌酸，经胎盘送入母血内，再由母体排出体外。

考点提示

胎盘不可以防御一切病原体。

（4）防御功能　即胎盘屏障作用，胎盘能阻止母血中某些有害物质进入胎儿血中，起到一定保护作用，但很有限，如各种病毒如流感病毒、风疹病毒、巨细胞病毒，均可通过胎盘，导致胎儿畸形甚至死亡。

（5）合成功能　胎盘能合成多种激素和酶。包括人绒毛膜促性腺激素（hCG）、人胎盘生乳素（human placental lactogen，hPL）、雌激素、孕激素、多种酶与生长因子等。

考点提示

胎盘合成的激素。

1）hCG　是一种糖蛋白激素，由α、β亚基组成，其β亚基具有特异性，故临床利用β-hCG的特异抗血清测定母体血清β-hCG。hCG由合体滋养细胞合成，约在受精后6日开始分泌，妊娠早期分泌量每2天增长1倍，在妊娠8～10周时达到高峰，持续10天左右迅速下降，至妊娠中晚期血清浓度仅为峰值的10%，约于产后2周内消失。受精后10天左右可用放射免疫测定法在母体血清中测出，成为诊断早孕最敏感方法之一。hCG主要功能是作用于月经黄体，产生生化反应延长黄体寿命，成为妊娠黄体，维持早期妊娠；与绝经期促性腺激素合用可诱发排卵等。

考点提示

hCG达到高峰的时间。

2）hPL　是一种多肽激素，由合体滋养细胞产生。在妊娠5～6周用放射免疫测定法在母血中测出，随着妊娠进展其分泌量持续增加，至妊娠 34～36 周达到高峰并维持至分娩，产后迅速下降。主要功能是促进腺泡发育，为产后泌乳做好准备；促胰岛素生成，使母血胰岛素值增高；增加蛋白质合成；抑制对葡萄糖的摄取，使多余葡萄糖运送给胎儿，成为胎儿的主要能源。因此，hPL 是通过母体促进胎儿发育的代谢调节因子。

3）雌、孕激素　为甾体类激素，妊娠早期由妊娠黄体产生，妊娠 8～10 周后由胎盘合成。主要生理作用是共同参与妊娠母体各系统的生理变化，维持妊娠。

（6）免疫功能　胎儿及胎盘是同种半异体移植物，正常妊娠母体能容受、不排斥胎儿，其具体机制目前尚不清楚。

知识拓展

胎盘的免疫功能

胎儿胎盘是同种半异体移植物，能在母体子宫内存活不被排斥，可能的原因有：①早期胚胎组织无抗原性；②胎盘合体滋养细胞表面有一层类纤维蛋白物质沉积，构成免疫屏障；③孕期母体免疫力低下。

（二）胎膜

胎膜是由平滑绒毛膜和羊膜组成。胎盘外层为绒毛膜，妊娠晚期与羊膜紧贴，但能与羊膜分开；内层为羊膜，与覆盖胎盘、脐带的羊膜层相连。胎膜的作用是维持羊膜腔的完整性，保护胎儿，在分娩发动上也有一定的作用。

（三）脐带

脐带是连接胎儿与胎盘的条索状组织，一端连于胎儿腹壁，另一端附着于胎盘的子面，胚胎及胎儿借助脐带悬浮于羊水中。足月胎儿的脐带直径 0.8～2.0cm，长 30～100cm，平均 55cm。脐带内有一条脐静脉和两条脐动脉，表面呈灰白色、弯曲状，血管周围的胶样组织称为华通胶，有保护脐血管的作用。脐带是母体与胎儿进行营养和代谢物质交换的唯一通道，脐带一旦受压，可导致胎儿缺氧，甚至危及生命。

考点提示

脐带内有 1 条脐静脉和 2 条脐动脉。

（四）羊水

羊水是充满在羊膜腔内的液体。妊娠早期主要来自母体血清经胎膜进入羊膜腔的透析液，中期以后主要来自胎儿尿液。羊水被羊膜吸收和胎儿吞饮入消化道，不断更新使羊水量保持一种动态平衡。羊水量随妊娠进展不断增加，妊娠 38 周时约 1000ml，此后开始减少，妊娠 40 周时约 800ml。羊水呈弱碱性，pH 值约为 7.20，比重为 1.007～1.025。妊娠早期羊水为无色澄清液体，足月时略混浊，内含胎脂、胎儿脱落上皮细胞、毳毛、毛发、少量白细胞、白蛋白、尿酸盐等。羊水中含大量激素和酶，通过羊膜腔穿刺抽吸羊水进行染色体分析、测量其代谢物和酶，可以帮助诊断先天性畸形与遗传性、代谢性疾病。

考点提示

正常羊水量。

羊水的功能 ①为胎儿提供活动空间，避免胎儿受到挤压，防止胎体畸形及胎肢粘连。②防止胎儿直接受到损伤。③保持羊膜腔内恒温。④减少胎动不适感。⑤临产后，前羊水囊促宫口扩张。⑥破膜后羊水可润滑及冲洗阴道。

考点提示

羊水呈弱碱性，pH 约为 7.20。

四、妊娠期母体的变化

妊娠期由于胚胎、胎儿生长发育的需要，在胎盘产生的激素作用下，母体全身各系统发生了一系列适应生理和心理的变化。熟悉妊娠期母体的变化，有助于护士做好孕期保健和护理工作，帮助患有器质性疾病的孕妇，积极诊治，减轻焦虑，根据妊娠期发生的变化，评估能否承担妊娠，以便尽早采取积极措施，防止病情恶化。

（一）生理变化

1. 生殖系统

（1）子宫

1）子宫体 随着妊娠周数的增加、胎儿发育、胎盘及羊水的形成，子宫明显增大变软。妊娠早期子宫略呈球形且不对称，受精卵着床部位的子宫壁明显突出。妊娠 12 周后，增大子宫逐渐均匀对称并超出盆腔，在耻骨联合上方可触及宫底。妊娠晚期的子宫右旋，与左侧乙状结肠占据有关。至妊娠足月时子宫大小达 35cm×25cm×22cm，子宫腔容量约 5000ml，重量约 1100g。子宫肌壁厚度至妊娠中期逐渐增厚达 2.0～2.5cm，至妊娠末期又逐渐变薄，妊娠足月厚度为 1.0～1.5cm 或更薄，子宫增大最初是因为受内分泌激素的影响，以后的子宫增大，则是因为宫腔内压力增加而发生的改变。子宫动脉至妊娠足月变直，适应胎盘内绒毛间隙血流量增加需要，一般妊娠足月时子宫血流量为 500～700ml/min，比非孕时增加 4～6 倍。

2）子宫峡部 妊娠 12 周后，子宫峡部逐渐扩展，成为子宫腔的一部分，到妊娠末期子宫峡部被拉长，形成子宫下段。临产以后逐渐拉伸至 7～10cm，成为软产道的一部分。

考点提示

子宫下段是由子宫峡部形成，临产时长达 7～10cm。

3）宫颈 在性激素的作用下，妊娠早期宫颈黏膜充血、水肿，外观肥大、呈紫蓝色、质地变软。宫颈管内腺体肥大，宫颈黏液增多，形成黏液栓，有保护宫腔不受外来致病菌侵袭的作用。接近临产时，宫颈管变短并出现轻度扩张。

（2）卵巢 妊娠期卵巢略增大，停止排卵，一侧卵巢可见妊娠黄体。妊娠黄体于妊娠 10 周前产生雌激素及孕激素，以维持妊娠。黄体功能于妊娠 10 周后由胎盘取代，妊娠黄体开始萎缩。

（3）输卵管 妊娠期输卵管伸长，但肌层无明显增厚。黏膜上皮细胞稍扁平，在基质中可见蜕膜细胞。有时黏膜可呈蜕膜样改变。

（4）阴道 在性激素的作用下，妊娠期黏膜着色、变软、水肿、充血、皱襞增多，伸展性增加。阴道脱落细胞及分泌物增多呈白色糊状。阴道上皮细胞含糖原增加，乳酸含量增多，使阴道 pH 值降低，不利于一般致病菌生长，有利于防止感染。

（5）外阴 妊娠期外阴部充血，皮肤增厚，大小阴唇着色，大阴唇组织软，伸缩性强，会阴厚软，弹性增加，有利于分娩时胎儿通过。

2. 乳房 在性激素的作用下，乳房于妊娠早期开始增大、充血，乳头增大、着色，容易勃起，乳晕着色，其外围的皮脂腺肥大形成散在的结节状隆起，称为蒙氏结节。孕妇自觉乳房发胀或偶有刺痛感，随着乳腺增大，皮肤下的浅静脉明显可见。妊娠期间胎盘分泌大量雌、孕激素促使乳腺发育，垂体催乳激素、胎盘生乳素以及胰岛素、甲状腺激素等的参与使乳腺发育更充分，为泌乳做好准备。但妊娠期间并无乳汁分泌，可能与大量雌、孕激素抑制乳汁生成有关。在妊娠末期，尤其在接近分娩期，挤压乳房时可有数滴淡黄色稀薄液体溢出称为初乳。产后，雌、孕激素水平迅速下降，开始分泌乳汁。

3. 循环血液系统

（1）心脏 妊娠晚期因增大的子宫使膈肌升高，心脏向左上方移位更贴近胸壁，心尖搏动左移，心浊音界稍扩大。心脏容量至妊娠末期约增加10%，心率于妊娠晚期休息时增加约10～15次/分。心脏移位使大血管扭曲，加之血流量增加、血流速度加快，在多数孕妇的心尖区可听到Ⅰ～Ⅱ级柔和的吹风样收缩期杂音。

（2）心排出量 为了维持胎儿生长发育需要，心排出量自妊娠10周逐渐增加，妊娠32～34周达到高峰，持续此水平一直到分娩。孕妇心排出量对活动的反应较未孕妇女明显，临产后尤其在第二产程心排出量显著增加。

> **考点提示**
> 妊娠期心脏的生理变化。

（3）血压 在妊娠早期及中期血压偏低，在妊娠晚期血压轻度升高。一般收缩压无改变，舒张压因外周血管张力、血液稀释及胎盘形成动静脉短路而轻度降低，使脉压稍增大。孕妇血压受体位影响，坐位高于仰卧位。

（4）静脉压 因妊娠后盆腔血液回流至下腔静脉血量增加，增大子宫压迫下腔静脉使血液回流受阻，使下肢、外阴及直肠静脉压增高。加之妊娠期静脉壁扩张，孕妇容易发生下肢、外阴静脉曲张和痔。孕妇长时间处于仰卧位，能引起回心血量减少，心排出量下降，使血压下降，称为仰卧位低血压综合征。妊娠对上肢静脉压无影响。侧卧位能缓解子宫的压迫，改善静脉血回流。因此，妊娠中晚期应鼓励孕妇左侧卧位。

（5）血容量 血容量于妊娠6～8周开始增加，妊娠32～34周时达高峰，增加40%～45%，平均增加1450ml，维持此水平一直到分娩结束。血浆增加多于红细胞增加，血浆平均增加1000ml，红细胞平均增加450ml，导致血液稀释，故孕妇可出现生理性贫血。

> **考点提示**
> 孕期血容量达高峰的时间。

（6）血液成分 妊娠期骨髓不断产生红细胞，网织红细胞轻度增多。为适应红细胞增加、胎儿生长发育及孕妇各器官变化的需要应增加铁的摄入，以免发生缺铁性贫血。白细胞从妊娠7～8周开始增加，妊娠30周达高峰，主要是中性粒细胞增多，而单核细胞和嗜酸粒细胞几乎无任何改变。妊娠期血浆纤维蛋白原含量增加，凝血因子Ⅱ、Ⅴ、Ⅶ、Ⅷ、Ⅸ、Ⅹ增加，仅因子Ⅺ、ⅩⅢ降低，血小板数轻度减少，血液呈高凝状态，对预防产后出血有利。血浆蛋白妊娠早期开始降低，至妊娠中期血浆蛋白为60～65g/L，主要是白蛋白减少，约为35g/L，以后持续此水平一直到分娩。

> **考点提示**
> 孕妇最佳卧位。

4. 泌尿系统 由于孕妇及胎儿代谢产物增多，肾脏负担加重。妊娠期肾脏略增大，肾血浆流量（renal plasma flow，RPF）及肾小球滤过率（glomerular filtration rate，GFR）于妊娠早期开始增加，整个妊娠期间维持高水平，RPF 比非孕时约增加 30%，GFR 约增加 50%。RPF 与 GFR 都受体位影响，孕妇仰卧位时尿量增加，因此夜间尿量多于白天尿量。由于 GFR 增加，肾小管对葡萄糖再吸收能力不能相应增加，约 15% 孕妇饭后出现糖尿，应注意与真性糖尿病鉴别。

受孕激素影响，泌尿系统平滑肌张力降低。自妊娠中期肾盂及输尿管轻度扩张，输尿管增粗及蠕动减弱，尿流缓慢，并且右侧输尿管受右旋妊娠子宫压迫，可致肾盂积水，孕妇易患急性肾盂肾炎，以右侧多见。

妊娠早期，由于增大的子宫压迫膀胱，会引起尿频，当妊娠 12 周后，子宫增大超出盆腔，压迫症状消失。妊娠末期，由于胎先露进入盆腔，可再次出现尿频，部分孕妇可出现尿失禁，产后消失。

5. 呼吸系统　妊娠期胸廓改变主要表现为肋膈角增宽、肋骨向外扩展，胸廓横径及前后径加宽使周径加大。孕妇肺通气量约增加 40%，耗氧量于妊娠中期增加 10%～20%，有过度通气现象，有利于供给孕妇及胎儿所需要的氧，通过胎盘排出胎儿血中的二氧化碳。妊娠晚期子宫增大，膈肌活动减少，胸廓活动加大，使呼吸以胸式呼吸为主，气体交换保持不减。呼吸次数在妊娠期变化不大，每分钟不超过 20 次，但呼吸较深。上呼吸道（鼻、咽、气管）黏膜增厚，轻度充血、水肿，容易发生上呼吸道感染。妊娠末期因横膈上升，平卧后出现呼吸困难，睡眠时可抬高头部减轻症状。

6. 消化系统　约一半的孕妇在停经 6 周左右出现恶心、呕吐、缺乏食欲、厌油腻、畏寒、头晕、乏力、嗜睡等症状，称为早孕反应。妊娠期齿龈受大量雌激素影响，容易充血、水肿、增生，刷牙时可致齿龈出血。孕妇常有唾液增多，流口水现象。妊娠期胃肠平滑肌张力降低，蠕动减少，使贲门括约肌松弛，胃内酸性内容物逆流至食管下部产生胃烧灼感，胃排空时间延长，容易出现上腹部饱满感。肠蠕动减弱，粪便在大肠停留时间延长容易导致便秘，常引起痔疮或使原有痔疮加重。胆囊排空时间延长，胆道平滑肌松弛，胆汁稍黏稠使胆汁淤积。容易诱发胆石症及胆囊炎。

7. 皮肤　妊娠后孕妇黑色素增加，导致孕妇乳头、乳晕、腹白线、外阴等处出现色素沉着。面部呈蝶状褐色斑，习称妊娠黄褐斑，一般产后自行消退。随妊娠子宫的逐渐增大和肾上腺皮质于妊娠期间分泌糖皮质激素增多，使弹力纤维变性，加之孕妇腹壁皮肤张力过度膨大，使皮肤的弹力纤维断裂，呈多量紫色或淡红色不规律的条纹，称为妊娠纹，常见于初产妇，产后呈银白色。

8. 内分泌系统　妊娠期垂体稍增大，尤其在妊娠末期，腺垂体增生肥大明显。嗜酸细胞肥大增多，形成“妊娠细胞”。

由于妊娠黄体和胎盘分泌大量雌、孕激素，对下丘脑及腺垂体的负反馈作用，使促性腺激素分泌减少，所以妊娠期间卵巢内的卵泡不再发育成熟，也无排卵。

垂体催乳素从妊娠 7 周开始增多，随妊娠进展逐渐增加，足月分娩前达高峰。催乳素有促进乳腺发育的作用，为产后泌乳做准备。分娩后不哺乳者在产后 3 周内降至非孕时水平，哺乳者多在产后 80～100 天或更长时间才降至非孕时水平。

促肾上腺皮质激素、甲状腺激素增多，但游离含量不多，所以没有肾上腺皮质激素、甲状腺激素功能亢进的表现。

9. 其他

（1）基础代谢率　在妊娠早期稍下降，到妊娠中晚期时逐渐增高。

（2）体重　妊娠12周前无明显变化，妊娠13周起平均每周增加350g，妊娠晚期平均每周增加不超过500g。整个妊娠期体重平均增加约12.5kg。

（3）矿物质代谢　胎儿生长发育需要大量钙、磷、铁。胎儿骨骼及胎盘的形成，需要较多的钙，绝大部分是妊娠最后3个月内积累，故至少应于妊娠最后3个月补充维生素D及钙，以提高血钙值。胎儿造血及酶合成需要较多的铁，孕妇储存铁量不足，需补充铁剂，否则会因血清铁值下降发生缺铁性贫血，一般在妊娠16周开始补充。

（二）心理-社会变化

妊娠期孕妇及家庭成员的心理活动会随着妊娠的进展而有不同的改变。孕妇常见的心理反应如下。

1. 惊讶和震惊　在妊娠初期，不管有没有为妊娠做过计划，几乎所有的孕妇都会产生震惊和惊讶的反应。

2. 矛盾心理　许多孕妇可能出现爱恨交加的矛盾心理，尤其是计划外妊娠的孕妇。孕妇一方面因新生命的孕育而欢快，一方面又总觉得怀孕不是时候。也可能是第一次妊娠，对恶心、呕吐等生理性变化无所适从；还可能是由于初为人母，缺乏抚养孩子的知识和技能；或者是经济负担过重，工作及家庭条件不允许等原因。

3. 接受　妊娠早期，孕妇的感受可能多为妊娠的各种不适反应，没有真实地感受到胎儿的存在。妊娠中期，孕妇自觉胎动，多数孕妇会改变当初对怀孕的态度。这时候开始计划为孩子购买衣服、睡床、婴儿用品等，关心孩子的喂养和生活护理等方面的知识，给未出生的孩子起名字，猜测性别甚至有些孕妇开始计划着孩子未来的职业。到妊娠晚期，孕妇又开始担心分娩的过程或者婴儿的性别是否能让家人接受等，开始焦虑。

4. 情绪波动　由于体内激素的作用，孕妇的情绪波动起伏较大。往往表现为因为一些极小的事情而生气、发脾气、哭泣。常常使配偶觉得茫然不知所措，严重者会影响夫妻感情。

5. 内省　孕妇常以自我为中心，较关注自己，注重穿着、体重和饮食，注意自己的休息，喜欢独处，这使孕妇能有时间计划调节与适应。内省行为可能会使配偶及其他家庭成员感受到冷落，而影响关系。

妊娠虽是一种自然的生理现象，但对女性而言，仍是一生中最有挑战的事件，是家庭生活转折点，会改变原有的生活状态，因此孕妇及家庭成员会产生不同程度的压力和焦虑，在心理及社会等方面需要重新适应和调整。妊娠期良好的心理适应，有助于产后母亲角色的完善，只有了解妊娠期孕妇的心理变化，护士才能给予恰当的护理照顾，并指导孕妇及其家人自主适应，迎接新生命的诞生。

第二节　妊娠诊断

案例

女，26岁，已婚，既往月经规律，现停经45天，近3天晨起呕吐、嗜酸，伴有轻度尿频，仍能坚持工作。

思考题：

1. 可能的诊断是什么？
2. 需要做哪些检查来确诊？

从末次月经（last menstrual period，LMP）第1天开始计算，妊娠全过程为40周。根据妊娠不同时期的特点，临床上将其分为三个时期：妊娠13周末以前称为早期妊娠，第14～27周末称为中期妊娠，第28周及其以后称为晚期妊娠。

扫码“看一看”

一、早期妊娠的诊断

（一）症状

1. 停经　是妊娠最早、最重要的症状。平时月经规律，生育年龄妇女有性生活史，未采取任何避孕措施，一旦停经10天以上，首先考虑妊娠可能。如果停经时间达到8周以上，则妊娠的可能性更大。哺乳期妇女在月经恢复之前也可能妊娠。但停经并不代表一定妊娠，精神、环境、服用避孕药等因素均可能导致闭经，应注意鉴别。

> **考点提示**
> 早期妊娠出现最早、最重要的症状。

2. 早孕反应　一般停经6周左右出现，停经12周左右自行消失。一般不影响正常生活与工作。

3. 尿频　妊娠早期，子宫前后径增大呈球形，因不断增大的子宫压迫膀胱所致膀胱容积相对缩小而引起尿频，妊娠12周后，子宫增大超出盆腔，对膀胱的压迫解除，所以尿频症状也随之消失。

> **考点提示**
> 早孕反应的时间。

4. 乳房变化　增大、胀痛，偶有麻刺感。

（二）体征

1. 乳房变化　乳房增大，乳头、乳晕着色，出现蒙氏结节。

2. 妇科检查　阴道黏膜和宫颈变软、充血、呈紫蓝色。停经6～8周时，双合诊检查子宫峡部极软，宫颈与子宫体似不相连，称为黑加征（Hegar sign）。子宫增大变软，停经8周时，子宫约为非孕时的2倍，停经12周时约为非孕时的3倍，宫底超出盆腔，在耻骨联合上方可触及。

（三）辅助检查

1. 妊娠试验　是诊断早期妊娠最常用的方法。临床上常用早早孕试纸检测尿液，结果阳性者结合临床表现可诊断早期妊娠。hCG以清晨尿含量最高，故可留取清晨第一次尿进行检测。

> **考点提示**
> 诊断早期妊娠最准确的方法。

2. 超声检查　是最快速、准确诊断妊娠的方法。最早在停经5周时，B型超声能在宫腔内见到圆形或椭圆形妊娠囊，若见到胚芽和原始心管搏动，彩色多普勒超声见到胎儿心脏区彩色血流，均可确诊为早期宫内妊娠、活胎。

二、中晚期妊娠的诊断

中晚期妊娠是胎儿生长和各器官发育成熟的重要时期，主要是判断胎儿生长发育的情况、宫内的状况，了解胎儿有无畸形。

（一）症状

有早期妊娠的经过，感到腹部逐渐增大，自觉胎动等。经产妇胎动感觉略早于初产妇。

（二）体征

1. 子宫增大 随着妊娠进展子宫逐渐增大，宫底逐渐升高。可用手测子宫底高度或尺测耻上子宫长度，初步估计胎儿大小及孕周，推断胎儿大小与孕周是否相符（表3-1）。

考点提示

手测法不同孕周的宫高。

表3-1 不同妊娠周数的子宫底高度及子宫长度

妊娠周数	手测子宫底高度	尺测子宫长度（cm）
12周末	耻骨联合上2~3横指	
16周末	脐耻之间	
20周末	脐下1横指	18（15.3~21.4）
24周末	脐上1横指	24（22.0~25.1）
28周末	脐上3横指	26（22.4~29.0）
32周末	脐与剑突之间	29（25.3~32.0）
36周末	剑突下2横指	32（29.8~34.5）
40周末	脐与剑突之间或略高	33（30.0~35.3）

2. 胎动 正常的胎动是胎儿情况良好的表现。胎动是指胎儿的活动，常因冲击子宫壁而使孕妇感觉到，在腹部检查时可以看到或触及。一般于妊娠18~20周开始自觉胎动，正常胎动每小时3~5次。胎动随孕龄增加逐渐活跃，妊娠32~34周达到高峰，妊娠38周后逐渐减少。

考点提示

1. 孕妇初觉胎动时间。
2. 正常胎动次数。

3. 胎体 妊娠20周起经腹壁能触到胎体。妊娠24周后，经腹部触诊能辨别胎头和胎臀、胎背和胎儿肢体。随妊娠进展，通过四步触诊法能够查清胎儿在子宫内的位置。

考点提示

1. 临床上在孕妇腹部可听到胎心音的时间。
2. 正常胎心音频率。
3. 应鉴别的是：子宫杂音、腹主动脉音、脐带杂音。

4. 胎心音 胎心音是否正常是胎儿宫内安危的信号。妊娠12周，用多普勒胎心听诊仪能经孕妇腹壁探测到胎心音，在妊娠18~20周开始用听诊器在孕妇腹壁可以听到，胎心音正常范围是110~160次/分。胎心音呈双音，似钟表“滴答”声，注意与子宫杂音、腹主动脉音、脐带杂音相鉴别。子宫杂音是血液流过扩大子宫血管时产生的柔和吹风样低音响，腹主动脉音为单调的咚咚样强音响，这两种杂音均与孕妇脉搏数相一致；脐带杂音为脐带血流受阻时产生的与胎心率一致的吹风样低音响，体位改变后可消失。

（三）辅助检查

1. 超声检查　B型超声能显示胎方位、胎心搏动、胎儿数目、胎盘位置及分级、羊水量等，还能测量胎头双顶径、股骨长等多条径线。在妊娠18～24周，可筛查胎儿结构畸形。

2. 胎儿心电图　目前常用间接法，一般于妊娠20周后成功率高，对诊断异常胎心有一定价值。

三、胎姿势、胎产式、胎先露、胎方位

（一）胎姿势

胎儿在子宫内所采取的姿势称为胎姿势，简称胎势。正常的胎姿势为：胎头俯屈，颏部贴近胸壁，脊柱略前弯，四肢屈曲交叉抱于胸腹前。妊娠28周以前胎儿小，羊水相对较多，胎儿在子宫内活动范围较大，位置不固定。妊娠32周后，胎儿姿势和位置相对恒定，极少数在妊娠晚期发生改变。

（二）胎产式

胎体纵轴与母体纵轴的关系称为胎产式。胎体纵轴与母体纵轴平行者，称为纵产式，占足月妊娠分娩总数的99.75%；胎体纵轴与母体纵轴垂直者，称为横产式，仅占足月分娩总数的0.25%，胎体纵轴与母体纵轴交叉者，称为斜产式，为暂时性胎产式，在分娩过程中多会转为纵产式，偶尔转成横产式（图3－5）。

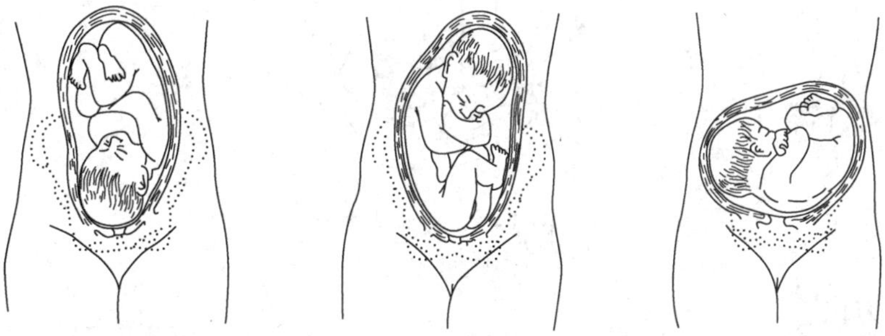

纵产式-头先露　　纵产式-臀先露　　横产式-肩先露

图3－5　胎产式

（三）胎先露

最先进入母体骨盆入口的胎儿部分称为胎先露。纵产式有头先露和臀先露，根据胎头屈伸程度，头先露分为枕先露、前囟先露、额先露及面先露（图3－6）。臀先露分为单臀先露、混合臀先露和足先露（图3－7）。横产式时最先进入骨盆的是胎儿肩部，为肩先露。偶见胎儿头先露或臀先露与胎手或胎足同时入盆，称复合先露（图3－8）。

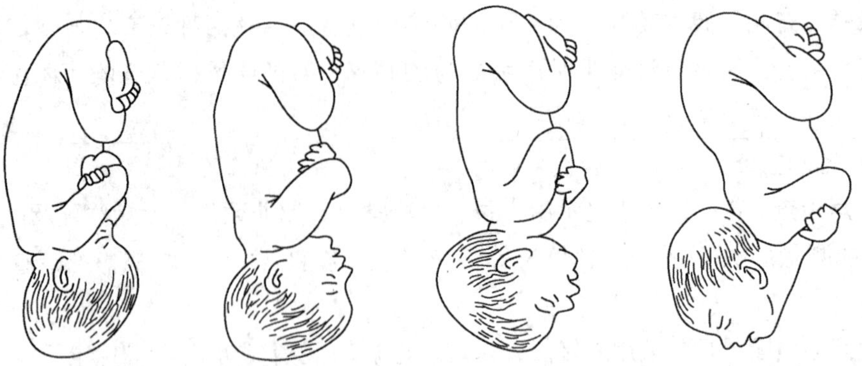

枕先露　前囟先露　额先露　面先露

图3－6　头先露的种类

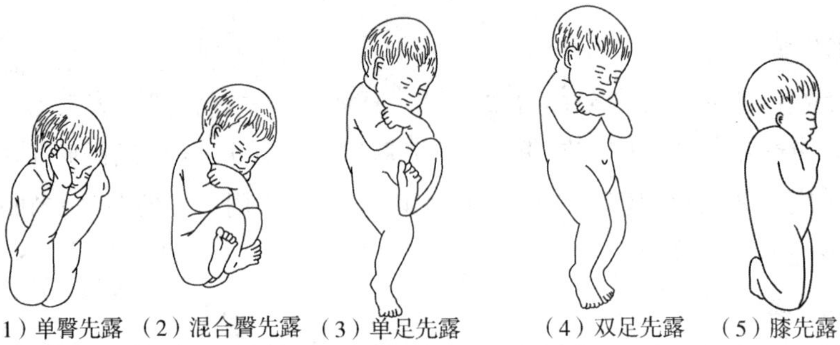

（1）单臀先露　（2）混合臀先露　（3）单足先露　（4）双足先露　（5）膝先露

图3－7　臀先露的种类

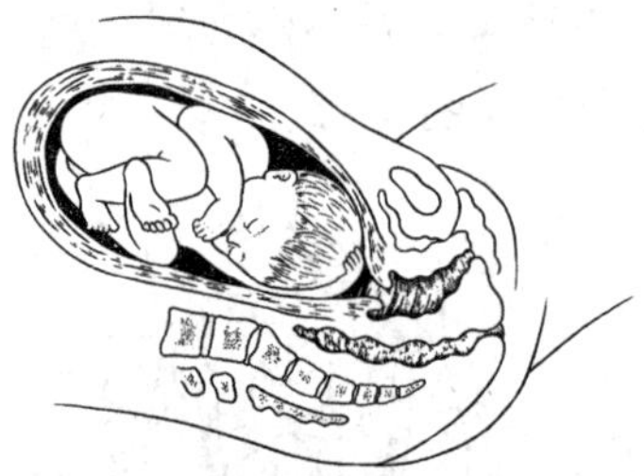

图3－8　复合先露

（四）胎方位

胎儿先露部的指示点与母体骨盆的关系称为胎方位，简称胎位。枕先露以枕骨为指示点，面先露以颏骨为指示点，臀先露以骶骨为指示点，肩先露以肩胛骨为指示点。根据指示点与母体骨盆入口前、后、左、右、横的关系而有不同的胎方位（图3－9）。在各种胎方位中，只有枕前位（LOA和ROA）为正常胎方位，其余均为异常胎方位。

> **考点提示**
>
> 胎产式、胎先露、胎方位的定义。

- 纵产式（99.75%）
  - 头先露（95.75% ~97.75%）
    - 枕先露（95.55% ~97.55%）
      - 枕左前（LOA）、枕左横（LOT）、枕左后（LOP）
      - 枕右前（ROA）、枕右横（ROT）、枕右后（ROP）
    - 面先露（0.2%）
      - 颏左前（LMA）、颏左横（LMT）、颏左后（LMP）
      - 颏右前（RMA）、颏右横（RMT）、颏右后（RMP）
  - 臀先露（3% ~4%）
    - 骶左前（LSA）、骶左横（LST）、骶左后（LSP）
    - 骶右前（RSA）、骶右横（RST）、骶右后（RSP）
- 横产式——肩先露（0.25%）
  - 肩左前（LScA）、肩左横（LScT）
  - 肩右前（RScA）、肩右横（RScT）

图 3－9　胎产式、胎先露和胎方位的关系及种类

第三节　产前检查

案例

初孕妇，26 岁，妊娠 32 周，末次月经为 2013 年 1 月 5 日，妊娠 6 周出现早孕反应，妊娠 18 周自觉胎动。

腹部检查：宫底脐剑之间，宫底部触及较软而不规则的胎臀，耻骨联合上方触到圆而硬的胎头，胎背位于母体腹部右侧，胎心音于脐下右侧听到，146 次/分。

思考题：

1. 请判断该孕妇为何种胎方位？
2. 正常孕妇何时应进行首次产前检查？
3. 请你为她推算预产期。

产前检查属于围生医学的范畴。围生医学（perinatology）是研究在围生期内对围生儿及孕产妇进行卫生保健的一门科学，以降低围生期母儿死亡率和病残儿发生率为原则，具有保障母儿健康的重要意义。

围生期（perinatal period）是产前、产时和产后的一段时期，国际上对围生期的规定有 4 种，我国现阶段采用围生期 Ⅰ 是指从妊娠满 28 周（即胎儿体重≥1000g 或身长≥35cm）至产后 1 周。

产前检查的目的：明确孕妇和胎儿的健康状况；估计和核对孕期或胎龄；及早发现与治疗异常妊娠；及时发现并处理胎位异常和胎儿发育异常；进行孕期卫生宣教和健康指导；初步确定分娩方案；做好分娩准备。

产前检查的时间：首次检查应为确诊早孕时，若未发现异常，在妊娠 20 ~36 周每 4 周检查 1 次，妊娠 36 周以后每周检查 1 次，即妊娠 20、24、28、32、36、37、38、39、40 周分别检查，共 9 次。对高危孕妇应酌情增加产前检查次数。

一、首次产前检查

首次产前检查应详细询问病史，进行各系统的全身检查、产科检查及必要的辅助检查。

（一）健康史

1. 年龄 年龄过小（<16 岁）或过大（≥35 岁）容易难产，35 岁以上属于高龄孕妇，容易发生妊娠期高血压疾病、妊娠期糖尿病，分娩时容易出现产力、产道异常等情况。

2. 职业 放射线可诱发基因突变导致畸形，长期接触铅、汞、苯、有机磷农药、一氧化碳等有毒物质，可能导致流产、死胎、胎儿畸形等，如接触有毒物质的孕妇应做血常规与肝功能等相应检查。如果工作环境对胎儿不利应考虑暂时换岗。

> **考点提示**
> 产前检查开始的时间。

3. 推算预产期 按末次月经第一日算起，月份减 3 或加 9，日数加 7。若孕妇仅知农历日期，应换算成公历再推算预产期。如果孕妇记不清末次月经日期或于哺乳期尚无月经来潮而受孕者，可根据早孕反应开始时间、初觉胎动时间、宫底高度、子宫大小及 B 型超声测量胎头双顶径等综合推算。

> **考点提示**
> 预产期的计算方法。

4. 本次妊娠过程 了解有无早孕反应及出现的时间、严重程度；妊娠早期有无病毒感染及用药情况；初觉胎动时间；妊娠过程有无阴道流血、腹痛、头痛、头晕、心悸、气短、下肢水肿等情况。

5. 孕产史 初产妇应该了解孕次、产次、流产史；经产妇应了解分娩方式，询问有无流产、早产、难产、死产、死胎、产后出血史，了解新生儿出生时情况。

6. 既往史 着重了解与妊娠有关的疾病，如高血压、心脏病、糖尿病、甲状腺功能亢进、血液病、严重肝肾疾病等病史，注意其发病时间与治疗情况，了解有无手术史及手术名称，有无输血及过敏史。

7. 个人史 了解出生地、居住地、生活环境、受教育程度、宗教信仰、经济状况等资料，有无不良嗜好，如吸烟、酗酒、吸毒等。

8. 家族史 了解有无高血压、糖尿病、双胎妊娠及其他遗传性疾病。

9. 配偶情况 是否近亲结婚，有无烟酒嗜好、传染病、遗传性疾病等。

（二）身体评估

1. 全身检查 观察孕妇发育、营养、精神状态；注意步态及身高，身材矮小不足 145cm 常伴有骨盆狭窄；检查心脏有无病变，必要时应该在妊娠 20 周以后行心动超声检查；检查乳房发育情况；测量血压，孕妇正常血压不应超过 140/90mmHg；注意脊柱及下肢有无畸形；注意有无水肿；测量体重。

2. 产科检查 包括腹部检查、骨盆测量、阴道检查及肛门检查。检查前说明目的，取得产妇配合。

（1）腹部检查 排尿后，孕妇仰卧于检查床上，头部稍抬高，露出腹部，双腿略屈曲分开，双手放于两侧，放松腹部。检查者站在孕妇右侧，检查时注意保暖，动作轻柔。

1）视诊 注意观察腹部形状和大小，有无手术瘢痕、妊娠纹和水肿。腹部过大，提示多胎妊娠、巨大儿、羊水过多的可能；腹部呈横椭圆形常提示肩先露；腹形呈悬垂腹（多见于经产妇）或尖腹（多见于初产妇），考虑骨盆狭窄可能；腹部过小，提示胎儿生长受限，孕周推算错误等。

2）触诊 分四步完成，称为四步触诊法（four maneuvers of leopold）。检查子宫大小、胎产式、胎方位、胎先露及是否衔接等。检查前，先用软尺测子宫长度及腹围，耻骨联合

扫码“看一看”

上缘至子宫底的距离为子宫长度，亦称宫底高度，简称宫高；经脐绕腹部一周或以腹部最膨隆处绕腹周长为腹围。触诊时注意腹壁紧张度、子宫敏感度、羊水多少等。四步触诊法前 3 步检查者面向孕妇头部，第 4 步检查者面向孕妇足端。

第一步：检查者两手放在子宫底部，手测宫底高度，估计胎儿大小与妊娠周数是否相符。接着两手指相对交替轻推，判断宫底部的胎儿部分，如圆而硬有浮球感一般为胎头，如宽而软、形态不规则一般为胎臀。

第二步：检查者两手下移分别置于腹部左右两侧，一手固定，另一手由上至下轻轻深按检查，左右手交替进行。了解四肢和胎背的位置，平坦饱满部分为胎背，较不规则、高低不平可变形且活动的部分为胎儿肢体。

考点提示

四部触诊的方法及目的。

第三步：检查者右手拇指与其余 4 指分开，放在耻骨联合上方握住胎先露，进一步查清是胎头还是胎臀，握住先露左右推动以确定是否衔接。能推动者表示未衔接；不能推动者则已衔接。

考点提示

不同胎先露听诊胎心音的部位。

第四步：检查者左右手分别置于胎先露两侧，进一步核对胎先露，确定胎先露入盆程度（图 3 - 10）。

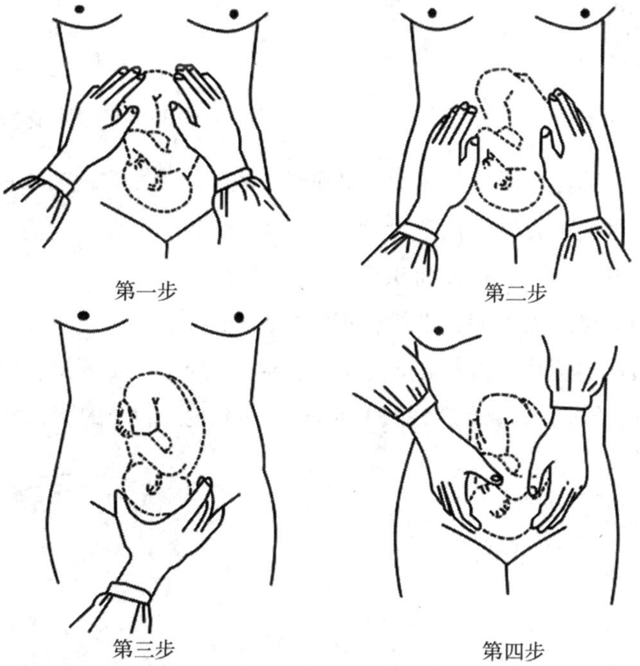

图 3 - 10　四步触诊法

3）听诊　胎心音最清楚的部位在胎背上方的孕妇腹壁处。枕先露时胎心音在脐左或右下方；臀先露时胎心音在脐左或右上方；肩先露时胎心音在靠近脐部下方最清楚（见图3 - 11）。因子宫敏感、腹壁紧张，胎方位四步触诊法不确定时，可通过听胎心音结合胎先露来综合判断胎方位。

（2）骨盆测量　了解骨盆大小及其形状，判断胎儿能否经阴道娩出。分骨盆外测量和骨盆内测量两种方法。

1）骨盆外测量

①髂棘间径　孕妇取仰卧位，双腿伸直。测量两髂前上棘外缘的距离（图3－12），正常值为23～26cm。

②髂嵴间径　孕妇取仰卧位，双腿伸直。测量两髂嵴外缘最宽的距离（图3－13），正常值为25～28cm。

以上两径线可间接推测骨盆入口横径的长度。

③骶耻外径　孕妇取左侧卧位，左腿屈曲，右腿伸直。测量第5腰椎棘突下到耻骨联合上缘中点的距离（图3－14），正常值为18～20cm。此径线可间接推测骨盆入口前后径长短，是骨盆外测量中最重要的径线。

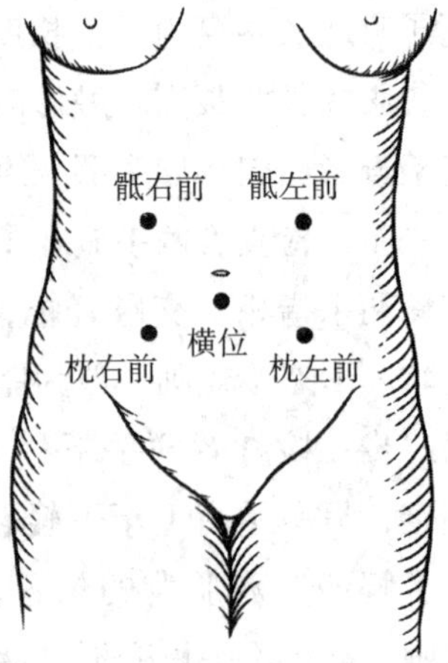

图3－11　胎心音听诊位置

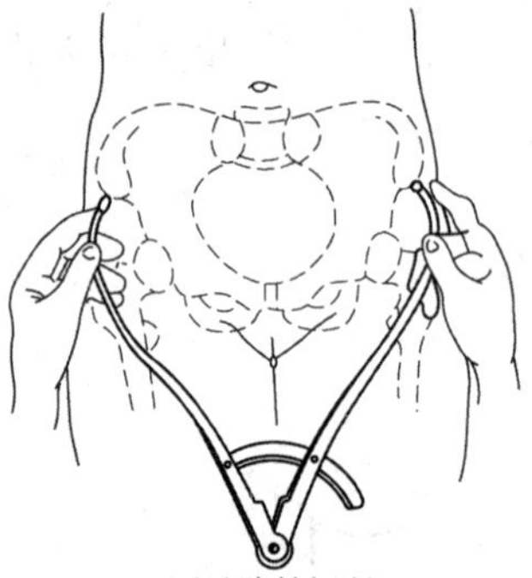

图3－12　测量髂棘间径

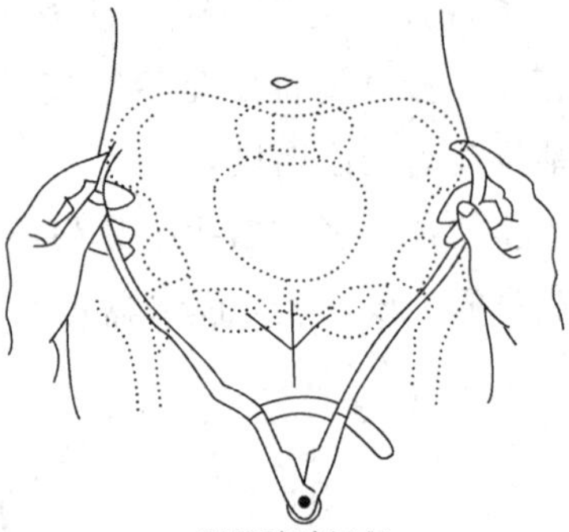

图3－13　测量髂嵴间径

④坐骨结节间径　又称出口横径。孕妇取仰卧位，两腿屈曲，双手抱膝，测量两坐骨结节内侧缘的距离（图3－15），正常值为8.5～9.5cm，平均值为9cm。也可用检查者手拳估计，若此径能容纳成人横置手拳属正常。此径线直接测出骨盆出口横径的长度。如果出口横径小于8cm，应进一步测量出口后矢状径，正常值8～9cm，出口后矢状径与出口横径之和大于15cm，一般足月大小的胎儿可经阴道娩出。

考点提示

骨盆外测量各径线的正常值。

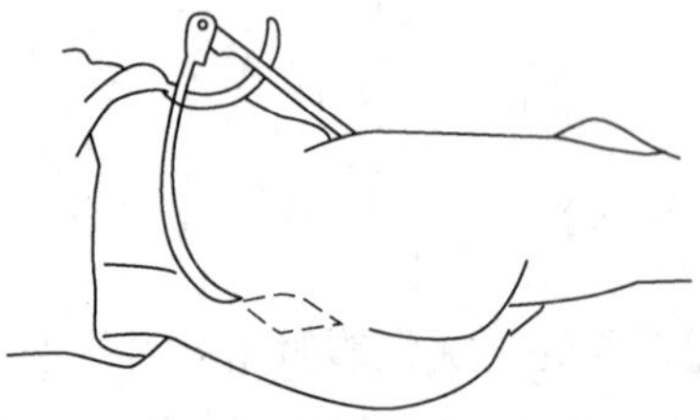

图3－14　测量骶耻外径

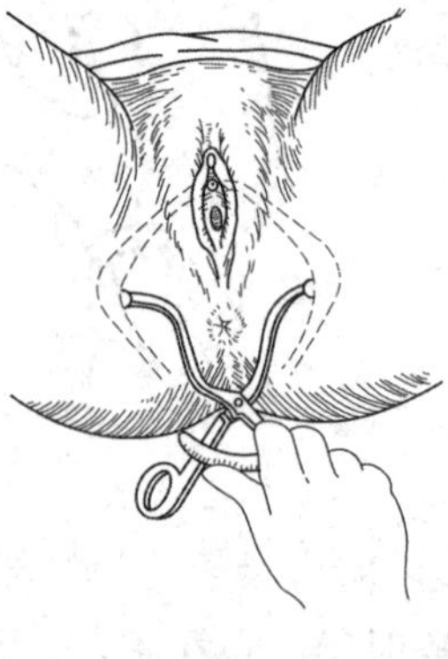

图3－15　测量坐骨结节间径

⑤耻骨弓角度　该角度可反映骨盆出口横径的宽度。将两拇指指尖斜着对拢放于耻骨联合下缘，左右两拇指平放在耻骨降支上面，两拇指之间的角度即为耻骨弓角度（图3－

16）。正常值为90°～100°，小于80°为异常。

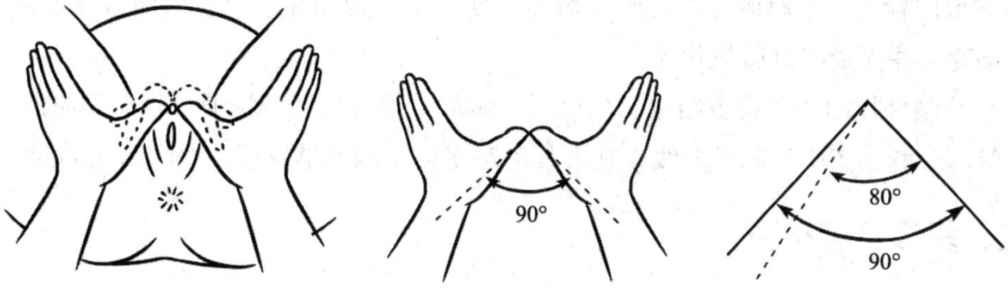

图3－16　测量耻骨弓角度

2）骨盆内测量　适用于外测量异常或曾有难产史怀疑内骨盆狭窄者。测量宜选在妊娠24～36周进行。测量时，孕妇取膀胱截石位，严格消毒外阴。

①骶耻内径　又称对角径，为骶岬上缘中点到耻骨联合下缘的距离，正常值为12.5～13cm，此值减去1.5～2cm为骨盆入口前后径的长度，称为真结合径。检查者将一手示指、中指伸入阴道，用中指指尖触及骶岬上缘中点，示指上缘紧贴耻骨联合下缘，另一手标记此接触点，将手抽出，测量中指尖到标记点的距离，即为对角径（图3－17）。若中指指尖触不到骶岬，一般表示对角径大于12.5cm。

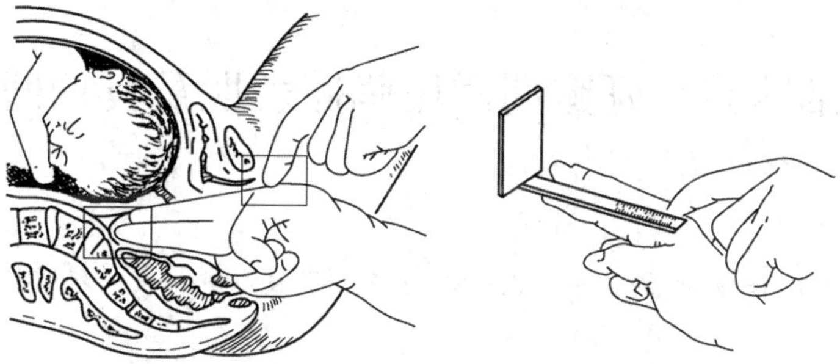

图3－17　测量对角径

②坐骨棘间径　为两坐骨棘间的距离，正常值为10cm。方法为一手示指、中指置入阴道内，触及左右两侧坐骨棘，估计其间的距离（图3－18）。

③坐骨切迹宽度　即骶棘韧带宽度，代表中骨盆后矢状径。将阴道内的示指置于骶棘韧带上移动（图3－19），估计能容纳3横指，相当于5.5～6cm，属于正常，否则属于中骨盆狭窄。

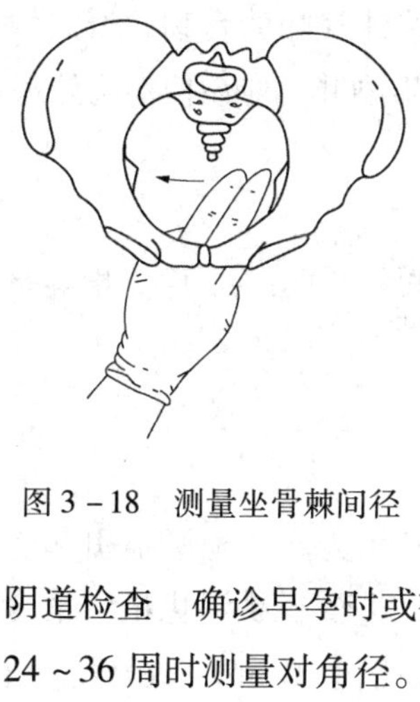

图3－18　测量坐骨棘间径

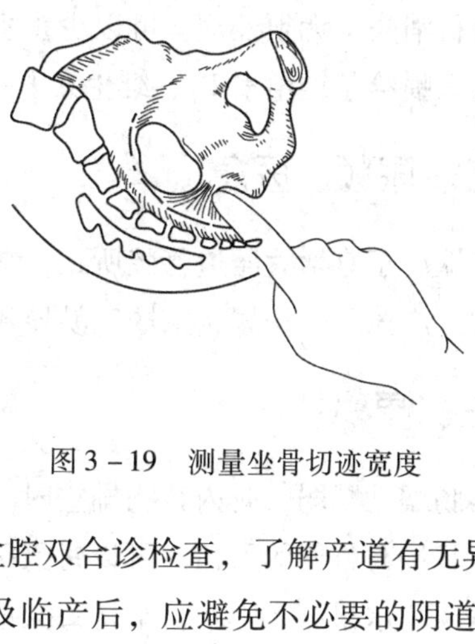

图3－19　测量坐骨切迹宽度

（3）阴道检查　确诊早孕时或初次产检时进行盆腔双合诊检查，了解产道有无异常情况。妊娠24～36周时测量对角径。妊娠最后一个月及临产后，应避免不必要的阴道检查，必须检查时应先消毒外阴并戴无菌手套，以防感染。

（4）肛门检查　了解胎先露、坐骨切迹宽度、坐骨棘间径、骶骨前面弯曲度以及骶尾关节活动度，并测量出口后矢状径。

（5）绘制妊娠图　将检查结果，如血压、体重、子宫长度、腹围、胎头双顶径、胎位、胎心率等填于妊娠图中绘制成曲线，观察其动态变化，能及早发现孕妇和胎儿的异常情况。

二、复诊产前检查

了解前次产前检查后有何不适，及时发现异常情况，保证孕妇和胎儿的健康。因此，每次产前检查后，护士应该清楚告知孕妇复诊时间，嘱其按时复诊。复诊评估内容如下。

1. 病史　询问前次产前检查之后，有无特殊情况出现，如头痛、眼花、阴道流血、浮肿、胎动频繁或减少等。

2. 全身检查　测量孕妇体重、血压，检查有无水肿及其他异常情况。

3. 产科检查　软尺测耻上子宫长度及腹围，判断是否与妊娠周数相符，复查胎方位及胎头入盆情况，听胎心音。

4. 辅助检查　复查血、尿常规，必要时进行B型超声检查。

5. 宣教和预约　进行孕期卫生知识宣教，预约下次复诊日期。

第四节　妊娠期常见临床表现及其护理

案例

初孕妇，26岁，妊娠30周，伴有恶心、呕吐、下肢水肿、夜间经常腿部发生抽搐。

思考题：

1. 该孕妇在妊娠期间出现了哪些症状？
2. 作为护士对该孕妇应如何护理？

一、恶心、呕吐

妊娠6周左右出现恶心、呕吐等早孕反应症状，大多数情况不影响生活与工作，12周左右自行消失，无须处理。可以少食多餐，忌油腻或有特殊气味的食物，清淡饮食。严重时，遵医嘱给予维生素B_1、维生素B_6等。如果已属于妊娠剧吐，应该按疾病处理。

二、尿频、尿急

妊娠后子宫增大压迫膀胱所致，常发生在妊娠早期和临产前1~2周。指导孕妇无须减少饮水，应该及时排尿，憋尿容易导致泌尿系统感染。

三、便秘

因肠蠕动减弱，肠内容物排空时间延长，增大子宫及胎先露压迫肠道引起。指导孕妇养成每日按时排便的习惯。可以每天清晨饮一杯温开水，进食容易消化粗纤维食物，多吃新鲜蔬菜和水果，多喝水，坚持每天适当运动。严重时在医生指导下口服缓泻剂或用开塞露、甘油栓等，不可以灌肠，以免引起流产或早产。

四、痔疮

因增大子宫压迫或妊娠期便秘使痔静脉回流受阻，直肠静脉压升高所致。多喝水、多吃蔬菜和水果，少吃辛辣刺激性食物。温水坐浴能缓解胀痛，遵医嘱服用缓泻剂。

五、腰背痛

妊娠期间子宫向前隆起，为了保持平衡，孕妇一般习惯性体姿后仰，使背肌长期处于持续紧张状态，加上妊娠时关节韧带松弛，导致孕妇腰背疼痛。指导孕妇保持正确的姿势，穿平跟鞋，如果俯拾地面物品，上身直立，屈膝，用两下肢力量起身，休息时，腰背部垫枕头可缓解疼痛，必要时卧床休息（垫硬床垫）、局部热敷。

六、下肢水肿

增大子宫压迫下腔静脉，使下肢静脉血液回流受阻引起水肿，导致孕妇于妊娠后期常有踝部、小腿下半部轻度水肿现象，休息后消退，如果下肢水肿明显，休息后不消退，应该警惕妊娠期高血压疾病、低蛋白血症等。避免久站或久坐，取左侧卧位休息，下肢垫高15°能使下肢血液回流改善，减轻水肿。适当的限制盐的摄入。

七、下肢、外阴静脉曲张

因下腔静脉受压使股静脉压升高所致，应该避免长期站立，穿弹力裤或下肢绑弹性绷带，左侧卧位休息，同时要将下肢垫高以促进血液回流。

八、下肢痉挛

常在夜间发作，多能迅速缓解。可指导孕妇下肢痉挛发作时局部热敷按摩，背屈肢体或站直前倾以伸展抽搐的肌肉，直到痉挛消失。下肢痉挛多为孕妇缺钙引起，指导孕妇多晒太阳，饮食中适当增加钙的摄入，避免腿部疲劳、受凉。于妊娠 16 周开始补充钙剂可预防发生缺钙。

九、失眠

加强心理护理，缓解焦虑、紧张，养成良好的生活习惯，每天坚持户外散步，睡前喝杯热牛奶、温水洗脚或用木梳梳头等方式，都有助于入睡。

十、仰卧位低血压综合征

妊娠晚期孕妇长时间仰卧，增大子宫压迫下腔静脉，使回心血量及心搏量突然减少，血压下降。孕妇转换左侧卧位，血压很快恢复，不必紧张。

十一、贫血

孕妇于妊娠中晚期，因血液稀释，可致生理性贫血。妊娠晚期由于胎儿的生长发育对铁的需求量增多，应多食含铁丰富的食物，如动物肝脏、瘦肉、蛋黄、豆类、绿叶蔬菜等。

但单靠饮食补充明显不足，容易发生缺铁性贫血，故应及时补充铁剂。

第五节　妊娠期营养及用药

孕妇为适应子宫内胎儿生长发育的需要，孕期必须大量增加营养，其营养状况好坏直接影响胎儿和自身的健康。如果孕妇营养不良，会影响胎儿生长和智力发育。在妊娠期，应该多进食含高热量、丰富蛋白质，有足够微量元素和维生素的食物。但也应该注意避免营养过剩引起巨大胎儿及微量元素过剩引起中毒反应。许多药物可以通过胎盘进入胎体，对胚胎、胎儿不利的药物将会影响胚胎分化和发育，导致胎儿畸形和功能障碍，所以妊娠期用药应特别慎重，需在医生指导下合理用药。

一、妊娠期营养

（一）热量

蛋白质、脂肪、糖类在人体内氧化后均能产生热能。膳食中三大营养素应比例适中，一般为蛋白质占15%，脂肪占20%，糖类占65%。注意热量增加不能太高，以免胎儿过大，导致难产。我国大多数人的饮食习惯，热量主要来源于粮食，占65%，其余来自食用油、肉类食品、蔬菜和水果等占35%。孕妇热能在妊娠中、晚期每天至少应增加200kcal。

（二）蛋白质

妊娠期蛋白质摄入不足，不仅影响胎儿的生长发育，还会造成胎儿脑细胞分化缓慢，导致脑细胞总数减少，影响智力。建议孕妇从妊娠起，每天增加蛋白质的摄入，怀孕早期（头3个月）每天增加5g，怀孕中期（4~6月）每天增加15g，怀孕晚期（7~9月）每天增加25g。优质蛋白质主要来源为肉类、牛奶、鸡蛋、鸡肉和鱼等。根据我国实际生活水平，孕妇每天多吃鸡蛋2个可补充蛋白质15g。

（三）糖类

糖是机体主要供给热量的食物，糖类食物主要是淀粉。怀孕中期以后，每天进主食0.4~0.5 kg，以满足机体的需要。

（四）微量元素

1. 铁　因妊娠期血容量增多和胎儿生长发育需铁量增多，我国营养学会建议孕妇每天膳食中铁的供应量为28mg，但很难从膳食中得到补充，所以主张妊娠4个月开始口服硫酸亚铁或富马酸亚铁，因为铁在酸性环境中容易吸收，可同时口服维生素C或者用果汁送服。

2. 钙　怀孕后会对钙的需求量大幅度增加。我国营养学会建议自妊娠16周起，每天摄入钙1000mg，妊娠晚期增加到1500mg。牛奶及奶制品中含有较多的钙并且容易吸收，建议孕妇多饮用牛奶和奶制品。但过多钙可能导致便秘。

3. 碘　怀孕期间母体与胎儿新陈代谢率较高，孕期碘的需要量也增加，如果孕妇膳食中碘的供给量不足，有可能发生单纯性甲状腺肿，孕妇严重缺碘还可导致呆小症，所以提倡在整个孕期服用含碘食盐。

4. 锌　是蛋白质和酶的组成部分，对胎儿生长发育非常重要。如果孕妇妊娠末期摄入不足，可以使胎儿处于低锌状态，导致胎儿生长受限、先天畸形、流产、矮小症、皮肤疾病等。建议孕妇在妊娠3个月以后，每天从饮食中补锌20mg。

（五）维生素

参与机体重要的生理过程，是生命活动中不可缺少的物质。维生素主要从食物中摄取，有维生素 A、维生素 B 族、维生素 C、维生素 D、维生素 E、维生素 K 等。分为水溶性（B 族维生素、维生素 C）和脂溶性（维生素 A、D、E、K）两大类。

1. 维生素 A　对胎儿的生长发育及其重要，如果孕妇缺乏维生素 A，容易导致夜盲、贫血、早产、胎儿畸形。维生素 A 主要存在于动物性食物中，如牛奶、动物肝脏。

2. B 族维生素　维生素 B_1、B_2、Bc（叶酸）的供给量应增加。妊娠早期叶酸缺乏，容易导致胎儿神经管缺陷畸形，提倡在妊娠前 3 个月开始口服叶酸，每天 1 次。叶酸主要来源于动物肝、酵母、绿色蔬菜、谷类食品、干果等。

3. 维生素 C　是形成骨骼、牙齿、结缔组织及一切非上皮组织间黏结物所必需。维生素 C 不足可导致胎儿及孕妇贫血，造成流产、早产及胎膜早破等，补充维生素 C 应多吃新鲜水果和蔬菜，并口服维生素 C 200mg，每天 3 次。

4. 维生素 D　其主要生理功能是促进钙、磷在肠道中的吸收，促使骨骼硬化。若孕妇缺乏维生素 D 可导致胎儿低血钙，影响胎儿骨骼的发育。含维生素 D 的食物有鱼肝油、肝、蛋黄、鱼等，其中鱼肝油中维生素 D 含量最多。

二、孕产期合理用药

药物具有双重性。用药恰当可以治愈疾病，用药不当可以带来危害。孕产妇患病用药，既要对孕产妇本人无明显不良反应，还必须保证对胚胎、胎儿和出生的新生儿无不良影响。如果孕产妇用药不当，不仅会给本人造成伤害，还会危及腹中胚胎或胎儿，甚至导致胎儿畸形。

孕产期合理用药是指在给孕产妇用药之前，做到充分了解在妊娠期、分娩期或产褥期出现的一切异常情况，或发生的妊娠合并症、分娩并发症，做到兼顾孕产妇和胎儿两方面。正确选择既对胚胎、胎儿无损害又对孕产妇所患疾病有效的药物，制定给药方案时能够重视产科特点，避免千篇一律，要因人而异，特别强调随病情变化及时更换药物。

孕产妇用药原则是：能用一种药物就不联合用药；能用疗效好的老药，就不用不能确定对胎儿有无不良效果的新药；能用小剂量药物，就不用大剂量药物。如果病情需要，在妊娠早期孕妇必须应用对胚胎、胎儿有害甚至可能导致畸形的药物，则应该先终止妊娠，然后再用药。

受精卵在着床于子宫内膜前的这段时期为着床前期。此时期的受精卵与母体之间尚未直接接触，还在输卵管中，所以这个时期孕妇用药对其影响不大。晚期囊胚着床后至 12 周左右，是胚胎、胎儿各器官处于高度分化、迅速发育、不断形成的时期，这时候孕妇用药，其毒性能够干扰胚胎、胎儿组织细胞的正常分化，所以任何部位的细胞受到药物的影响，都有可能造成组织或器官的畸形。由此可见囊胚着床后至妊娠 12 周内是药物导致畸形的最敏感时期。妊娠 4 个月以后，胎儿各器官已形成，药物导致畸形的敏感性明显减弱，已不再能够造成大范围的畸形，但对有些不能分化完全的器官，仍然有可能受到不同程度的影响。分娩期用药还要考虑对即将出生的新生儿有无影响。因此，孕妇在妊娠中、晚期和分娩期用药，也应该谨慎。

第六节　妊娠期运动

妊娠期运动的目的是减轻由于妊娠导致的身体不适感，伸展会阴部肌肉，使分娩得以顺利进行，同时进一步强化肌肉，有助于产后身体迅速有效地恢复。

一、妊娠期运动方法

1. 腿部运动　手扶椅背，左腿固定，右腿做360°的转动后还原（图3－20）。换腿继续做。目的是帮助骨盆肌肉增加强韧度，增加会阴部肌肉的伸展性。

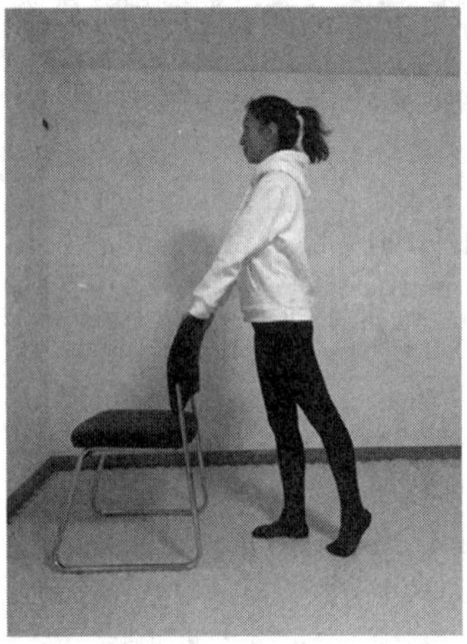

图3－20　腿部运动

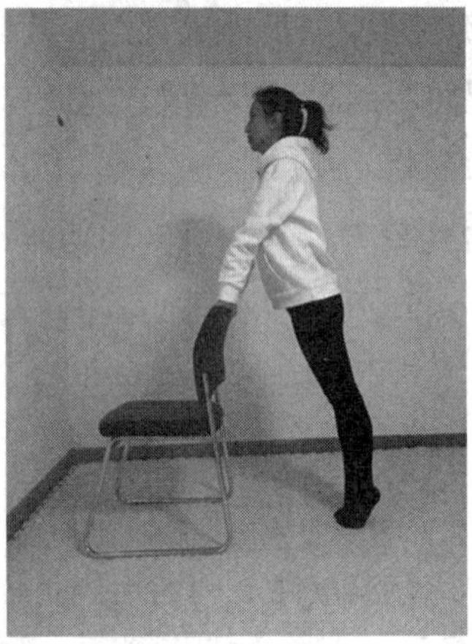

图3－21　腰部运动

2. 腰部运动　手扶椅背，缓慢吸气，同时手背用力，使身体重心于椅背上，脚尖立起使身体抬高，腰部伸直后使下腹部紧靠椅背，然后缓慢呼气的同时，手背放松，脚还原（图3－21）。目的是减少腰背部疼痛，并可在分娩时增加腹压及会阴部肌肉的伸展性。

以上两种运动在妊娠早期就可以开始做。

3. 盘腿坐式运动　平坐于床上，两小腿平行交接，一前一后，两膝远远分开，注意两小腿不可重叠（图3－22）。目的是强化腹股沟肌肉及关节处韧带的张力，预防妊娠晚期由于增大的子宫产生的压力所导致的痉挛或抽筋，还可以伸展会阴部肌肉。

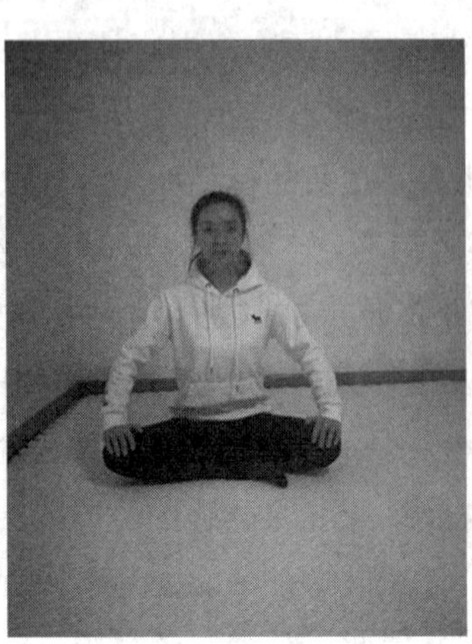

图3－22　盘腿坐式运动

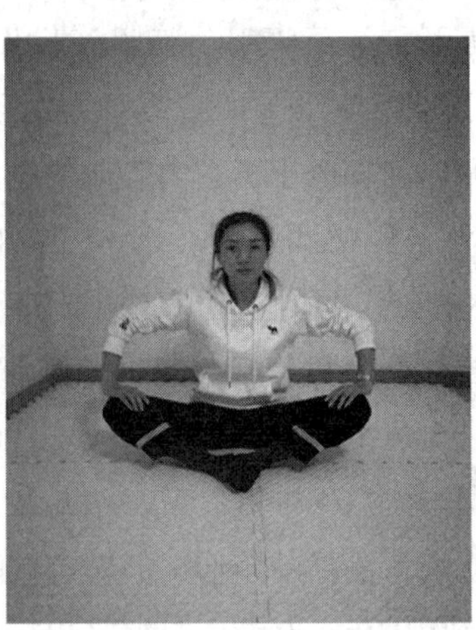

图3－23　盘坐运动

4. 盘坐运动　平坐于床上，将两脚掌相对，两膝分开，两手放置两膝上，然后用手臂力量，将膝盖缓慢下压，同时深呼吸，再把两手放开（图3－23），持续2～3分钟。目的是加强小腿肌张力，避免腓肠肌痉挛。

盘腿坐式运动和盘坐运动可在妊娠3个月后开始。

5. 骨盆与背摇摆运动　平躺于床上，仰卧位，双腿略屈曲，两腿分开与肩同宽，用足部和肩部的力量，将背部与臀部轻轻抬起，然后并拢双膝，收缩臀部肌肉，然后再分开双膝，将背部与臀部缓慢放下（图3－24）。反复运动5次左右。

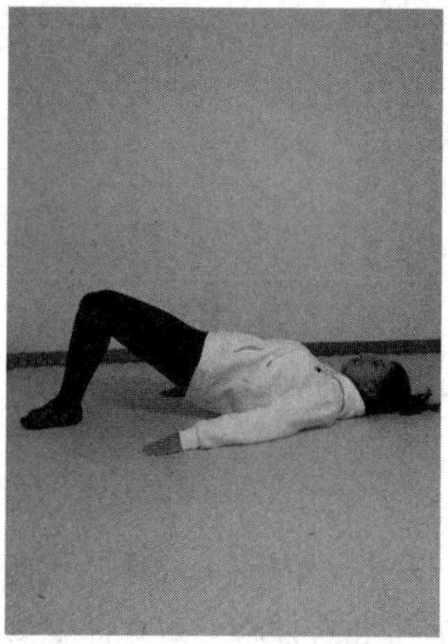

图3－24　骨盆与背摇摆运动

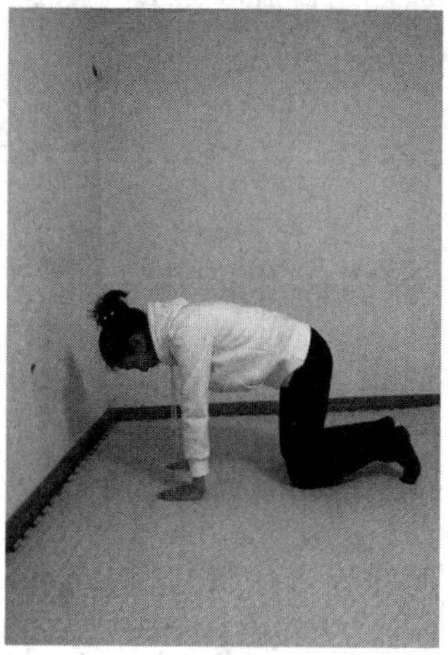

图3－25　骨盆倾斜运动

6. 骨盆倾斜运动　双手和双膝支撑于床上，两手背沿肩部垂直，大腿沿臀部垂下，进行背部与腹部的缩摆运动（图3－25）。

7. 脊柱伸展运动　平躺仰卧位，双手抱住双膝关节使双膝略弯曲，头部与上肢向前伸展，使脊柱、背部至臀部肌肉弯曲成弓字形，将头与下巴贴近胸部，然后放松，恢复平躺姿势（图3－26）。

骨盆与背部摇摆运动、骨盆倾斜运动以及脊柱伸展运动的目的是减轻腰背部酸痛，通常在妊娠6个月以后开始进行运动。

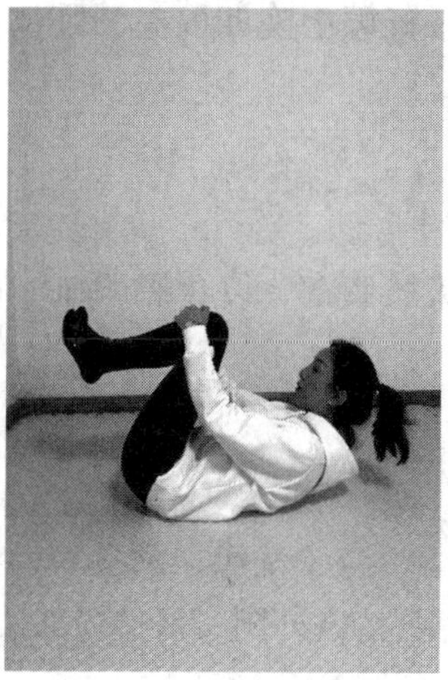

图3－26　脊柱伸展运动

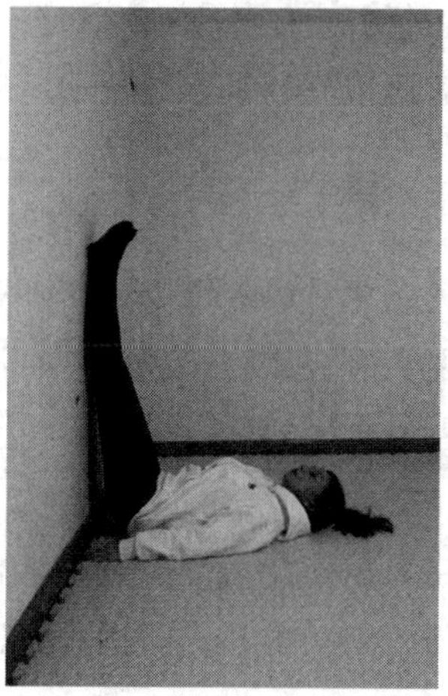

图3－27　双腿抬高运动

8. 双腿抬高运动 平躺仰卧位，双腿垂直抬高，足部抵住墙（图 3－27），每次持续 3～5 分钟。目的在于伸展脊椎骨，锻炼臀部肌张力，促进下肢血液循环。

此运动在妊娠 8、9 个月开始练习，对孕期、产期及胎儿均有益处。

二、妊娠期运动注意事项

（1）妊娠 3 个月后开始锻炼，循序渐进，持之以恒。

（2）锻炼之前排空大小便。

（3）如果出现流产、早产现象应该立即停止锻炼并就诊。

第七节 妊娠期健康指导

一、建立围生保健卡

停经后 40 天，就应该到医院检查，确诊后及时建立围生保健卡。

二、异常症状的判断

妊娠期的异常症状包括：阴道流血、腹痛、头痛、眼花、胸闷、心悸、气短、发热、突然阴道流液、胎动减少等。孕妇出现异常症状就意味着母儿有危险，应立即就诊。

三、合理营养

孕妇饮食要多样化，增加营养，平衡膳食，指导足量丰富的蛋白质和维生素还有矿物质、适量脂肪及糖、低盐饮食。饮食以易消化、清淡为宜，多吃水果、蔬菜，避免辛辣食物。

四、休息与活动

孕妇一般可以工作到 28 周，28 周后应适当减轻工作量，应该避免长时间站立和重体力劳动，勿攀高或举重物，避免夜班或长时间紧张的工作。由于妊娠期孕妇身心负荷加重，容易疲劳，每日应午休 1～2 小时，保证 8～9 小时睡眠，妊娠中晚期取左侧卧位休息。妊娠 3 个月后可以开始进行妊娠期运动、散步等。

五、衣着

以宽松、柔软、舒适为宜。不宜穿紧身衣，不要紧束腰腹部，以免影响血液循环和胎儿发育。避免穿高跟鞋，以免重心不稳，引起腰背酸痛。

六、个人卫生

养成良好的卫生习惯。妊娠期汗腺、皮脂腺分泌旺盛，应勤洗澡，勤更衣，洗澡时一般选择淋浴，避免盆浴，防止污水进入阴道引起感染。每日清洗外阴，保持局部清洁干燥。

七、妊娠期的自我监护

妊娠期胎动计数和听胎心音是孕妇自我监护胎儿宫内情况的重要手段。教会孕妇计数胎动（详见本章第八节），家庭成员听胎心音，并做好记录，不仅可以了解胎儿宫内情况，又可以促进家庭成员和孕妇之间的亲情关系。

八、性生活指导

妊娠期适当减少性生活次数，妊娠前 3 个月及后 2 个月避免性生活，以免因兴奋和刺激引起盆腔充血、子宫收缩，导致流产、早产、胎膜早破及感染。

九、胎教

妊娠期有目的、有计划地胎教能促进胎儿生长发育。现代科学研究发现，胎儿具有记忆、感知觉等能力，胎儿的眼睛能随着光亮而活动，触其手足可产生收缩反应，外界音响可引起心率的改变等。因此，孕妇生活规律，心情愉快，经常与胎儿谈话，对胎儿进行抚摸和音乐训练，对胎儿的生长发育有利。

十、妊娠期用药

详见本章第五节。

十一、分娩先兆的判断

临近预产期的孕妇，如果出现不规律宫缩、胎儿下降感，此时不宜出远门；若出现少量阴道血性分泌物，24～48 小时内即将临产，可入院待产。如果阴道突然大量流液，估计胎膜早破，应立即平卧，由家属送往医院，以防脐带脱垂而危及胎儿生命。

十二、产前准备

指导缺乏分娩经验又无社会支持系统的年轻准父母，准备产妇和新生儿用品。产妇的用品主要有：消毒卫生纸巾、内衣裤、洗漱用品、带弯头吸管的水杯、防风帽、棉袜和棉拖鞋、吸奶器等。新生儿的用品主要有：衣裤、帽子、袜子、纸尿裤、包被、奶粉、奶瓶、消毒湿纸巾等。

第八节 胎儿健康状况评估

一、胎儿宫内情况的监护

（一）妊娠早期

通过妇科检查确定子宫大小是否与孕周相符，超声检查确诊早期妊娠。

（二）妊娠中期

借助手测子宫底高度或尺测子宫长度和腹围，来判断胎儿大小是否与孕周相符，胎头双顶径值从妊娠 22 周起每周大约增加 0.22cm，妊娠 20、24、28 周进行产前检查时监测胎心率，了解胎儿有无缺氧现象。

（三）妊娠晚期

1. 定期产前检查 手测宫底高度或尺测耻上子宫长度，测量腹围值，监测胎心。B 型超声检查不仅能测胎头双顶径，而且还能判定胎方位、胎盘的成熟度等。

2. 胎动计数 正常胎动平均 3～5 次/小时。通常在每天早、中、晚计数 1 小时胎动数，3 小时胎动数之和乘以 4，即得 12 小时胎动数，正常 >30 次/12 小时；异常≤10 次/12 小时或低于平时的 50%，若非镇静等药物影响，应考虑胎儿宫内缺氧；胎动停止或异常剧烈，可能为胎儿严重缺氧，有胎死宫内的危险，应紧急处理。

3. 胎儿电子监测

（1）胎心率的监测 用胎儿监护仪记录的胎心率有两种基本变化，胎心率基线及胎心率一过性变化。

1）胎心率基线 指在无胎动、无宫缩影响情况下，10 分钟以上的胎心率的平均值，称为胎心率基线。如果胎心率每分钟大于 160 次或小于 110 次，历时 10 分钟以上称心动过速或心动过缓。

2）胎心率变异 又称基线摆动，包括胎心率的摆动幅度和摆动频率，摆动幅度指胎心率上下摆动波的高度，振幅变动范围正常为 10～25 次/分，摆动频率指计算 1 分钟内的波动次数，正常为每分钟≥6 次。基线摆动表示胎儿有一定的储备能力，是胎儿健康的表现。胎心率基线变异消失或静止，提示胎儿储备能力丧失。

3）胎心率一过性变化 受胎动、宫缩、触诊及声响等刺激的影响，胎心率发生暂时性加快或减慢，持续十余秒或数十秒后又恢复到基线水平的状态，称为胎心率一过性变化。是判断胎儿安危的重要指标。

①加速型 指子宫收缩后胎心率基线暂时增加 15 次/分以上、持续时间大于 15 秒以上，是胎儿良好的表现。

②减速型 指随宫缩出现的短暂性胎心率减慢。分三种类型：a. 早期减速型（图3－28）：特点是胎心率曲线下降与宫缩曲线上升同时发生。胎心率曲线最低点与宫缩曲线顶点相一致，子宫收缩后迅即恢复正常，下降幅度 <50 次/分，时间短，恢复快。是宫缩时胎头受压，脑血流量一时性减少的表现，不受孕妇的体位或吸氧而发生改变。b. 变异减速型（图 3－29）：特点是胎心率减速与宫缩无关。但在出现后，下降迅速且下降幅度 >70 次/分，恢复快。是宫缩时脐带受压使迷走神经兴奋所致。c. 晚期减速型（图 3－30）：特点是胎心率下降的起点常落后于宫缩曲线上升的起点，多在宫缩波峰处开始，胎心率曲线减速的波谷落后于宫缩曲线的波峰，时间差多在 30～60 秒，下降幅度 <50 次/分，胎心率恢复正常所需时间较长。是胎儿缺氧的表现，应给予高度重视，严密观察，必要时终止妊娠。

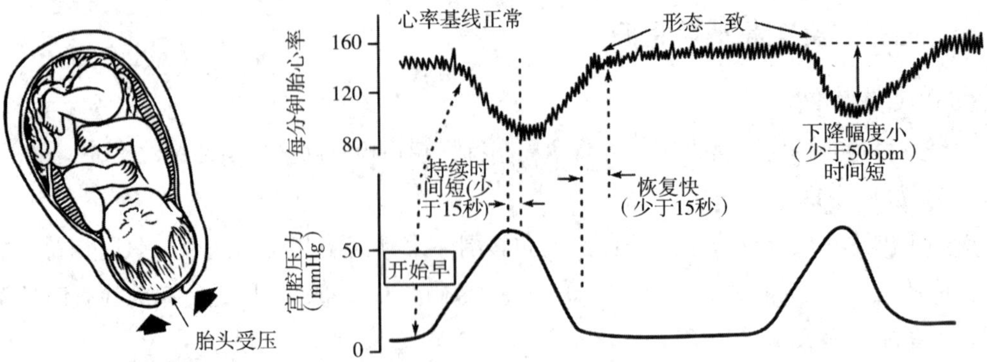

图 3－28 早期减速型

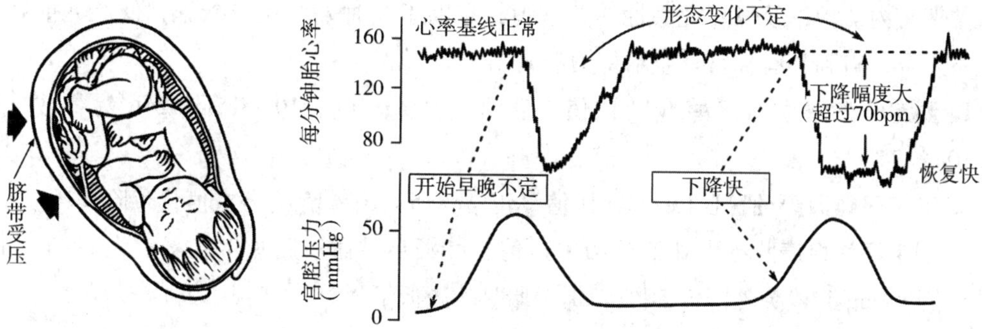

图 3-29　变异减速型

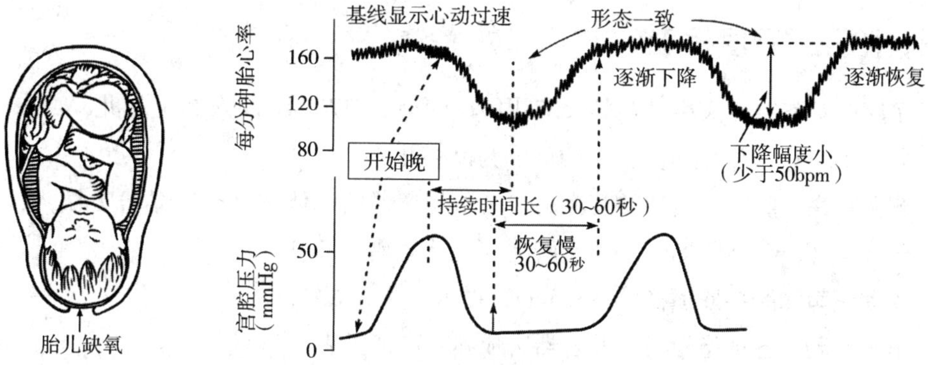

图 3-30　晚期减速型

（2）预测胎儿宫内储备能力

1）无应激试验（non-stress test，NST）　是指在无宫缩、无外界负荷刺激的情况下，对胎儿进行胎心率宫缩图的观察和记录。本试验是以胎动时伴有一过性胎心率加快为基础，又称胎儿加速试验。通过本试验观察胎动时胎心率的变化，以了解胎儿的储备能力。试验时，孕妇取半卧位，腹部（胎心音区）放置多普勒探头，在描绘胎心率的同时，孕妇自觉胎动时，手按机钮在描绘胎心率的纸上做出记号，至少连续记录 20 分钟为一单位，如果 20 分钟内无胎动再延长 20 分钟的监护时间，以等待睡眠中的胎儿醒来。一般认为 20 分钟至少有 3 次以上胎动伴胎心率加速大于 15 次/分，持续时间大于 15 秒为正常，称为反应型，记为 NST（+）。异常是胎动计数与胎心率加速数少于前述情况或胎动时无胎心率加速，称为无反应型，记为 NST（-）。此试验方法简单、安全，可在门诊进行，并可作为缩宫素激惹试验前的筛选试验。

2）缩宫素激惹试验（oxytocin challenge test，OCT）　又称宫缩应激试验（contraction-stress test，CST），其原理是用缩宫素诱导宫缩或自然宫缩并使用胎儿监护仪记录胎心率变化。如果多次宫缩后连续反复出现晚期减速，胎心率基线变异减少，胎动后无胎心率增快，为阳性，提示胎盘功能减退。如果胎心率基线有变异或胎动后胎心率加快，无晚期减速，为阴性，提示胎盘功能良好，一周内胎儿无死亡的危险，可在一周后重复本试验。

4. 羊膜镜检查　通过羊膜镜直接观察羊水情况，判断胎儿在宫内的情况。

二、胎盘功能检查

胎盘功能检查包括胎盘功能和胎儿-胎盘单位功能检查，能间接判断胎儿状态，进行胎儿孕期宫内监护，及早发现隐性胎儿窘迫，有助于及时采取相应措施，使胎儿能在良好情况下发育，直到具有在宫外生活能力时娩出。

1. 测定孕妇尿中雌三醇（E_3）值 正常 >15mg/24h；10～15mg/24h 为警戒值；危险 <10mg/24h。

2. 测定尿雌激素/肌酐（E/C）比值 正常 >15；10～15 为警戒值；危险 <10。

3. 测定孕妇血清胎盘生乳素（HPL）值 妊娠足月血清胎盘生乳素值为 4～11 mg/L，如果该值 <4mg/L 或突然降低 50%，提示胎盘功能低下。

4. 缩宫素激惹试验 阳性者提示胎盘功能减退。

5. B 型超声检查 可进行胎盘成熟度分级，若为Ⅲ级胎盘，提示胎盘成熟。

三、胎儿成熟度检查

1. 了解胎龄和胎儿大小 胎龄 <37 周为早产儿；37～41 周末为足月儿；≥42 周为过期儿。体重 <2500g 为低体重儿；≥4000g 为巨大儿。

2. 测量宫高、腹围，估计胎儿大小 简单易记的胎儿体重（g），估算方法为：胎儿体重（g）= 宫高（cm）×腹围（cm）+200（已入盆者加 500）。

3. B 型超声测胎头双顶径 >8.5cm，提示胎儿已成熟。

4. 羊水检测 各项指标与胎儿各器官成熟对应值见表 3－2。

表 3－2 羊水检测指标与胎儿器官成熟对应值

项目	成熟值	指示器官
卵磷脂/鞘磷脂（lecithin/sphingomyelin，L/S）	≥2	肺
磷脂酰甘油（phosphatidyl glycerol，PG）	≥2%	肺
肌酐	≥176.8μmol/L	肾
胆红素类物质	<0.02	肝
淀粉酶	≥450U/L	唾液腺
脂肪细胞出现率	≥20%	皮肤

四、胎儿先天畸形及遗传性疾病的宫内诊断

1. B 型超声检查 可发现无脑儿、脊柱裂及脑积水儿等畸形胎儿。

2. 甲胎蛋白检测 羊水中甲胎蛋白异常增高，提示开放性神经管缺陷畸形。

3. 羊膜腔内胎儿造影 诊断胎儿体表畸形及泌尿系统、消化系统畸形。

4. 孕妇外周血检查 提取胎儿细胞诊断遗传性疾病。

目标检测

选择题

A1/A2 型题

1. 胎盘由哪儿部分组成

A. 羊膜、包蜕膜、叶状绒毛膜　　B. 羊膜、底蜕膜、滑泽绒毛膜

C. 羊膜、真蜕膜、叶状绒毛膜　　D. 羊膜、叶状绒毛膜、底蜕膜

E. 羊膜、滑泽绒毛膜、包蜕膜

2. 正常妊娠时，末次月经后第几周出现绒毛膜促性腺激素高峰

A. 6～8周　　B. 10～12周

C. 8～10周　　D. 12～14周

E. 14～16周

3. 足月妊娠羊水量约为

A. 800ml　　B. 1000ml

C. 1500ml　　D. 1800ml

E. 2000ml

4. 早期妊娠出现最早、最重要的症状是

A. 尿频　　B. 恶心呕吐

C. 停经史　　D. 腹痛

E. 乳房胀痛

5. 妊娠多长时间孕妇能自觉胎动

A. 12～14周　　B. 14～16周

C. 18～20周　　D. 22～24周

E. 26周后

6. 产前检查应从何时开始

A. 妊娠20周　　B. 妊娠28周

C. 妊娠16周　　D. 早期妊娠

E. 以上都不对

7. 女性，29岁，平时月经不规律，2～3个月一次，在停经42天查尿hCG阳性，现停经14周，宫高在耻上3指，多普勒未闻及胎心，应选择下列哪种方法为宜

A. X线拍片　　B. 检测尿hCG

C. B型超声检查　　D. 胎儿监护

E. 胎儿心电图

8. 28岁初孕妇，妊娠39周，自觉胎动减少1天，查胎心率148次/分，为了解胎儿宫内情况，首先应做下列哪项检查

A. NST　　B. CST

C. 羊膜镜检查　　D. 测定尿 E_3 值

E. 胎儿头皮血pH值测定

9. 25岁初孕妇，末次月经2000年3月10日。于2000年10月13日就诊，检查宫底在脐上2横指，枕右前位，胎心率正常。现在应是

A. 妊娠满30周，宫底高度符合正常　　B. 妊娠满30周，宫底高度低于正常

C. 妊娠满31周，宫底高度符合正常　　D. 妊娠满31周，宫底高度低于正常

E. 妊娠满32周，宫底高度低于正常

10. 孕妇，25岁，末次月经不详，5个月前自感胎动，产科检查：腹围99cm，宫高35cm，胎头已入盆且固定。估计孕周为

A. 28 周　　B. 32 周C. 34 周

D. 36 周　　E. 36～40 周

11. 一位初孕 50 天的妇女，在“妇儿卫生保健咨询日”向护士咨询，孕期哪段时间应禁止性生活，正确的回答是在妊娠

A. 2 个月内及最后 1 个月　　B. 2 个月内及最后 2 个月

C. 3 个月内及最后半个月　　D. 3 个月内及最后 1 个月

E. 3 个月内及最后 2 个月

12. 孕妇，34 岁，因“平卧于床上看书，感觉心悸、出汗”就诊，正确的护理措施是

A. 改为左侧卧位　　B. 给予口服升压药

C. 立即坐起　　D. 改为右侧卧位

E. 起身进行户外活动

扫码“练一练”

（郭仙鹤）

第四章

正常分娩妇女的护理

扫码"学一学"

学习目标

知识要点

1. 掌握影响分娩的四因素；先兆临产及临产诊断；产程分期及分娩三产程的临床表现及护理。
2. 熟悉骨盆平面及径线；足月胎头的结构及径线；LOA 的分娩机制。
3. 了解不同孕龄胎儿发育特征；分娩镇痛方法；产房的布局、设备及管理。

技能要点

1. 能识别影响分娩的因素是否正常，对分娩有无不良影响。
2. 能说出 LOA 的分娩机制。在此基础上，能够推断出枕先露其它胎方位的分娩机制。
3. 能正确指导孕产妇入院待产。
4. 能判断三个产程并能说出各产程所需时间、临床表现、护理问题/诊断并实施护理措施。
5. 能应用沟通技巧给予产妇生理、心理和情感上的支持，以增强产妇的信心和力量，顺利完成自然分娩。

妊娠满 28 周及以后，胎儿及其附属物从母体娩出的全过程，称为分娩（delivery）。妊娠满 28 周至不满 37 周期间分娩，称为早产（premature delivery）。妊娠满 37 周至不满 42 周期间分娩，称为足月产（term delivery）。妊娠满 42 周及其以后分娩，称为过期产（postterm delivery）。

第一节　影响分娩的因素

案例

张女士，25 岁，G_1P_1，妊娠足月临产 2 小时入院。孕期检查骨盆及胎儿均正常，平素身体健康。护士与她交谈时发现，产妇非常害怕疼痛，担心不能顺利度过分娩期。因为她多次听到生过孩子的女士们说："生孩子很痛，是无法想象的那种痛。"

思考题：

1. 张女士能顺利完成分娩过程吗？

2. 影响分娩的因素有哪些?

3. 作为护士对该产妇应给予哪些帮助?

影响分娩的因素包括产力、产道、胎儿及产妇的精神心理因素。当这些因素均正常并能相互适应，胎儿顺利经阴道自然娩出，称为正常分娩。

一、产力

将胎儿及其附属物从子宫内逼出的力量称为产力。包括子宫收缩力、腹肌及膈肌收缩力和肛提肌收缩力。

（一）子宫收缩力

简称宫缩，是临产后的主要产力，贯穿于分娩全过程。临产后的宫缩能使宫颈管变短直至消失、宫口扩张、胎先露下降和胎儿、胎盘娩出。正常宫缩的特点如下。

1. 节律性 是临产的重要标志。正常宫缩是子宫体部不随意、有规律的阵发性收缩伴有疼痛，故有“阵痛”之称。每一次宫缩由弱渐强（进行期），维持一定时间（极期）后由强渐弱（退行期），直至消失进入间歇期（图 4-1）。间歇期子宫肌肉松弛。宫缩如此反复出现，直至分娩全过程结束。

考点提示

影响分娩的四因素。

临产初期，宫缩持续时间约 30 秒，间歇时间 5 ~ 6 分钟。随着产程进展持续时间逐渐延长，间歇时间逐渐缩短。当宫口开全（10cm）后，宫缩持续时间长达 60 秒，间歇时间缩短至 1 ~ 2 分钟。宫缩强度也随产程进展逐渐增加，宫腔内压力临产初期升高至 25 ~ 30mmHg，第一产程末可增至 40 ~ 60mmHg，第二产程期间可高达 100 ~ 150mmHg，而间歇期宫腔内压力仅为 6 ~ 12mmHg。宫缩时子宫肌壁血管及胎盘受压，使子宫血流量减少；宫缩间歇期，子宫血流量又恢复到原来水平，胎盘绒毛间隙的血流量重新充盈。宫缩的节律性对产妇和胎儿均有利。

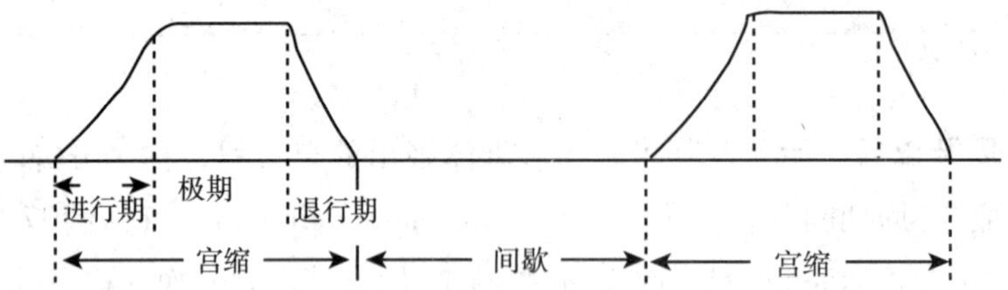

图 4-1 正常子宫收缩节律性

2. 对称性 正常宫缩起自两侧子宫角部，以微波形式均匀地向子宫底中线集中，左右对称，然后以每秒 2cm 的速度向子宫下段扩散，约 15 秒内扩展至整个子宫，此为宫缩的对称性（图 4-2）。

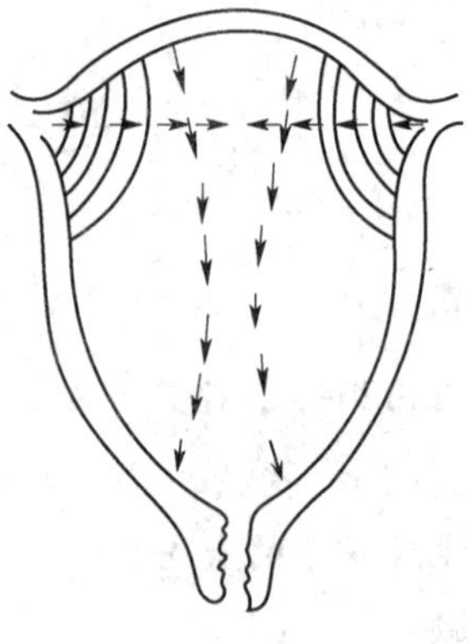

图 4-2 正常子宫收缩对称性、极性

3. 极性 宫缩以子宫底部最强、最持久，向下逐渐减弱，宫底部收缩力的强度大概是子宫下段的 2 倍，此为宫缩的极性（图 4-2）。

4. 缩复作用 子宫体部平滑肌与其他部位的

平滑肌和横纹肌不同，为收缩段。宫缩时，子宫体部肌纤维缩短变宽，间歇期肌纤维虽又松弛，但不能完全恢复到原来长度，经过反复收缩，肌纤维越来越短，这种现象称为缩复作用。缩复作用随着产程的进展，使宫腔内容积逐渐缩小，迫使胎先露部不断下降及宫颈管逐渐变短直至消失。

（二）腹肌及膈肌收缩力

考点提示

正常子宫收缩的特点。

腹肌及膈肌收缩力统称腹压，是第二产程胎儿娩出的重要辅助力量。当宫口开全后，宫缩时，前羊水囊或胎先露部压迫骨盆底组织及直肠，反射性地引起排便感，产妇主动屏气，喉头紧闭向下用力，腹直肌及膈肌收缩，使腹压增高，促使胎儿娩出。腹压在第二产程，特别是第二产程末期配以宫缩时运用最有效，否则容易使产妇疲劳和造成宫颈水肿，致使产程延长。腹压在第三产程还可促使已剥离的胎盘娩出。

（三）肛提肌收缩力

肛提肌收缩力能协助胎头内旋转、仰伸及娩出。在第三产程中，肛提肌收缩力还能协助胎盘娩出。

二、产道

扫码“看一看”

产道是胎儿娩出的通道，分为骨产道与软产道两部分。

（一）骨产道

骨产道指真骨盆，在分娩过程中几乎无变化，其大小、形状与分娩是否顺利关系密切。

1. 骨盆的组成

（1）骨骼　骨盆由一块骶骨、一块尾骨及左右两块髋骨组成。每块髋骨又由髂骨、坐骨及耻骨融合而成。第一骶椎向前突出称为骶岬，两侧坐骨向内突出的骨刺称为坐骨棘，坐骨最底部粗糙隆起称为坐骨结节。两侧耻骨下支与耻骨联合下缘形成耻骨弓，正常女性耻骨弓角度为90°～100°（图4－3）。

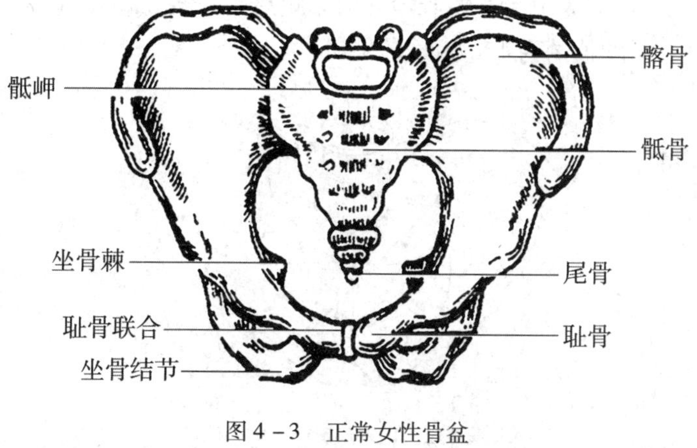

图4－3　正常女性骨盆

（2）关节

1）耻骨联合　位于骨盆前方，两耻骨之间由纤维软骨连接。妊娠后受激素影响变松动，在分娩过程中可出现轻度分离，有利于胎儿娩出。

2）骶髂关节　位于骨盆后方，两髂骨与骶骨之间相接。

3）骶尾关节　骶骨末端与尾骨之间相接。活动性较大，分娩时可后移2cm，使骨盆出口前后径增大。

（3）韧带　关节周围均附有韧带，妊娠期受激素的影响，韧带稍松弛，各关节的活动略增加，有利于分娩时胎儿通过。与自然分娩最为相关的韧带有两对（图4－4）。

1）骶结节韧带　骶、尾骨与坐骨结节之间的韧带。

2）骶棘韧带　骶、尾骨与坐骨棘之间的韧带。骶棘韧带的宽度又称坐骨切迹宽度，是判断中骨盆是否狭窄的重要标志。

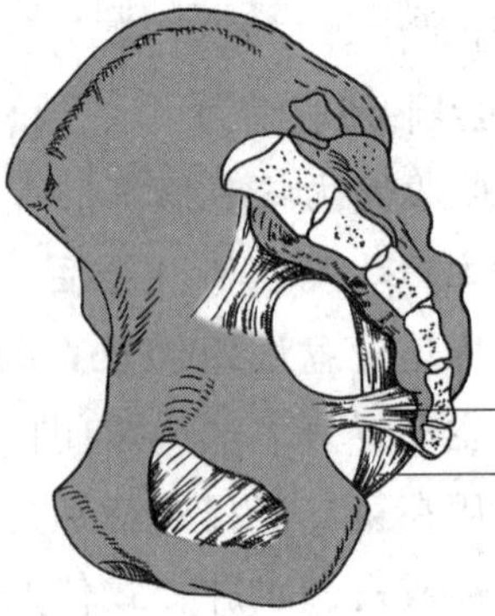

图4－4　骨盆韧带

2. 骨盆的分界　以前方的耻骨联合上缘、两侧的髂耻线和后方的骶骨岬上缘所构成的假想平面为界，将骨盆分为上下两部分。上部为大骨盆，又称假骨盆。下部为小骨盆，又称真骨盆，是胎儿娩出的通道，也称骨产道。

真骨盆有上下两口，上口为骨盆入口，下口为骨盆出口，两口之间为骨盆腔。骨盆腔前壁为耻骨联合、耻骨支、坐骨下支及闭孔；后壁为骶骨、尾骨；侧壁为坐骨、坐骨切迹、骶棘韧带和骶结节韧带。

3. 骨盆平面及径线

（1）入口平面　为真假骨盆的分界面，呈横椭圆形。前方为耻骨联合上缘，两侧为髂耻线，后方为骶骨岬上缘。主要径线有四条（图4－5）。

1）入口前后径　也称真结合径。是指从耻骨联合上缘中点至骶骨岬前缘中点的距离，平均值约为11cm，是骨盆入口最重要的径线，此径过短影响胎先露衔接。

2）入口横径　左右髂耻缘之间的最大距离，平均值约为13cm。

3）入口斜径　左骶髂关节至右髂耻隆突间的距离为左斜径；右骶髂关节至左髂耻隆突间的距离为右斜径，平均值约为12.75cm。

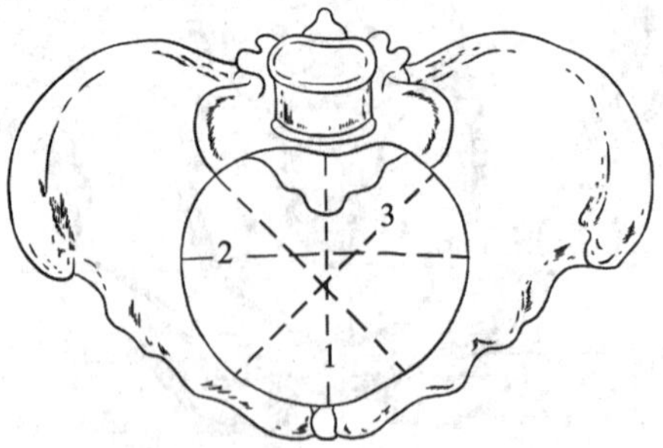

1. 入口前后径　2. 入口横径　3. 入口斜径

图4－5　骨盆入口平面及径线

（2）中骨盆平面　即骨盆最小平面，呈纵椭圆形。前方为耻骨联合下缘，两侧为坐骨棘，后方为第4～5骶椎之间。主要径线有两条（图4－6）。

1）中骨盆前后径 是指从耻骨联合下缘中点至第4～5骶椎间中点的距离，平均值约为11.5cm。

2）中骨盆横径 也称坐骨棘间径。两坐骨棘间的距离，平均值约为10cm，是中骨盆最重要的径线，此径过短影响胎头内旋转。

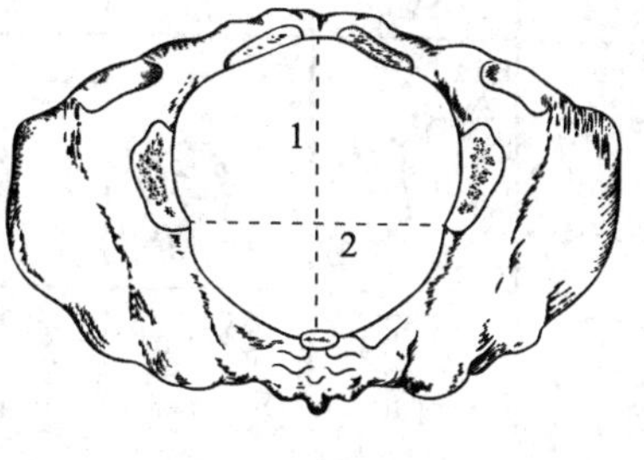

1. 前后径 2. 横径

图4－6 中骨盆平面及径线

（3）出口平面 即骨盆腔的下口，由不在同一个平面共底边的两个三角形组成。前三角由前方的耻骨联合下缘中点、两侧的耻骨下支及坐骨结节构成。后三角由后方的骶尾关节、两侧的骶结节韧带、前方的坐骨结节构成。主要径线有四条（图4－7）。

1）出口前后径 是指从耻骨联合下缘中点至骶尾关节中点的距离，平均值约为11.5cm。

2）出口横径 也称坐骨结节间径。两坐骨结节内侧缘之间的距离，平均值约为9cm，是骨盆出口最重要的径线。

考点提示

骨盆三个平面的形状及各平面最重要的径线值。

3）出口前矢状径 耻骨联合下缘中点至两坐骨结节间径中点间的距离，平均值约为6cm。

4）出口后矢状径 骶尾关节至两坐骨结节间径中点间的距离，平均值约为8.5cm。若出口横径稍短，而出口后矢状径较长，两径线之和＞15cm时，一般大小的胎儿可通过后三角区娩出。

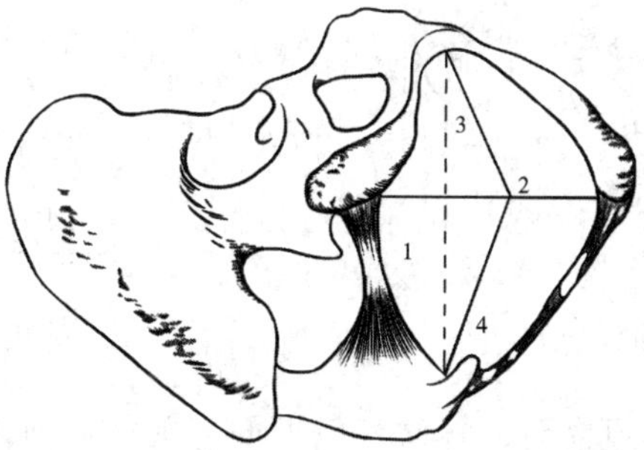

1. 出口前后径 2. 出口横径 3. 出口前矢状径 4. 出口后矢状径

图4－7 骨盆出口平面及径线

4. 骨盆类型 根据骨盆形状，分为4种类型（图4－8）。

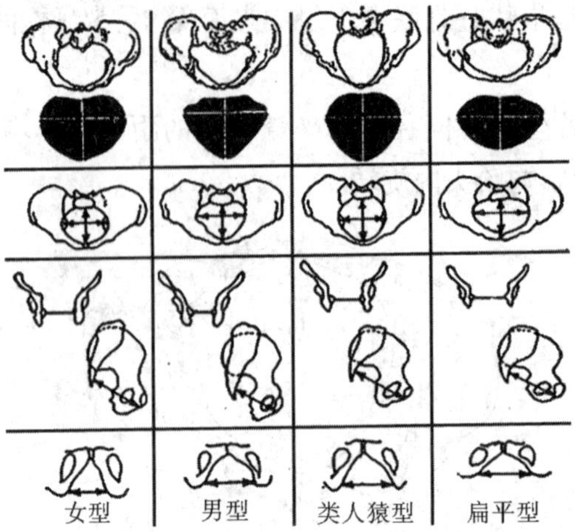

图 4-8　骨盆类型

（1）女型（gynecoid type）　最常见，为女性正常骨盆。

（2）男型（android type）　较少见，骨盆呈漏斗状，易至难产。

（3）类人猿型（anthropoid type）　骨盆入口、中骨盆和骨盆的出口横径均缩短，前后径稍长。骨盆前半部窄，后半部宽。胎儿不大可经阴道分娩。

（4）扁平型（platypelloid type）　骨盆入口呈扁椭圆形，入口前后径短而横径长，常发生胎头衔接困难。但一旦胎头入盆，由于中骨盆和出口大，胎儿一般可经阴道分娩。

5. 骨盆轴与骨盆倾斜度

（1）骨盆轴　连接骨盆各假想平面中点的曲线，称为骨盆轴（图 4-9）。此轴上段向下向后，中段向下，下段向下向前。分娩时，胎儿沿此轴娩出，故又称产轴。

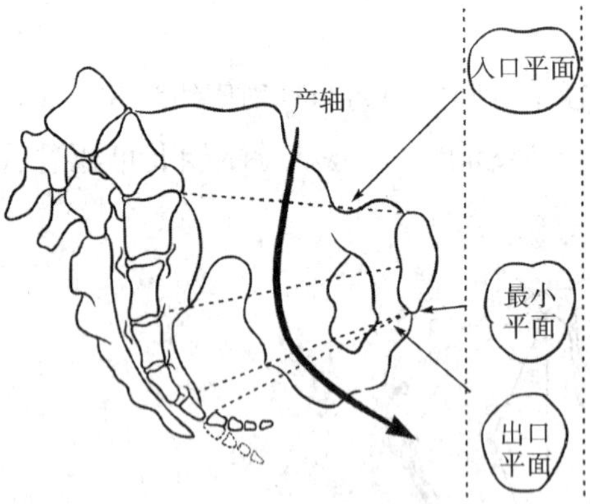

图 4-9　骨盆轴各平面及产轴

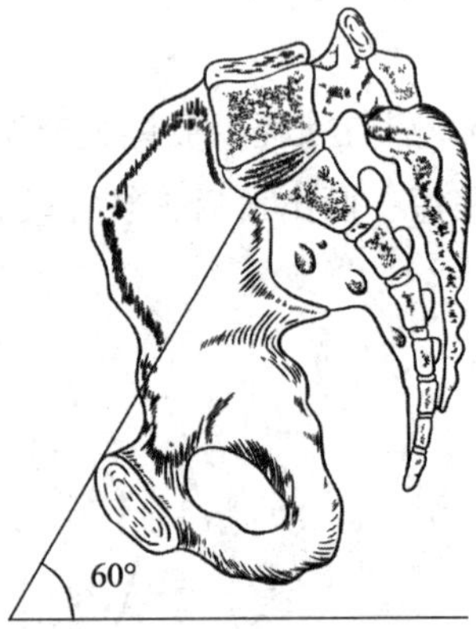

图 4-10　骨盆倾斜度

（2）骨盆倾斜度　人体直立时，骨盆入口平面与地平面所形成的角度，称为骨盆倾斜度（图 4-10）。女性骨盆倾斜度为 60°。若骨盆倾斜度过大，常影响胎头衔接。

（二）软产道

软产道是由子宫下段、宫颈、阴道及盆底软组织构成的弯曲管道。

1. 子宫下段的形成　子宫下段由非孕时长约 1cm 的子宫峡部形成。孕 12 周后逐渐扩展，成为子宫腔的一部分，到妊娠末期子宫峡部被拉长，形成子宫下段。临产后的规律宫缩进一步使子宫下段拉长达 7～10cm，成为软产道的一部分。由于子宫肌纤维的缩复作用，子宫上段的肌壁越来越厚，子宫下段的肌壁被牵拉越来越薄，在两者之间，由于子宫上下段的肌壁厚薄不同，在子宫内面形成一环状隆起，称为生理缩复环（physiologic retraction ring）（图4－11）。正常情况下，此环不易自腹部见到。

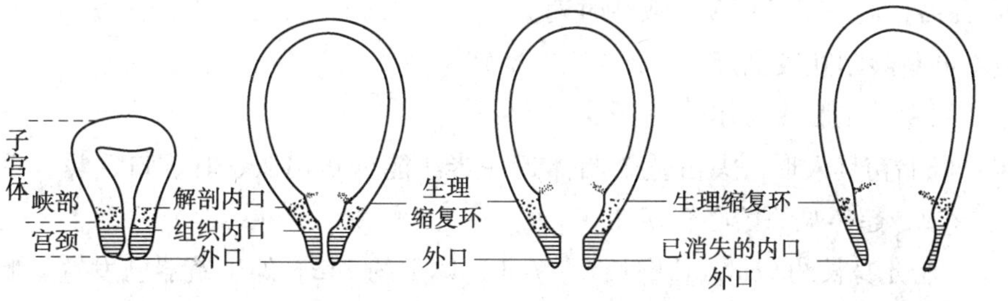

图4－11　宫口扩张及子宫下段形成

2. 宫颈的变化

（1）宫颈管消失（effacement of cervix）　临产前的宫颈管长2.5～3cm，初产妇较经产妇略长。临产后的规律宫缩牵拉宫颈内口的子宫肌纤维及周围韧带，加之胎先露部支撑使前羊水囊呈楔状，使宫颈内口水平的肌纤维向上牵拉，致使宫颈管形成如漏斗状，此时宫颈外口变化不大，随后宫颈管逐渐短缩、展平直至消失。初产妇多是宫颈管先消失，宫颈外口后扩张；经产妇则多是宫颈管短缩消失与宫颈外口扩张同时进行（图4－12）。

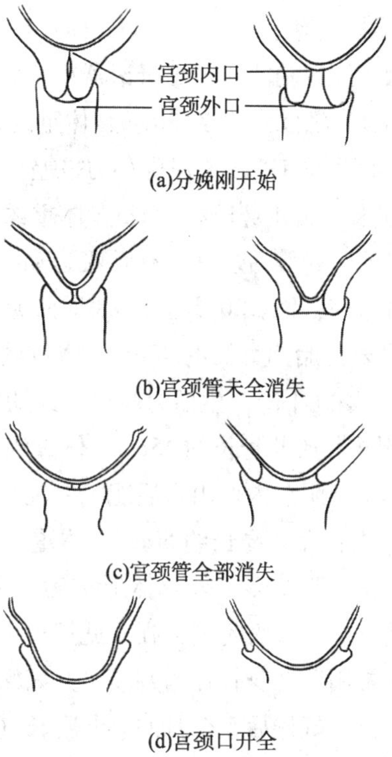

图4－12　宫颈管消失与宫口扩张步骤

（2）宫颈口扩张（dilatation of cervix）　临产前，初产妇的宫颈外口仅容一指尖，经产妇则能容纳一指。临产后，由于子宫收缩牵拉、胎先露部衔接及前羊膜囊的扩张使宫颈口扩张。破膜后，胎先露部直接压迫宫颈，扩张宫口作用更加明显。随着产程进展，宫口开全时，妊娠足月的胎头方能通过。

（3）骨盆底、阴道及会阴的变化　临产后，前羊水囊及胎先露部先将阴道上部撑开，破膜后胎先露下降直接压迫骨盆底，使软产道下段形成一个向前弯曲的长筒，前壁短后壁长，阴道外口向前上方，阴道黏膜皱襞展平使腔道加宽。初产妇的阴道较紧，扩张较慢；经产妇阴道较松，扩张较快。加之肛提肌向下及向两侧扩展，肌束分开，肌纤维拉长，会阴体由3～4cm变为2～4mm。临产后，会阴体虽能承受一定压力，但分娩时若保护会阴不当，容易造成裂伤。

三、胎儿

受精后 8 周内称胚胎（embryo），是主要器官结构完成分化时期。受精后 9 周起称胎儿（fetus），是各器官进一步发育渐趋成熟时期。

（一）不同孕龄胎儿发育特征

4 周末：可辨认出胚盘与体蒂。

8 周末：胚胎初具人形，头占整个胎体近一半。能分辨出眼、耳、口、鼻、手指及足趾。心脏已形成，超声见原始心管搏动。

12 周末：胎儿身长约 9cm，顶臀长 6～7cm，体重约 14g。外生殖器已发育。胎儿四肢可活动。

16 周末：身长约 16cm，顶臀长 12cm，体重约 110g。从外生殖器可确认胎儿性别。胎儿已开始出现呼吸运动。皮肤菲薄呈深红色，无皮下脂肪。部分经产妇能感觉到胎动。

20 周末：胎儿身长约 25cm，体重约 320g。皮肤暗红，出现胎脂，全身覆盖毳毛。开始出现吞咽、排尿功能。可用听诊器在孕妇腹部听到胎心音。

24 周末：胎儿身长约 30cm，体重约 630g。各脏器均已发育，皮下脂肪开始沉积，出现眉毛。出生后可有呼吸，但生存力极差。

28 周末：胎儿身长约 35cm，体重约 1000g。皮肤粉红，皮下胎脂不多。眼睛半张开，出现眼睫毛。四肢活动好，有呼吸运动。此期出生后需加强护理，可以存活，但易患新生儿呼吸窘迫综合征。20 周至满 28 周前娩出的胎儿，称有生机儿。

32 周末：胎儿身长约 40cm，体重约 1700g。皮肤深红，皮下胎脂开始增多。出现指（趾）甲。睾丸下降。生活力尚可，此期出生后注意护理，可以存活。

36 周末：胎儿身长约 45cm，体重约 2500g。皮下胎脂较多。指（趾）甲已达指（趾）端。睾丸位于阴囊内。出生后能啼哭及吸吮，生活能力良好，此期出生基本能存活。

40 周末：胎儿身长约 50cm，体重约 3400g。胎儿已发育成熟，双顶径 >9.0cm。皮肤粉红色，皮下脂肪多，外观体形丰满。男性睾丸已降至阴囊内，女性大小阴唇发育良好。出生后哭声响亮，吸吮能力强，此期出生能很好存活。

临床常用胎儿身长作为判断胎儿妊娠月数的依据。妊娠前 5 个月胎儿身长（cm）＝妊娠月数平方。妊娠后 5 个月的胎儿身长（cm）＝妊娠月数×5。

（二）胎儿生理特点

1. 循环系统　胎儿的营养供给和代谢产物排出，均需经胎盘脐血管由母体完成。

（1）解剖学特点　一条脐静脉和两条脐动脉。动脉导管生后闭锁为动脉韧带。卵圆孔多在出生后 6 个月完全闭锁。

（2）血循环特点　胎儿体内无纯动脉血，均为动、静脉混合血。进入肝、心、头部及上肢的血液含氧量较高及营养较丰富。注入肺及身体下半部的血液，含氧量及营养较少。因此出生时上肢发育较下肢好。

2. 血液系统　在胎儿体内，红细胞和白细胞的总数均较高；血红蛋白随着妊娠的进展，逐渐由原始血红蛋白过渡为胎儿血红蛋白和成人血红蛋白。

3. 呼吸系统　母儿血液在胎盘进行气体交换。但出生前胎儿呼吸系统已发育成熟。B 型超声于妊娠 11 周可见胎儿胸壁运动，妊娠 16 周出现能使羊水进出呼吸道的呼吸运动。

4. 消化系统

（1）胃肠道　妊娠11周小肠有蠕动，妊娠16周胃肠功能已基本建立，胎儿可以吞咽羊水。

（2）肝　胎儿肝内缺乏许多酶，不能结合因红细胞破坏产生大量的游离胆红素。少部分在肝内结合，胆红素经胆道排入小肠氧化成胆绿素。胆绿素降解产物导致胎粪呈墨绿色。

5. 泌尿系统　妊娠11～14周胎儿肾具有排尿功能。通过胎儿排尿参与羊水的循环。

6. 内分泌系统　胎儿甲状腺于妊娠第6周开始发育，是最早发育的内分泌腺。妊娠12周已能合成甲状腺激素。胎儿肾上腺发育良好，能产生大量甾体类激素，与胎儿肝、胎盘、母体完成雌三醇合成。妊娠12周胎儿胰腺分泌胰岛素。

（三）足月胎头

足月胎头为胎体的最大部分，占身体全长的1/4，也是通过产道最困难的部分。

1. 骨骼（图4－13）　由2块顶骨、2块额骨、2块颞骨及1块枕骨组成。

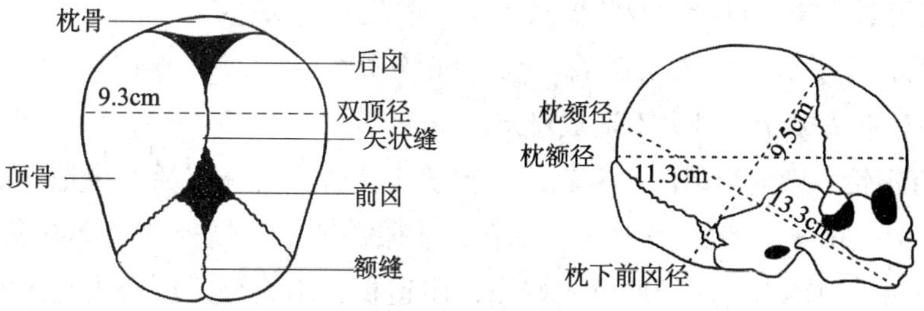

图4－13　胎儿颅骨、颅缝、囟门及径线

2. 颅缝（图4－13）　骨与骨之间的缝隙称为颅缝。

（1）矢状缝　位于头顶中央，两顶骨之间。

（2）冠状缝　位于两顶骨与两额骨之间。

（3）人字缝　位于两顶骨与枕骨之间。

（4）颞缝　位于两颞骨与两顶骨之间。

（5）额缝　位于两额骨之间。

3. 囟门（图4－13）　两颅缝交界处较大空隙称为囟门。

（1）前囟（大囟门）　位于胎头前方，由额缝、冠状缝和矢状缝汇合而成，呈菱形，较大，通常在出生后12～18个月闭合。

（2）后囟（小囟门）　位于胎头的后方，由矢状缝与人字缝汇合而成，呈三角形，较小，通常在出生后2～4个月内闭合。

临产后通过阴道检查或肛查触摸胎头矢状缝、前囟门或后囟门与骨盆的关系来判断胎方位。

4. 胎头径线（图4－13）

（1）枕下前囟径（suboccipitobregmatic diameter）　又称小斜径，指枕骨隆突下方至前囟门中点的距离，正常值约为9.5cm。胎头俯屈后以此径线通过产道。

（2）枕额径（occipito frontal diameter）　指枕骨隆突至鼻根的距离，正常值约为11.3cm。胎头以此径线衔接。

（3）枕颏径（occipito mental diameter）　又称大斜径，指后囟门顶部至颏骨下方中央的距离，正常值约为13.3cm。

（4）双顶径（biparietal diameter，BPD）　是胎头最大横径，为两侧顶骨隆突间的距离，正常值约为9.3cm。临床用B型超声检测此值以判断胎儿大小。

（5）枕下前囟周径（suboccipitobregmatic circumference）（小头围） 为枕下前囟径平面的头围，平均约32.6cm。

（6）枕额周径（occipito frontal circumference）（大头围） 为枕额径平面的头围，平均约34.8cm。

（四）影响分娩的胎儿因素

胎儿能否顺利通过产道，还取决于胎儿大小、胎位、有无胎儿畸形及胎头可塑性。

1. 胎儿大小 在分娩过程中，胎儿大小是决定分娩难易的重要因素之一。足月胎头为胎体的最大部分，也是通过产道最困难的部分。胎儿过大致胎头径线大时，尽管骨盆大小正常，也可引起相对性头盆不称导致难产。

2. 胎位 产道为一纵形管道，若为纵产式，胎儿容易通过产道。横产式时，胎体纵轴与骨盆轴垂直，妊娠足月活胎不能通过产道，对母儿威胁极大。

> **考点提示**
>
> 胎头各径线值。

3. 胎儿畸形 胎儿某一部分发育异常，如脑积水、联体儿等，由于胎头或胎体过大而造成难产。

4. 胎头可塑性 颅缝与囟门均有软组织覆盖，使骨板有一定活动余地和胎头有一定可塑性。头先露时，由于分娩过程中颅骨重叠，使胎头变形、周径变小，有利于胎头娩出。臀先露时，较胎头周径小且软的胎臀先娩出，阴道扩张不充分，当胎头娩出时头颅又无变形机会，易致胎头娩出困难。

四、产妇的精神心理因素

分娩虽然是生理现象，但对产妇却是一种持久的、强烈的应激源。分娩应激可产生生理上和精神心理上的应激。精神心理因素，能够影响机体内部的平衡、适应力和健康。

一些初产妇从各种渠道了解有关分娩时的负面诉说，害怕和恐惧分娩的一切过程，怕陌生的环境、怕自己不能坚持、怕疼痛、怕出血、怕发生难产、怕胎儿性别不理想、怕胎儿畸形、怕有生命危险，致使临产后情绪紧张，常常处于焦虑、不安和恐惧的精神心理状态。产妇的这种情绪改变会使机体产生一系列变化，表现为心率加快、呼吸急促、肺内气体交换不足，致使子宫缺氧收缩乏力、宫口扩张缓慢、胎先露下降受阻、产程延长、产妇体力消耗过多，同时也促使产妇神经内分泌发生变化，交感神经兴奋，释放儿茶酚胺，血压升高，导致胎儿缺血、缺氧，出现胎儿窘迫。

第二节　枕先露的分娩机制

案例

初产妇，29岁，G_2P_0，足月妊娠，规律性腹痛4小时入院。产科检查：宫缩30~40秒/5~6分，宫口开大1cm，胎头“S=0”，矢状缝在骨盆右斜径上，小囟门在骨盆左前方，骨盆无异常发现。

思考题：

1. 该产妇此时的胎位是什么？
2. 说出分娩机制。

分娩机制（mechanism of labor）是指胎儿先露部通过产道时，为了适应骨盆各平面的不同形态，被动进行的一连串适应性转动，以其最小径线通过产道的全过程。包括衔接、下降、俯屈、内旋转、仰伸、复位及外旋转、胎肩及胎儿娩出等动作。临床上枕先露占95.55%～97.55%，又以枕左前位最多见，故以枕左前位的分娩机制为例说明。

考点提示

分娩机制动作。

扫码“看一看”

考点提示

衔接的概念。

一、衔接

胎头双顶径进入骨盆入口平面，颅骨最低点接近或达到坐骨棘水平，称为衔接（engagement）（图4－14）。胎头进入骨盆入口时，呈半俯屈状态，以枕额径衔接，由于枕额径大于骨盆入口前后径，胎头矢状缝落在骨盆入口右斜径上，枕骨在骨盆左前方。初产妇大多在预产期前1～2周内衔接，经产妇多在分娩开始后衔接。如初产妇已临产而胎头仍未衔接，应警惕头盆不称的存在。

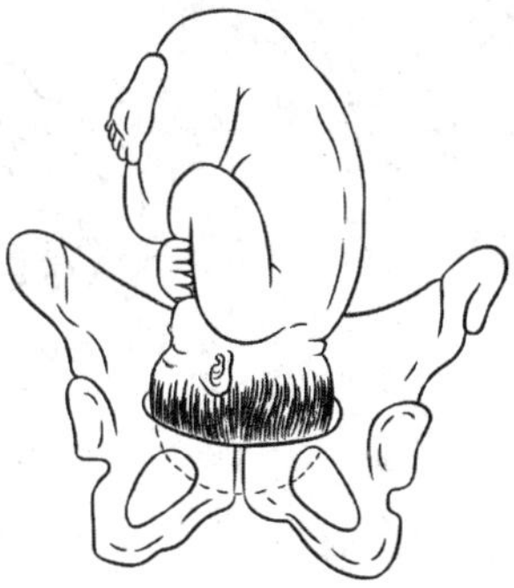

图4－14 胎头衔接

二、下降

胎头沿骨盆轴前进的动作称为下降（descent），是胎儿娩出的首要条件。下降贯穿于分娩全过程，与其他动作相伴随。下降动作呈间歇性，宫缩时胎头下降，间歇时胎头又稍回缩。

促使先露部下降的因素有：①宫缩时通过羊水传导压力，促使胎儿下降。②宫缩时宫底直接压迫胎臀。③宫缩时胎体伸直伸长。④腹肌及膈肌收缩，使腹压增加。初产妇胎头下降速度因宫口扩张缓慢和软组织阻力大较经产妇慢。临床上以观察胎头下降程度，作为判断产程进展的标志之一。

三、俯屈

当胎头以枕额径进入骨盆腔后，继续下降，到达骨盆底时，原处于半俯屈状态的胎头枕部遇到肛提肌阻力，借杠杆作用进一步俯屈（flexion），下颏接近胸部，使胎头衔接时的枕额径（11.3cm）变为枕下前囟径（9.5cm）（图4－15），以适应产道，有利于胎头继续下降。

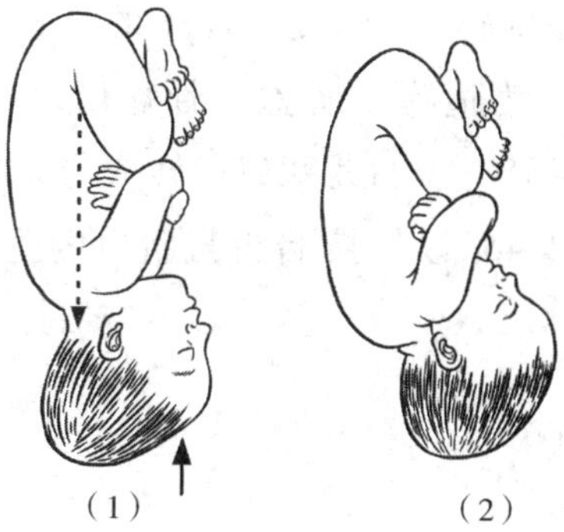

图4－15 胎头俯屈

四、内旋转

胎头到达中骨盆，为了适应中骨盆纵轴向前旋转，使其矢状缝与中骨盆及骨盆出口前后径相一致的动作称为内旋转（internal rotation）。内旋转使胎头适应中骨盆及骨盆出口前后径大于横径的特点，有利于胎头下降。枕先露时，胎头枕部到达骨盆底最低位置，肛提肌收缩力将胎头枕部推向阻力小、部位宽的前方，枕左前位的胎头向前旋转45°（图4－16）。胎头于第一产程末完成内旋转动作。

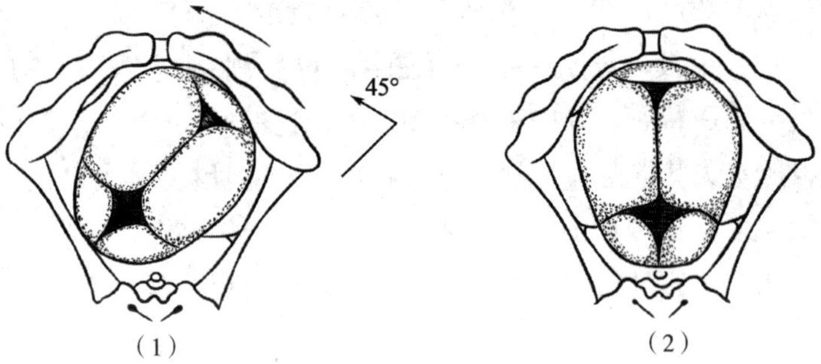

图4－16　胎头内旋转

五、仰伸

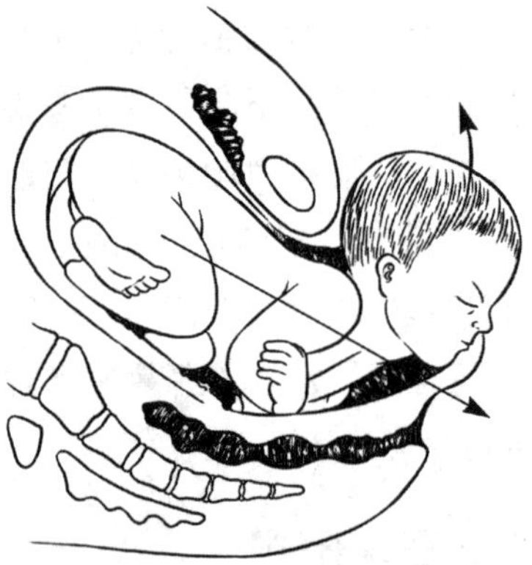

图4－17　胎头仰伸

当胎头完成内旋转后，继续下降，完全俯屈的胎头下降至阴道外口时，宫缩和腹压继续迫使胎头下降，而肛提肌收缩力又将胎头向前推进。两者的共同作用（合力），使胎头沿骨盆轴下段向下、向前的方向转向前，胎头枕骨下部达耻骨联合下缘时，以耻骨弓为支点，胎头逐渐仰伸（extention），胎头的顶、额、鼻、口、颏相继娩出（图4－17）。胎头仰伸时，胎儿双肩径沿左斜径进入骨盆入口平面。

六、复位及外旋转

胎头娩出时，胎儿双肩径沿骨盆入口左斜径下降。胎头娩出后，为使胎头与胎肩恢复正常关系，胎头枕部向左旋转45°恢复到原来的位置，称为复位（restitution）。此时，胎肩在盆腔内继续下降，为适应中骨盆、骨盆出口平面前后径大于横径的特点，前（右）肩向前向中线旋转45°时，胎儿双肩径转成与骨盆出口前后径相一致的方向，胎头枕部需在外继续向左旋转45°以保持胎头与胎肩的垂直关系，称为外旋转（external rotation）（图4－18）。

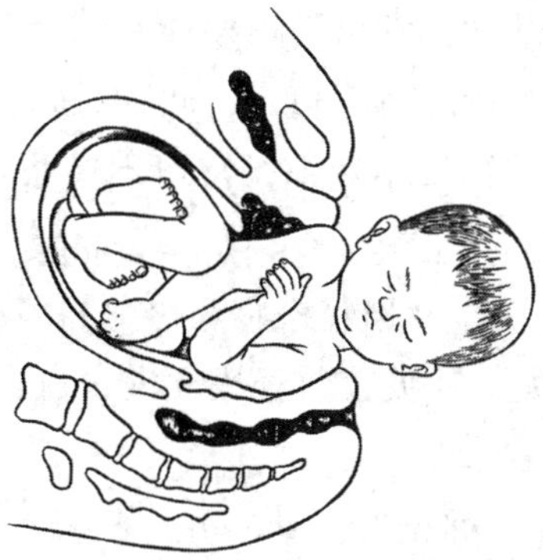

图 4－18　胎头外旋转

七、胎肩及胎体娩出

胎头完成外旋转后，胎儿前（右）肩在耻骨弓下首先娩出，随即后（左）肩从会阴前缘娩出（图 4－19）。

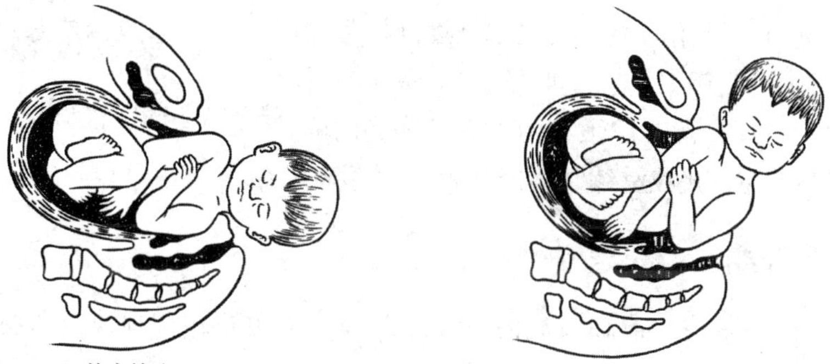

前肩娩出　　后肩娩出

图 4－19　胎肩娩出

胎儿双肩娩出后，胎儿躯干、臀部及胎儿下肢随之以侧位相继娩出，胎儿娩出过程全部完成。

第三节　先兆临产、临产诊断与产程分期

案例

李女士，29 岁，G_1P_0，妊娠 39 周，昨晚发现阴道少量血性分泌物，2 小时前出现腹部阵发性疼痛，来院就诊。产科检查：宫缩 30～40 秒/5～6 分。胎心 145 次/分，LOA，宫口开大 1 指尖，胎头“S＝0”，骨盆无异常发现。

思考题：

1. 李女士出现什么情况？
2. 李女士属于哪个产程？

一、先兆临产

分娩发动前，孕妇出现预示不久将临产的症状，称为先兆临产（threatened labor）。

1. 假临产 孕妇在分娩发动前，常出现不规律宫缩，称为假临产（false labor）。其特点有：①宫缩持续时间短（<30 秒）且不恒定，间歇时间长且不规律，强度不增加。②宫缩时不适主要集中在下腹部，宫颈管不短缩，宫口不扩张。③常在夜间出现，清晨消失。④应用强镇静药物后能抑制宫缩。

2. 胎儿下降感（lightening） 又称轻松感。初孕妇多在分娩前 1 ~2 周，由于胎先露部入盆，感觉上腹部受压感消失，呼吸较前轻快，进食量较前增多。但胎先露下降，膀胱受压，常出现尿频症状。

3. 阴道少量血性分泌物 俗称见红（show）。见红发生在分娩发动前 24 ~48 小时内，因宫颈内口附近的胎膜与该处的子宫壁分离，毛细血管破裂有少量出血，与宫颈管内黏液栓相混并排出，是分娩即将开始的可靠征象。若阴道流血超过平时月经量，则为病理现象，应考虑妊娠晚期出血性疾病。

> **考点提示**
> 先兆临产最可靠的征象。

二、临产诊断

临产（in labor）开始的标志是规律且逐渐增强的子宫收缩，持续 30 秒或 30 秒以上，间歇 5 ~6 分钟，并伴随进行性宫颈管消失、宫口扩张和胎先露下降。用强镇静药物不能抑制宫缩。规律宫缩是临产开始的重要标志。

> **考点提示**
> 临产诊断。

三、产程分期

总产程（total stage of labor）即分娩全过程，是指从开始出现规律宫缩到胎儿胎盘娩出为止。总产程最长不超过 24 小时，最短不能少于 3 小时。可分为三个产程。

1. 第一产程（first stage of labor） 又称宫颈扩张期。是指从规律宫缩开始到宫口开全。初产妇需 11 ~12 小时；经产妇需 6 ~8 小时。

> **考点提示**
> 产程分期。

2. 第二产程（second stage of labor） 又称胎儿娩出期。是指从宫口开全到胎儿娩出。初产妇需 1 ~2 小时，不应超过 2 小时；经产妇数分钟至 1 小时，一般不超过 1 小时。

3. 第三产程（third stage of labor） 又称胎盘娩出期。是指从胎儿娩出到胎盘娩出，需 5 ~15 分钟，不超过 30 分钟。

第四节　分娩三产程的临床表现及护理

案 例

何女士，28 岁，G_1P_0，妊娠 39 周，6 小时前出现腹部阵发性疼痛，来院就诊。产科检查：宫缩 40 ~50 秒/4 ~5 分，胎心 148 次/分，LOA，宫口开大 3cm，胎头“S +2”，骨盆无异常发现。

思考题：

1. 何女士目前处于产程的哪个阶段？
2. 主要的护理问题/诊断和护理措施是什么？

一、第一产程的临床表现及护理

【护理评估】

（一）健康史

根据产前检查记录评估产妇的一般情况，重点了解年龄、身高、体重、一般营养状况，对既往有不良孕产史者要了解原因。询问本次妊娠临床经过，评估有无高危因素存在。

（二）身体评估

1. 临床表现

（1）规律宫缩　产程开始时，出现伴有疼痛的子宫收缩，习称“阵痛”。开始时子宫收缩力弱，持续时间较短（约30秒），间歇时间较长（5～6分钟）。随着产程的进展，持续时间逐渐延长（50～60秒）且强度也逐渐增加，间歇时间逐渐缩短（2～3分钟）。当宫口近开全时，宫缩持续时间可达1分钟或更长，间歇期仅为1～2分钟。

（2）宫口扩张（dilatation of cervix）　是临产后规律宫缩的结果。通过肛诊或阴道检查，可以确定宫口扩张程度。当宫缩逐渐增强时，宫颈管随之短缩直至消失，宫口逐渐扩张。宫口扩张有一定规律，潜伏期宫口扩张速度较慢，进入活跃期后宫口扩张加快。当宫口开全时，宫颈边缘消失，子宫下段及阴道形成宽阔筒腔，有利于胎儿通过。

（3）胎头下降　胎头下降程度是决定能否经阴道分娩的重要指标。临床上通过肛门检查或阴道检查可判断胎头下降程度。正常分娩时，宫口开大在3cm以内时，胎头下降速度较慢，当宫口扩张到3cm以上时，胎头下降速度增快。

（4）胎膜破裂（rupture of membranes）　简称破膜，宫缩时，羊膜腔内压力增高，胎儿先露部下降后，将羊水阻断为前后两部，在胎先露部前面的羊水，称为前羊水，约100ml，有助于扩张宫口。当羊膜腔内压力增加到一定程度时，胎膜自然破裂。正常破膜多发生在宫口近开全时。

2. 辅助检查

（1）胎儿监护仪　了解胎心、宫缩及胎动情况。

（2）胎儿头皮血　监测胎儿宫内缺氧状况。

（三）心理－社会评估

评估产妇是否有精神紧张、焦虑、抑郁等不良情绪。评估产妇对宫缩痛的耐受能力。评估产妇有无支持系统。

【护理问题/诊断】

1. 疼痛　与子宫收缩逐渐增强有关。

2. 焦虑　与知识缺乏，担心分娩能否顺利进行有关。

【护理措施】

1. 入院护理　判断产妇临产后，护士协助办理入院手续，自我介绍，介绍待产室及产房环境。采集病史，写好入院护理记录。

2. 一般护理

（1）环境　安静、舒适。

（2）饮食　在宫缩间歇期，鼓励产妇少量多次进食，吃高热量易消化食物，补充足够水分，保证充足体力。

（3）活动与休息　临产后，宫缩不强且未破膜，可在室内活动。初产妇宫口近开全，经产妇宫口开大4cm，应卧床休息，取左侧卧位。

（4）排尿与排便　临产后，2~4小时应鼓励产妇排尿一次，以免膀胱充盈影响宫缩及胎头下降。排尿困难者，必要时导尿。初产妇宫口扩张<4cm，经产妇宫口扩张<2cm，可行肥皂水灌肠，如有胎膜早破、胎位异常、胎头未衔接、胎儿窘迫、阴道流血、妊娠期高血压疾病、严重心脏病、剖宫产史、宫缩过强、短时间即将分娩及会阴陈旧性Ⅲ度撕裂等，均不宜灌肠。

（5）观察生命体征　宫缩时，可使血压升高5~10mmHg，宫缩间歇期复原。应每隔4~6小时在宫缩间歇期测量一次血压。发现血压升高，应增加测量次数并给予相应处理。

3. 产程观察

（1）子宫收缩　常用触诊法和胎儿监护仪进行监测。监测宫缩最简单的方法是触诊法，观察者将手掌放于产妇腹壁上，宫缩时宫体部隆起变硬，间歇期松弛变软。有条件也可用胎儿监护仪描记宫缩曲线，可以看出宫缩强度、频率和每次宫缩持续时间，是反映宫缩的客观指标。监护仪有两种类型。

1）外监护（external electronic monitoring）　临床最常用，适用于第一产程任何阶段。将宫缩压力探头固定在产妇腹壁宫体近宫底部，连续描记40分钟。

2）内监护（internal electronic monitoring）　适用于胎膜已破、宫口扩张1cm及以上。将内电极固定在胎儿头皮上，测定宫腔静止压力及宫缩时压力变化，通过宫口进入羊膜腔内的塑料导管，导管内充满液体，外端连接压力探头记录宫缩产生的压力。所得结果较外监护准确，但有宫腔内感染的缺点。

（2）胎心　是产程中极重要的观察指标。常用胎心听诊器或胎儿监护仪进行监测。

1）听诊器　有普通听诊器、木制胎心听诊器和电子胎心听诊器3种，现常使用电子胎心听诊器。听胎心应在宫缩间歇时。潜伏期应每隔1~2小时听胎心一次，活跃期宫缩较频时，应每15~30分钟听胎心一次，每次听诊1分钟。此法能方便获得每分钟胎心率，但不能分辨胎心率变异、瞬间变化及其与宫缩、胎动的关系。

2）胎儿监护仪　多用外监护描记胎心曲线。观察胎心率变异及其与宫缩、胎动的关系，观察时应每隔15分钟对胎心监护曲线进行评估，宫缩较频时每隔5分钟评估1次。此法能较客观地判断胎儿在宫内的状态。

（3）宫口扩张及胎头下降　是判断产程进展的标志。行肛查或阴道检查可判断宫口扩张及胎头下降情况，描记宫口扩张曲线及胎头下降曲线，绘制产程图（图4-20），使宫口扩张及胎头下降情况一目了然，并能指导产程处理。

考点提示

产程进展的标志。

产程图的横坐标为临产时间（小时），纵坐标左侧为宫口扩张程度（cm），纵坐标右侧为先露下降程度（cm）。

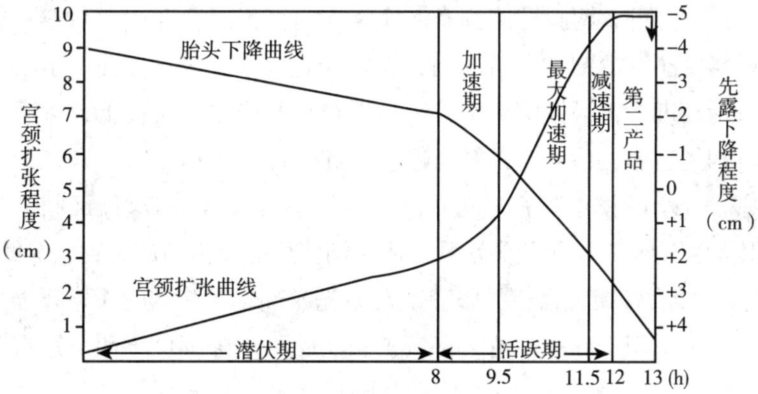

图 4-20　产程图

1）宫口扩张曲线　第一产程分为潜伏期和活跃期。潜伏期是指规律宫缩至宫口扩张 3cm，此期间扩张速度较慢，平均每 2～3 小时扩张 1cm，约需 8 小时，最大时限不超过 16 小时。活跃期是指宫口扩张 3～10cm。此期间扩张速度加快，约需 4 小时，最大时限不超过 8 小时。活跃期又分为 3 期：加速期是指宫口扩张 3～4cm，约需 1 小时 30 分钟；最大加速期是指宫口扩张 4～9cm，约需 2 小时；减速期是指宫口扩张 9～10cm，约需 30 分钟。

2）胎头下降曲线　以胎头颅骨最低点与坐骨棘平面关系标明胎头下降程度。坐骨棘平面是判断胎头高低的标志。胎头颅骨最低点平坐骨棘平面时，以“0”表达；在坐骨棘平面上 1cm 时，以“-1”表达；在坐骨棘平面下 1cm 时，以“+1”表达，其余依此类推（图 4-21）。

> **考点提示**
> 胎头下降的标志。

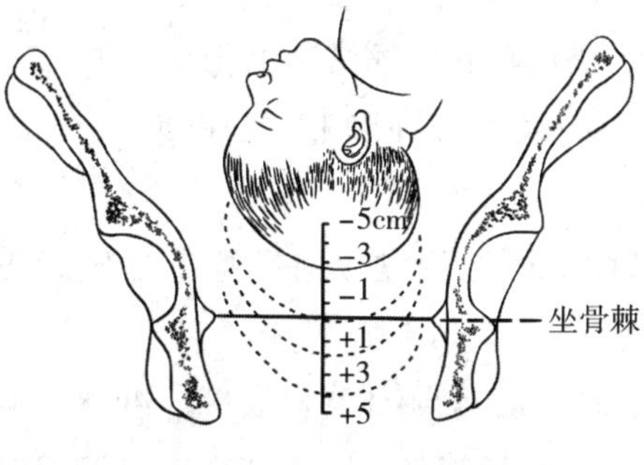

图 4-21　胎头高低的判定

潜伏期胎头下降不明显，活跃期下降加快，平均每小时下降 0.86cm。

（4）胎膜破裂　一旦发现胎膜破裂，应立即听胎心并记录破膜时间；观察羊水性状、颜色和流出量；头位未入盆或臀位者需卧床，取头低臀高位以防脐带脱垂；破膜超过 12 小时尚未分娩者应给予抗生素预防感染。

4. 肛门检查　适时在宫缩时进行，次数不宜过多。临产初期每隔 4 小时肛查一次，经产妇或宫缩强者间隔时间可适当缩短。肛查能了解宫颈软硬、厚薄，宫口扩张程度；是否破膜；胎方位及胎头下降程度；骨盆腔大小。

> **考点提示**
> 破膜的护理要点。

肛查方法：产妇仰卧，两腿屈曲分开，检查前用消毒纸覆盖阴道口避免粪便污染。检查者右手示指戴指套蘸润滑剂伸入直肠内，拇指伸直，其余各指屈曲。示指向后触及尾骨尖端，了解尾骨活动度，再触摸两侧坐骨棘是否突出并确定胎头高低，然后用指端掌侧探查宫口，摸清其四周边缘，估计宫颈管消退情况和宫口扩张厘米数。宫口近开全时仅能摸到一个窄边。宫口开全时摸不到宫口边缘。未破膜者在胎头前方可触到有弹性的羊膜囊，已破膜者能直接触到胎头，若无胎头水肿，还能扪清颅缝及囟门的位置，有助于确定胎位。

5. 阴道检查 能直接摸清宫口扩张程度及胎先露部，若先露为头，还能了解矢状缝及囟门，确定胎方位，适用于肛查不清、宫口扩张及胎头下降程度不明、疑有脐带先露或脐带脱垂、轻度头盆不称经试产4小时产程进展缓慢者。阴道检查应在消毒后进行，以防感染。

6. 心理护理 产妇的精神状态影响宫缩和产程进展。初产妇产程长，容易产生焦虑、紧张和急躁情绪，应安慰产妇并耐心讲解分娩是生理过程，使产妇与助产人员密切合作，以便能顺利分娩。若产妇于宫缩时喊叫不安，应在有宫缩时指导产妇进行深呼吸，或用双手轻揉下腹部。若腰骶部胀痛，用手拳压迫腰骶部常能减轻不适感。

二、第二产程的临床表现及护理

【护理评估】

（一）健康史

评估第一产程临床经过及产妇、胎儿情况。

（二）身体评估

1. 临床表现

（1）宫缩频强 宫口开全后，胎膜多已自然破裂。若仍未破膜，应行人工破膜。破膜后，宫缩常暂时停止，随后重现宫缩且逐渐加强，可持续1分钟以上，间歇期1～2分钟。

> 考点提示
> 第二产程的标志。

（2）产妇屏气用力 当胎头降至骨盆出口压迫骨盆底组织时，产妇有排便感，不自主地向下屏气用力。

（3）胎头拨露 随着产程进展，会阴体逐渐膨隆、变薄，肛门括约肌松弛。胎头于宫缩时露出阴道口，宫缩间歇期又缩回阴道内，称为胎头拨露（head visible on vulval gapping）。

（4）胎头着冠 当胎头双顶径越过骨盆出口，宫缩间歇时胎头不再回缩，称为胎头着冠（crowning of head）（图4－22）。此时会阴极度扩张变薄，应注意保护会阴。

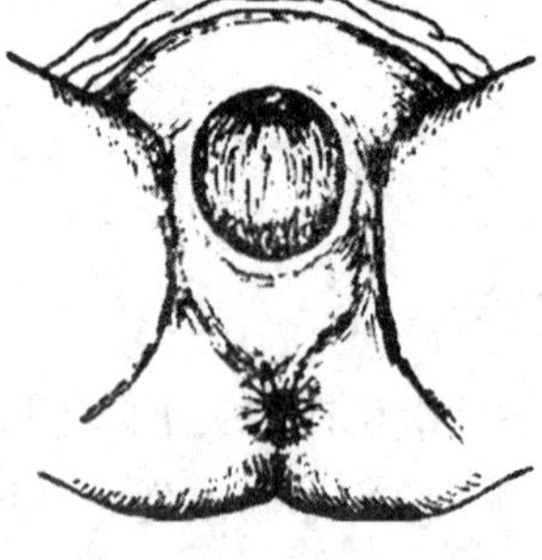
图4－22 胎头着冠

（5）胎儿娩出 产程继续进展，胎头枕骨于耻骨弓下露出后开始仰伸、复位及外旋转，随后前肩和后肩也相继娩出，胎体很快顺利娩出，后羊水随之涌出。

经产妇的第二产程短，有时仅需几次宫缩即可完成以上动作。

2. 辅助检查 常用胎儿监护仪了解宫缩及胎心情况。

（三）心理－社会评估

评估产妇此时的心理状态，是否有精神紧张、焦虑、恐惧等不良情绪。评估产妇对自然分娩有无信心。

【护理问题/诊断】

1. 焦虑 与缺乏顺利分娩的信心和担心胎儿健康有关。

2. 疼痛 与子宫收缩和会阴伤口有关。

3. 有受伤的危险 与行会阴切开或发生会阴撕裂、新生儿产伤有关。

> **考点提示**
> 第二产程最重要的护理措施。

【护理措施】

1. 一般护理 由于产妇出汗多，应及时擦干。在宫缩间歇期，协助产妇饮水、进食，吃高热量易消化食物，以保证充足体力。

2. 心理护理 护士应陪伴在旁，给予产妇安慰和支持，消除其紧张和恐惧。

3. 产程观察 第二产程宫缩频强，需密切观察宫缩及先露部下降情况，监测胎儿有无急性缺氧，应每隔5~10分钟听一次胎心，有条件应用胎儿监护仪监测。若发现胎心减慢，应立即行阴道检查，尽快结束分娩。

4. 指导产妇屏气用力 宫口开全后，指导产妇正确运用腹压，嘱产妇双足蹬在产床上，两手握产床把手，宫缩时深吸一口气屏住，然后如解大便样向下屏气用力，以增加腹压。宫缩间歇时全身肌肉放松，安静休息。

5. 接产准备

（1）时间 当初产妇宫口开全、经产妇宫口扩张4cm且宫缩规律有力时，应将产妇送至分娩室，做好接产准备工作。

> **考点提示**
> 准备接生的时间。

（2）产妇准备 冲洗、消毒外阴，详见第二十四章项目一。

（3）接产者准备 接产者按外科无菌操作常规洗手、穿手术衣及戴手套，铺消毒巾后准备接生。

6. 接产

（1）评估会阴条件 会阴撕裂的诱因有会阴水肿、会阴过紧缺乏弹性、胎儿娩出过快、耻骨弓过低、胎儿过大等。接产者在接产前应做出正确判断。

（2）接产要领 保护会阴并协助胎头俯屈，让胎头以最小径线（枕下前囟径）在宫缩间歇时缓慢通过阴道口。

（3）接产步骤

1）保护会阴 接产者站在产妇右侧，当胎头拨露使阴唇后联合紧张、会阴膨隆变薄时，开始保护会阴。方法是：在会阴部置一消毒巾，右肘支在产床上，拇指与其余四指分开，利用手掌大鱼际肌抵住会阴部，宫缩时向上、向内方托压会阴部，同时左手轻压胎头枕部，协助胎头俯屈和缓慢下降（图4-23）。宫缩间歇时，保护会阴的右手稍微放松，以免压迫过久引起会阴水肿。

> **考点提示**
> 开始保护会阴的时间。

2）协助胎头仰伸 当胎头枕部在耻骨弓下露出时，嘱产妇在宫缩间歇时稍向下屏气，此时若宫缩强，应嘱产妇哈气，左手按分娩机制协助胎头仰伸（图4-23），使胎头缓慢娩出，以免过强的产力造成会阴撕裂。

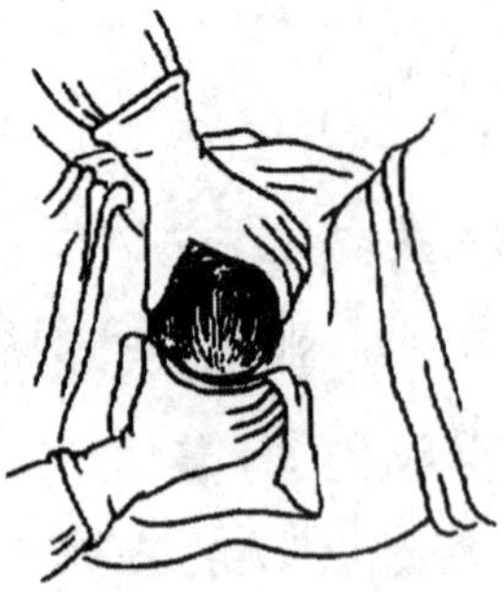

（a）协助抬头俯屈

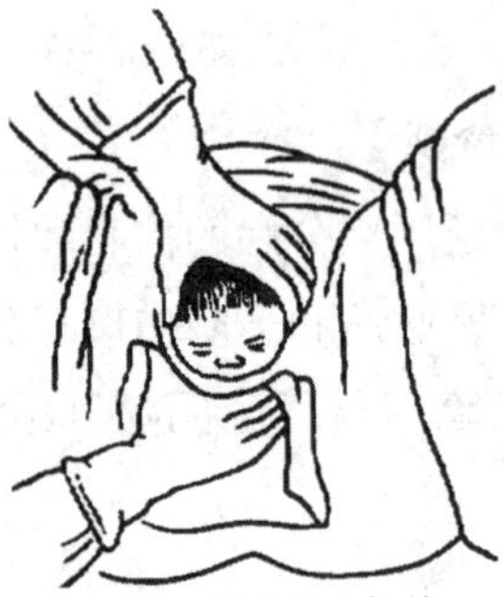

（b）协助抬头仰伸

图4－23　保护会阴，协助胎头俯屈、仰伸

3）挤出口鼻内的黏液和羊水　胎头娩出后，右手仍应注意保护会阴，左手自鼻根向下颏挤压，挤出口、鼻腔内的黏液和羊水。

4）协助胎头复位及外旋转　枕左前位时，枕部转向产妇左侧；枕右前位时，枕部转向产妇右侧，使胎儿双肩径与骨盆出口前后径相一致。

5）娩出胎肩　接产者左手向下轻压胎儿颈部，协助前肩从耻骨弓下先娩出，再托胎颈向上使后肩从会阴前缘缓慢娩出（图4－24）。

6）娩出胎体及下肢　双肩娩出后，保护会阴的右手方可放松，然后双手协助胎体及下肢相继以侧位娩出。

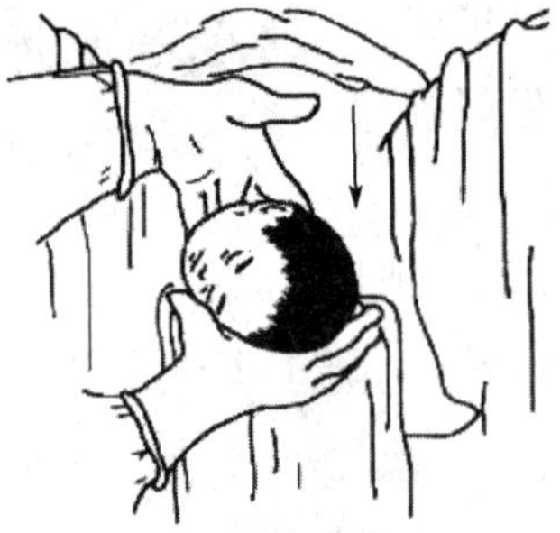

（a）协助前肩娩出

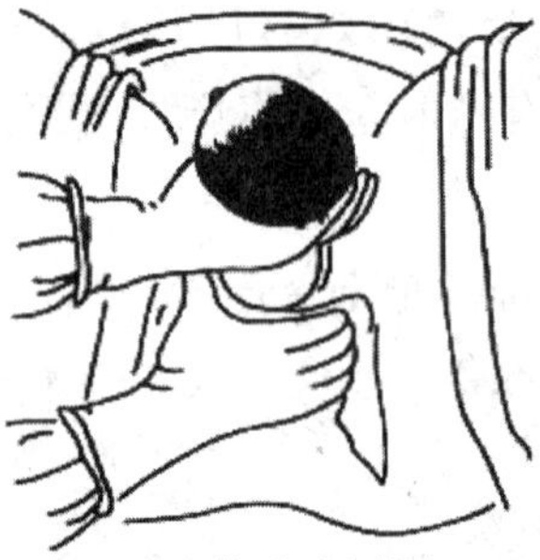

（b）协助后肩娩出

图4－24　保护会阴，协助前肩、后肩娩出

三、第三产程的临床表现及护理

【护理评估】

（一）健康史

评估第一、第二产程临床经过及产妇、新生儿情况。

（二）身体评估

1. 临床表现　胎儿娩出后，产妇略感轻松，宫底降至脐平。宫缩暂停数分钟后再次出现。由于宫缩使宫腔容积突然明显缩小，胎盘不能相应缩小，与子宫壁发生错位而剥离，剥离面出血，形成胎盘后血肿。子宫继续收缩，胎盘剥离面积继续扩大，直至完全剥离而娩出。

（1）胎盘剥离征象　①宫体变硬呈球形，子宫下段被扩张，宫体呈狭长形被推向上，宫底升高达脐上（图4－25）。②剥离的胎盘降至子宫下段，阴道口外露的一段脐带自行延长。③阴道少量流血。④接产者用手掌尺侧在产妇耻骨联合上方轻压子宫下段时，宫体上升而外露的脐带不再回缩，此项为最可靠的剥离征象。

考点提示

胎盘剥离征象。

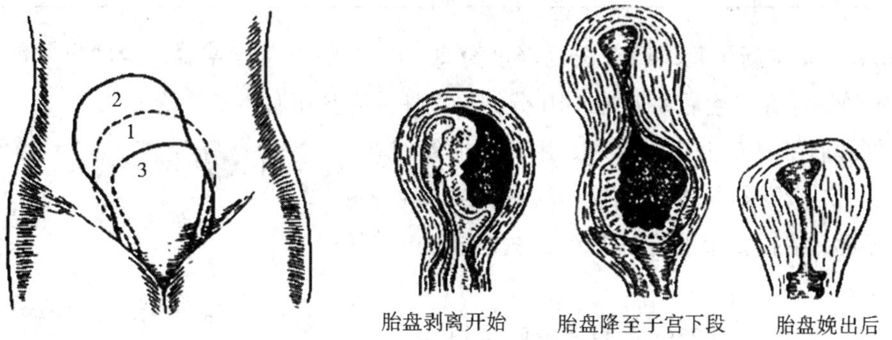

图4－25　胎盘剥离时子宫的形状

（2）胎盘剥离及娩出方式　根据剥离开始部位及排出方式有两种。①胎儿面娩出式（schultze mechanism）：多见，胎盘从中央开始剥离，而后向周围剥离，其特点是胎盘胎儿面先排出，随后见少量阴道流血。②母体面娩出式（duncan mechanism）：少见，胎盘从边缘开始剥离，血液沿剥离面流出，其特点是胎盘母体面先排出，胎盘排出前先有较多量阴道流血。

（3）阴道流血　由于胎盘剥离引起阴道流血，正常出血量不超过300ml。

2. 辅助检查　根据产妇、新生儿情况选择必要的检查。

（三）心理－社会评估

评估产妇此时的情绪状态，观察产妇对新生儿的第一反应，对其性别、外形等是否满意，有无进入母亲角色等。

【护理问题/诊断】

1. 组织灌注不足　与产后出血有关。

2. 有父母不称职的危险　与产后疲惫、新生儿性别不理想有关。

【护理措施】

1. 新生儿护理

（1）清理呼吸道　新生儿娩出后，用新生儿吸痰管或导管轻轻吸除咽部及鼻腔的黏液和羊水，以免发生吸入性肺炎。当确认呼吸道通畅而仍未啼哭时，可用手轻拍新生儿足底促其啼哭。新生儿大声啼哭，表明呼吸道已通畅。

（2）新生儿 Apgar 评分　该评分法是以新生儿出生后1分钟内的心率、呼吸、肌张力、喉反射及皮肤颜色5项体征为依据，每项为0～2分，满分为10分（表4－1）。

表 4－1　新生儿阿普加评分表

体征	0	1	2
心率（次/分）	0	<100	≥100
呼吸	无	慢、不规则	佳
肌张力	松弛	四肢略屈曲	四肢活动好
喉反射	无反应	有些动作	咳嗽、恶心
皮肤颜色	全身苍白	躯干红，四肢青紫	全身红润

扫码“看一看”

8～10 分属正常新生儿，4～7 分为轻度窒息，0～3 分为重度窒息。对缺氧较严重的新生儿，经抢救后应在出生后 5 分钟、10 分钟再次评分直至正常。

（3）处理脐带　新生儿娩出后，用两把血管钳在距离脐带根部 15～20cm 处钳夹脐带，两钳相隔 2～3cm，在其中间剪断。结扎脐带的方法常用棉线结扎法或气门芯结扎法。

考点提示

1. 新生儿出生时首选的护理措施。

2. 新生儿 Apgar 评分标准。

1）棉线结扎法　用 75% 乙醇消毒脐带根部及其周围，在距脐根 0.5cm 处用无菌粗棉线结扎第一道，再在结扎线外 0.5cm 处结扎第二道，在第二道结扎线 0.5cm 处剪断脐带，挤净脐带内残余血液，用 20% 高锰酸钾液或 2.5% 碘酊或 5% 聚维酮碘（碘附）溶液消毒脐带断面，待脐带断面干后，以无菌纱布盖好，再用脐绷带包扎。需要注意的是必须扎紧脐带防止出血，但要避免用力过猛造成脐带断裂；消毒时药液不可接触新生儿皮肤，以免皮肤灼伤；处理脐带时新生儿要保暖。

2）气门芯结扎法　用 75% 乙醇消毒脐带根部及其周围，用一止血钳套上 2 个气门芯（一个备用），距脐根部 0.5cm 处钳夹脐带，在钳夹远端 0.5cm 处剪去脐带，牵引气门芯上短线，套于钳夹部位下的脐带上，取下止血钳，其他处理同棉线结扎法。

目前还有用脐带夹、血管钳等方法。

（4）处理新生儿　擦净新生儿足底胎脂，在新生儿记录单上盖新生儿足印及产妇拇指印。对新生儿做详细体格检查，系以标明新生儿性别、体重、出生时间、母亲姓名和床号标记的手腕带。将新生儿抱给母亲，进行皮肤接触和首次吸吮乳头。

2. 协助胎盘娩出　当确认胎盘已完全剥离时，接产者于宫缩时以左手按压宫底（拇指置于子宫前壁，其余 4 指放在子宫后壁），右手轻拉脐带，协助娩出胎盘。当胎盘娩出至阴道口时，双手捧住胎盘，向一个方向旋转并缓慢向外牵拉，协助胎盘、胎膜完整剥离娩出（图 4－26）。

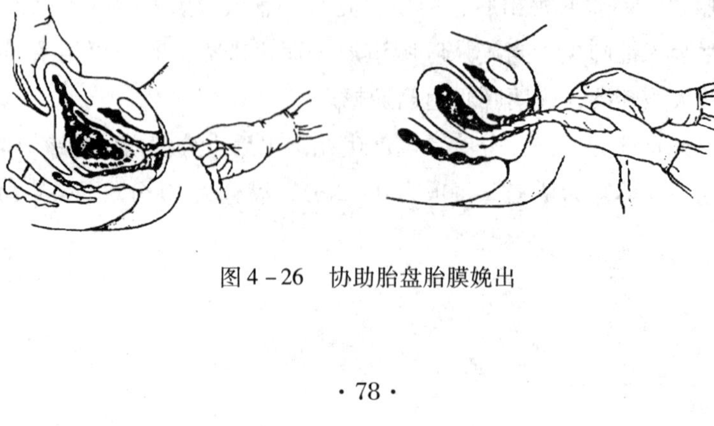

图 4－26　协助胎盘胎膜娩出

若发现胎膜部分断裂，用血管钳夹住断裂上端的胎膜，再继续向原方向旋转，直至胎膜完全排出。胎盘、胎膜排出后，按摩子宫刺激其收缩以减少出血，同时注意观察并测量出血量。

3. 检查胎盘、胎膜　胎盘娩出后，将胎盘铺平，先检查胎盘母体面胎盘小叶有无缺损。然后将脐带提起，检查胎膜是否完整，并检查胎盘胎儿面边缘有无血管断裂，以及时发现副胎盘（图 4－27）。

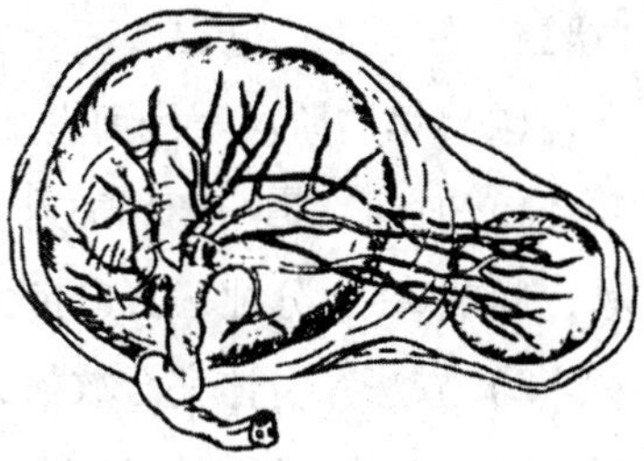

图 4－27　副胎盘

4. 检查软产道　胎盘娩出后，应仔细检查会阴、小阴唇内侧、尿道口周围、阴道、阴道穹隆及宫颈有无裂伤。若有裂伤，应立即缝合。

5. 预防产后出血　胎盘娩出后，及时按摩子宫，是预防产后出血的主要措施之一。既往有产后出血高危因素产妇，可在胎儿前肩娩出时静脉推注缩宫素 10～20U，也可胎儿前肩娩出后立即肌内注射缩宫素 10U 或缩宫素 10U 加于生理盐水 20ml 经脐静脉快速注入，均能促使胎盘迅速剥离，减少出血。

6. 产后 2 小时内的护理　由于产后出血多发生于产后 2 小时内，因此，胎盘娩出后，产妇应继续留在产房观察 2 小时。注意观察产妇的一般情况，询问有无头晕、乏力等不适及肛门坠胀感。测量血压和脉搏。检查宫缩情况、宫底高度、膀胱充盈否、阴道流血的量及颜色。按压宫底排出宫腔内积血。期间还应协助产妇首次哺乳，促进宫缩。产后 2 小时无异常，将产妇和新生儿送回病室，但仍需勤巡视。

第五节　分娩镇痛

分娩时的剧烈疼痛可以导致体内一系列神经内分泌反应，使产妇发生血管收缩、胎盘血流减少、酸中毒等，对产妇及胎儿产生相应影响，因此良好的分娩镇痛非常有意义。常用的分娩镇痛方法有非药物性镇痛和药物镇痛。

一、非药物性镇痛

（一）拉美兹分娩镇痛法

又称精神预防法，1952 年，由法国产科医生拉美兹（ Lamaze）首先提出，至今仍被广泛采用。拉美兹分娩镇痛法包括孕期教育、镇痛呼吸法、按摩法及压迫法等。

1. 孕期教育　首先给孕妇讲解分娩的生理过程，消除产妇的顾虑。

2. 镇痛呼吸法　通常孕妇从妊娠 7 个月开始进行拉美兹呼吸法的训练。分为五个步骤，每次运动开始和结束时，首先做廓清式呼吸：用鼻子深深吸口气至腹部，再用嘴唇像吹蜡烛一样慢慢呼气。

（1）第一阶段　胸式呼吸。

1）时间　第一产程初步阶段。此阶段为子宫收缩初期，收缩程度较轻，持续时间 30～50 秒，间歇 5～6 分钟，此时宫口扩张 2～3cm。

2）方法　盘腿坐好，眼睛注视一定点，由鼻孔深吸一口气，将气吸到胸部，用嘴巴吐气，腹部保持放松，每次呼吸速度平稳，吸入量及呼出量保持相等。随着子宫的收缩开始

“吸二、三、四，吐二、三、四……”反复进行，直到宫缩停止。

（2）第二阶段　浅而慢加速呼吸。

1）时间　第一产程加速阶段，此阶段是分娩中最辛苦的阶段。子宫收缩持续时间约60秒，间歇2～4分钟，宫口扩张4～8cm。

2）方法：身体完全放松，由鼻孔吸气，由口呼气。用嘴吸入一小口空气，保持轻浅呼吸，让吸入及吐出的气量相等，完全用嘴呼吸，保持呼吸高位在喉咙，就像发出“嘻嘻”的声音。当子宫收缩强烈时，需要加快呼吸，反之就减慢。

（3）第三阶段　浅呼吸。

1）时间　第一产程转变阶段，此阶段宫缩强烈，且频率高。子宫收缩持续时间60～90秒，间歇30～90秒，宫口扩张8～10cm。

2）方法　先将空气排出后，深吸一口气，接着快速做4～6次的短呼气，感觉就像在吹气球，发出“嘻嘻嘻”的声音，可以根据子宫收缩的程度调节速度。

（4）第四阶段　哈气运动。

1）时间　第一产程的最后阶段，产妇不能用力，却又不由自主想用力时。第二产程，当胎头娩出2/3，为避免冲力太大造成会阴部撕裂，医护人员告诉你“不要用力”时。

2）方法　先深吸一口气，接着短而有力地哈气，如“浅吐一、二、三、四”，接着大大地吐出所有的“气”，就像在吹一样很费劲的东西。

（5）第五阶段　闭气用力运动

1）时间　第二产程，宫口开全，即将看到胎儿头部时，用力将胎儿娩出。

2）方法　下巴前缩，略抬头，大口吸气憋气，往下用力。吐气后马上大口吸气，再憋气用力直到收缩结束。

孕妇在练习闭气用力运动的时候，只要练习憋气和快速换气就好，不能真的用力。

3. 按摩法及压迫法　除指导产妇呼吸外，产程中助产人员还可教产妇吸气时从下腹部两侧抚触到中央，呼气时由中央到两侧。帮助按摩产妇腰骶部酸胀处，以减轻产痛。

（二）导乐分娩

导乐分娩是希腊语“Doula”的译音，是指在一个有生育经验的妇女的指导下，在产前、产时及产后陪伴产妇，给予产妇以生理、心理、感情上的支持，使产妇感到安全舒适并不断获得这位女性的支持鼓励和指导，从而顺利地度过分娩，这个过程就是“导乐分娩”。

（三）水中分娩

产妇在水里分娩，新生儿娩出时完全浸没在水中。在此过程中新生儿的头部必须是完全浸没在水中直到身体全部在水下娩出，随后立即将新生儿抱出水面。水中分娩只是顺产的一种方式，给产妇多了一种自然分娩方式的选择。它是被医学界公认的一种优于产床分娩的“新生法”，这种分娩方式是在充满温水的分娩池中分娩，可以减少产妇在整个分娩过程中的痛楚，缩短产程，同时也利于新生儿适应环境，是一种较为人性化的新型分娩方式。

（四）其他方法

其他镇痛分娩法还有针刺镇痛法、水针镇痛、音乐放松、按摩腰骶部及舒适体位（产椅、分娩球）等。

二、药物镇痛

（一）氧化亚氮吸入性镇痛

氧化亚氮是一种无色、稍带甜味的气体，在产妇宫缩即将来临前30秒时，用力吸3～4口由50%氧化亚氮和50%氧气的混合气体，能够抑制疼痛的刺激，不引起循环和呼吸的抑制，意识清醒，因此不影响宫缩和产程。

氧化亚氮吸入镇痛只能减轻疼痛，镇痛的效果不足，而且效果会因人而异，对氧化亚氮敏感的产妇感觉吸入后很放松，效果非常好。另一部分产妇却感觉吸入后会感到头晕，但宫缩的疼痛还在。

（二）肌内注射镇痛药物

1. 哌替啶 化学合成类抑制中枢神经的止痛药，具有较强的镇静和止痛作用，能使宫颈肌肉松弛，通过镇痛，加强大脑皮层对自主神经中枢的作用，利于加强宫缩强度和频率，调整不协调宫缩。

2. 地西泮 可以解除产时的宫颈痉挛，具有加速产程和缓解产痛的作用，它通过抗焦虑和镇静作用，改善产妇的恐惧紧张及疲惫状态。

在产程中掌握好肌内注射镇痛药物使用的时间非常重要。用药过早，镇痛效果不理想；用药过晚，又可能会出现新生儿呼吸抑制的问题。这就需要有经验的产科医生根据产程中的具体情况而做出正确的决定。

（三）硬膜外阻滞麻醉

是一种椎管内阻滞麻醉镇痛的方法。原理是通过硬膜外腔阻断支配子宫的感觉神经，发生区域性的麻醉效果，减少宫缩的疼痛。一般在宫口开3cm时，麻醉师通过一根微细导管置入产妇背部腰椎硬脊膜外侧，随产程连续滴注微量止痛药物丁哌卡因或罗哌卡因。由于这种新型的药物仅阻断最敏感的感觉神经，而不会影响到运动神经，因此，产妇在不痛的时候还可以下地走动，并且一直处于清醒的状态。

硬膜外阻滞麻醉镇痛的方法，是目前国际公认的镇痛效果最可靠，使用最广泛的分娩镇痛法。但这种麻醉技术不适用于患有出血性疾病、胎盘早剥有大出血可能、脊柱畸形、腰背部穿刺部位皮肤存在感染、严重心肺疾病，以及原发性宫缩乏力的产妇。

第六节 产房的布局、设备及管理

一、产房的布局与设备

产房内设换鞋处、待产室、分娩室、更衣室、办公室、洗手消毒区、无菌物品储存室、污物处置室及卫生间等。

（一）待产室

待产室应与产房相连，安静、舒适，有条件可设家庭式待产室。

配备待产床、体重计、血压计、听诊器、多普勒胎心听诊器、胎儿监护仪、外阴冲洗设备、骨盆测量器、软尺、手套、备皮盘、肛查盘、灌肠用物、便盆、输液支架、氧气、紫外线灯或空气消毒机。

（二）分娩室

分娩室应宽敞、空气流通、周围环境清洁、安静。

配备产床、远红外线保温床、新生儿床、血压计、听诊器、体温计、软尺、骨盆测量器、多普勒胎心听诊器、胎儿监护仪、婴儿体重计、婴儿身长测量器、外阴消毒包、无菌产包、器械包、会阴切开缝合包、新生儿处理包、导尿包、内诊包、刮宫包、阴道窥器、胎头吸引器、产钳、氧气设备、负压电动吸引器设备、阴道拉钩、毁胎器、新生儿复苏囊、新生儿喉镜及气管插管设备、各种型号注射器、无菌手套、导尿管、便盆、输液架、紫外线灯或空气消毒机。

（三）洗手消毒区

配备非手触式水龙头及外科消毒剂、干手设备等。

（四）处置室

设器械初步清洗池、洗手池及医疗废物处置桶等。

（五）产房抢救车药品

配备常用抢救药品：缩宫素、米索前列醇、维生素 K_1、硫酸镁、葡萄糖酸钙、呋塞米、甘露醇、哌替啶、地西泮、氯丙嗪、异丙嗪、苯巴比妥钠、地塞米松、纳洛酮、氨茶碱、尼可刹米、肾上腺素、去甲肾上腺素、去乙酰毛花苷、罂粟碱、阿托品、山莨菪碱、硝苯地平、多巴胺、间羟胺、酚妥拉明、酚磺乙胺、羟乙基淀粉、肝素、氨甲苯酸、氨甲环酸、低分子右旋糖酐、碳酸氢钠、生理盐水、葡萄糖、维生素 C、利多卡因、普鲁卡因等。

其他用品：手电筒、血压计、听诊器、简易呼吸器一套及插线板等。

二、产房的管理

（1）产房助产人员除具备护士任职水平和注册证明，需经过专门培训、考核，获得《母婴保健技术考核合格证书》，方能正式上岗。

（2）工作人员进入产房，应戴好帽子、口罩，更换拖鞋，非本科人员未经允许不得入内。

（3）产房工作应认真负责，耐心细致，实行 24 小时值班制度，值班者不得擅自离开岗位。

（4）产房应常备产程所需物品、药品和急救设备，固定位置，专人保管，定期检查、维修，补充更换。未经科室领导同意，不得外借。

（5）保持产房清洁，定期消毒，每日紫外线消毒，每周大清扫 1 次。

（6）接产结束后，产房及时消毒，更换床单，整理好一切用品和器具。

目标检测

选择题

A1/A2 型题

1. 足月妊娠是指妊娠

A. 满 28 周至不满 37 周　　B. 满 30 周至不满 37 周

C. 满 36 周至不满 42 周
D. 满 37 周至不满 42 周
E. 满 40 周至不满 42 周

2. 分娩时最主要的产力是
A. 子宫收缩力
B. 腹肌收缩力
C. 膈肌收缩力
D. 坐骨海绵体肌收缩力
E. 肛提肌收缩力

3. 下列关于子宫收缩力特点的描述，不正确的是
A. 每次收缩由弱渐强，维持一定时间，再由强到弱直至消失
B. 宫缩时胎盘血循环不受影响
C. 宫缩起点在两侧子宫角部
D. 宫底部收缩力强，向下逐渐减弱
E. 宫底收缩强度为子宫下段的 2 倍

4. 正常骨盆出口平面的横径应为
A. 9cm
B. 10cm
C. 11cm
D. 12cm
E. 13cm

5. 软产道的组成不包括
A. 子宫体
B. 子宫下段
C. 宫颈
D. 阴道
E. 盆底软组织

6. 关于妊娠期子宫下段的变化，下列描述错误的是
A. 子宫下段来自非孕期的子宫峡部
B. 子宫下段是在临产后才形成的
C. 临产后子宫下段为被动扩张部分
D. 子宫下段为软产道的一部分
E. 生理性缩复环位于子宫上、下段之间

7. 胎头以下列哪条径线通过产道
A. 枕下前囟径
B. 枕额径
C. 枕颏径
D. 双顶径
E. 枕额周径

8. 胎头衔接是指
A. 枕骨进入骨盆入口平面
B. 顶骨进入骨盆入口平面
C. 双顶径进入骨盆入口平面
D. 双顶径到达坐骨结节平面
E. 双顶径到达坐骨棘平面

9. 分娩即将开始的较可靠征象是
A. 宫底下降
B. 不规律子宫收缩
C. 见红
D. 规律子宫收缩
E. 阴道分泌物增加

10. 临产后观察胎先露下降的程度，以哪项为标志
A. 耻骨弓
B. 骶尾关节
C. 坐骨结节水平
D. 坐骨棘水平

E. 骶骨岬

11. 正常分娩胎膜自然破裂多发生在

A. 第一产程
B. 不规律宫缩开始后
C. 规律宫缩开始
D. 宫口近开全
E. 宫口开大 5cm

12. 产妇进入第二产程，每次听胎心的间隔时间为

A. 5～10 分钟
B. 10～15 分钟
C. 15～20 分钟
D. 25～30 分钟
E. 30～40 分钟

13. 进入第二产程，开始保护会阴的时间是

A. 宫口开全时
B. 胎头拨露使阴唇后联合紧张时
C. 胎头着冠时
D. 胎头仰伸时
E. 阴道口见胎头时

14. 胎儿娩出后，新生儿 Apgar 评分依据错误的是

A. 心率
B. 呼吸
C. 体温
D. 皮肤颜色
E. 喉反射

15. 孕妇忘记末次月经，B 型超声显示胎儿身长约 35cm，体重约 1000g，皮下脂肪少，估计孕周可能为

A. 16 周
B. 20 周
C. 24 周
D. 28 周
E. 32 周

16. 李女士，初产妇，孕 40 周，临产后，宫口开至 10cm，宫缩时胎头露出阴道口，宫缩间歇时又缩回阴道内，以下说法正确的是

A. 胎头着冠
B. 胎头拨露
C. 胎头俯屈
D. 胎头下降
E. 胎头仰伸

17. 林女士，29 岁，第一胎，妊娠 39 周，不规律宫缩，胎膜破，处理错误的是

A. 破膜后立即听胎心音
B. 记录破膜时间
C. 观察羊水性质
D. 胎头高浮者，需抬高床尾
E. 破膜超过 24 小时，需给予抗生素

18. 某初产妇，23 岁，妊娠 38 周，规律宫缩 11 小时。肛查：宫口开大 8cm。诊断为

A. 正常活跃期
B. 潜伏期延长
C. 活跃期延长
D. 正常第二产程
E. 第一程延长

扫码“练一练”

（王淑贞）

第五章

产褥期母婴的护理

扫码“学一学”

学习目标

知识要点

1. 掌握产褥期妇女的临床表现和护理；正常新生儿的护理。
2. 熟悉产褥期妇女的生理变化；正常新生儿的外观特征及生理特征。

技能要点

1. 能判断产褥期母体各系统的生理变化是否正常并实施护理措施。
2. 能较熟练地进行新生儿常用护理操作。

第一节　产褥期妇女的生理变化及护理

从胎盘娩出至产妇全身各器官（除乳腺外）恢复或接近正常未孕状态所需的一段时间，称为产褥期（puerperium），通常为6周。此时，产妇不仅在生理上需要逐渐复原，同时还伴有新生命的诞生需要照料，因此在生理和心理上都要经历一个调整的过程。所以，护士了解产褥期妇女的身心变化，做好产褥期保健，对促进母婴健康具有重要意义。

案例

26岁初产妇，产后3天，护士与她交谈时发现产妇情绪低落，不给孩子哺乳，经了解由于生产疼痛感到委屈，还担心哺乳后身材变形。

思考题：

1. 张女士出现什么心理反应？
2. 护士对该产妇应给予哪些帮助？

一、产褥期妇女的生理变化

（一）生殖系统

1. 子宫　胎盘娩出后，子宫逐渐恢复至未孕状态的过程称为子宫复旧。

（1）子宫体肌纤维缩复　子宫复旧不是肌细胞数目减少，而是肌细胞胞浆蛋白质被分解排出，胞质减少导致肌细胞缩小。子宫体肌纤维不断缩复，宫体逐渐缩小，产后1周左右子宫缩小到妊娠12周大小，在耻骨联合上方可扪及。产后10天子宫已降至骨盆腔内，腹部检查扪不到宫底。产后6周，子宫恢复到未孕时大小。随着体积缩小，子宫重量也逐渐减少，分娩后子宫重约1000g，产后1周时约为500g，产后2周约为300g，产后6周时恢复到50～70g。

（2）子宫内膜再生　胎盘、胎膜从蜕膜分离排出后，遗留的蜕膜分为两层，表层发生变性、坏死、脱落，形成恶露自阴道排出。子宫内膜基底层逐渐再生成新的功能层，除胎盘附着部位外，宫腔表面全部由新生内膜修复约需3周，胎盘附着部位全部修复需要6周左右。

（3）宫颈及子宫下段变化　产后随着子宫肌纤维的缩复，子宫下段逐渐恢复至未孕时期的子宫峡部。胎盘娩出后的宫颈外口呈环状，产后2～3天，宫口仍扩张2指，产后1周后，宫颈内口关闭，宫颈管恢复原来状态，产后4周宫颈恢复至未孕时形态。因宫颈外口分娩时发生轻度裂伤，并多在宫颈3点及9点处，使初产妇的宫颈外口由生产前圆形（未产型），变为产后“一”字形横裂（已产型）。

（4）子宫血管变化　产后子宫血液供应减少，子宫壁间血管也随着子宫复旧挤压关闭，为新生的小血管所代替。

2. 阴道与外阴　分娩后阴道壁肌张力逐渐恢复，阴道腔逐渐缩小，约产后3周重新出现黏膜皱襞，但阴道在产褥期结束时不能完全恢复到未孕时期的状态。分娩后一般外阴都会有轻度水肿，产后2～3天逐渐消退。因会阴部的血液循环比较丰富，会阴部有轻度撕裂或会阴切口缝合者，在3～5天内愈合。处女膜因在分娩时撕裂形成处女膜痕。

3. 盆底组织

（1）解剖特点　骨盆底（pelvic floor）由多层肌肉和筋膜组成，封闭骨盆出口，承托盆腔脏器，使之保持正常位置。如果骨盆底结构和功能发生异常，可影响盆腔脏器位置与功能，甚至影响分娩进展，反之分娩处理不当，也可损伤骨盆底。骨盆底由外向内分为3层。

1）外层　即浅层筋膜与肌肉，位于外生殖器、会阴皮肤及皮下组织的下面，其深面由3对肌肉及一括约肌组成，即球海绵体肌、坐骨海绵体肌、会阴浅横肌和肛门括约肌，此层肌肉的肌腱汇合于阴道外口与肛门之间，形成中心腱（图5－1）。

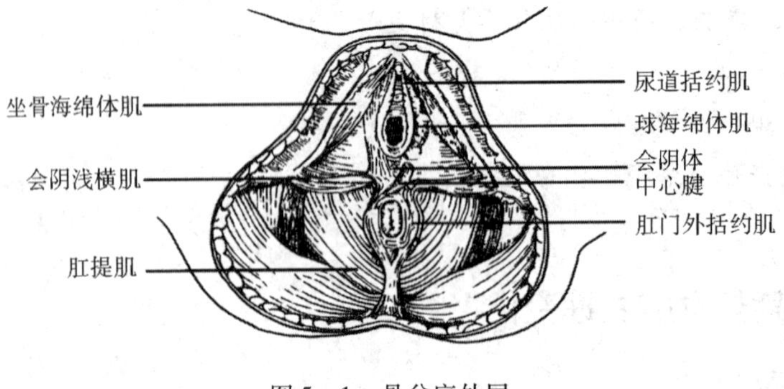

图5－1　骨盆底外层

2）中层　即泌尿生殖膈，由上下两层坚韧筋膜及尿道括约肌、会阴深横肌组成（图5－2）。

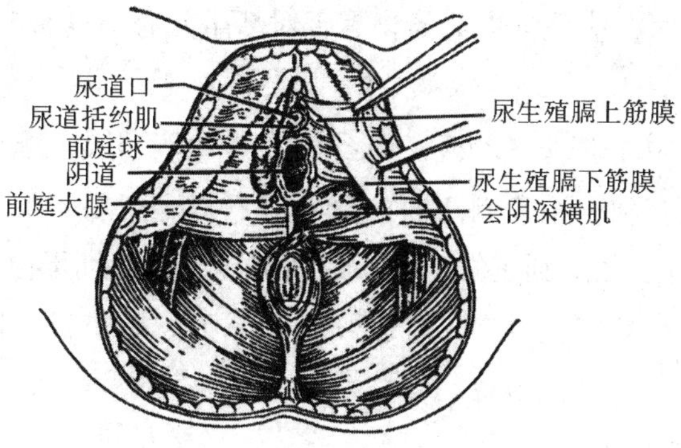

图5－2　骨盆底中层

3）内层　即盆膈，为骨盆底最内层的坚韧层，由肛提肌及其内、外面各覆一层筋膜组成，承托盆腔内脏器（图5－3）。

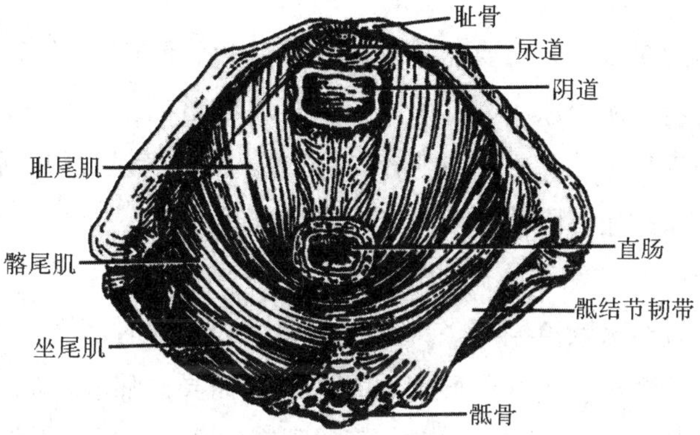

图5－3　骨盆底内层

会阴（perineum）：是指阴道口与肛门之间的软组织，厚3～4cm，由外向内逐渐变窄呈楔形，表面为筋膜、皮肤及皮下脂肪，内层为会阴中心腱。妊娠期会阴组织变软有利于分娩，分娩时要注意保护会阴，防止裂伤。

（2）产后盆底组织的变化　盆底肌及其筋膜，因分娩过度伸展使弹性减弱，肌纤维部分撕裂。如果盆底肌及其筋膜发生严重撕裂可造成骨盆底松弛，此时若过早参加重体力劳动，可导致阴道壁膨出，甚至子宫脱垂。如果在产褥期坚持做健身操，盆底肌有可能恢复或接近未孕时状态。

（二）乳房

乳房的主要变化是泌乳。随着胎盘剥离排出，产妇血中雌激素、孕激素、胎盘生乳素急剧下降，乳汁开始产生。尽管垂体催乳素是乳汁分泌的基础，但以后乳汁分泌更大程度是依赖哺乳时的吸吮刺激。吸吮动作能反射性地引起神经垂体释放缩宫素，缩宫素使乳腺腺泡周围的肌上皮细胞收缩，使乳汁从腺泡通过导管排到乳窦而喷射出乳汁。

初乳是指产后7天内分泌的乳汁，呈淡黄色，含较多有形物质，产后3天内乳房尚未充盈前，每次哺乳可吸出初乳2～20ml。初乳中含蛋白质及矿物质较成熟乳多，容易消化，是新生儿早期最理想的天然食物。产后7～14天分泌的乳汁为过渡乳，蛋白质含量逐渐减少，脂肪和乳糖含量逐渐增多。产后14天以后分泌的乳汁为成熟乳，呈白色。初乳及成熟乳均含有大量免疫抗体，可以保护新生儿肠胃系统。由于大多数药物都经母血渗入乳汁中，所以产妇在哺乳期用药时，应该考虑此药物是否对新生儿有不良影响。

（三）血液循环系统

产后3天，血容量增加15%～25%。血容量于产后2～3周恢复到未孕状态。产褥早期血液仍处于高凝状态，有利于胎盘剥离面血栓形成，减少产后出血量。纤维蛋白原、凝血酶、凝血酶原在产后2～4周降到正常水平。红细胞计数及血红蛋白值逐渐增多。白细胞数在产褥早期仍较高，中性粒细胞增多，淋巴细胞稍减少。血小板数增多。红细胞沉降率于产后3～4周降到正常。

（四）消化系统

由于体力消耗和失血，产后1～2天常感口渴，食欲不佳，以后逐渐恢复。妊娠期胃肠肌张力及蠕动力减弱，大约需要2周恢复。产褥期间卧床时间长，缺少运动，食物中缺乏纤维素，腹肌及盆底肌松弛，容易发生便秘和肠胀气。

（五）泌尿系统

妊娠期体内潴留的多量水分主要经肾排出，所以产后最初1周内尿量增多。子宫复旧的代谢产物也经尿排出，所以尿中氨基酸、肌酐、肌酸增加，大约在产后1周恢复。妊娠期发生的肾盂及输尿管扩张，需要4～8周恢复正常。在分娩过程中，膀胱受压，以及会阴伤口疼痛、不习惯卧床排尿等因素，容易出现尿潴留。

（六）内分泌系统

分娩后，雌激素及孕激素急剧下降，产后1周达到未孕时水平。胎盘生乳素因半衰期短，产后6小时已不能测出。垂体催乳素因是否哺乳而异，哺乳产妇于产后下降，但仍高于非孕水平，吸吮乳汁时催乳素明显增高，不哺乳产妇则于产后2周降至非孕水平。

月经复潮及排卵时间受哺乳影响。不哺乳产妇通常在产后6～10周月经复潮，平均在产后10周左右恢复排卵。哺乳的产妇月经复潮推迟，有的在哺乳期闭经，但一般在产后4～6个月恢复排卵。因此，月经来潮前就有排卵的可能性，所以哺乳的产妇虽未见月经来潮却有受孕的可能，须注意避孕。

（七）腹壁

产后腹壁明显松弛，腹壁紧张度需在产后6～8周恢复。妊娠期出现的下腹正中线色素沉着，在产褥期逐渐消失。腹壁紫红色妊娠纹变成银白色妊娠纹。

（八）心理变化

产褥期产妇心理调适表现在两个方面：一是确定家长和孩子的关系；二是承担母亲角色的责任。一般要经历3个阶段。

1. 依赖期　产后1～3天。产妇要依赖家人及医护人员的帮助，如喂奶、沐浴等。家人的关心照顾，产后充足的休息，足够的营养及医护人员的正确指导对顺利度过此期非常重要。

2. 依赖－独立期　产后3～14天。产妇比较独立完成喂奶及沐浴等工作，但由于产后身体的变化，容易导致情绪变化，产生压抑。正确指导和帮助产妇纠正压抑，多交流，能提高产妇的自信心，平安度过此期。

3. 独立期　产后15～30天。产妇及家人和婴儿之间已经建立了一个完整体系，形成新的生活方式。

二、产褥期的临床表现

（一）体温、脉搏、呼吸、血压

1. 体温　多数在正常范围内。如果产程延长导致过度疲劳时，体温可在产后最初 24 小时略有升高，一般不超过 38℃。产后 3～4 天，因乳房血管、淋巴管极度充盈也可发热，体温可达 37.8～39℃，称为泌乳热，一般持续 4～16 小时，体温即下降，不属病态。若高温持续时间长应考虑感染可能，故产褥期 7 天内应坚持测体温 3 次/天。

2. 脉搏　在正常范围内，较前略慢，为 60～70 次/分，大约在产后 1 周恢复正常。

3. 呼吸　由于腹压降低，膈肌下降，由妊娠期的胸式呼吸转变为腹式呼吸，呼吸较深慢，为 14～16 次/分。

> **考点提示**
> 产褥期体温、脉搏、呼吸的变化。

4. 血压　产褥期平稳，变化不大。如为妊娠期高血压疾病产妇，产后血压可明显降低。

（二）褥汗

产褥早期，皮肤排泄功能旺盛，排出大量汗液，以夜间睡眠和初醒时更明显，不属病态，一般在产后 1 周左右自行好转。

（三）产后宫缩痛

在产褥早期因宫缩引起下腹部阵发性疼痛称产后宫缩痛。产后 1～2 天出现，持续 2～3 天自然消失。哺乳时疼痛加重，多见于经产妇及剖宫产产妇。

（四）子宫复旧

胎盘娩出后，子宫圆而硬，宫底在脐下 1～2 横指。产后第 1 天因宫颈外口升至坐骨棘水平，致使宫底稍上升到平脐，以后每天下降 1～2cm，产后 10 天子宫降入骨盆腔内，腹部检查于耻骨联合上方触不到宫底。

（五）恶露

产后随子宫蜕膜的脱落，含有血液、坏死蜕膜等组织经阴道排出，称恶露。分为三种。

1. 血性恶露　色鲜红，含有大量血液、坏死蜕膜组织和少量胎膜，有时有小血块，持续 3～4 天。

2. 浆液恶露　色淡红，含少量血液，多量浆液，较多的坏死蜕膜组织、渗出液、宫颈黏液，且有细菌，持续 10 天左右。

> **考点提示**
> 恶露的概念及类型。

3. 白色恶露　色较白，质黏稠。含大量白细胞、坏死蜕膜组织、表皮细胞及细菌等，持续 3 周左右。

正常恶露有血腥味，但无臭味，持续 4～6 周，总量为 250～500ml。如果子宫复旧不全或宫腔内有残留胎盘、胎膜或合并感染时，恶露增多，血性恶露持续时间延长并有臭味。

> **考点提示**
> 正常恶露的特点。

（六）会阴水肿

初产妇多见，产后 3 天消失。如有切口，活动时有疼痛，拆线以后好转。

三、产褥期妇女的护理

（一）产后2小时内的护理

详见第四章第四节“产后2小时内的护理”。

（二）饮食指导

产后1小时可让产妇进流食或清淡半流食，以后食物应富有营养、足够热量和水分，应多进蛋白质和多吃汤汁食物，并适当补充维生素和铁剂。

（三）指导排尿与排便

1. 排尿 产后要鼓励产妇尽早排尿，若6~8小时尚未排尿或排尿困难，耻骨联合上方可触及囊性包块，叩诊为浊音，可诊断为尿潴留。应依次采用下列方法：①诱导排尿（温水冲洗或熏洗外阴）。②刺激排尿（热敷下腹部）。③针刺穴位（关元穴、气海穴、三阴交穴等）。④新斯的明0.5~1mg肌内注射。⑤上述方法无效时应导尿。

2. 排便 产后应鼓励产妇多喝水，多吃蔬菜并尽早下床活动，以免发生便秘。如果发生便秘，可口服缓泻剂、开塞露塞肛或肥皂水灌肠。

（四）观察子宫复旧及恶露

每天应在同一时间手测宫底高度，以了解子宫复旧过程，测量前嘱产妇排空膀胱并按摩子宫。应同时观察恶露颜色、量及气味。如果子宫复旧不全，恶露增多、色红且持续时间延长时，遵医嘱给予子宫收缩剂；如果恶露有腐臭味且有子宫压痛，说明合并感染，应遵医嘱给予抗生素控制感染。

（五）会阴护理

详见第二十二章第一节“会阴切开缝合术的术后护理”。

（六）乳房护理

推荐母乳喂养，按需哺乳。产后半小时内开始哺乳，此时乳房内乳量虽少，但可通过新生儿吸吮动作刺激泌乳。哺乳的时间及频率取决于婴儿的需要及乳母感到奶胀的情况。乳房胀痛、乳头皲裂多因乳房过度充盈、乳腺管阻塞及哺乳方法不当所致。可在哺乳前湿热敷3~5分钟，并按摩，挤出少许乳汁，使乳晕变软，以利于婴儿含吮乳头和大部分乳晕，频繁哺乳。

扫码“看一看”

扫码“看一看”

（七）健康指导

（1）合理饮食，保持身体清洁，注意休息，产妇卧房应清洁通风。

（2）产后第2日开始适当活动及做产后健身操。

（3）产褥期禁止性生活，产后42天起采取避孕措施，应指导避孕方法。

（4）产后检查

1）产后访视　出院后3天内、产后14天、产后28天应进行访视。产后访视的内容有：①了解饮食、睡眠及大小便情况；②检查乳房，了解哺乳情况；③观察子宫复旧及恶露情况；④观察会阴伤口或腹部伤口情况。

2）产后健康检查　产后42天携孩子一起去分娩的产科医院进行产后体格检查，以及时了解产妇全身情况，特别是生殖器官恢复的情况及新生儿的生长发育情况。

第二节　正常新生儿的生理特征及护理

案 例

足月新生儿，女，出生5天。母亲在给其换尿布时发现其会阴部有少许血性分泌物，焦虑不安而带宝宝就诊。查：新生儿反应好，吸吮有力，双侧乳腺稍肿大，会阴部有少许暗红色血性分泌物，余未见异常。

思考题：

1. 该新生儿出现的临床表现是否正常？应如何对母亲进行宣教？
2. 请说出新生儿常见的特殊生理状态有哪些？

新生儿（neonate，newborn）是指从脐带结扎到生后28天内的婴儿。研究新生儿生理、病理、疾病防治及保健等方面的学科称为新生儿学（neonatology）。新生儿是胎儿的继续，与产科密切相关，是围生医学的一部分。

一、新生儿的分类

1. 根据孕龄（gestational age，GA）分类

（1）早产儿（未成熟儿）　孕龄 <37 周的新生儿。

（2）足月儿　37 周≤孕龄 <42 周的新生儿。

（3）过期产儿　孕龄≥42 周的新生儿。

2. 根据出生体重（birth weight，BW）分类

（1）极低出生体重儿　出生体重 <1500g，其中出生体重 <1000g 为超低出生体重儿。

（2）低出生体重儿　出生体重 <2500g。

（3）正常出生体重儿　2500g≤出生体重 <4000g。

（4）巨大儿　出生体重≥4000g。

3. 根据出生体重和孕龄的关系分类

（1）小于孕龄儿　出生体重在同孕龄儿平均体重的第10百分位以下的新生儿。

（2）适于孕龄儿　出生体重在同孕龄儿平均体重的第10～90百分位的新生儿。

（3）大于孕龄儿　出生体重在同孕龄儿平均体重的第90百分位以上的新生儿。

4. 根据出生后周龄分类

（1）早期新生儿　出生后1周内的新生儿。

（2）晚期新生儿　出生后2～4周的新生儿。

二、正常新生儿的生理特征

1. 定义　正常足月新生儿是指出生孕龄37～41周末，体重≥2500g，无畸形和疾病的活产婴儿。

2. 外观特征　平均身长50cm，肤色红润，皮下脂肪丰满。头相对较大，前囟未闭，颈短，头发齐耳，分条清楚，耳舟形成。乳晕明显，腹部较大。四肢短小、呈屈曲状，指（趾）甲到达指（趾）尖，足纹遍及整个足底。男婴睾丸已降至阴囊，女婴大阴唇遮住小阴唇。小儿哭声响亮，有饥饿感，吸吮能力很强，多数时间呈睡眠状态。

3. 生理特征

（1）体温　新生儿体温调节中枢功能不完善，皮下脂肪薄，体表面积相对较大，容易受外界因素的影响且产热少、易散热。出生后 1 小时体温可降低 2℃，如果环境温度适宜体温可逐渐回升至 36～37℃。

（2）呼吸系统　胎儿肺内充满液体，出生时经产道挤压，约 1/3 肺液由口鼻排出，其余在建立呼吸后由肺间质内毛细血管和淋巴管吸收，如吸收延迟，则出现湿肺症状。新生儿呼吸中枢发育不成熟，呼吸肌弱，胸腔小，主要靠膈肌升降，呈腹式呼吸。因新生儿代谢高，氧的需要量大，呼吸浅快，安静时一般为 40～45 次/分，如持续超过 60～70 次/分时称呼吸急促。

（3）循环系统　胎儿娩出后，新生儿血循环发生重大变化：①脐带结扎使胎盘－脐带血循环终止。脐静脉闭锁为肝圆韧带，脐静脉的末支静脉导管闭锁为静脉韧带；脐动脉大部分分化成为脐外侧韧带。②随着呼吸的建立，肺循环阻力下降，肺血流增加，回流至左心房血量明显增多，压力升高。动脉导管闭锁为动脉韧带；卵圆孔于生后数分钟开始关闭，多在生后 6～8 周完全闭锁（图 5－4）。心率随呼吸变化而不稳定，一般为 120～140 次/分，活动时加快，睡眠时减慢。生后 1～2 天内因动脉导管未完全关闭，在心前区可听到杂音，数天后自行消失。血压低，出生时平均 70/50mmHg，以后慢慢升高。

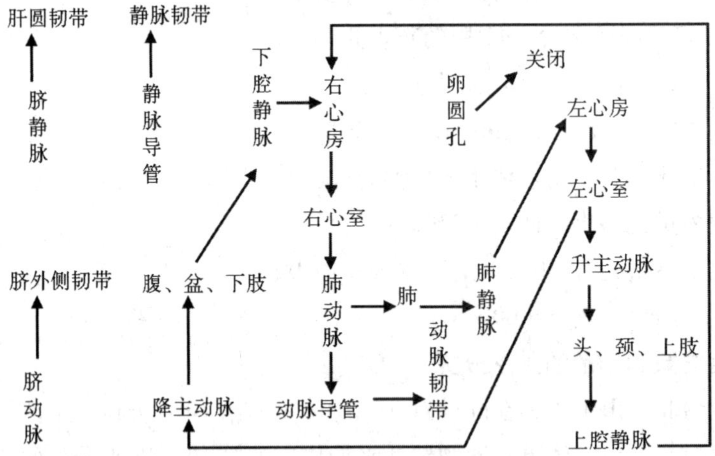

图 5－4　新生儿血循环

（4）血液系统　足月儿出生时各血细胞值都高，一般 RBC（5.0～7.0）$\times 10^{12}$/L，Hb 140～200g/L（<145g/L 为贫血），WBC（15～20）$\times 10^{9}$/L，PLT 250 $\times 10^{9}$/L。血容量为 85～100 ml/kg，与脐带结扎时间有关，脐带结扎延迟可从胎盘多获得 35% 的血容量。

（5）消化系统　足月儿出生时吞咽功能已经完善，但食管下部括约肌松弛，胃呈横位，贲门括约肌发育不良，幽门括约肌较发达，即上松下紧，易出现溢乳和呕吐。新生儿 24 小时内排出墨绿色黏稠状胎粪，3～4 天排完。超过 24 小时未排，应注意有无肛门闭锁、先天性巨结肠等畸形。

（6）泌尿系统　足月儿出生时肾结构发育已完成，但功能仍不成熟，肾小球滤过率低，浓缩功能差，排钠能力差，新生儿所需水量相对增多，易导致水肿或脱水。肾脏调节酸碱平衡能力差，处理酸负荷能力不足易致代谢性酸中毒。新生儿生后 6 小时排尿，尿色清澈、无味，如超过 24 小时无尿应注意有无泌尿系统畸形。

（7）神经系统　足月儿出生时神经系统发育不成熟，常有不自主不协调动作，偶尔出现抽搐或强直。先天具有觅食反射（rooting reflex）、吸吮反射（sucking reflex）、握持反射（grasp reflex）、拥抱反射（moro reflex），4～6 个月内消失，如新生儿期这些反射减弱或消失或 6 个月后仍不消失，提示神经系统疾病。听觉、视觉、触觉、味觉、温觉发育良好，而嗅觉、痛觉相对较差。

（8）免疫系统　新生儿非特异性和特异性免疫功能均不成熟，但从母体获得 IgG 使新生儿对某些传染病（如脊髓灰质炎、麻疹等）具有免疫力；而 IgA、IgM 不能通过胎盘，只能通过乳汁获得，故母乳喂养儿较人工喂养儿不易患呼吸道、消化道感染。

（9）特殊生理状态　①生理性体重下降：出生后 2～3 天因摄入少，水分丢失和胎粪排出相对较多，导致体重下降为出生体重的 6%～9%，一般不超过 10%，4 天后开始回升，7～10 天恢复至出生时体重。②生理性黄疸：出生后因体内红细胞破坏增加，产生大量非结合胆红素，而肝内葡萄糖醛酸转换酶活力不足，不能使非结合胆红素全部结合成结合胆红素从胆道排出，导致高胆血症所致；一般于生后 2～3 天出现，10～14 天消退。③乳房胀大及假月经：女婴出生后因脱离母体，血液中女性激素突然撤退，可发生乳房肿胀和少许阴道血性分泌物（俗称“假月经”），持续数天自行消退，无须处理。④口腔内改变：“马牙”是指由于上皮细胞堆积或黏液腺分泌物的积留，新生儿口腔上颚中线和齿龈切缘上出现黄白色、米粒大小的颗粒，俗称“马牙”，数周后自行消退；“螳螂嘴”是指新生儿两颊突起的脂肪垫，俗称“螳螂嘴”，有利吸乳。⑤新生儿红斑及粟粒疹：新生儿出生后 1～2 天可在头部、躯干及四肢出现大小不等的多形性斑丘疹，称为“新生儿红斑”，一般持续 1～2 天自行消退。“新生儿粟粒疹”是指在新生儿鼻尖、鼻翼、面颊等处出现的黄白色粟粒疹，是由于皮脂腺堆积而成，蜕皮后自然消失。

> **考点提示**
>
> 特殊生理状态无须处理。

三、正常新生儿的护理

1. 环境要求　新生儿出生后如无异常情况，主张母婴同室。要求室内温度维持在 22～24℃（早产儿室温在 24～26℃），湿度为 55%～65%，房间应光线充足、空气流通、安静清洁。如室温过高，加之不通风、包裹严、水分补充不及时等因素，会导致新生儿血液浓缩发生脱水热；而室温过低可致新生儿低体温、低氧血症、低血糖、寒冷损伤综合征等；过于干燥的空气会增加新生儿呼吸道感染的机会；室内空气不清新，如在室内吸烟污染环境，可危害新生儿健康。室内布置活泼温馨、色彩鲜艳，既可使母亲感觉舒适且可刺激新生儿感觉器官的发育。

2. 出生后 24 小时的护理

（1）保持呼吸道通畅　新生儿呼吸建立后还应保持呼吸道通畅，取侧卧位，便于分泌物排出，防止溢乳导致新生儿窒息。同时应注意观察新生儿面色和呼吸的变化。

（2）保暖　新生儿体温调节中枢尚未发育成熟，体温受外界环境影响较大，因此，应注意维持室温恒定。当新生儿出生后，应及时用温热干毛巾擦干皮肤上的羊水和血液，置于辐射台上保温，无条件时可放在产妇腹部进行皮肤接触，加强局部保暖。在对新生儿进行检查、护理时，应避免不必要的暴露。

（3）脐部护理

1）特点　新生儿脐带通常在生后3～7天脱落，在脐带脱落之前，脐带残端是一个创面，脐带内血管尚未完全闭合，有时还会渗血，加之脐部凹陷，容易被尿液污染，导致脐炎甚至发生败血症。

2）护理措施　①保证脐部干燥，尿布不可遮盖脐部，以免尿湿污染脐部。如无异常，脐部纱布在24小时后即可取下；②出生后2小时内，应经常检查脐带断端有无渗血、出血。如发现出血，应及时处理。

（4）皮肤护理　出生时应及时将新生儿身上的羊水、血渍、胎粪擦净，胎脂对皮肤有保护作用，出生数小时即被自行吸收，可不必擦去。

（5）大小便　新生儿出生后应注意首次排尿、排便的时间，如超过24小时无大小便，应查明原因，特别注意有无畸形存在。

（6）预防出血及感染　高危儿应常规给予维生素 K_1 1mg，维生素C 100mg，青霉素20万U，肌内注射，每天1次，连用3天。且少搬动，护理操作要轻柔，严格遵守无菌操作。

3. 日常护理

（1）测量体温和体重　一般每日测体温2次，新生儿体温应维持在36～37.2℃（腋温），当体温>37.5℃或低于36℃时，应每4小时测1次。每日测体重1次并记录，以便对照观察。如体温过高或过低，体重下降超过出生体重的9%或出生后4～5天不回升，应查找原因，及时处理。

（2）喂养　提倡及早母乳喂养，出生30分钟内即应让新生儿吸吮乳头，以利早开奶。母乳不足或因身体原因不能母乳喂养可用牛奶或奶粉，最好不用其他代用品。牛奶所含营养成分接近人奶，但酪蛋白多形成凝块大，不易消化；含糖量较人奶少；矿物质和维生素的比例也不如人奶易吸收；牛奶中缺乏抗体、酶、卵磷脂和牛磺酸。牛奶通过配制后虽比较适合喂养新生儿，但仍不如人奶营养丰富。牛奶的配制方法：3份牛奶加1份水，并加5%～8%的糖。奶粉重量按1:8、容量按1:4加水即成纯牛奶。人工喂养所需乳量按出生天数及体重计算：第1天，30～60ml/kg；第2天，60～90ml/kg；第3天，90～120ml/kg；以后每天增加10ml/kg；出生10天后，按体重1/5计算。实际奶量应根据新生儿具体情况酌情增减。

（3）睡眠　新生儿神经系统发育尚未成熟，大脑皮层兴奋性低，外界刺激相对过强，因此，易疲劳，易进入睡眠状态。新生儿除吃奶外，几乎都在睡眠。新生儿哭闹如不是饿了或尿湿了，往往是要睡觉，切记不可吵闹他、抱起乱晃他，一般放在床上，将他两手轻轻摁住放在胸腹部，轻轻地哄哄他，很快就可入睡。新生儿最好睡在母亲旁边的小床上，这样既便于照顾新生儿也可减少意外伤害。

（4）爱抚和搂抱　吃和睡是新生儿的生理需求，爱抚和搂抱则是心理需要。新生儿头颈无力、四肢柔软，容易受惊，抱时要轻柔，并托住头颈和腰部。抱起后将新生儿的身体靠在胸前或肘弯上，一只手支撑新生儿的头部，另一只手托住其腰部和臀部，这样可使新生儿感到安全。

（5）皮肤护理　新生儿出生24小时后应勤洗澡，更换内衣和尿布，使新生儿安静舒适。衣物和尿布应选用质地柔软、吸水性强、透气性好的纯棉制品，避免使用化纤类织物。衣物要宽松，容易穿、脱。被褥要经常晾晒。

（6）大小便　新生儿大小便后应及时清洗臀部。洗后可让小屁股通风一会，使其保持干燥，并在肛门周围涂植物油、凡士林或鞣酸软膏以免臀部因尿、便刺激而发生臀红和尿布疹。植物油可选用香油，事先加热消毒后置于干净器皿中备用即可。

（7）脐部护理　新生儿脐带脱落之前，可用75%乙醇擦拭脐带残端和脐轮周围，以保证脐部清洁干燥。脐带脱落之后，仍会有少量分泌物，仅需每日用75%乙醇棉棒擦拭3次左右，保持脐部干燥、清洁即可。

考点提示

脐部护理要保证脐部清洁干燥。

当新生儿脐部有脓性分泌物时，可先用3%过氧化氢清洗，再涂以聚维酮碘；若脐窝有肉芽组织增生，可用5%～10%硝酸银点灼。

（8）五官护理　应注意面部及外耳道口、鼻孔的清洁，勿用指甲挖耳道及鼻腔，给孩子洗脸时要使用专用的脸盆和毛巾；护理眼部时应先洗手；禁忌揩洗口腔或挑“马牙”。

“鹅口疮”是由白色念珠菌生长引起的感染。①原因：出生时产道有念珠菌感染；生后奶具被念珠菌污染或长期应用抗生素造成菌群紊乱。②表现：口腔内有白色的斑点状物，像奶块，基底部潮红，不易擦去。③处理：吃奶后用制霉菌素甘油涂口腔或用2%碳酸氢钠清洗后涂1%的甲紫液，2～3次/日。

（9）预防感染　①保持室内空气流通，定期清洁和消毒各种用具；②工作人员应身体健康，护理新生儿之前必须洗手；③防止交叉感染：指导有感染的产妇与新生儿隔离的方法，防止新生儿之间的交叉感染，减少客人访视，避免与新生儿之间的亲密接触；④注意脐部护理和皮肤清洁，防止感染；⑤提倡母乳喂养，增强新生儿抵抗力；⑥预防接种：新生儿出生24小时内应接种卡介苗和乙肝疫苗。

4. 新生儿常用护理技术

（1）新生儿体重测量

1）目的：①了解新生儿出生时的发育情况；②评估新生儿出生后的营养状况；③是临床用药、输液的依据。

2）用物准备：婴儿磅秤、清洁布、毛毯等。

3）操作步骤：①将清洁布铺在婴儿磅秤的秤盘上；②调节婴儿磅秤指针至零点平衡；③脱去新生儿衣服和尿布，将其轻放在秤盘上；④左手悬于婴儿上方，准确读数并记录至小数点后2位；⑤给新生儿穿上衣服，更换尿布，整理用物。如室温较低或体温过低的新生儿可先称衣服、尿布、毛毯的重量，并记录；⑥然后为新生儿更换已称过的干净衣服、尿布和毛毯后再称重量，后者重量减去前者重量。

（2）新生儿尿布更换

1）目的　经常更换尿布可保持新生儿臀部皮肤清洁、干燥，使新生儿舒适，预防发生臀红和尿布疹。

2）尿布的选择　选择柔软、透气性好的尿布，可选棉布类或质量较好的纸尿裤。

3）用物准备　小脸盆、冷、热水、小毛巾、护臀油、湿纸巾、尿布或纸尿裤等。

4）操作步骤　①去除脏污尿布：解开包被后，一手轻轻提起新生儿双足，露出臀部，另一手用尿布洁净上端两角擦净会阴部及臀部，并以此角盖上脏污部分丢入污物桶内。

②擦净臀部：用柔软的婴儿湿纸巾或卫生纸擦净臀部尿渍或粪渍。③清洗臀部：取一专用小脸盆，兑好温水（37℃左右），用柔软的小毛巾从上向下清洗、擦干，洗的同时仔细检查尿道口、会阴部及肛门周围有无异常。④更换清洁尿布：将清洁尿布垫于臀部，涂上护臀油，兜好尿布。平时换尿布可省略清洗臀部，大便后应及时清洗臀部。

5）注意事项：①动作轻柔，注意保暖；②尿布包扎松紧适宜，注意不要覆盖于脐带上；③仔细观察大小便及臀部皮肤有否异常；④注意亲子互动。

（3）新生儿包裹　穿着合适的衣裤，用毯子包裹或采用睡袋。这样既简单、保暖又不影响婴儿活动。毯子包裹法为：抱新生儿至毯子上，让其躺在毯子的对角线上，将一侧的角拉起包住孩子后向对侧折转放在孩子臀下，再将近侧一角拉起折转放于身体另一侧身下。足侧毯子较长的一角可轻轻下折放于臀下。

（4）新生儿沐浴　详见第二十四章项目二

（5）新生儿抚触　详见第二十四章项目三。

（6）新生儿游泳

1）目的　①促进脑细胞发育，为新生儿未来的智商、情商的提高打下良好基础。②提高免疫力，增加肺活量，减少呼吸道感染。③促进新生儿食欲和睡眠，促进生长发育。

2）适应证　①足月分娩的新生儿（包括自然分娩和剖宫产儿）。②孕龄32～36周的早产儿、低体重儿（2000g～2500g），无须特殊处置者。

3）禁忌证　新生儿Apgar评分<8分、有新生儿疾病需接受治疗、孕龄<32周的早产儿、体重<1800g的低体重儿。

4）操作步骤　①关闭门窗，调节室温至28℃，水温至38℃。②检查游泳保护圈（型号、保险扣、是否漏气等）。③给新生儿贴上防水护脐贴。④为新生儿戴游泳圈，注意检查下颏部是否放在下颏槽内，下颌是否垫托在预设位置。⑤将新生儿缓慢放入水中，同时进行水中抚触。⑥游泳毕，取下防水护脐贴，迅速擦干新生儿全身，用75%乙醇消毒脐部2次，为新生儿穿好衣服，兜好尿布。

5）注意事项　①游泳应在吃奶1小时后进行，游泳时间为10～15分钟。②保持水质洁净，防止感染。③游泳过程中，应与新生儿进行目光、语言、抚摸等交流。④注意安全。

目标检测

选择题

A1/A2型题

1. 正常产褥期为
   A. 4周　　B. 6周
   C. 8周　　D. 10周
   E. 12周

2. 产后会阴护理哪项不妥
   A. 每天用消毒液棉球擦洗外阴2次　　B. 会阴水肿者用50%硫酸镁湿敷
   C. 会阴伤口有缝线3～5天拆线　　D. 有会阴切开者应取伤口侧卧位

E. 保持外阴清洁、干燥

3. 产褥期妇女心理调适过程中，易出现压抑情绪，通常发生在

A. 依赖期　　B. 依赖－独立期

C. 独立期　　D. 抑郁期

E. 开朗期

4. 未母乳喂养或未做到及时有效的母乳喂养的产妇，通常可于产后 3～4 天因乳房血管、淋巴管极度充盈而发热，称为

A. 产褥热　　B. 产后热

C. 泌乳热　　D. 乳腺炎

E. 产褥感染

5. 产后血性恶露一般持续

A. 9～10 天　　B. 7～8 天

C. 5～6 天　　D. 3～4 天

E. 1～2 天

6. 产妇产后 4～6 小时应排尿的原因是

A. 利于伤口恢复　　B. 利于产妇舒适

C. 利于产妇活动　　D. 利于子宫收缩

E. 利于乳汁分泌

7. 每次哺乳前，产妇清洁乳房应

A. 用湿毛巾擦净乳房　　B. 用肥皂水清洗乳房

C. 用乙醇消毒乳房　　D. 用专用消毒剂消毒乳房

E. 用碘附消毒乳房

8. 可以进行产后锻炼的时间是产后

A. 第 1 天　　B. 第 2 天

C. 第 3 天　　D. 第 4 天

E. 第 5 天

9. 自然分娩，产后 2 小时观察内容不包括

A. 血压及脉搏　　B. 子宫收缩情况

C. 阴道流血量　　D. 乳汁分泌情况

E. 膀胱充盈情况

10. 新生儿是指

A. 脐带结扎至生后 27 天内的婴儿　　B. 脐带结扎至生后 28 天内的婴儿

C. 脐带结扎至生后 30 天内的婴儿　　D. 脐带结扎至生后 40 天内的婴儿

E. 脐带结扎至生后 50 天内的婴儿

11. 新生儿排胎便时间多在生后

A. 6 小时内　　B. 8 小时内

C. 10 小时内　　D. 12 小时内

E. 24 小时内

12. 新生儿易发生溢乳的原因是

A. 幽门痉挛
B. 贲门括约肌较松弛
C. 幽门肥大性狭窄
D. 消化能力差
E. 胃酸分泌少

13. 新生儿出现“板牙”或“马牙”的处理是
A. 挑破
B. 抗炎
C. 刮擦
D. 挑破后使用抗生素
E. 无须处理

14. 新生儿病室的适宜温度和湿度是
A. 18～20℃；50%～55%
B. 20～22℃；55%～65%
C. 22～24℃；55%～65%
D. 24～26℃；45%～50%
E. 22～24℃；65%～70%

15. 某产妇，产后第8天，乳汁分泌良好，并母乳喂养，请问此时间新生儿吃到的是
A. 初乳
B. 成熟乳
C. 过渡乳
D. 前奶
E. 后奶

16. 某产妇，分娩后7天，浆液性恶露，量少，发现侧切伤口局部有硬结，对于该伤口，正确的护理措施是
A. 每日观察恶露的性状
B. 分娩后7～10天给予温水坐浴
C. 每日观察宫缩情况
D. 勤换会阴垫
E. 硫酸镁湿热敷

17. 新生儿，女，日龄5天。食欲及精神较好。母亲在给其换尿布时发现其会阴部有血性分泌物。该现象属于
A. 生理现象
B. 肉眼血尿
C. 尿道出血
D. 回肠出血
E. 直肠出血

B型题

（18～19题共用备选答案）
A. 涂75%乙醇
B. 先用3%过氧化氢清洗，再涂聚维酮碘
C. 4%硼酸水涂脐部
D. 2%甲紫液涂脐带
E. 5%～10%硝酸银点灼

18. 新生儿脐部有脓性分泌物时正确处理为
19. 新生儿脐部有肉芽时正确处理为

扫码“练一练”

（郭仙鹤　尹　红）

第三篇

病理产科

第六章

异常妊娠妇女的护理

学习目标

知识要点

1. 掌握异常妊娠的临床表现、主要辅助检查、处理原则和护理措施。
2. 熟悉异常妊娠的病因和病理。

技能要点

1. 能识别各类型流产、输卵管妊娠、前置胎盘、胎盘早剥、妊娠期高血压疾病、妊娠期糖尿病、羊水量异常、双胎妊娠、过期妊娠和巨大胎儿，能识别高危妊娠的范畴。
2. 能配合医师处理流产、输卵管妊娠、前置胎盘、胎盘早剥、重度子痫前期和子痫急症患者，能正确应用硫酸镁。
3. 能说出异常妊娠主要的护理问题/诊断并实施护理措施。

第一节　妊娠期出血性疾病

一、自然流产

案例

女，24岁，G_2P_0。停经11周，不规则阴道流血5天，加剧3小时。

患者停经6周后有恶心、择食等反应。入院前5天因骑车不慎摔跤后，当晚发生少量阴道流血，色鲜红，伴有轻微下腹胀痛，片刻缓解。以后每天均有少量阴道流血，流血时伴有轻微下腹痛，一直未治疗。入院当天中午突然下腹剧烈疼痛，阴道流血量增多，随之排出约核桃大小的肉样组织，腹痛缓解，但阴道流血未净，约“半痰盂”，并伴有头昏、眼花、出冷汗。

体格检查：T 36.8℃，P 96次/分，R 22次/分，Bp 80/40mmHg。急性重病容，贫血貌。妇科检查：阴道有少量活动性出血；宫颈质软，着色，宫口可容2指，无触痛；宫体为50多天妊娠大小，质软；双侧穹隆空虚。

血常规：Hb 68g/L；RBC 2.2×10^{12}/L；WBC 7×10^{9}/L，N 0.7，L 0.27，E 0.03。

思考题：

1. 该患者在疾病发展各阶段中可能出现了哪些诊断？各诊断的处理原则分别是什么？
2. 请列出 3 个主要的护理问题/诊断并制订护理措施。

胚胎或胎儿尚未具有生存能力而妊娠终止者，称为流产（abortion）。我国把妊娠不满 28 周、胎儿体重不足 1000g 即终止者称流产，欧美一些国家将妊娠不满 20 周、胎儿体重不足 500g 即终止者称流产。

扫码"看一看"

【流产分类】

1. 根据发生的时间分

（1）早期流产　流产发生于妊娠 12 周前。其中约 2/3 为隐性流产，即发生在月经期前的流产，也称生化妊娠。

（2）晚期流产　流产发生于妊娠 12 周至不足 28 周。

2. 根据发生的方式分

（1）自然流产　胚胎或胎儿因某种原因自动脱离母体排出。胚胎着床后 31% 发生自然流产，其中 80% 为早期流产。

（2）人工流产　用人工的方法终止妊娠。

3. 根据流产发生发展的过程分　先兆流产、难免流产、不全流产和完全流产（图 6－1）。此外，流产还有 3 种特殊类型。

（1）稽留流产　又称过期流产。指胚胎或胎儿死亡并滞留于宫腔内未能自然排出者。

（2）复发性流产　又称习惯性流产。指同一性伴侣连续发生 3 次或 3 次以上的自然流产。大多数为早期流产，少数为晚期流产。

（3）流产合并感染。

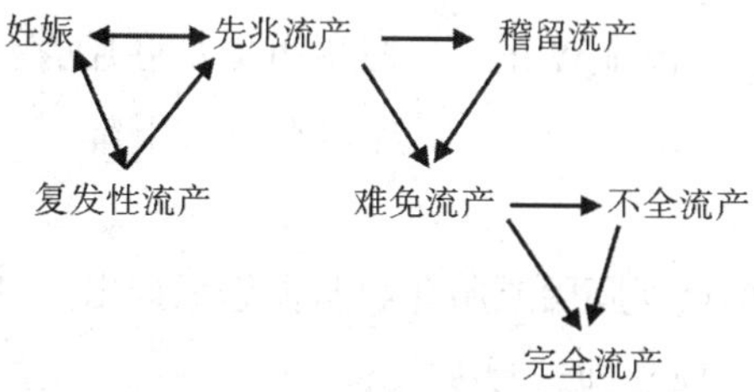

图 6－1　流产的发展过程

【病因】

1. 胚胎或胎儿及其附属物方面

（1）遗传基因缺陷　早期流产时，染色体异常的胚胎占 50% ~60%，多为染色体数目异常，其次为结构异常。

（2）胎盘、脐带异常。

2. 母体方面

（1）全身性疾病　如严重感染、贫血、心肝肾疾病、血栓性疾病等。

（2）内分泌失调　如黄体功能不全、高催乳素血

> **考点提示**
>
> 导致早期流产的主要原因。

症、甲状腺功能异常等。

（3）生殖器官异常　如子宫畸形、子宫肿瘤、宫颈松弛等。

（4）免疫功能异常　包括自身免疫功能异常和同种免疫功能异常。

（5）其他因素　如环境因素（如过多接触放射线和砷、铅、甲醛等化学物质），不良习惯（如过量饮咖啡、吸烟、酗酒，吸毒），强烈应激或创伤（如手术、直接撞击腹部、性生活过频、精神创伤等不良刺激）。

【病理】

1. 早期流产　胚胎死亡后绒毛与蜕膜剥离，血窦开放，出现阴道流血；剥离的胚胎及血液刺激子宫收缩，排出胚胎，产生阵发性下腹疼痛。

（1）妊娠 <8 周者，胎盘绒毛发育不成熟，与蜕膜结合不牢固，易完全剥落排出形成完全流产，流血不多。

（2）妊娠 8 ~ 12 周者，胎盘绒毛发育茂盛深植入蜕膜中，往往剥离不全形成不全流产，流血较多。

2. 晚期流产　因胎盘已完全形成，其流产过程与足月分娩相似，先有阵发性子宫收缩导致腹痛，排出胎儿；后因胎盘剥离出现阴道流血。

【处理】

1. 先兆流产　保胎治疗。

（1）心理治疗　安定情绪，增强信心，必要时给予对胎儿危害小的镇静剂。

（2）避免刺激　卧床休息，禁止性生活，妇科检查及超声检查时动作应轻柔。

（3）黄体酮　10 ~ 20mg，每日肌内注射，直至阴道流血停止后 3 ~ 7 天。或用 hCG 2000U，每日肌内注射。

（4）维生素 E　10 ~ 20mg，口服，每日 3 次。

经过 2 周治疗后，如阴道流血停止，B 型超声提示胚胎存活，可继续妊娠；若症状加重，B 型超声提示胚胎发育不良，β - hCG 持续不升或下降，表明流产不可避免，应终止妊娠。

2. 难免流产　确诊后尽早促胚胎或胎儿、胎盘组织排出。

（1）子宫 <12 孕周者，应立即进行吸宫术。

（2）子宫≥12 孕周者，可先用卵圆钳迅速将胚胎和胎盘组织夹出后再行刮宫术，注意加强宫缩，减少出血。

3. 不全流产　立即清除宫腔内残留组织。阴道大量流血伴休克者，应同时输液、输血，并给予抗生素预防感染。

4. 完全流产　不需特殊处理。

5. 稽留流产　尽早促使胚胎或胎儿和胎盘组织排出，防止发生凝血功能障碍。

（1）术前查血常规、凝血功能、血型、交叉配血，做好输血准备。

（2）己烯雌酚 5mg，口服，每天 3 次，连用 3 ~ 5 天，可提高子宫平滑肌对缩宫素的敏感性。

（3）子宫 <12 孕周者可行吸宫术或药物流产；子宫≥12 孕周者则用缩宫素或依沙吖啶引产。

（4）凝血功能障碍者　尽早使用肝素、纤维蛋白原、输鲜血等，待凝血功能障碍好转后，再刮宫或引产。

6. 复发性流产　以预防为主，对因治疗。

（1）受孕前，男女双方应详细检查。

（2）已妊娠者，在妊娠早期按先兆流产处理。

（3）宫颈内口松弛者，可于妊娠前作宫颈内口修补术或于妊娠 12 ~ 14 周行宫颈环扎术。

（4）主动免疫治疗　将丈夫或他人的淋巴细胞在女方前臂内侧或臀部行多点皮内注射，妊娠成功率可达 86% 以上。

考点提示

宫颈内口松弛者行宫颈环扎术的时间。

7. 流产合并感染　积极控制感染，尽快清除宫腔内残留物。

（1）阴道流血量少　先抗炎，后清宫。

（2）阴道流血量多　抗休克和抗感染的同时用卵圆钳夹出残留组织，使出血减少，术后继续抗炎，待感染控制后再彻底刮宫。

【护理评估】

（一）健康史

评估孕妇孕育史、个人生活习惯、身体或精神创伤等，了解有无导致流产的原因，目前是否有早孕反应、阴道流血、腹痛等。

（二）身体评估

1. 临床表现

（1）主要症状　停经、腹痛、阴道流血。

1）早期流产　先有阴道流血，后有腹痛。

2）晚期流产　先有腹痛，后有阴道流血。

（2）各类型流产的临床表现

1）先兆流产　出现流产的征兆，有少量阴道流血和阵发性下腹痛，无妊娠物排出。妇科检查宫口未开，胎膜未破，子宫大小与停经周数相符。经休息及治疗后症状消失，可继续妊娠；若症状加剧，可发展为难免流产（图 6 – 2A）。

2）难免流产　流产不可避免。在先兆流产的基础上，阴道流血量增多，下腹痛加剧，或出现阴道流液（胎膜破裂）。妇科检查宫口已开，有时可见胚胎组织堵塞于宫颈口内，子宫大小与停经周数基本相符或略小（图 6 – 2B）。

3）不全流产　妊娠物部分排出，部分仍残留在宫腔内或嵌顿于宫颈口处，影响子宫收缩，使血窦开放，导致少量活动性出血或大量出血，甚至发生休克。妇科检查见宫口已开，宫颈口有胎盘组织堵塞，子宫小于停经周数（图 6 – 2C）。

4）完全流产　妊娠物已全部排出，阴道流血逐渐停止，腹痛消失。妇科检查见宫口关闭，子宫接近正常大小（图 6 – 2D）。

5）稽留流产　表现为早孕反应消失，有先兆流产症状或无症状，若已到中期妊娠，孕妇腹部不见增大，胎动消失，胎心未闻及。妇科检查见宫口未开，子宫明显小于停经周数（图 6 – 2E）。若死胎稽留过久，胎盘释放凝血活酶进入母体血循环，可导致弥散性血管内凝血（disseminated intravascular coagulation，DIC），造成严重出血。

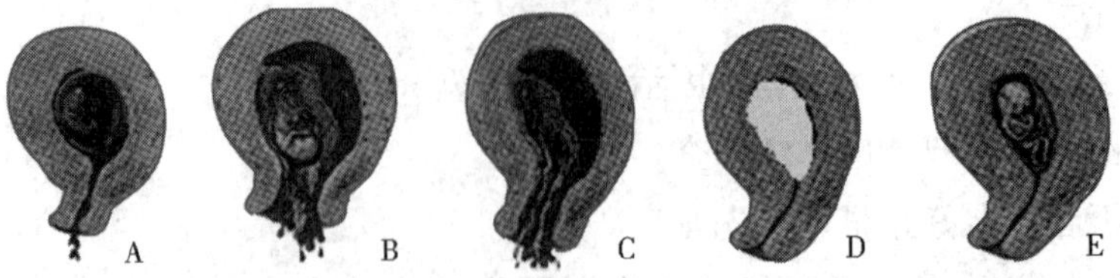

A. 先兆流产　B. 难免流产　C. 不全流产　D. 完全流产　E. 稽留流产

图6－2　流产类型

以上五种类型流产的鉴别要点，见表6－1。

表6－1　各类型流产的鉴别

鉴别要点		先兆流产	难免流产	不全流产	完全流产	稽留流产
病史	出血	少	增多	少持续/多	停止	无/反复
	下腹痛	无或轻	加剧	减轻	消失	无/隐痛
	组织物排出	无	无	部分排出	全部排出	无
妇科检查	宫颈口	闭	开（胎囊堵塞）	开（胎盘堵塞）	闭	闭
	子宫大小	与孕周相符	相符或略小	小于孕周	接近正常	小于孕周
辅助检查	妊娠试验	（＋）	（＋）/（－）	（－）/（＋）	（－）	（－）
	B型超声（妊娠>8W）	有胎动、胎心反射	多无胎动、胎心反射	无胎动、胎心反射	无胎动、胎心反射	死胎征象
处理原则		保胎	促妊娠物排出	清宫	无特殊处理	促妊娠物排出，防DIC

6）复发性流产　每次流产多发生于相同的妊娠月份，其临床表现与一般流产相同。大多数专家认为连续发生2次流产即应重视并予评估，因为其再次流产的风险与3次者相近。常见原因早期复发性流产为胚胎染色体异常，晚期复发性流产为子宫解剖异常（如宫颈内口过松）。

> **考点提示**
>
> 不同类型流产的诊断及处理原则。

7）流产感染　流产过程中，阴道流血时间长，组织残留于宫腔内或非法堕胎等，有可能引起宫腔感染，严重时可扩展到盆腔、腹腔甚至全身，并发盆腔炎、腹膜炎、败血症及感染性休克。

2. 辅助检查

（1）血常规检查　了解贫血程度和有无感染。

（2）妊娠试验　可协助诊断妊娠及了解流产的预后。

（3）B型超声检查　可确诊妊娠，了解流产的类型，以指导治疗。

流产应与异位妊娠、葡萄胎、宫颈疾病如宫颈息肉、宫颈糜烂、宫颈癌等相鉴别。

（三）心理－社会评估

因阴道流血及腹痛，孕妇及家属感到焦虑不安，担心妊娠能否继续，害怕失去胎儿和危及孕妇的生命；一旦确定要终止妊娠，孕妇对清宫手术有恐惧感。

【护理问题/诊断】

1. 有组织灌注量改变的危险　与出血有关。

2. 有感染的危险　与出血致贫血、机体抵抗力下降及宫腔内容物残留、宫腔手术有关。

3. 焦虑　与担心胎儿健康有关。

4. 躯体移动障碍　与先兆流产需卧床休息有关。

5. 预感性悲哀　与可能失去胎儿有关。

【护理措施】

1. 一般护理　嘱先兆流产患者卧床休息，禁止性生活，以免刺激诱发出血增多。流产感染患者取半卧位，有利于炎症局限。

2. 病情观察　严密观察患者的生命体征、阴道流血量、颜色和有无妊娠物排出，腹痛是否加剧。

3. 治疗配合

（1）药物治疗　遵医嘱使用黄体酮、维生素 E 保胎，使用抗生素预防感染。

（2）手术治疗

1）术前准备　与孕妇及其家属沟通，必要时建立静脉通路，准备好清宫或引产手术用物。

2）术中配合　严密监测脉搏和血压，注意观察阴道流血及子宫收缩情况，遵医嘱输液、输血，补充血容量，配合医生行清宫或引产手术。

3）术后护理　监测生命体征，保持外阴清洁，做好会阴护理，预防发生感染。

4. 心理护理

（1）及时向患者及家属提供疾病相关信息，解释有关治疗及护理措施，消除焦虑反应。

（2）同情和理解产妇及家属失去胎儿的心理感受，耐心倾听其诉求，提供必要的帮助。

（3）帮助产妇及其家属减轻悲哀反应，促进其接受事实，讨论下次妊娠议题。

5. 健康指导

（1）保持良好的心态。

（2）注意休息、加强营养、纠正贫血、增强体质。

（3）继续妊娠者应遵医嘱定期产前检查；清宫术后应保持外阴清洁，流血未净前禁止盆浴，禁止性生活 1 个月。

（4）若清宫术后阴道流血淋漓不尽或量过多、阴道分泌物有异味或伴发热、腹痛等应及时到医院复诊。

（5）再次妊娠的指导　消除流产的诱因，如早期妊娠时应避免性生活，勿做重体力劳动，复发性流产患者未孕前应接受病因诊断和治疗，确诊妊娠后应卧床休息保胎至超过以往发生流产的时间。再次妊娠时应加强产前检查。

二、异位妊娠

☞**案例**

女，37 岁，G_3P_2。停经 50 天，不规则阴道流血 3 天，下腹剧痛 1 小时。

患者 3 天前开始阴道流血，量明显少于月经量，色深褐，无血块及膜状物，不伴腹痛。入院当晚大便时突感右下腹剧痛，呈撕裂样痛，继之疼痛扩散至全腹并伴肛门坠胀，呈持续性，伴恶心、呕吐，并感头昏不适，全身出冷汗。曾行人工流产 1 次，5 年前行上环术。

体格检查：T 36.8℃，P 104 次/分，R 22 次/分，Bp 75/50mmHg。急性重病容，贫血貌。腹肌稍紧张，全腹压痛、反跳痛，以右侧为甚，移动性浊音（+）。妇科检查：阴道后穹隆饱满、触痛；宫颈明显举痛；宫体稍大，质软，周界不清；双穹均有压痛，以右侧为甚，未触及明显包块。经阴道后穹隆穿刺抽出暗红色血液 5ml，放置 10 分钟不凝固。血常规：Hb 86g/L，RBC 2.8×10^{12}/L，WBC 11×10^{9}/L，N 0.7，L 0.3。

思考题：

1. 该患者最可能的诊断是什么？请说出诊断依据。
2. 该患者治疗原则是什么？
3. 请写出三个主要的护理问题/诊断并制订护理措施。

受精卵在子宫体腔以外着床，称异位妊娠（ectopic pregnancy），习称宫外孕（extrauterine pregnancy）。但是宫外孕仅指宫外妊娠，而宫颈妊娠和宫角妊娠所在部位的宫颈和宫角仍为子宫的一部分，因此用异位妊娠这一名词更为科学。根据受精卵着床部位分为输卵管妊娠、腹腔妊娠、阔韧带妊娠、卵巢妊娠和宫颈妊娠等（图 6－3）。异位妊娠是妇产科常见的急腹症之一，是早期妊娠孕妇死亡的主要原因之一，发病率为 2%～3%，以输卵管妊娠最常见，占 95% 左右，其中壶腹部妊娠约占 78%，其次为峡部、漏斗部，间质部妊娠较少见。本节仅介绍输卵管妊娠。

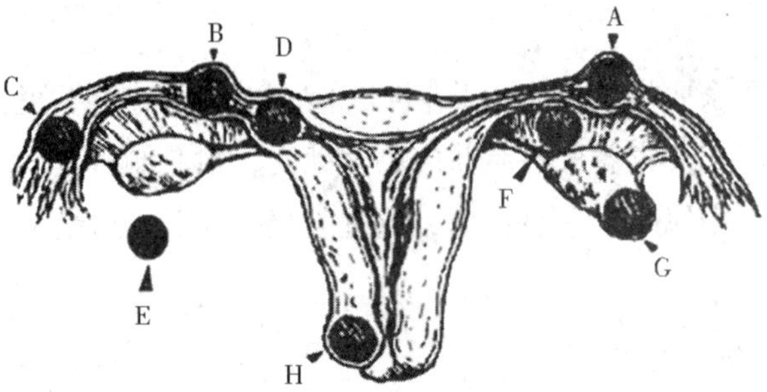

A. 输卵管壶腹部妊娠　B. 输卵管峡部妊娠　C. 输卵管漏斗部妊娠　D. 输卵管间质部妊娠
E. 腹腔妊娠　F. 阔韧带妊娠　G. 卵巢妊娠　H. 宫颈妊娠

图 6－3　异位妊娠的发生部位

【病因】

凡影响受精卵向宫腔方向正常输送的因素均可导致输卵管妊娠。

1. 输卵管炎症　是最主要的病因。输卵管黏膜炎使输卵管黏膜粘连引起管腔变窄，使纤毛运动功能受损，导致受精卵在输卵管内运行受阻；输卵管周围炎常造成输卵管周围粘连，输卵管扭曲，管腔狭窄，蠕动减弱，影响受精卵运行。

> **考点提示**
>
> 输卵管妊娠最主要的病因。

2. 输卵管发育不良或功能异常。

3. 输卵管妊娠史或手术史　输卵管妊娠史再次妊娠复发率达 10%，输卵管绝育史及手术史者，输卵管妊娠的发生率为 10%～20%。

4. 受精卵游走　一侧卵巢排卵，卵子或受精卵向对侧输卵管移行、着床；行辅助生殖技术时，受精卵或胚胎移行至输卵管种植生长。

5. 其他　盆腔肿瘤的压迫与牵引、子宫内膜异位症、宫内节育器避孕失败、口服紧急避孕药失败等因素均使输卵管妊娠的发生率增高。

【病理及结局】

1. 病理

（1）表面观　输卵管肿大、充血，表面呈暗红色。

（2）切面观　早期输卵管内可见绒毛组织；晚期管腔内见血液及血块，管壁有出血、肿胀。

（3）镜下观　输卵管黏膜有蜕膜变化，未流产或破裂时可有绒毛组织。

2. 输卵管妊娠的结局

（1）输卵管妊娠流产　多见于妊娠 8 ~ 12 周输卵管壶腹部妊娠。囊胚可部分或完全剥离，落入管腔并经输卵管逆蠕动排至腹腔（图 6 – 4）。完全流产则出血不多，部分流产导致反复出血，形成血肿。

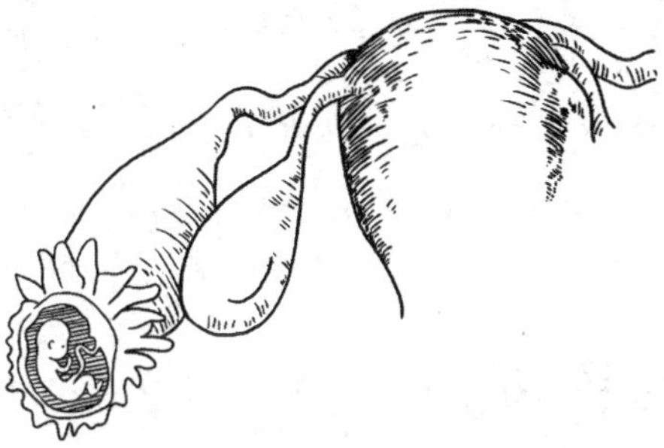

图 6 – 4　输卵管妊娠流产

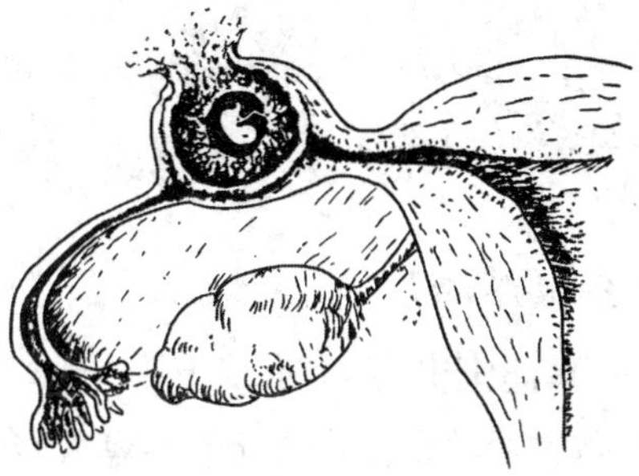

图 6 – 5　输卵管妊娠破裂

（2）输卵管妊娠破裂　多见于妊娠 6 周左右输卵管峡部妊娠。囊胚生长发育时绒毛向管壁方向侵蚀肌层及浆膜层，最终穿破浆膜层致输卵管破裂（图 6 – 5）。妊娠后的输卵管肌层血供丰富，一旦破裂可发生大量腹腔内出血，使患者迅速出现休克，若就诊或抢救不及时可导致死亡。

（3）陈旧性宫外孕　输卵管妊娠流产或破裂后，若胚胎死亡，内出血停止，之后血肿机化变硬与周围组织粘连，形成触痛性包块，临床上称之为陈旧性宫外孕。机化性包块可存在多年，甚至钙化形成石胎。

（4）继发性腹腔妊娠　输卵管妊娠流产或破裂后，存活胚胎的绒毛组织仍附着于原位或排至腹腔后重新种植而获得血供，继续生长发育形成继发性腹腔妊娠。

（5）输卵管妊娠胚胎停止发育并吸收　易被忽略，可通过检测血 hCG 进行诊断。

3. 子宫的变化　受输卵管妊娠后激素的影响，子宫略有增大、变软，子宫内膜出现蜕膜反应或 A – S 反应（Arias – Stella 反应）。若胚胎死亡，激素撤退，蜕膜变性、坏死、剥脱，可随阴道流血排出蜕膜碎片或三角形蜕膜管型，无绒毛，组织学检查无滋养细胞，此时血 hCG 下降。

【处理】

处理原则：以手术治疗为主，若伴休克应在抢救休克同时急诊剖腹探查；其次是非手术治疗。

> **考点提示**
>
> 异位妊娠破裂的处理原则。

1. 手术治疗

（1）保守性手术　适用于有生育要求的年轻妇女，特别是对侧输卵管已切除或有明显病变者，包括输卵管切开术、伞部挤压或吸出术、输卵管节段切除后端端吻合术，可开腹进行，亦可经腹腔镜进行。

（2）根治性手术　适用于出血多、病情重，输卵管破坏严重，无再生育要求的患者，可切除患侧输卵管。

2. 非手术治疗　适用于早期输卵管妊娠、要求保存生育能力的年轻患者。主要采用化学药物治疗，常用甲氨蝶呤（MTX），亦可用米非司酮、中药治疗。治疗过程中应严密观察，若发生急性腹痛或输卵管妊娠破裂征象应立即手术治疗。

知识拓展

异位妊娠治疗进展

由于异位妊娠早期诊断率提高，采用微创手术治疗者增多，因此近年来腹腔镜手术已成为治疗异位妊娠的主要方法。

【护理评估】

（一）健康史

评估患者孕育史、有无慢性盆腔炎病史、所采用的避孕措施等，了解有无导致异位妊娠的原因，目前是否有停经史、阴道流血、腹痛等情况。

（二）身体评估

1. 临床表现　与发现输卵管妊娠的时间、受精卵的着床部位、有无流产或破裂、出血量多少及时间长短等有关。在输卵管妊娠早期，尚未发生流产或破裂时，常无特殊的临床表现，其过程与早孕或先兆流产相似。

主要临床表现有：停经、腹痛、出血和盆腔包块。

（1）症状

1）停经　多数患者有停经史，除间质部妊娠停经时间较长外，多为6～8周。少数患者将不规则阴道流血误认为月经，应追问前次月经（previous menstrual period，PMP）情况。

2）腹痛　95%患者因腹痛就诊。输卵管妊娠发生流产或破裂之前，常表现为一侧下腹部隐痛或酸胀感。当发生流产或破裂时，患者突感一侧下腹部撕裂样疼痛，常伴有恶心、呕吐。若血液局限于病变区，表现为局部疼痛；血液积聚在子宫直肠陷凹，刺激直肠产生肛门坠胀；出血多时血液可由盆腔流向腹腔，导致全腹疼痛；当血液刺激膈肌时，疼痛可放射至肩胛部。

3）阴道流血　胚胎死亡后，常有不规则阴道流血，色暗红或深褐色，量少、一般不超过月经量，若血中见蜕膜管型有助于诊断。

考点提示

异位妊娠贫血与阴道流血关系。

4）晕厥与休克　与剧烈腹痛、腹腔内出血有关。出血越多越急，症状出现越迅速越严重，但与阴道流血量不成正比。

5）腹部包块：输卵管妊娠流产或破裂所形成的血肿时间较久者，因血液凝固与周围组织或器官发生粘连而形成包块。包块较大或位置较高者，腹部可扪及。

考点提示

输卵管妊娠破裂的主要症状和主要体征。

（2）体征

1）一般情况　出血较多时，可有休克征象。

2）腹部检查　腹肌稍紧张，下腹明显压痛及反跳痛，出血较多时，叩诊有移动性浊音，历时较长者下腹可触及软性包块，反复出血使肿块增大变硬。

3）妇科检查　阴道后穹隆饱满、触痛；宫颈举痛或摇摆痛；子宫稍大而软，内出血多时，子宫有漂浮感；子宫一侧或后方可触及肿块，其大小、形状、质地常有变化，边界不清楚，触痛明显。

2. 辅助检查　临床表现典型患者，诊断并不困难。但患者在未破裂前或症状不典型时易被漏诊或误诊。辅助检查明显提高了诊断正确率，常用的方法如下。

（1）hCG 测定　是早期诊断异位妊娠的重要方法。

1）尿妊娠试验　阳性。

2）血清 β－hCG 测定　增高，但每 48 小时定量非成倍增长，其倍增时间明显延长，为 3～7 天。若倍增时间大于 7 天，异位妊娠可能性极大；倍增时间小于 1.4 天，异位妊娠可能性极小。

（2）B 型超声检查　提示宫内未见妊娠囊、宫旁有一低回声区、子宫直肠陷凹内显示无回声区，则异位妊娠可能性大；若在宫旁低回声区内可见胚芽或原始心管搏动，可确诊。

B 型超声检查可与血清 β－hCG 测定配合应用。当阴道超声检查未见宫内妊娠囊时，检测血清 β－hCG≥3500U/L，异位妊娠可能性大；检测血清 β－hCG＜3500U/L，则需继续监测。监测中若 hCG 持续升高，应复查阴道超声明确妊娠部位；若 hCG 上升缓慢或不上升，则应行诊断性刮宫进一步诊断。

考点提示

异位妊娠 B 超特点及最简单可靠的诊断方法。

（3）阴道后穹隆穿刺　是一种简单可靠的诊断方法（图 6－6），适用于腹腔内出血可疑患者。抽出暗红色不凝血液，说明有内出血；抽出的血液较鲜红，放置 5～10 分钟凝固，可能为静脉血；穿刺阴性不能排除输卵管妊娠，可能因输卵管妊娠尚未发生流产或破裂、内出血少、血肿位置高或粘连等所致。

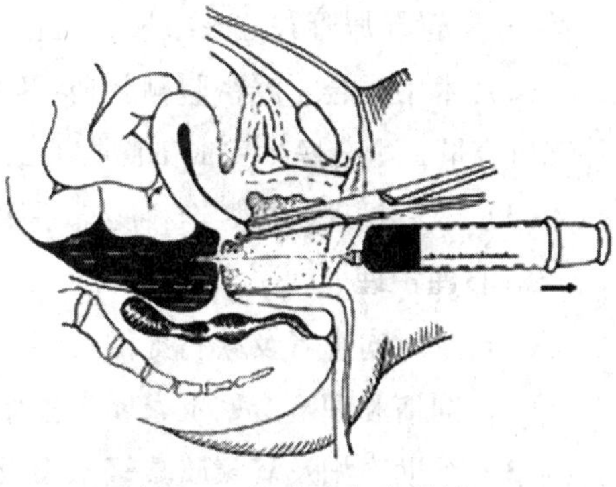

图 6－6　阴道后穹隆穿刺

（4）腹腔镜检查　适用于早期或疑诊患者，既可确诊同时又可行镜下手术治疗。

（5）诊断性刮宫　仅用于阴道流血量较多的患者，目的在于排除宫内妊娠流产。诊刮物送病理检查见到绒毛为宫内妊娠；仅见蜕膜而无绒毛则异位妊娠可能性大。

输卵管妊娠应与流产、宫内妊娠、黄体破裂、急性输卵管炎、卵巢囊肿蒂扭转和破裂、急性阑尾炎、急性胃肠炎等进行鉴别。

考点提示

异位妊娠诊刮物的特点。

（三）心理-社会评估

因剧烈腹痛和出血，患者及家属担心有生命危险而感到恐惧；因需要急诊手术而焦虑不安、措手不及；术后失去胎儿、未来的受孕力可能受到影响，患者感到悲痛、失落和自责。

【护理问题/诊断】

1. 潜在并发症 出血性休克。

2. 疼痛 与输卵管膨大、破裂及血液刺激腹膜等有关。

3. 恐惧 与担心生命安危有关。

4. 预感性悲哀 与即将失去胎儿有关。

5. 自尊紊乱 与担心未来受孕力有关。

【护理措施】

1. 非手术治疗患者的护理

（1）嘱患者卧床休息，避免增加腹压，提供相应的生活护理。

（2）指导患者加强营养，食用高蛋白、含铁和维生素丰富的半流质饮食。

（3）严密观察患者的生命体征，观察阴道流血量、颜色和性状，观察有无腹痛及腹痛的部位、性质及有无伴随症状如恶心、呕吐、肛门坠胀及肩胛疼痛等，以评估内出血情况。若发现有输卵管妊娠破裂征象，应立即报告医生，并做好抢救准备。

（4）遵医嘱使用甲氨蝶呤或米非司酮治疗，注意观察药物的毒副反应。

（5）治疗期间正确留取血液标本检测 β-hCG，监测治疗效果。

2. 手术治疗患者的护理

（1）术前准备

1）与孕妇及其家属沟通，说明手术的必要性和手术治疗方案。

2）监测生命体征，取中凹卧位，吸氧，保暖。

3）建立静脉通路，交叉配血，做好输血的准备。

4）留置导尿管并记录尿量，防止发生肾功能衰竭。

（2）术中配合 严密监测脉搏、呼吸和血压，注意观察病情变化，遵医嘱输液、输血，补充血容量，配合医生完成剖腹探查或腹腔镜手术。

（3）术后护理 按妇产科腹部手术后护理。

3. 心理护理

（1）及时向患者及家属提供疾病相关信息，解释治疗方法，消除恐惧心理。

（2）同情和理解产妇及家属失去胎儿的心理感受，耐心倾听其诉求，提供必要的帮助。

（3）帮助产妇及其家属减轻悲哀反应，以正常心态接受此次妊娠失败的事实，讨论下次妊娠议题。

4. 健康指导

（1）保持良好的心态。

（2）注意休息、加强营养、纠正贫血、增强体质。

（3）告之不孕症发生率为50%～60%，术后应保持外阴清洁，流血未净前禁止盆浴，禁止性生活1个月，积极预防或彻底治疗盆腔炎性疾病。

（4）输卵管妊娠再发风险率约为10%，指导患者再次妊娠时要及时就医。

（5）术后1个月到医院复诊。

三、前置胎盘

案 例

女，29岁，0-0-2-0。妊娠32周，3周内阴道流血2次，色鲜红伴有血块，比月经量稍多，不伴腹痛。孕期未做系统产前检查。

体格检查：T 36.5℃，P 96次/分，R 20次/分，Bp 100/80mmHg。宫高30cm，腹围85cm，臀先露，浮，胎心144次/分，清楚。

血常规：Hb 96g/L，RBC 3.8×10^{12}/L，WBC 9.3×10^{9}/L。

思考题：

1. 应考虑的医疗诊断是什么？应首选何项辅助检查确诊？
2. 该患者合适的治疗原则是什么？
3. 请写出主要的护理问题/诊断并制订护理措施。

妊娠28周后胎盘附着于子宫下段，甚至胎盘下缘达到或覆盖宫颈内口，位置低于胎先露部，称前置胎盘（placenta previa）。是妊娠晚期出血最常见的原因，是妊娠晚期的严重并发症，是引起孕产妇死亡和围生儿死亡的重要原因之一，多见于经产妇。

【病因】

1. 子宫内膜病变与损伤 如产褥感染、刮宫、引产、剖宫产等，引起子宫内膜炎或子宫内膜受损，使子宫蜕膜生长不全，当受精卵着床后，血液供给不足，为摄取足够营养，胎盘面积代偿性扩大而前置。子宫瘢痕可妨碍胎盘在妊娠晚期向上迁移而致前置胎盘。

2. 胎盘面积过大 如双胎、巨大胎儿。

3. 胎盘异常 如副胎盘可位于子宫下段近宫颈内口，膜状胎盘大而薄可扩展至子宫下段。

4. 受精卵滋养层发育迟缓 受精卵进于宫腔后不能着床而继续下移至子宫下段而着床形成前置胎盘。辅助生殖技术，促排卵药物改变了体内性激素水平，使子宫内膜与胚胎发育不同步，可导致前置胎盘的发生。

【类型】

1. 根据胎盘边缘与宫颈内口的关系分（图6-7）

（1）完全性前置胎盘 又称中央性前置胎盘，指宫颈内口全部被胎盘组织所覆盖。

（2）部分性前置胎盘 指宫颈内口部分被胎盘组织所覆盖。

（3）边缘性前置胎盘 指胎盘附着于子宫下段，其边缘达宫颈内口但不超越宫颈内口。

（4）低置胎盘 指胎盘位于子宫下段，胎盘边缘距宫颈内口<2cm。

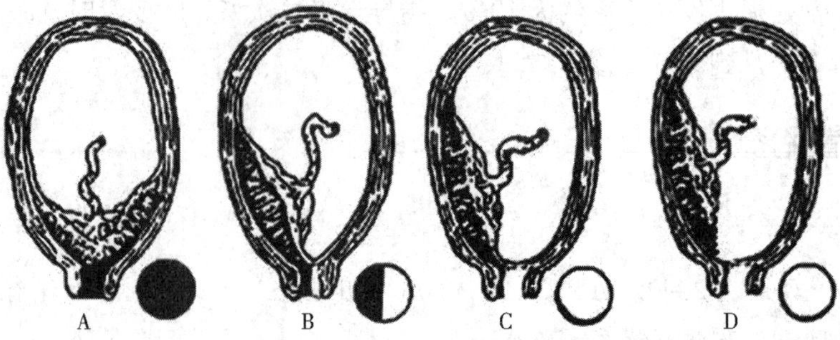

A. 完全性前置胎盘 B. 部分性前置胎盘 C. 边缘性前置胎盘 D. 低置胎盘

图6－7 前置胎盘的类型

临产后因宫口扩张可使宫颈口与胎盘的关系发生改变，如完全性前置胎盘因宫口扩大可变为部分性前置胎盘，因此，其分类以处理前的最后一次检查结果来决定。

2. 根据疾病的凶险程度分

（1）凶险性前置胎盘 指前次有剖宫产史，此次妊娠为前置胎盘，发生胎盘植入的概率约为50%。

（2）非凶险性前置胎盘 指无剖宫产史，此次妊娠为前置胎盘。

【处理】

处理原则：制止出血、补偿失血、预防感染。

1. 期待疗法

（1）适应证 妊娠<36周、胎儿存活、阴道流血量不多、一般情况良好，无须紧急分娩的孕妇。

（2）方法 ①绝对卧床休息。②镇静。③间断吸氧。④抑制宫缩，可使用硫酸镁静脉点滴或沙丁胺醇口服。⑤促胎儿成熟，常用地塞米松促胎肺成熟。⑥纠正贫血。⑦严密观察阴道流血量，监护胎儿情况。

2. 终止妊娠

（1）适应证 ①反复多量出血甚至休克者。②出现胎儿窘迫而胎儿已可存活者。③无症状的前置胎盘终止妊娠的时间分别为：合并胎盘植入者≥36周；完全性前置胎盘≥37周；边缘性前置胎盘≥38周；部分性前置胎盘则根据胎盘覆盖宫颈内口情况适时终止妊娠。

（2）方式 ①剖宫产是目前处理前置胎盘的主要手段。②阴道分娩仅适用于边缘性前置胎盘、枕先露、流血不多、估计在短时间内能结束分娩者。应先行人工破膜，破膜后胎头下降压迫胎盘止血，并可促进子宫收缩加速分娩，若破膜后胎先露下降不理想，仍有出血，或分娩进展不顺利，应立即改行剖宫产术。

> **考点提示**
>
> 目前处理前置胎盘的主要手段。

3. 预防产后出血及感染。

4. 紧急情况转送的处理 患者阴道大量流血而当地无条件处理时，先输液、输血，再消毒下进行阴道填塞、腹部加压包扎，以暂时压迫止血，并迅速护送转院治疗。

【护理评估】

（一）健康史

评估患者孕产史，了解有无产褥感染、人工流产、剖宫产等导致子宫内膜病变与损伤的原因。

（二）身体评估

1. 临床表现

（1）症状　妊娠晚期或临产时，突然发生无诱因、无痛性、反复发作的阴道流血。

> 考点提示
> 1. 前置胎盘的主要症状。
> 2. 阴道流血量的关系。

妊娠晚期由于子宫下段逐渐伸展，临产后宫口扩张，附着于此处的胎盘部分不能相应伸展而错位，与附着处分离致血窦破裂而出血，剥离处血液凝固后，出血停止。由于子宫下段不断伸展，前置胎盘出血常反复发生，出血量也越来越多。阴道流血发生时间的早晚、出血量多少与胎盘前置的面积有关。完全性前置胎盘初次出血时间早，在妊娠28周左右，量较多，有时一次出血使患者陷入休克状态；边缘性前置胎盘初次出血发生晚，多在妊娠37周后或临产时，出血量也较少；部分性前置胎盘则介于两者之间。

（2）体征

1）失血征象　大出血时可见面色苍白、脉搏细数、血压下降等休克表现。

> 考点提示
> 前置胎盘首选的辅助检查。

2）腹部检查　腹软，无压痛，子宫大小与孕周相符，胎位、胎心清楚，出血过多可使胎儿窘迫，严重者胎死宫内。因胎盘前置影响胎先露部入盆，可有胎头高浮或胎位异常，若胎盘附着于子宫下段前壁可在耻骨联合上方听到胎盘血流杂音。

3）阴道检查：因B型超声对前置胎盘检查的简单、安全、准确和无创伤性，目前几乎不再进行内诊，仅用窥器检查以排除宫颈疾病所致无痛性阴道流血，禁止肛查。

4）产后检查胎盘胎膜：胎盘前置部位有黑紫色陈旧血块，胎膜破口距胎盘边缘的垂直距离 <7cm 可诊断为前置胎盘。

知识拓展

前置胎盘患者禁止肛查的原因

因给前置胎盘患者做肛查不仅不能确诊，反而有扩大胎盘剥离面积，导致大出血的危险，故只要疑诊前置胎盘，就应禁止做肛查。

2. 并发症

（1）产后出血　因子宫下段肌组织菲薄，收缩力差所致。

> 考点提示
> 产后检查胎膜破口与胎盘边缘距离。

（2）植入性胎盘　因子宫下段蜕膜发育不良，绒毛侵入肌层所致。

（3）产褥感染　因胎盘剥离面接近阴道，细菌易入侵；患者失血致贫血、抵抗力下降所致。

（4）围生儿死亡率增高　早产、胎儿窘迫、手术产等所致。

3. 辅助检查

（1）血常规检查　了解贫血程度和有无感染。

（2）B型超声检查　胎盘定位准确率达95%以上，可确定前置胎盘类型，为首选的辅助检查方法。因妊娠中期胎盘占据宫壁面积较大，贴近或覆盖宫颈内口的机会较多，至妊娠晚期可随宫体上移而变成正常位置胎盘，故妊娠中期发现胎盘前置者，不宜诊断为前置胎盘，应称胎盘前置状态，至妊娠晚期复查后再做诊断。

（3）MRI检查　了解胎盘植入子宫肌层的深度，是否侵犯膀胱等。

前置胎盘应与胎盘早剥、脐带帆状附着、前置血管破裂、胎盘边缘血窦破裂、宫颈息肉、宫颈柱状上皮异位、宫颈癌等相鉴别。

（三）心理－社会评估

因突然发生无诱因的阴道流血，甚至反复流血，或因需要剖宫产终止妊娠，孕妇及家属担心孕妇和胎儿的安危而感到紧张和害怕。

【护理问题/诊断】

1. 组织灌注量不足　与出血有关。

2. 有感染的危险　与失血致贫血、机体抵抗力下降及前置胎盘剥离面距阴道近易致上行感染有关。

3. 躯体移动障碍　与本病需绝对卧床休息有关。

4. 恐惧　与大出血、担心自身及胎儿生命安危有关。

【护理措施】

1. 期待疗法患者的护理

（1）嘱患者绝对卧床休息，以左侧卧位为佳。提供相应的生活护理，做好会阴的护理。

（2）指导患者加强营养，食用高蛋白、含铁和维生素丰富的饮食。

（3）观察患者的生命体征，观察阴道流血情况，配血备用。

（4）监测胎儿宫内情况，间断吸氧，每天3次，每次30分钟，给予静脉高能营养促胎儿成熟。

（5）遵医嘱使用宫缩抑制剂、抗生素等药物。

（6）应经常巡视，以及时发现病情变化，做好终止妊娠及大出血的抢救准备。

2. 终止妊娠患者的护理

（1）与孕妇及其家属沟通，说明终止妊娠的必要性和治疗方案。

（2）出血不多选择阴道分娩患者应做好阴道分娩的准备。

（3）出血量大甚至伴休克患者，应监测生命体征，取中凹卧位，吸氧，保暖。建立至少两条静脉通道，备齐防治大量出血用品，备同型血1000～2000ml。做好剖宫产术及抢救新生儿窒息的准备。

（4）产后或术后应注意子宫收缩及阴道流血情况，预防产后出血和感染。

3. 心理护理　及时向患者及家属提供疾病相关信息，解释治疗方法，消除恐惧心理。耐心倾听患者及家属的诉求，提供必要的帮助。

4. 健康指导

（1）保持良好的心态。

（2）注意休息、加强营养、纠正贫血、增强体质。

（3）保持外阴清洁，流血未净前禁止盆浴，产褥期禁止性生活。

（4）产后6周或术后1个月到医院复诊。若产后或术后阴道流血淋漓不尽或量过多、阴道分泌物有异味或伴发热、腹痛等应及时到医院复诊。

（5）剖宫产术后应严格避孕2年，可选用避孕套、产后6周或术后半年放置宫内节育器避孕等方法。

四、胎盘早剥

案例

女，24岁，G_1P_0。妊娠35周，外伤后突然剧烈腹痛，少量阴道流血1小时。

妊娠期间定期做产前检查，血压稍偏高，为140/90mmHg，下肢轻度水肿，无头昏、眼花等不适。

体格检查：T 37℃，P 118次/分，R 22次/分，Bp 75/50mmHg。急性痛苦病容，面色苍白，全身汗湿。下肢水肿（+）。宫底剑突下3横指，较硬，左前壁明显压痛，先露及胎位扪不清，胎心听不到。外阴、内裤有血迹，阴道口未见明显活动性流血。

血常规：Hb 70g/L，RBC 1.2×10^{12}/L，WBC 10.3×10^{9}/L，N 0.75，L 0.25，BT 1′，CT 2′。

尿常规：尿蛋白（±）。

思考题：

1. 应考虑的医疗诊断是什么？请说出诊断依据。
2. 本例患者的处理原则是什么？
3. 请写出主要的护理问题/诊断并制订护理措施。

妊娠20周后正常位置的胎盘在胎儿娩出前，部分或全部从子宫壁剥离，称胎盘早剥（placental abruption）。胎盘早剥起病急，发展快，是妊娠晚期的严重并发症，可危及母儿生命。

【病因】

1. 血管病变　如高血压疾病、慢性肾脏疾病等，由于底蜕膜螺旋小动脉痉挛或硬化，引起远端毛细血管缺血、坏死、出血，血液积聚形成胎盘后血肿，导致胎盘自子宫壁剥离；孕妇长时间仰卧位，妊娠子宫压迫下腔静脉，使回心血量减少，血压下降，而子宫静脉淤血，静脉压突然升高，蜕膜静脉床淤血或破裂，形成胎盘后血肿，而发生胎盘剥离。

2. 机械性因素　外伤、外转胎位术矫正胎位、脐带过短或绕颈，均可因挤压或牵拉引起胎盘剥离；羊膜腔穿刺时，若刺破前壁胎盘附着处血管，亦可形成胎盘后血肿导致胎盘剥离。

考点提示

胎盘早剥主要病因。

3. 宫腔内压骤减　双胎妊娠第一胎儿娩出太快、羊水过多破膜时羊水流出过快，均使宫腔内压骤降，子宫突然收缩，胎盘与子宫错位而剥离。

4. 其他 高龄孕妇、经产妇、吸烟、滥用可卡因、叶酸缺乏等发生胎盘早剥危险性增高。

【病理及出血类型】

1. 主要病理变化 底蜕膜出血→胎盘后血肿→胎盘从附着处剥离。

2. 出血类型（图6-8）

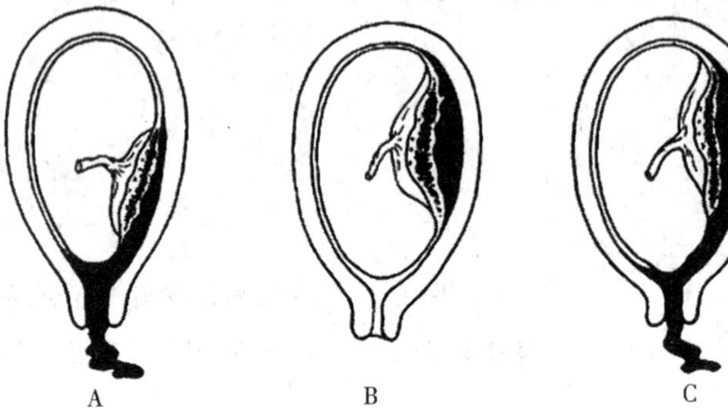

A. 显性出血 B. 隐性出血 C. 混合性出血

图6-8 胎盘早剥的类型

（1）显性出血（外出血） 胎盘后血肿冲开胎盘边缘，血液沿胎膜与子宫壁之间经阴道向外流出。

（2）隐性出血（内出血） 胎盘后血肿始终不能冲开胎盘边缘，血液积聚于胎盘与子宫壁之间，可导致下面三种严重后果。

1）子宫胎盘卒中 随着胎盘后血肿压力的不断增高，血液渗入子宫肌层，引起肌纤维分离、断裂、变性，失去收缩力；当血液渗透至子宫浆膜层时，子宫表面呈现紫蓝色瘀斑，称为子宫胎盘卒中，又称库弗莱尔子宫（Couvelaire uterus）。

2）弥散性血管内凝血（DIC） 重型胎盘早剥从剥离处的胎盘绒毛和蜕膜中释放大量组织凝血活酶，进入母体血循环，激活凝血系统所致。

3）血性羊水 当胎盘后血肿压力增高，血液穿破胎膜溢入羊水中形成血性羊水。

（3）混合性出血 当胎盘后出血达到一定程度时，冲开胎盘边缘，血液经阴道向外流出，称混合性出血。

【处理】

处理原则：制止出血、纠正休克、及时终止妊娠，防治并发症。

1. 剖宫产

> **考点提示**
>
> 胎盘早剥一旦确诊，应该立即终止妊娠。

（1）手术指征 ①Ⅰ级胎盘早剥，出现胎儿窘迫征象，须抢救胎儿者。②Ⅱ级胎盘早剥，特别是初产妇，不能在短时间内结束分娩者。③Ⅲ级胎盘早剥，产妇病情恶化，胎儿已死，不能立即分娩者。④破膜后产程无进展者。

（2）子宫胎盘卒中的处理 使用宫缩剂并按摩和湿热敷子宫；处理无效应行子宫切除术。

2. 阴道分娩 适用于0～Ⅰ级患者，宫口已开大，一般情况较好，估计短时间内能结束分娩者可经阴道分娩。先行破膜，必要时静脉点滴缩宫素缩短产程。

3. 纠正休克。

4. 防治并发症　防治产后出血、凝血功能障碍、肾功能衰竭等并发症。

【预防】

（1）加强产前检查，积极防治妊娠期高血压疾病和慢性肾炎等血管病变。

（2）加强高危妊娠管理。

（3）避免腹部外伤。

（4）外转胎位时动作应轻柔。

（5）正确处理双胎和羊水过多。

（6）羊膜腔穿刺应在超声引导下进行，以免误穿胎盘。

（7）养成良好的生活习惯，避免长时间仰卧位。

【护理评估】

（一）健康史

评估患者孕产史，个人生活习惯，有无吸烟、长期仰卧位、外伤史，有无高血压疾病、慢性肾脏疾病等血管病变，是否有羊水过多、双胎或巨大儿等情况。

（二）身体评估

1. 临床表现

（1）主要症状为妊娠 20 周后突然发生持续性腹痛伴或不伴阴道流血。早期通常以胎心率异常为首发表现，宫缩间歇期子宫呈高张状态，严重时子宫呈板状硬，压痛明显，胎位触不清，胎心消失，伴有休克征象。阴道流血量常与病情严重程度不相符。

（2）Page 分级标准　可评估病情的严重程度，见表 6－2。

表 6－2　胎盘早剥的 paga 分级标准

分级	标准
0 级	分娩后回顾性产后诊断
Ⅰ级	外出血，子宫软，无胎儿窘迫
Ⅱ级	胎儿窘迫或胎死宫内
Ⅲ级	产妇出现休克症状，伴或不伴 DIC

2. 并发症

考点提示

胎盘早剥的主要临床表现。

（1）凝血功能障碍　胎盘早剥是妊娠期发生凝血功能障碍最常见的原因，近 30% 的胎盘早剥会出现凝血功能障碍。临床表现为皮肤、黏膜及注射部位出血，阴道流血不凝或凝血块较软，甚至发生血尿、咯血和呕血。一旦发生 DIC，病死率较高，应积极预防。

（2）子宫胎盘卒中　可因子宫收缩乏力致产后出血。

（3）产后出血　发生子宫胎盘卒中和 DIC 所致，远期可导致希恩综合征（Sheehan syndrome）发生。

（4）急性肾功能衰竭　大量出血严重影响肾血流量，导致肾皮质或肾小管缺血坏死引起急性肾功能衰竭。

（5）羊水栓塞　因宫腔压力高，羊水经剥离面开放的血窦进入母体血循环所致。

（6）死胎　严重胎盘早剥可因出血过多，使胎儿缺血、缺氧而死亡，胎儿宫内死亡者胎盘剥离面积常超过1/2。

3. 辅助检查

（1）实验室检查　包括血常规、尿常规、凝血功能、肾功能及二氧化碳结合力等检查。

（2）B型超声检查　典型声像图显示胎盘后出现液性暗区，胎盘异常增厚或胎盘边缘“圆形”裂开。

胎盘早剥主要与前置胎盘、先兆子宫破裂相鉴别，鉴别要点见表6－3。

表6－3　重型胎盘早剥与前置胎盘、先兆子宫破裂的鉴别

	重型胎盘早剥	前置胎盘	先兆子宫破裂
诱因	重度子痫前期、外伤史	无	梗阻性分娩及剖宫产史
腹痛	发病急，剧烈	无	强烈宫缩，阵发性腹痛
出血	隐性出血或阵发性出血，贫血程度与外出血不成正比	显性出血，贫血程度与外出血成正比	出现血尿
子宫	硬如板状，有压痛，子宫较孕周大，宫底持续升高	软，无压痛，子宫与孕周相符	下段压痛，出现病理缩复环
胎儿	出现窘迫或死亡	重者可出现窘迫	多有窘迫
胎盘	胎盘母体面有凝血块及压迹，胎膜破口距胎盘边缘>7cm	胎盘母体面有凝血块，无压迹，胎膜破口距胎盘边缘<7cm	无特殊变化
化验	血红蛋白进行性下降	血红蛋白进行性下降	无特殊变化
B超	胎盘位置正常，有胎盘后血肿	胎盘位置前置	无特殊变化

（三）心理－社会评估

因突然发生剧烈腹痛及阴道流血，或因需要急诊手术，孕妇及家属往往措手不及，担心母子有生命危险而感到恐惧；术后可能失去孩子或切除子宫感到悲哀、失落和自责。

【护理问题/诊断】

1. 潜在并发症　出血性休克、凝血功能障碍、肾功能衰竭、产后出血等。

2. 疼痛　与胎盘早剥出血使子宫持续收缩及子宫张力增高有关。

3. 有受伤的危险（胎儿）　与大出血有关。

4. 恐惧　与大出血、担心自身及胎儿生命安危有关。

5. 躯体移动障碍　与需要绝对卧床休息有关。

6. 预感性悲哀　与即将失去胎儿及切除子宫有关。

【护理措施】

1. 一般护理　嘱患者绝对卧床休息，以左侧卧位为佳。提供相应的生活护理，做好会阴的护理。

2. 病情观察

（1）严密观察生命体征。

（2）观察宫底高度、子宫壁的紧张度及压痛情况，阴道流血量与孕妇失血程度是否相符，以评估内出血及病情的严重程度。

（3）观察全身皮肤、黏膜有无出血征象，留置导尿管并记录尿量，以判断有无凝血功能障碍或肾功能衰竭等并发症发生。

（4）连续监测胎心以判断胎儿宫内情况。

（5）及时配合完成各种相关辅助检查。

3. 治疗配合

（1）纠正休克　建立静脉通路，遵医嘱输液、输鲜血。同时应注意保暖，吸氧。

（2）终止妊娠准备及配合　确诊胎盘早剥后，应立即做好急诊剖宫产或阴道分娩的准备，并做好手术及阴道分娩配合，术后按妇产科腹部手术后护理及产后护理。

（3）防治并发症　遵医嘱给予宫缩剂预防产后出血，及时补充血容量和凝血因子、纤维蛋白原等防治 DIC，当发现患者尿少或无尿时，应给予利尿剂。

4. 心理护理

（1）及时向患者及家属提供疾病相关信息，解释治疗方法，消除恐惧心理。

（2）同情和理解产妇及家属失去胎儿甚至切除子宫的心理感受，耐心倾听其诉求，提供必要的帮助。

（3）帮助产妇及其家属减轻悲哀反应，促进其接受事实，尽快恢复正常心态。

5. 健康指导

（1）保持良好的心态。

（2）注意休息、加强营养、纠正贫血、增强体质。

（3）保持外阴清洁，流血未净前禁止盆浴，产褥期禁止性生活。

（4）剖宫产术后应严格避孕 2 年，可选用避孕套、避孕药或术后半年放置宫内节育器避孕。

（5）术后 1 个月到医院复诊。

目标检测

选择题

A1/A2 型题

1. 护士在对输卵管妊娠患者进行护理评估时，下列描述正确的是
   A. 患者月经过期，说明有停经史
   B. 阴道后穹隆穿刺阴性说明不存在输卵管妊娠
   C. 阴道流血量不多，说明腹腔内出血量也不多
   D. 血压下降、腹痛加剧、肛门坠胀感明显是患者病情发展的指征
   E. 阴道排出物无蜕膜管型可排除输卵管妊娠
2. 前置胎盘的发生与下列哪项无关
   A. 多胎妊娠　B. 副胎盘
   C. 妊娠期高血压疾病　D. 子宫内膜病变与损伤
   E. 受精卵滋养层发育迟缓
3. 关于胎盘早剥组织灌注量改变的护理措施，下列哪项是错误的
   A. 严密观察生命体征　B. 建立通畅的输液通道
   C. 遵医嘱补血　D. 观察阴道流血量的多少，判断病情
   E. 积极抢救休克

4. 28 岁已婚妇女，结婚 3 年未孕，现停经 52 天，阴道少量流血 4 天。今晨突发下腹剧痛，伴明显肛门坠胀感，血压 70/50mmHg。妇科检查：宫颈举痛明显，子宫稍大稍软，右附件区有明显触痛。本病例下列哪项处置恰当

A. 立即行刮宫术
B. 输液输血，观察病情进展
C. 立即行剖腹探查术
D. 输液、输血同时行剖腹探查术
E. 进行心理护理

5. 第一胎，妊娠 36 周，发现血压升高 3 周，今晨突然腹痛，为持续性、阵发加重，Bp 150/98mmHg，P 112 次/分，尿蛋白（++），有少量阴道流血。体格检查最可能发现的子宫体征是

A. 子宫有规则阵发性收缩，宫缩间歇子宫完全放松
B. 子宫局部隆起似包块状有压痛
C. 子宫上段硬，下段膨隆压痛，交界处有环状凹陷
D. 子宫柔软，有压痛，无宫缩
E. 子宫不规则收缩，较硬，压痛，宫缩间歇不完全放松

A3/A4 型题

（6～7 题共用题干）

初孕妇，妊娠 28 周，半夜睡醒发现自己卧在血泊之中。入院呈休克状态，阴道流血稍减少。

6. 下述各项处理错误的是

A. B 型超声检查
B. 肛查
C. 交叉合血、配血
D. 开放静脉通道
E. 做好术前准备

7. 最可能的诊断是

A. 胎盘早剥
B. 子宫破裂
C. 边缘性前置胎盘
D. 部分性前置胎盘
E. 完全性前置胎盘

B 型题

（8～12 题共用备选答案）

A. 阴道少量流血，伴有轻微腹痛，妇科检查宫口未开
B. 阴道大量流血，伴有阵发性腹痛，妇科检查宫口已开
C. 曾有先兆流产病史，妇科检查子宫小于停经月份，超声检查胎心消失
D. 腹痛，阴道流血不止，妇科检查宫口开大，子宫小于停经月份
E. 阴道流血停止，腹痛消失，妇科检查宫颈口关闭，子宫大小正常

8. 先兆流产
9. 难免流产
10. 不全流产
11. 完全流产
12. 稽留流产

（尹　红）

扫码“学一学”

第二节 妊娠期特有疾病

一、妊娠期高血压疾病

案例

初孕妇，36 岁，孕 37 周，自觉头晕、恶心、眼花 1 天。

查体：Bp 165/105mmHg，水肿（++），腹部膨隆与孕周相符，宫高 32cm，腹围 98cm，胎心 145 次/分。

尿常规：尿蛋白（+++）。

思考题：

1. 该患者最可能的诊断是什么？
2. 如何对本案例的患者实施护理措施？

妊娠期高血压疾病（hypertensive disorders in pregnancy）是妊娠期所特有的疾病，国外发病率为 5% ~12%，我国发病率为 9.4%，为我国孕产妇及围生儿重要死亡原因之一。本病多发生于妊娠 20 周，以高血压、蛋白尿、水肿为主要特征，严重时可能出现昏迷、抽搐，甚至母婴死亡。

【病因】

1. 病因学说 至今尚未阐明，目前较多的几种学说为异常免疫学说、血管内皮损伤学说、营养缺乏、遗传因素、胰岛素抵抗等。

2. 高危因素 流行病学调查该病发生有以下高危因素：①初产妇或两次妊娠间隔大于 10 年。②年龄≥40 岁。③高血压、慢性肾炎、糖尿病病史。④子痫前期病史或家族史。⑤发现妊娠时身体质量指数≥35kg/m^2。⑥多胎妊娠。⑦孕早期收缩压≥130mmHg 或舒张压≥80mmHg。⑧抗磷脂抗体阳性等。

> **考点提示**
> 妊娠期高血压疾病的基本病理生理变化。

【病理生理】

基本病理生理变化为全身小动脉痉挛。由于小动脉痉挛，造成管腔狭窄，周围阻力增大导致血压升高；血管内皮细胞损伤，通透性增加，体液和蛋白质渗漏，导致血液浓缩、蛋白尿；肾小球滤过率下降，肾小管重吸收增加，水钠潴留导致水肿（图 6 -9）。全身各器官组织因缺血和缺氧而受到损害，严重时脑、肺、心、肾、肝及胎盘等的病理组织学变化可导致昏迷、抽搐、脑出血、脑水肿，肺水肿，心、肾功能衰竭，肝细胞坏死，胎盘绒毛退行性变、出血和梗死，胎盘早剥以及弥漫内血管内凝血等。妊娠期高血压疾病患者最常见的并发症是胎盘早剥，最主要的死亡原因是脑出血。

> **考点提示**
> 妊娠期高血压疾病最常见的并发症。

> **考点提示**
> 妊娠期高血压疾病最主要的死亡原因。

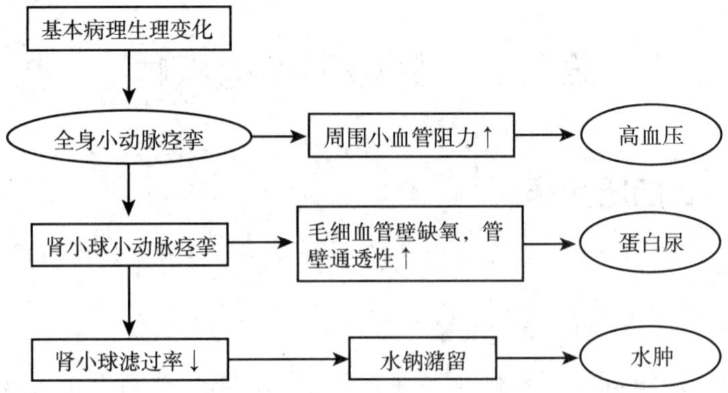

图6-9 妊娠期高血压疾病的基本病理生理变化与三大主征的关系

【分类】

妊娠期高血压疾病分类详见表6-4。

表6-4 妊娠期高血压疾病分类

分类		症状与体征
妊娠期高血压		妊娠期首次出现 Bp≥140/90mmHg，并于产后12周恢复正常；尿蛋白（-），少数患者可伴有上腹部不适或血小板减少，产后可确诊
子痫前期	轻度	妊娠20周后首次出现 Bp≥140/90mmHg；尿蛋白≥0.3g/24h 或随机尿蛋白（+）；可伴有上腹部不适或头痛等症状
	重度	血压和尿蛋白持续增高，发生母体脏器功能不全或胎儿并发症。出现以下症状之一即可诊断：①Bp≥160/110mmHg；②尿蛋白≥5.0g/24h 或随机尿蛋白≥（+++）；③持续性头痛或视觉模糊；④持续上腹部疼痛，肝包膜下血肿或肝破裂症状；⑤肝酶 ALT 或 AST 增高；⑥少尿或血肌酐>106μmol/L；⑦血小板<100×10^9/L，LDH 升高；⑧低蛋白血症伴胸腔积液或腹腔积液；⑨心力衰竭、肺水肿；⑩胎儿生长受限或羊水过少；⑪妊娠34周以前发病
子痫		在子痫前期基础上发生抽搐、昏迷不能用其他原因解释
慢性高血压并发子痫前期		高血压孕妇妊娠20周前无尿蛋白，若出现尿蛋白≥0.3g/24h；或妊娠前有蛋白尿，妊娠后蛋白尿明显增加或血压进一步升高或血小板<100×10^9/L
妊娠合并慢性高血压		妊娠20周前血压≥140/90mmHg（除外滋养细胞疾病），妊娠期无明显加重；或妊娠20周后首次诊断高血压并持续到产后12周后

【处理】

> **考点提示**
> 妊娠期高血压疾病的分类。

目的是控制病情、延长孕周、确保母儿安全，应根据孕妇情况进行个体化治疗。处理原则如下。

1. 妊娠期高血压 门诊治疗。

2. 子痫前期 解痉、镇静、降压、合理扩容，必要时利尿，适时终止妊娠，防治并发症。

3. 子痫 控制抽搐，纠正缺氧和酸中毒，控制血压，抽搐控制2小时后终止妊娠，加强护理。

【护理评估】

（一）健康史

询问患者既往有无高血压、肾炎、糖尿病或妊娠期高血压病史及家族史等，以了解患者有无妊娠期高血压疾病的高危因素；评估妊娠后尤其是妊娠20周后血压情况，有无蛋白尿、水肿等征象；评估胎儿生长情况。

（二）身体评估

1. 临床表现

（1）血压增高　应至少两次测量同一手臂，初次测量发现血压升高者，间隔 4 小时或以上复测，应注意测量血压时与基础血压进行比较。

（2）水肿　包括隐性水肿和显性水肿。

1）隐性水肿　水肿不明显，妊娠晚期体重增加 >0.5kg/w，除外肥胖、巨大儿等。

2）显性水肿　自踝部逐渐向上延伸的凹陷性水肿，经休息后不缓解。根据水肿的部位分四级或（+）~（++++）。

Ⅰ级或（+）：水肿局限于膝以下。

Ⅱ级或（++）：水肿延及至大腿。

Ⅲ级或（+++）：水肿延及至外阴及腹壁。

Ⅳ级或（++++）：全身水肿或伴有腹水。

（3）抽搐与昏迷　子痫分产前、产时和产后子痫，以产前子痫最多见。典型的子痫发作进展迅速，表现为抽搐、面部充血、口吐白沫、深昏迷；随之出现深部肌肉僵硬，数秒后全身肌肉强直。持续 1~1.5 分钟，其间患者无呼吸；之后抽搐停止，呼吸恢复，最后意识回复，但烦躁、困惑、易激惹。应特别注意抽搐发生的时间、持续时间、间隔时间，有无意外伤害（舌咬伤、摔伤甚至骨折等），抽搐后有无昏迷等。

2. 辅助检查

（1）血液检查　红细胞计数、血红蛋白、血细胞比容、全血及血浆黏度，以了解血液有无浓缩。重症者应测定血小板计数，出、凝血时间等以了解有无凝血功能异常，测定电解质及二氧化碳结合力等，了解有无电解质紊乱及酸中毒。

（2）尿液检查　尿比重≥1.020 提示尿液及血液浓缩，尿蛋白≥5.0g/24h 提示病情严重。

（3）肝肾功能测定　测定谷丙转氨酶、血尿素氮、肌酐及尿酸等判断肝肾功能情况。

（4）眼底检查　眼底视网膜小动脉痉挛程度是反映本病严重程度的一项重要指标，对病情的估计和处理方法有重要意义。由于视网膜动脉痉挛，动静脉管径比可由正常的 2:3 变为 1:2，甚至 1:4。可见反光增强、絮状渗出物，严重可导致患者视力模糊、有异物感或突然失明。

（5）其他检查　根据病情可选择心电图、超声心动图、脑血流图、脑 CT 或 MRI、胎盘功能、胎儿成熟度等检查，以了解孕产妇和胎儿情况。

（三）心理 - 社会评估

病情较轻无明显不适的患者一般无明显的心理反应，病情较重的患者常因担心胎儿安全而感到焦虑、恐惧。部分孕妇及家属因缺乏对本病的认识，表现出不重视，不按时产检，导致病情加重。一旦出现病情加重，家属会感到极为无助，担心母子安全。

【护理问题/诊断】

1. 组织灌注量改变　与全身小动脉痉挛有关。

2. 体液过多　与各种因素引起水钠潴留有关。

3. 有受伤的危险（母亲）　与硫酸镁治疗的毒性反应或子痫抽搐有关。

4. 有受伤的危险（胎儿）　与全身小动脉痉挛使胎盘血流量减少致胎儿窘迫或胎儿生

长受限有关。

5. 焦虑 与担心母儿安危有关。

6. 知识缺乏 缺乏疾病预防与孕期保健相关知识。

【护理措施】

根据妊娠期高血压疾病的临床表现与分类给予不同的护理措施。妊娠期高血压以一般护理为主；子痫前期以治疗配合为主；子痫患者以协助控制抽搐、控制血压、防止意外发生为主。

1. 一般护理

（1）注意休息 帮助孕妇合理安排工作和生活，需保证休息者可在家休息，左侧卧位，保证充分的睡眠（8～10h/d）。

（2）饮食指导 指导孕妇进富含蛋白质、维生素及含铁、钙、锌等微量元素的食品，食盐不必严格限制。但全身水肿者应限制食盐摄入量。

（3）加强产前保健 增加产前检查次数，向孕妇及家属讲解本病相关知识，督促孕妇每日自数胎动。加强母儿监测措施，密切注意病情变化，防止发展为重症。①注意监测血压和体重的变化。②定期检查眼底、尿常规及 24 小时尿蛋白含量。③注意观察胎心率和胎动的变化。④注意患者有无头痛、眼花、恶心、呕吐、胸闷等子痫前期症状，一旦出现及时就医住院治疗。⑤注意观察有无胎盘早剥、脑出血、肾衰竭、DIC 等症状，一旦出现及时抢救和治疗。

> **考点提示**
>
> 除全身水肿外，食盐不严格限制。

2. 治疗配合

（1）解痉 解痉首选药物为硫酸镁。

由于硫酸镁治疗浓度和中毒浓度非常接近，使用时应遵医嘱严格控制剂量。可采用肌内注射和静脉给药。①肌内注射：25% 的硫酸镁 20ml 加 2% 利多卡因 2ml，臀部深部肌内注射，每 6 小时一次。肌内注射作用时间长，但局部刺激性强，疼痛明显。②静脉给药：负荷剂量硫酸镁 4～6g 溶于 25% 葡萄糖 20ml 静推（15～20 分钟），或者加 5% 的葡萄糖 100ml 快速静滴，继而 1～2g/h 维持。硫酸镁 24 小时用药总量不超过 25g，用药时限一般不超过 5 天。

> **考点提示**
>
> 1. 妊娠期高血压疾病首选解痉药物。
>
> 2. 硫酸镁中毒最早出现的症状。

使用硫酸镁时，要注意镁离子中毒的发生，其首先表现为膝腱反射减弱或消失，继而出现全身肌张力下降、呼吸困难，严重者出现呼吸、心跳停止。硫酸镁使用的必备条件为：①膝腱反射存在；②呼吸≥16 次/分；③尿量≥17ml/h 或≥400ml/24h。④备有 10% 葡萄糖酸钙。发生中毒时立即停用硫酸镁，并用 10% 葡萄糖酸钙 10ml 缓慢静推（5～10 分钟）。若患者合并心肌病、重症肌无力、肾功能不全，应慎用硫酸镁。

（2）镇静 卧床休息，保持室内安静，光线暗淡。限制陪伴和探视人数，治疗和护理操作集中进行。常用地西泮、冬眠药物等。应用冬眠药物时，嘱患者绝对卧床休息，防止发生体位性低血压。

（3）降压 严格监测血压，当舒张压≥110mmHg 或平均动脉压≥140mmHg 时给予降压药。降压药的选用原则：避免大幅度降低血压引起脑出血及胎盘早剥；避免使用对胎儿有毒害作用的降压药。常用药物有拉贝洛尔、硝苯地平、尼莫地平、尼卡地平、酚妥拉明、硝酸甘油、硝普钠等，使用时注意监测血压变化，遵医嘱调整用量，使用硝普钠时应注意避光。

（4）扩容　当血液浓缩时应遵医嘱使用低分子右旋糖酐、人血白蛋白、血浆、全血等。输入速度及量应适宜，否则可影响疗效或导致心衰、肺水肿。应遵医嘱在治疗前、后及疗程结束后，测定红细胞压积、尿比重、A/G 比值、血液流变学指标等。禁用于心血管负担过重、肺水肿、全身水肿、肾功能不全患者。

（5）利尿　当患者出现全身水肿、急性心力衰竭、脑水肿、肺水肿、肾功能不全时，遵医嘱使用呋塞米等快速利尿剂。甘露醇适用于脑水肿，心衰、肺水肿时禁用，甘油果糖用于肾功能有损伤者。低蛋白血症造成腹腔积液者补充白蛋白后再利尿较好。

（6）适时终止妊娠

1）终止妊娠的指征　①重度子痫前期患者经积极治疗 24～48 小时无明显好转者。②胎龄已超过 37 周。③胎龄≥34 周，胎儿成熟。④子痫控制后 2 小时。

2）终止妊娠的方式　应根据母儿情况而定。①剖宫产者做好术前术后护理。②阴道分娩者，在第一产程中，应密切监测产妇生命体征、尿量、宫缩及胎心情况。在第二产程中，尽量缩短产程，避免产妇用力，初产妇行阴道助产术。在第三产程中，预防产后出血，注意观察血压变化、子宫收缩情况、胎盘、胎膜完整情况，胎儿娩出后即刻肌内注射缩宫素，禁用麦角新碱。

3. 子痫患者的护理

（1）避免诱发抽搐　安排单间、暗室，保持绝对安静，以避免声光等不良刺激，治疗和护理操作尽量轻柔且集中进行，避免干扰患者诱发抽搐。

（2）专人护理，保持呼吸道通畅，吸氧。

（3）防止受伤　加用床挡，防止坠床受伤；用开口器或于上下臼齿间放置一缠好纱布的压舌板防止唇舌咬伤；用舌钳固定舌头以防舌后坠；有义齿者需取出，防止脱落吞入；去枕侧卧位防止误吸。

（4）遵医嘱给药　协助医生尽快控制抽搐，可选用硫酸镁或冬眠合剂。注意观察药物的毒副反应。

考点提示

子痫患者的护理措施。

（5）病情观察　密切观察生命体征、尿量，同时记录 24 小时液体出入量，及时发现脑出血、肺水肿、急性肾衰竭等并发症。遵医嘱完成各项血、尿化验及特殊检查。

（6）及时发现产兆，做好终止妊娠的准备。

4. 产褥期护理　分娩后 24 小时至 10 天内仍有发生子痫的可能，产后尽可能安静休息，产后 24～48 小时内，每 4 小时监测一次血压，限制探视和陪护人员。部分产妇因使用大量硫酸镁，产后易发生子宫收缩乏力，应注意观察子宫收缩和阴道流血量。加强会阴护理，防止感染。

5. 心理护理　指导孕妇保持心情愉悦，有助于抑制病情的发展。指导患者和家属放松心情，解除其思想顾虑，缓解恐惧和焦虑，增强信心，积极配合治疗。如果此次妊娠失败，协助患者及家属度过哀伤期。

6. 健康指导

（1）加强产褥期卫生宣教，促进康复。

（2）提倡母乳喂养，鼓励产妇及家属参与新生儿护理。

（3）讲解疾病预后相关知识。

（4）嘱患者血压正常1～2年后再怀孕，怀孕前应选择好受孕时间，早期到高危门诊接受产前检查和孕期健康指导。

二、妊娠期糖尿病

案 例

产妇，29岁，G_2P_1，妊娠28周。主诉多饮、多食、多尿。

体格检查：T 36．6℃，P 90次/分，R 16次/分，Bp 110/70mmHg。

产科检查：宫高26cm，腹围80cm，枕先露，胎心150次/分，清楚。

思考题：

1. 该患者最可能的诊断是什么？要确诊还需要做哪些检查？

2. 请根据诊断，提出主要的护理问题/诊断和护理措施。

糖尿病（diabetes mellitus，DM）是一种多病因的代谢性疾病，表现为慢性高血糖，伴随胰岛素分泌和作用缺陷引起的糖、脂肪和蛋白质代谢紊乱。妊娠合并糖尿病分两种，其一为糖尿病合并妊娠，也称孕前糖尿病（pregestational diabetes mellitus，PGDM）是指在原有糖尿病基础上合并妊娠；其二为妊娠期糖尿病（gestational diabetes mellitus，GDM），是指在妊娠期首次发现或发生的糖代谢异常。糖尿病孕妇中80%以上为此类型。虽然此类患者的糖代谢功能多于产后恢复正常，但将来患2型糖尿病的机会增加。

【妊娠与糖尿病的相互影响】

（一）妊娠对糖尿病的影响

1. 妊娠期 妊娠早期胎儿不断从母体中摄取葡萄糖，使孕妇空腹血糖水平低于非妊娠期，加之早孕反应的出现，使孕妇更易出现低血糖，甚至酮症酸中毒。妊娠中晚期，体内多种激素（如生长激素、雌激素、孕激素）分泌增加能升高血糖，导致晚期体内抗胰岛素样物质增多，胰岛素用量增加。

2. 分娩期 子宫肌肉收缩，消耗大量糖原，加之临产后进食减少，脂肪酸氧化分解增强，易发生酮症酸中毒。

3. 产褥期 胎盘娩出后，内分泌激素水平恢复到妊娠前，胰岛素的需要量减少，若未及时调整用量，易导致低血糖。

（二）糖尿病对妊娠的影响

1. 对孕妇的影响 ①妊娠期高血压疾病：较非糖尿病孕妇增加2～4倍。糖尿病孕妇多伴有小血管内皮细胞增厚及管腔狭窄，使组织供血不足。②感染：糖尿病孕妇抵抗力下降，感染是糖尿病的主要并发症，以泌尿系统感染最常见。③糖尿病酮症酸中毒：是孕妇死亡的主要原因。由于妊娠期复杂的代谢变化，胰岛素相对或绝对不足，导致糖、脂肪、蛋白质代谢紊乱，当酮体生成超过组织利用和排泄能力时，大量酮体堆积形成酮症酸中毒。④羊水过多：由于胎儿高血糖、高渗性利尿导致胎尿排出增多所致。⑤分娩异常：巨大胎儿增多使宫缩乏力、难产、产道损伤、手术产、产后出血发生率明显增高。⑥再孕复发：

GDM 孕妇再次妊娠复发率可达 33% ~69%。

2. 对胎儿及新生儿的影响 ①巨大胎儿：由于患者胎儿长期处于高糖环境，胰岛素过度分泌，导致胎儿生长发育过度。②胎儿生长受限或死胎：糖尿病孕妇的血管病变使胎盘供血不足所致。③流产和早产：妊娠早期因胚胎发育异常而流产；妊娠晚期因羊水过多或因妊娠期高血压疾病、胎儿窘迫等并发症需提前终止妊娠而早产。④胎儿畸形：心血管畸形最常见，其次为神经系统畸形，与受孕初期的高血糖、治疗糖尿病的药物及发生酮症酸中毒有关。⑤胎儿窘迫和胎死宫内：可由妊娠中晚期发生的糖尿病酮症酸中毒所致。⑥新生儿呼吸窘迫综合征：胎儿的高胰岛素拮抗糖皮质激素促进肺泡Ⅱ型细胞表面活性物质合成及释放，使胎肺成熟延迟所致。⑦新生儿低血糖：胎儿娩出后，高胰岛素血症仍存在，而此时新生儿已脱离母体的高血糖环境，若不及时补充糖，极易发生低血糖。

【处理】

处理原则：维持血糖正常范围，减少母儿并发症，降低围生儿死亡率。

1. 维持血糖正常范围 饮食疗法是治疗 GDM 的主要方法，理想的饮食控制目标：既能保证和提供妊娠期热量和营养需要，又能避免餐后高血糖或饥饿酮症出现，保证胎儿正常生长发育。若 GDM 患者经饮食治疗 3 ~5 天后，血糖及相应尿酮体检测结果未达标准，尤其饮食控制后出现饥饿性酮症，增加热量血糖又超标者，应及时加用胰岛素治疗。

2. 是否妊娠的处理

（1）积极避孕 未经治疗的 D、F、R 级糖尿病患者不宜妊娠，应采用合适的方法避孕。

（2）继续妊娠 器质性病变较轻、血糖控制良好者，可在密切监护下继续妊娠。

（3）终止妊娠 对于不宜妊娠但已妊娠者应尽早终止妊娠。

【护理评估】

（一）健康史

评估患者有无糖尿病史和家族史，既往有无不明原因的死胎、死产、畸形儿发生；本次妊娠体重的增加是否异常，有无糖尿病多饮、多食、多尿的症状，有无反复发作的外阴、阴道念珠菌感染等。

（二）身体评估

1. 临床表现

（1）妊娠期体重骤增或出现三多症状，重者出现酮症酸中毒伴昏迷。

（2）外阴瘙痒、外阴及阴道假丝酵母菌感染。

2. 分级 采用 White 分类法，根据患者发病年龄、病程长短以及是否存在并发症进行分级，有助于判断病情的严重程度及预后。

A 级：妊娠期诊断的糖尿病。

A1 级：饮食治疗可控制血糖。

A2 级：需用胰岛素控制血糖。

B 级：显性糖尿病，20 岁以后发病，病程 <10 年。

C 级：10 ~19 岁发病，或病程长达 10 ~19 年。

D 级：10 岁以前发病，或病程≥20 年，或合并单纯性视网膜病。

F 级：糖尿病性肾病。

R 级：眼底有增生性视网膜病变或玻璃体出血。

H 级：冠状动脉粥样硬化性心脏病。

T 级：有肾移植史。

3. 辅助检查

（1）测定空腹血糖（fasting plasma glucose，FPG） ≥7.0mmol/L。

（2）测定随机血糖 ≥11.1mmol/L。

（3）测定糖化血红蛋白 ≥6.5%。此项检查不推荐妊娠期作为糖尿病的常规筛查项目。

（4）葡萄糖耐量实验（oral glucose tolerance test，OGTT） 妊娠 24～28 周及 28 周后首次就诊时，对所有为诊断为 PGDM 或 GDM 的孕妇，进行 75g OGTT 检测。检测前 3 日正常体力活动、正常饮食，前 1 日晚餐后禁食 8 小时至次日晨（最迟不超过上午 9 时）。检查期间静坐、禁烟。检查时，5 分钟内口服含 75g 葡萄糖水 300ml，分别抽取服糖前和服糖后 1 小时、2 小时的静脉血，测定血糖值。空腹及服糖后 1 小时、2 小时的血糖值分别低于 5.1mmol/L、10.0mmol/L、8.5 mmol/L。任何一个时间点血糖值达到或超过上述标准即诊断为 GDM。

妊娠前未进行过血糖检查的孕妇，尤其存在糖尿病高危因素的患者，妊娠期血糖升高达到以上（1）、（2）、（3）或 OGTT 服糖后 2 小时血糖≥11.1mmol/L 这四项中的任何一项标准可诊断为 PGDM。

医疗资源缺乏地区或孕妇具有 GDM 高危因素，建议妊娠 24～28 周首先检查 FPG，如 FPG≥5.1mmol/L，可以直接诊断为 GDM，不必再做 75g OGTT；而 4.4 mmol/L≤FPG≤5.1mmol/L，应尽早做 75g OGTT；FPG＜4.4 mmol/L，可暂不行 75gOGTT。

（5）胎儿监测 胎儿超声心动图检查、无应激实验、胎盘功能测定。

（三）心理－社会评估

部分孕妇担心饮食控制会影响胎儿生长发育，不控制饮食而造成血糖波动。在分娩过程中，由于担心母儿的安全，产妇和家属会有紧张心理。

【护理问题/诊断】

1. 营养失调：低于或高于机体需要量 与糖代谢异常有关。

2. 有胎儿受伤的危险 与糖尿病引起巨大儿、胎儿畸形或胎儿窘迫有关。

3. 知识缺乏 缺乏妊娠合并糖尿病的相关知识。

4. 潜在并发症 低血糖。

【护理措施】

1. 严格控制血糖，纠正营养失调 GDM 患者妊娠期血糖应控制在餐前及餐后 2 小时血糖值≤5.3mmol/L 和 6.7mmol/L；夜间血糖不低于 3.3 mmol/L；妊娠期糖化血红蛋白＜5.5%。饮食和运动管理能够帮助控制血糖，如果不能达到上述标准，应及时加用胰岛素进一步控制血糖。

（1）饮食 少量多餐，多进食绿叶蔬菜、豆类、粗谷物等，坚持低盐饮食。妊娠中、晚期适当增加糖类的摄入，整个孕期体重增加不宜超过 12.5kg。

（2）运动 坚持适当的运动（如散步）可提高机体对胰岛素的敏感性，降低血糖，但不宜剧烈运动。

（3）药物 胰岛素不通过胎盘，是饮食不能控制血糖时的首选药物，不宜口服降糖药。胰岛素以皮下注射为主，分娩、手术或酮症酸中毒时可静脉滴注。注射后密切监测血糖，根据血糖水平调整胰岛素用量。胎盘娩出后，孕妇体内抗胰岛素样物质迅速减少，因此，产后 24 小时内胰岛素的用量应减少至原用量的 1/2，48 小时减少到原用量的 1/3。

2. 加强监护，防止围生儿受伤

考点提示

妊娠合并糖尿病患者控制血糖的首选药物。

（1）妊娠期 增加产检次数，监测胎心、胎动和胎儿成熟度，指导孕妇学会胎动计数的方法。GDM 孕妇，若血糖控制达标，无母儿并发症，在严密监测下可待预产期，仍未临产者，引产终止妊娠；PGDM 及胰岛素治疗的 GDM 孕妇，若血糖控制良好且无母儿并发症，在严密监测下，妊娠 39 周后可以终止妊娠；血糖控制不满意或者出现母儿并发症，应及时收入院观察，根据病情决定终止妊娠时期。

（2）分娩期 对血糖控制不佳或有其他合并症者，应选择剖宫产。终止妊娠前应根据胎儿成熟度，适当使用地塞米松，以促进胎肺成熟。产程中严密监测血糖，给予适当饮食，防止低血糖的发生。经阴道分娩者应在 12 小时内结束分娩，避免发生酮症酸中毒。

（3）新生儿护理 新生儿不论体重大小均按早产儿护理，娩出后 30 分钟开始喂葡萄糖水并尽早开奶，防止低血糖的发生。观察有无低血糖、低钙血症、高胆红素血症或新生儿呼吸窘迫综合征的症状，一旦发生应配合医生及时处理。

3. 健康指导

（1）妊娠期 向患者讲解该病的相关知识，使其了解维持血糖稳定的重要性，主动配合治疗。教会患者血糖监测、胰岛素的使用方法，并能识别低血糖的症状和正确处理方法。

（2）产褥期 保持外阴清洁干燥，观察恶露情况，遵医嘱使用抗生素预防感染。鼓励母乳喂养，做好乳房护理。产后应长期避孕，但不宜使用药物或宫内避孕器具。产后有可能发展成 2 型糖尿病患者，应定期进行尿糖和血糖检测。

目标检测

选择题

A1/A2 型题

1. 与妊娠期高血压疾病病情严重程度一致的症状不包括
   A. 水肿　　B. 尿蛋白
   C. 高血压　　D. 胎盘供血量
   E. 眼底小动脉痉挛
2. 糖尿病对妊娠的影响，下列哪项不恰当
   A. 孕期宫内死胎发生率增高　　B. 易发生巨大儿
   C. 合并妊娠期高血压疾病的发生率增高　　D. 难产、产道损伤、手术产的概率增高

E. 不易并发胎儿畸形

3. 治疗 GDM 的主要方法是

A. 糖尿病教育
B. 饮食疗法
C. 运动治疗
D. 药物治疗
E. 终止妊娠

4. 糖尿病患者的新生儿出生时重点应防止

A. 新生儿窒息
B. 新生儿低血糖
C. 新生儿寒冷损伤综合征
D. 新生儿颅内出血
E. 新生儿损伤

5. 初孕妇，24 岁，孕 24 周，被诊断为妊娠期糖尿病，可使用的药物是

A. 阿卡波糖
B. 降糖宁胶囊
C. 消渴丸
D. 胰岛素
E. 二甲双胍

6. 患者，女性，39 岁，因“妊娠 32 周，自觉头痛，视物模糊 2 天”入院就诊，测血压 165/105mmHg，尿蛋白（+++），水肿（+）。应诊断为

A. 妊娠期高血压疾病
B. 轻度子痫前期
C. 重度子痫前期
D. 子痫
E. 急性肾炎

7. 患者，女性，30 岁，妊娠 36 周，妊娠早中期检查未见异常。一周前自觉头痛、眼花。查体：血压 160/100mmHg，尿蛋白（++），水肿（++），宫缩不规律，胎心 134 次/分。首选的处理措施为

A. 门诊随访
B. 人工破膜并静滴缩宫素
C. 硝苯地平降压
D. 剖宫产术
E. 静滴硫酸镁

8. 某孕妇，29 岁，妊娠 30 周，测空腹血糖 2 次均大于 5.8mmol/L，诊断为妊娠期糖尿病。下列护理措施不恰当的是

A. 监测血糖变化
B. 控制孕妇饮食
C. 指导正确的口服降糖药方法
D. 告知胰岛素治疗的注意事项
E. 指导患者适度运动

A3/A4 型题

（9～10 题共用题干）

初产妇，妊娠 39 周，规律宫缩 4 小时入院，产科检查：宫口扩张 3cm，胎心率 145 次/分，胎头已衔接。观察过程中突发抽搐，继之意识消失，血压 175/125mmHg，尿蛋白（+++）。

9. 根据患者表现，考虑为

A. 高血压危象
B. 脑出血
C. 子痫
D. 子痫前期
E. 癫痫

10. 对于该患者，下列护理错误的是

A. 保持环境安静　　B. 减少刺激
C. 病室清洁明亮　　D. 专人护理
E. 保持呼吸道通畅

（11～12 题共用题干）

初孕妇，26 岁，妊娠 29 周，空腹血糖 2 次大于 5.8mmol/L，诊断为妊娠期糖尿病。

11. 该孕妇在妊娠期最不可能出现的并发症是
A. 羊水过多　　B. 妊娠期高血压疾病
C. 胎膜早破　　D. 泌尿系统感染
E. 过期妊娠

12. 在胎盘娩出后，胰岛素的用量应
A. 维持原量　　B. 及时下调
C. 增加 1 倍　　D. 增加 2 倍
E. 增加 3 倍

第三节　羊水量异常

案　例

孕妇，28 岁，G_2P_1，妊娠 32 周，患者近一月来自觉腹部增大明显，2 周前出现胸闷，因担心胎儿情况就诊。

体格检查：Bp 125/80mmHg，P 132 次/分。腹部隆起，宫高 38cm，腹围 110cm。B 型超声示羊水指数 36cm，胎儿无畸形。

思考题：

1. 最可能的诊断是什么？请写出主要的护理问题/诊断。
2. 如何对本案例的患者实施护理措施？

羊水在胎儿和母体间不断交换，达到动态平衡。当交换失去平衡时，羊水量发生异常。

一、羊水过多

在妊娠任何时期羊水量超过 2000ml 者，称为羊水过多。羊水过多的发病率，文献报道为 0.5%～1%。羊水过多时羊水的外观、性状与正常者并无异样。合并妊娠糖尿病者，其发生率高达 20%。

【病因】

考点提示

羊水过多的定义。

1. 胎儿畸形　羊水过多孕妇中，18%～40% 合并胎儿畸形，其中以神经管缺陷性疾病和消化道畸形最常见。前者约占 50%，其中以无脑儿、脑膨出与脊柱裂胎儿居多，由于脑脊膜裸露渗出液增加，缺乏中枢吞咽功能或缺乏抗利尿激素使羊水过多；后者约占 25%，主要为食管或小肠闭锁不能吞咽羊水导致羊水过多。

2. 多胎妊娠 多胎妊娠羊水过多的发病率是单胎妊娠的10倍，尤以单卵双胎居多，且常发生在其中体重较大的胎儿。因单卵双胎之间血液循环相互沟通，占优势胎儿循环血量多，尿量增加，致使羊水过多。

考点提示

羊水过多最常见的病因。

3. 孕妇和胎儿的各种疾病 糖尿病、母儿血型不合、重症胎儿水肿、妊娠期高血压疾病、急性病毒性肝炎、孕妇严重贫血都可造成羊水过多。

4. 胎盘脐带病变 胎盘绒毛血管瘤、脐带帆状附着、巨大胎盘等也可能引起羊水过多。

【处理】

取决于胎儿有无畸形和孕妇自觉症状的严重程度。羊水过多合并胎儿畸形者应及时终止妊娠；羊水过多但胎儿正常者可选择对症处理延长孕周，待胎儿成熟后，终止妊娠。

【护理评估】

（一）健康史

评估孕妇年龄，本次孕产史有无胎盘脐带异常、胎儿发育情况等。了解产妇有无妊娠期高血压疾病、糖尿病、肝炎、母儿血型不合、多胎妊娠等病史，有无畸形儿的孕产史。

（二）身体评估

1. 临床表现

（1）症状

1）急性羊水过多 较少见，多发生在妊娠20～24周。主要表现为压迫症状。注意评估压迫症状的严重程度，注意发病时间及加重情况、孕妇能否耐受等。子宫明显增大，孕妇感到腹痛；膈肌上抬引起心慌气促，严重者不能平卧；下腔静脉受压导致下肢水肿、下肢静脉或外阴静脉曲张；胃肠道受压出现消化不良、呕吐、便秘等。

2）慢性羊水过多 较多见，多发生在妊娠晚期，症状相对缓和，多数无自觉症状。

（2）体征 腹部皮肤发亮、变薄，子宫张力大，有液体震荡感，子宫大于孕周，胎心遥远，胎位不清。

考点提示

急性羊水过多较少见；慢性羊水过多较多见，多发生在妊娠晚期。

2. 辅助检查

（1）B型超声检查 有两种方法判断羊水量，以羊水最大暗区垂直深度（amniotic fluid volume，AFV）≥8cm考虑为羊水过多或以羊水指数（amniotic fluid index，AFI）≥25cm诊断为羊水过多。B型超声检查还可显示胎儿外形有无畸形，有无吞咽动作等。

（2）胎儿疾病检查 胎儿染色体异常，可以做羊水细胞培养或胎儿脐带血培养；胎儿开放性神经管缺陷，羊水AFP值超过同期正常妊娠平均值3个标准差以上可以帮助诊断；应用PCR技术检测胎儿是否感染病毒等。

（3）母体检查 母体糖耐量试验；血型不合者检查母体抗体滴度等。

3. 心理社会评估 孕妇和家属担心母儿健康，因常与母体疾病有关，因此，孕妇常有负疚感。又因羊水过多者常合并胎儿畸形，因此，患者及家属更感焦虑、紧张、甚至恐惧。

【护理问题/诊断】

1. 舒适改变 与子宫异常增大引起压迫症状有关。

2. 焦虑 与担心母儿安危及胎儿畸形有关。

3. 有围生儿受伤的危险　与羊水过多易并发胎膜早破、早产、脐带脱垂、胎盘早剥等有关。

【护理措施】

1. 一般护理

（1）注意休息　多卧床休息，取左侧卧位。若急性羊水过多有压迫症状者可取半卧位，改善呼吸情况。减少下床活动，防止胎膜早破。必要时遵医嘱使用镇静药。

（2）饮食指导　低盐饮食，多食蔬菜、水果，保持大便通畅，防止用力排便导致胎膜破裂。

（3）间断吸氧　每日吸氧1～2次，每次30分钟，以改善胎儿缺氧症状。

（4）避免诱发宫缩　勿刺激乳头及腹部，禁止性生活。

2. 用药护理　遵医嘱给予具有抗利尿作用的前列腺素合成酶抑制剂吲哚美辛，妊娠晚期可通过抑制胎儿排尿，减少羊水的产生。

3. 手术护理

（1）羊膜腔穿刺术　若胎儿无畸形，压迫症状严重，胎龄<37周者，可行羊膜腔穿刺术放羊水，以改善压迫症状。术中、术后的护理配合为：①向孕妇和家属介绍穿刺的目的、过程，取得知情同意。②术前监测生命体征，做好输液、输血准备及腹部皮肤准备。③嘱孕妇排空膀胱，协助取平卧位或半卧位。④协助做B型超声检查，确定穿刺部位。⑤配合医生完成羊膜腔穿刺，缓慢放出羊水。严格执行无菌操作规程，注意一次放羊水量不超过1500ml，羊水流出速度不超过500ml/h，以孕妇症状缓解为度，放羊水后，腹部放置沙袋或腹带包扎以免引起胎盘早剥或孕妇休克等。⑥遵医嘱使用镇静剂、宫缩剂、抗生素。

（2）人工破膜引产术　多采用经阴道高位针刺破膜，也可以先经腹部穿刺放出部分羊水，降低压力后再行人工破膜，以免发生胎盘早剥。术前应备血，破膜放羊水过程中应注意观察生命体征，注意是否有临产征象、胎盘早剥征象等。确诊胎儿畸形，可采用依沙吖啶引产，术前可经腹腔穿刺放出适量羊水。破膜后12小时仍无宫缩，应用抗生素预防感染；破膜12～24小时分娩尚未发动者，可用普拉睾酮促宫颈成熟，或用缩宫素、前列腺素等引产。

> **考点提示**
>
> 一次放羊水量不超过1500ml，羊水流出速度不超过500ml/h，以防引起胎盘早剥。

4. 心理护理　详细解答产妇及家属各种询问，向其讲解羊水过多相关知识，帮助孕妇积极配合治疗、护理，鼓励家属给予孕妇支持，减轻孕妇负疚感。

5. 健康指导

（1）嘱孕产妇出院后注意休息，加强营养，保持外阴清洁，防止感染及产后出血。

（2）指导失去围生儿的产妇6个月后方可再次受孕。若再孕应进行遗传咨询，加强产前检查，避免高危因素，及时发现胎儿畸形等。

二、羊水过少

妊娠晚期羊水量少于300ml者，称羊水过少。近年来羊水过少的发生率为0.4%～4%，羊水过少时，羊水呈黏稠、混浊、暗绿色，严重影响围生儿的预后。妊娠

> **考点提示**
>
> 羊水过少的定义。

早、中期的羊水过少，多以流产告终。若羊水量少于50ml，胎儿窘迫发生率达50%以上，围生儿死亡率达88%。

【病因】

> **考点提示**
>
> 羊水过少最常见的原因。

1. 胎儿畸形 泌尿系统畸形较多见，如胎儿先天肾缺如、肾发育不全、输尿管或尿道狭窄等畸形致胎儿尿少或无尿。另有肺发育不全、短颈或巨颌畸形也可引起羊水过少。

2. 胎盘功能减退 妊娠期高血压疾病、过期妊娠、胎儿生长受限、胎盘退行性改变均可导致胎盘功能减退，灌注量不足，为保障重要脏器的血液供应，肾血流量减少，胎儿尿液减少导致羊水过少。

3. 羊膜病变 胎膜早破羊水外漏速度超过羊水生成速度，或炎症、宫内感染造成羊膜通透性改变，可导致羊水过少。

4. 母体因素 孕妇脱水、血容量不足，或服用利尿剂等药物，妊娠期高血压疾病致胎盘血流量减少，也可发生羊水过少。

【处理】

1. 胎儿畸形 终止妊娠。

2. 胎儿正常

（1）足月妊娠 因剖宫产比阴道分娩可明显降低围生儿死亡率，目前多主张剖宫产；估计在短时间内可结束分娩者，可经阴道分娩。

（2）妊娠未足月 期待治疗，可行羊膜腔输液法，目的是解除脐带受压，使胎心变异减速、胎粪排出及剖宫产率下降，提高新生儿成活率。

【护理评估】

（一）健康史

询问孕妇的月经史、生育史；了解妊娠有无过期，有无畸胎儿的孕产史。评估本次妊娠情况，有无用药，有无妊娠合并症及胎儿发育情况。

（二）身体评估

1. 临床表现

（1）症状 孕妇胎动后出现腹痛，注意腹痛的部位，持续时间、强度，有无其他伴随症状。临产后阵痛剧烈。

（2）体征 宫高、腹围均小于同期妊娠。临产后，前羊膜囊不明显，破膜时羊水量较少。

2. 辅助检查

（1）B型超声检查 AFV≤2cm为羊水过少，≤1cm为严重羊水过少；AFI≤8cm为羊水偏少，≤5cm为羊水过少。此外，B型超声还能诊断胎儿肾缺如、肾发育不全等畸形，及时发现胎儿生长受限。

（2）羊水直接测量 破膜时收集羊水，少于300ml即可确诊。此法最大缺点是不能早期诊断。

（3）其他 胎心电子监护出现胎心变异减速和晚期减速，结合宫高、腹围增长缓慢可诊断。羊水细胞培养或胎儿脐带血细胞培养可排除胎儿染色体异常。

（三）心理－社会评估

孕妇和家属得知羊水过少常合并胎儿畸形后，常因担心母儿安危倍感焦虑、紧张，甚至恐惧。

【护理问题/诊断】

1. 舒适改变　与胎动后腹痛和临产阵痛剧烈有关。

2. 焦虑　与担心母儿安危及胎儿畸形有关。

3. 有受伤的危险（围生儿）　与胎盘功能减退、胎儿生长受限等有关。

【护理措施】

1. 一般护理

（1）注意休息　多卧床休息，左侧卧位，改善胎盘血液供应。

（2）加强营养　饮食丰富，保证孕妇及胎儿的营养需求。

（3）间断吸氧　每日吸氧1～2次，每次30分钟，以改善胎儿缺氧症状。

（4）避免诱发宫缩　避免各种不良刺激，预防胎膜早破。

2. 配合治疗　遵医嘱给予β肾上腺素激动剂、硫酸镁、丹参等，用药中加强巡视，如出现异常及时停药。

3. 手术护理

（1）终止妊娠　若确诊胎儿畸形应尽早终止妊娠，可选用B型超声引导下经腹羊膜腔穿刺注入依沙丫啶引产。正常胎儿已足月、宫外可存活者，及时终止妊娠。合并胎盘功能不全、胎儿窘迫或破膜时羊水少且胎粪污染严重，短时间不能结束分娩者，采用剖宫产术。对胎儿无明显宫内缺氧、人工破膜羊水清亮者，可经阴道试产，试产时应密切观察产程进展，连续监测胎心变化。

（2）期待疗法　妊娠未足月、胎肺不成熟者，可通过增加羊水量延长妊娠期。可应用羊膜腔灌注液体法，同时选用宫缩抑制剂预防早产。应注意羊膜腔灌注液体法能够提高新生儿成活率，但是多次使用可引起绒毛膜炎等并发症。

4. 心理护理　详细解答孕妇及家属各种询问，向其讲解羊水过少相关知识，帮助孕妇树立信心，积极配合治疗、护理。帮助失去胎儿的产妇度过悲伤期。

5. 健康指导

（1）嘱孕妇加强产前检查，及时发现并治疗妊娠期合并症及并发症。

（2）增加营养，避免不良饮食习惯和生活方式。

（3）加强新生儿护理，促进新生儿生长发育。对于失去围生儿产妇嘱其再孕后应进行遗传咨询，加强产前检查，及时发现胎儿畸形等。

第四节　多胎妊娠

案　例

女性，30岁，停经52天，恶心、呕吐剧烈，尿妊娠试验阳性，B型超声可见两个孕囊。

思考题：

1. 该患者最可能的诊断是什么？

2. 如何对孕妇实施护理措施？

一次妊娠同时有两个或两个以上胎儿称多胎妊娠（multiple pregnancy），以双胎妊娠最多见。近年来随着辅助生殖技术的广泛开展，多胎妊娠的发生率有上升趋势。多胎妊娠易引起贫血、妊娠期高血压疾病、羊水过多等，属高危妊娠的范畴。本节主要讨论双胎妊娠（twin pregnancy）。

考点提示

多胎妊娠属于高危妊娠范畴，易并发贫血、妊娠期高血压疾病和羊水过多等。

【病因】

双胎妊娠的发生率在不同的地区、国家、种族之间有一定差异。

1. 遗传因素　夫妻双方家族中有多胎妊娠史者。

2. 年龄和胎次　双胎发生率随着孕妇年龄增大而增加，尤其是双卵双胎。孕妇胎次越多，多胎发生的机会越多，有报道称多产妇为26‰，比初产妇高4.7‰。

3. 其他　促排卵药物氯米芬和辅助生殖技术的应用，也增加了双胎妊娠的发生率。

【分类】

双胎妊娠分为双卵双胎（dizygotic twins）和单卵双胎（monozygotic twins），其临床特征见表6-5和图6-10、6-11。

表6-5　双胎妊娠的分类

	单卵双胎（占1/3）	双卵双胎（占2/3）
形成	1个卵子受精后分裂	2个卵子同时受精
胎儿	性别、面貌、血型相同	性别、面貌、血型不一定相同
胎盘与绒毛膜	相同	不同
两胎囊中隔	桑椹期分裂：羊膜2、绒毛膜2（占1/3） 囊胚期分裂：羊膜2（占2/3） 羊膜囊形成后分裂：无中隔	羊膜2、绒毛膜2（可融为1层）
两胎儿血循环	相通	不相通

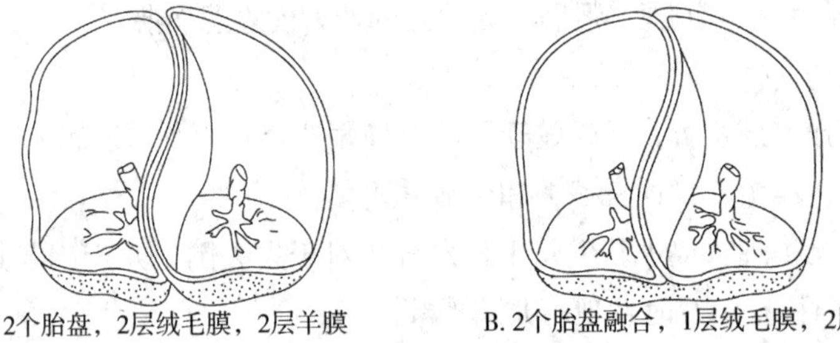

图6-10　双卵双胎的胎盘及胎膜

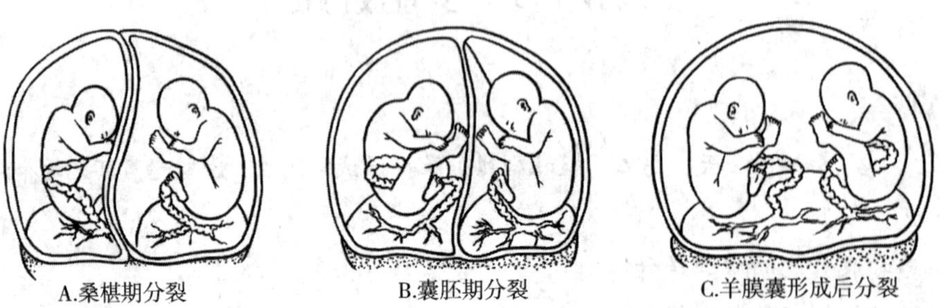

图6-11　单卵双胎的胎盘与胎膜

知识拓展

双胎输血综合征

单卵双胎的胎盘间可有血液循环相通，包括动脉间、静脉间、动静脉间吻合3种，前两种由于两侧血压相等，血液分配均匀不会产生异常情况。而动脉与静脉间血管吻合则存在血压差别，可能引起双胎输血综合征。

双胎输血综合征多见于双羊膜囊单绒毛膜单卵双胎，围生儿死亡率极高。一个胎儿（受血胎儿）接受另一个胎儿（供血胎儿）的大量血液，使受血胎儿血量增多，心脏肥大，肝、肾增大，体重增长快，可因多尿而导致羊水过多，娩出后可死于先天性心力衰竭；而供血胎儿则出现体重轻、贫血、脱水、羊水少，甚至因营养缺乏而死亡。早期死亡的胎儿能被另一胎儿压成薄片，称纸样胎。

【处理】

1. 妊娠期 定期产前检查，争取早日确诊；加强营养，预防并发症的发生。

双胎妊娠引产指征 ①有严重并发症，如重度子痫前期或子痫，不宜继续妊娠者。②合并急性羊水过多，孕妇腹部过度膨胀，压迫症状明显者。③胎儿畸形。④超过预产期而尚未临产，胎盘功能减退者。

2. 分娩期 多数能经阴道分娩，但需严密观察产程及胎心、胎位变化，做好输液、输血及抢救新生儿的准备。

双胎妊娠剖宫产指征 ①异常胎先露或易发生胎头交锁和嵌顿的胎位，或者单羊膜囊双胎、联体双胎等。②脐带脱垂、前置胎盘、子痫前期、子痫、胎膜早破、继发性宫缩乏力经处理无效。③第一个胎儿娩出后发现先兆子宫破裂，或宫颈痉挛，需抢救母婴生命。④胎儿窘迫，短期内不能经阴道分娩。根据产妇与胎儿的具体情况选择术式。

【护理评估】

（一）健康史

询问孕妇年龄、孕产次，是否有多胎家族史，孕前是否使用促排卵药物或辅助生殖技术。

（二）身体评估

1. 临床表现

（1）症状 早期妊娠早孕反应较重；中期妊娠后体重增加迅速，腹部增大明显；压迫症状出现早，如腰酸背痛、呼吸困难、胃部饱满、行走不便、下肢静脉曲张、水肿等。

（2）体征 宫高大于孕周，腹部可触及两个胎头和多个小肢体，在腹部不同部位可听到两个胎心音，其间隔有无音区，或同时听诊1分钟，两个胎心率相差10次以上。

考点提示

双胎妊娠的两个胎心率至少相差：10次/分。

2. 辅助检查

（1）B型超声检查 可以早期诊断双胎，从而提高双胎妊娠的孕期监护质量。妊娠早期可见两个妊娠囊，中期可见两个胎头光环和各自脊柱、躯干、四肢等。B 型超声对中晚期的双胎诊断率几乎达 100%。

（2）多普勒胎心仪　妊娠 12 周后听到两个频率不同的胎心音。

（三）心理－社会评估

孕妇及家属情绪较为复杂，在感到高兴喜悦的同时，对母儿的健康安危存在担心。部分孕妇及家属还为产后护理两个新生儿以及两个孩子日后的抚养、照顾感到焦虑不安。

【护理问题/诊断】

1. 舒适改变　与子宫增大引起压迫症状有关。

2. 焦虑　与担心分娩时母儿的安危及护理两个新生儿有关。

3. 有受伤的危险（母儿）　与双胎妊娠易并发贫血、胎盘早剥、宫缩乏力、产后出血、胎膜早破、脐带脱垂、早产等有关。

【护理措施】

1. 一般护理

（1）休息　左侧卧位，保证足够的睡眠时间。有腰酸背痛的孕妇应注意多休息，有下肢坠胀及水肿者，可在坐、卧时适当垫高下肢及臀部。孕晚期适当减少活动，避免刺激引起胎膜早破。

（2）加强营养　进食高蛋白、高热量、高维生素食物，增加铁、叶酸的摄入。因早孕反应重或持续时间长，摄入不足不能满足机体需要者，可考虑选用静脉输液、给予营养药物治疗等方法，以满足胎儿生长发育需要。

2. 妊娠期护理

（1）增加产前检查次数，监测并发症。监测宫高、腹围和体重，注意有无异常情况出现。配合医生筛查孕妇常见的并发症，及时配合完成各项检查和治疗，并加强病情观察。

（2）孕晚期防止胎膜早破及早产。多卧床休息，减少活动，禁止性生活，一旦出现阴道流液取平卧位或抬高臀部并立即就诊。接诊者立即听取胎心，观察流出羊水的量、性状，并及时报告医生。

3. 分娩期护理

（1）严密观察产程进展和胎心变化。产程中注意有无脐带脱垂或胎盘早剥等并发症。

（2）第一胎儿不宜娩出过快，以防胎盘早剥；第一个胎儿娩出后立即断脐，钳紧胎盘端脐带，以防第二胎儿失血。协助扶正第二个胎儿的胎位，保持纵产式，约 20 分钟第二个胎儿自然娩出。若 15 分钟仍无宫缩，可协助人工破膜或遵医嘱静脉点滴缩宫素。

（3）第二个胎儿前肩娩出后，立即肌内注射或静脉点滴缩宫素，预防产后出血，并在腹部放置沙袋，防止因腹压骤降引起休克。

4. 心理护理　多与孕妇家属沟通，耐心解答他们提出的问题，帮助其完成角色转变。提供双胎妊娠的相关保健知识，增强其信心，保持愉悦的心情。

5. 健康指导

（1）嘱未分娩出院后妊娠继续的孕妇注意休息，增加营养，加强胎动及胎心监测，出现异常情况时立即就诊，可提前住院待产。

（2）指导产妇进行母乳喂养，提供科学哺儿知识。产褥期注意防止感染，促进产后康复，注意避孕。

第五节　过期妊娠

案例

32岁初产妇，G_1P_0，妊娠42周。该孕妇平素月经规律，停经后无明显早孕反应，4个半月自觉胎动，按时产检未见异常。

查体：血压110/80mmHg，腹部膨隆如孕周大小，无压痛，双下肢无水肿。宫高34cm，腹围95cm，无宫缩，胎位LOA，胎心音156次/分，头先露，未入盆。

B型超声示：羊水指数8.0cm，少量、浑浊。胎盘成熟度Ⅱ度，厚度3.4cm。双顶径9.3cm，股骨长6.7cm。医生建议其终止妊娠。

思考题：

1. 该患者最可能的诊断是什么？
2. 家属表示剖宫产对胎儿不利未同意，我们该如何处理？

凡平时月经规律，妊娠达到或超过42周（≥294日）尚未分娩者，称为过期妊娠（postterm pregnancy）。其发生率占妊娠总数的3%～15%。过期妊娠会增加胎儿窘迫、胎粪吸入综合征、新生儿窒息、巨大儿、难产等不良结局的发生，且发生率随着妊娠期延长而增加。

考点提示

过期妊娠的后果。

【病因】

不明，可能与头盆不称、胎儿畸形、激素比例失调、遗传因素有关。

【病理】

1. 胎盘功能正常　重量略有增加，外观及镜检均似正常足月胎盘。

2. 胎盘功能减退　胎盘老化，出现梗死及钙化灶，母儿间气体及物质交换能力下降，羊水量减少至300ml以下。胎儿对缺氧耐受能力下降，出现胎儿过熟综合征。

3. 胎儿生长受限　小样儿合并过期妊娠，更增加胎儿的危险性，约1/3过期妊娠死产儿为生长受限小样儿。

【处理】

一旦确定过期妊娠，应尽快终止妊娠，降低围生儿死亡率。

知识拓展

胎儿过熟综合征

胎儿过熟综合征与胎盘功能减退、胎盘血流灌注不足、胎儿缺氧及营养缺乏有关。具有特征型外貌：皮肤干燥、松弛、起皱、脱皮（尤以手心和脚心明显）；身体瘦长、胎脂消失、皮下脂肪减少；头发浓密，指（趾）甲长；新生儿异常警觉和焦虑，容貌似“小老人”。由于羊水减少和胎粪排出，胎儿皮肤黄染，羊膜和脐带呈黄绿色。

【护理评估】

（一）健康史

询问末次月经时间和月经史，注意有无月经周期过长、受孕时间推后而致孕期尚未真正过期；询问早孕反应及胎动出现的时间，进一步明确预产期是否准确；询问既往孕产史；询问有无过期妊娠的家族史。

（二）身体评估

1. 临床表现

（1）症状　无特异性表现。

（2）体征　测量孕妇体重、宫高、腹围，评估子宫大小与妊娠周数是否相符。注意有无胎位异常和头盆不称，监测胎心率变化。

2. 辅助检查

（1）B型超声检查　测量胎头双顶径、股骨长、羊水量以及胎盘成熟度。

（2）胎盘功能检查　测定尿雌三醇、雌激素/肌酐比值、血清雌三醇值。

（3）胎儿电子监护　可反映胎儿宫内安危。

（三）心理－社会评估

多数孕妇及家属表现出焦急，担心母儿安危，希望能尽快终止妊娠。部分孕妇及家属因未认识到过期妊娠的危害性，对此不重视。

【护理问题/诊断】

1. 知识缺乏　缺乏对过期妊娠危害性的正确认识。

2. 焦虑　与担心是否能顺产，胎儿是否危险有关。

3. 潜在并发症　难产、产后出血、胎儿窘迫和新生儿窘迫等。

【护理措施】

1. 一般护理

（1）休息与活动　加强休息，左侧卧位。指导孕妇适当活动，如散步、孕妇保健操等。

（2）改善缺氧状况　每日定时吸氧，必要时可用50%葡萄糖40ml加维生素C 500mg静脉推注，每日一次，以改善胎儿缺氧状态。

2. 加强胎儿监护　嘱患者加强自我监测，坚持自数胎动，必要时行胎儿电子监护。按时听胎心，发现异常及时通知医生，随时做好住院治疗的准备。

3. 终止妊娠的护理配合　及时做好术前准备，做好新生儿的抢救准备。产后及时给予缩宫素，检查软产道，防止产后出血。

4. 心理护理　耐心向患者解释过期妊娠对母儿的危害，并告知目前胎儿的状况和可能发生的情况，使其了解适时终止妊娠的必要性和方法，缓解其紧张、焦虑情绪，使其能够主动配合医生治疗。

5. 健康指导

（1）加强产后营养、休息，促进康复。

（2）加强新生儿护理，指导母乳喂养。

（3）对于失去胎儿的产妇进行健康指导，避免再孕发生过期妊娠。

第六节　巨大胎儿

案例

26岁孕妇，G_1P_0，妊娠37周。孕妇停经后无不良反应，食欲佳。18周自觉胎动，近来常觉饥饿，每天晚上加餐。

体格检查：宫高38cm，腹围103cm，宫内胎体充实，羊水不多，头先露。

B型超声检查：胎头双顶径10cm，股骨长度8.5cm，胎儿腹围36cm。

思考题：

1. 请简单计算胎儿体重。胎儿大小正常吗？

2. 采取什么方式分娩为好？

3. 请列出主要的护理问题/诊断并制订护理措施。

胎儿体重达到或超过4000g者称巨大胎儿（macrosomia）。目前欧美国家标准为达到或超过4500g。近年来由于营养过剩，巨大儿的发生率增加较快，国内发生率为7%，国外发生率为15.1%。

【病因】

（1）妊娠合并糖尿病　合并糖尿病孕妇巨大儿的发生率为26%。

（2）孕妇营养过剩、肥胖、体重过重等。

（3）父母身材高大。

（4）经产妇。

（5）过期妊娠　过期妊娠巨大儿的发生率比足月妊娠增加3～7倍。

（6）高龄产妇。

（7）巨大胎儿分娩史。

（8）种族因素。

（9）男胎多于女胎。

> **考点提示**
>
> 如产道、产力及胎位均正常，仅胎儿大，可因头盆不称发生分娩困难。

【处理】

1. 剖宫产　若有头盆不称或臀位，应行剖宫产术。

2. 经阴道分娩　①仔细测量骨盆，若头盆适应，产力良好，可经阴道自然娩出。②产程中若有宫缩乏力应及时处理，胎头娩出后应注意有发生娩肩困难的可能性。③产后需给予宫缩剂，预防产后出血，仔细检查软产道，及时修补裂伤并预防感染。

【护理评估】

（一）健康史

询问孕妇年龄、体重、孕产史，是否有巨大儿分娩史，有无妊娠期合并糖尿病、过期妊娠等。

（二）身体评估

1. 临床表现

（1）症状　孕期体重迅速增加，常在妊娠后期出现呼吸困难，自觉腹部沉重及两肋胀痛等。

（2）体征　腹部膨隆明显，宫高 >35cm 或宫高加腹围 >140cm 时提示有巨大胎儿的可能，胎体大，先露部高浮，胎心清晰，位置较高。

2. 辅助检查　B 型超声检查：测量胎头双顶径、头围、腹围等指标，监测胎儿发育情况。巨大儿胎头双顶径通常大于 10cm，应进一步测量胎儿肩径及胸径，若其大于头径，应警惕肩难产。

知识拓展

肩难产

胎儿娩出后，胎儿前肩被嵌顿在耻骨联合上方，用常规助产方法不能娩出胎儿双肩，称为肩难产。其发生率因胎儿体重而异，超过 50% 的肩难产发生于正常体重的新生儿，且无法预测。肩难产可引起产妇产后出血和会阴裂伤、阴道裂伤、宫颈裂伤、子宫破裂、生殖道瘘等。肩难产还可引起新生儿臂丛神经损伤、锁骨骨折、股骨骨折、胎儿窘迫、新生儿窒息，严重时可导致颅内出血、神经系统异常，甚至死亡。

（三）心理 - 社会评估

孕妇及家属因胎儿巨大，担心胎儿发育异常及母儿分娩安危，容易发生紧张、焦虑，甚至恐惧。

【护理问题/诊断】

1. 有受伤的危险（母儿）　与胎儿过大分娩困难有关。

2. 有感染的危险　与分娩过程中产妇软产道损伤、产程延长有关。

3. 恐惧　与胎儿发育异常和难产有关。

【护理措施】

1. 孕期监测　监测血糖，排除糖尿病，若确诊为糖尿病，应控制血糖。足月后监测胎盘功能，发现异常及时通知医生。

2. 分娩期护理

（1）密切观察产程进展　巨大儿易出现难产，导致产程延长，增加胎儿窘迫发生的可能。临产后要密切监测胎心率、宫缩及产程进展，随时做好剖宫产准备，若经阴道分娩，应仔细检查软产道有无撕裂。

（2）新生儿护理　分娩后仔细检查新生儿有无产伤，妊娠期合并糖尿病产妇要注意新生儿有无低血糖发生。

3. 产后监测产妇情况　产后持续监测产妇生命体征、宫底高度、恶露量，及早发现产后出血。

4. 心理护理　针对产妇及家属的疑问、焦虑，给予充分的解释。提供新生儿护理等相关知识，缓解产妇紧张状态。

5. 健康指导

（1）指导妊娠期注意监测血糖和胎心、胎动情况。

（2）指导出院产妇观察产后出血情况，如有异常及时就医。

（3）指导产妇进行母乳喂养，观察新生儿有无低血糖等症状。

第七节 高危妊娠

案 例

38岁初孕妇，妊娠38周，复诊产前检查。主诉无明显不适，自我监测胎动＜10次/12小时，定期检查未发现异常。既往史、家族史均无异常。

查体：血压130/85mmHg，心、肺听诊未见异常，双下肢无水肿。

产科情况：宫高33cm，腹围96cm，胎位ROA，胎心率140次/分。

思考题：

1. 该孕妇是否属高危妊娠？为什么？

2. 为了解胎儿宫内情况需行哪些检查？

3. 请写出该孕妇主要的护理问题/诊断并实施护理措施。

妊娠期有个人或社会等某种因素或并发症、合并症等可能危害孕产妇、胎儿及新生儿安全或导致难产者称为高危妊娠（high risk pregnancy）。具有高危因素的孕妇称为高危孕妇。

高危妊娠包括以下范畴。

考点提示

高危妊娠的范畴。

1. 孕妇个人情况 年龄＜16岁或大于等于35岁，妊娠前体重＜40kg或超过80kg，身高＜145cm，孕妇受教育时间低于6年，未婚或独居，居住条件差、收入低下。

2. 异常孕产史 自然流产、异位妊娠、早产、死胎、死产、难产（包括剖宫产史）、新生儿死亡、新生儿溶血性黄疸、新生儿畸形和先天性或遗传性疾病等。

3. 妊娠期并发症或合并症 妊娠期高血压疾病、前置胎盘、胎盘早剥、羊水过多或过少、胎儿生长受限、过期妊娠、母儿血型不合等并发症。心脏病、高血压、肾病、肝炎、甲状腺功能亢进、血液病、病毒感染等合并症。

4. 孕妇可能发生分娩异常 胎位异常、骨盆异常、软产道异常、巨大儿、多胎妊娠等。

5. 胎盘功能不全。

6. 其他 孕妇有妊娠期不良接触史，如大量放射线、化学药物等。孕妇有盆腔肿物或妇科手术史。孕妇有不良嗜好，如吸烟、酗酒、吸毒等。

【护理评估】

（一）健康史

重点评估孕妇是否存在潜在危险因素。详细询问孕妇的个人资料，包括身高、体重、年龄、职业、文化程度、经济及家庭状况；了解孕产史、疾病史和手术史；了解有无妊娠期合并症和并发症；了解本次妊娠经过，早期是否用过对胎儿有害的药物、接触过放射线等。

（二）身体评估

1. 临床表现

（1）症状　妊娠早期有无恶心、呕吐等早孕反应及严重程度。中晚期有无阴道流血、腹痛、头晕、眼花、心悸、呼吸困难等合并症和并发症症状。

（2）体征　评估胎儿大小、胎位有无异常；听胎心、数胎动，评估胎儿宫内安危；测量骨盆大小，了解有无头盆不称和骨盆异常；检查软产道有无狭窄或梗阻；检查外阴和下肢有无静脉曲张；近分娩期评估羊水量及性状、有无胎膜早破等。

2. 辅助检查　常用的检查有胎儿宫内安危监测、胎盘功能检查、胎儿成熟度检查、胎儿畸形筛查，详见第三章第八节。

（三）心理－社会评估

多数孕妇及家属表现出焦急，担心母儿安危。尤其高龄初孕妇、多年不孕、有不良孕产史的孕妇及其家属，因盼子心切，更加担心母儿健康和安危，易出现紧张、焦虑，甚至恐惧。

【护理问题/诊断】

1. 潜在并发症　胎儿生长受限、胎儿窘迫和新生儿窒息等。

2. 焦虑　与担心母儿安危有关。

3. 知识缺乏　缺乏高危妊娠对母儿影响相关知识。

4. 预感性悲哀　与预感到要失去胎儿有关。

【护理措施】

对于高危妊娠，应在不同时期给予不同的护理措施，具体内容如下。

1. 孕前护理　了解夫妻双方是否存在高危因素或健康问题。如存在，应及时就医评估或治疗后决定是否妊娠。如果医生确定可以妊娠者应选择最佳的生育年龄和时机，并遵医嘱进行相关检查和定期监测。

2. 孕期护理

（1）一般护理　卧床休息，左侧卧位，改善氧供。注意个人卫生，勤换衣裤。尤其注意合理摄入足够营养，保证胎儿发育需要。血糖监测异常或胎儿增长过快者控制饮食；对胎儿增长受限或胎盘功能减退者增加营养，给予高蛋白、高能量饮食，补充多种维生素、铁、钙及多种氨基酸。

（2）监测母体和胎儿情况　监测孕妇体重、血压、宫高、腹围，观察活动耐力，有无腹痛、阴道流血、胎儿缺氧等症状和体征，及时报告医生并记录；遵医嘱通过各项检查监测胎心及胎盘功能；评估孕妇各方面因素和胎儿情况选择终止妊娠的时机和方式。

（3）心理护理　耐心做好解释工作，告知与孕妇、胎儿目前情况相关知识，帮助其正确认识和对待自己的妊娠，增强自信心。同时鼓励和指导家人参与和支持，给予孕妇精神上的安慰，能够倾听孕妇的倾诉，帮助孕妇缓解紧张焦虑情绪。

（4）健康指导　向孕妇和家属解释加强孕期保健的意义，指导自我护理的方法，讲授妊娠期合并症和并发症的护理要点，教会孕妇自我监测胎动的方法，以及出现异常情况的处理方法。教会孕妇识别分娩先兆、入院待产指征等。

3. 产时护理

（1）监测胎儿的健康情况 密切观察宫缩、胎心率的变化，破膜后仔细观察羊水颜色、量及性状。如出现胎儿窘迫的征象，立即通知医生，同时给予产妇吸氧、改变姿势、减少对子宫的刺激、暂停缩宫素等护理措施。如有需要，做好人工破膜、阴道检查、剖宫产术术前准备；做好新生儿的抢救准备和配合；早产儿和极低体重儿还需准备好暖箱。

（2）心理护理 向产妇讲授分娩过程相关知识，指导其掌握放松技巧和有关药物的使用方法，减轻焦虑和疼痛，促进其正确对待病情，主动配合治疗。

4. 产后护理

（1）观察产妇乳房、子宫、恶露、会阴或腹部伤口恢复情况 监测各项生命指标、产后出血量等，根据产妇是否有产褥期异常提供相应护理。

（2）健康指导 指导产妇注意高危儿的喂养、护理和产后保健、避孕。告知其产后健康检查的时间和内容，对妊娠期合并症或并发症未康复患者随访指导。对于失去胎儿的产妇进行相关知识讲解，在医生指导下再孕。

目标检测

选择题

A1/A2 型题

1. 羊水量过多指羊水量超过

A. 600ml　　B. 800ml
C. 1000ml　　D. 1500ml
E. 2000ml

2. 羊水过多的孕妇，容易并发

A. 贫血　　B. 妊娠期高血压疾病
C. 心脏病　　D. 糖尿病
E. 病毒性肝炎

3. 羊水过少最常见的病因是

A. 消化系统畸形　　B. 神经系统畸形
C. 泌尿系统畸形　　D. 胎盘功能异常
E. 羊膜病变

4. 诊断双胎妊娠的两个胎心率至少应相差

A. 5 次/分　　B. 8 次/分
C. 10 次/分　　D. 15 次/分
E. 20 次/分

5. 下列关于双胎妊娠分娩的护理，正确的是

A. 第一胎儿娩出后立即断脐
B. 第一胎儿娩出后立即人工破膜娩出第二胎儿
C. 第一胎儿娩出后肌内注射缩宫素预防产后出血

D. 第一胎儿娩出后静滴缩宫素助第二胎儿娩出

E. 第一胎儿娩出后，第二胎儿为横位应剖宫产

6. 过期妊娠是指妊娠达到或超过

A. 40 周末
B. 41 周末
C. 42 周末
D. 43 周末
E. 44 周末

7. 初产妇，32 岁，妊娠 30 周，因“腹部迅速增大，伴气急、心悸、不能平卧 2 天”入院。体格检查：P 102 次/分，R 32 次/分，Bp 125/80mmHg，下肢水肿（++），腹围 103cm，胎心遥远，胎位不清。应考虑诊断为

A. 双胎
B. 妊娠合并糖尿病
C. 巨大胎儿
D. 胎盘早剥
E. 急性羊水过多

8. 初产妇，29 岁，妊娠 34 周，因“胸闷 1 周，呼吸困难 1 天”入院。查体：腹部明显大于孕周，B 型超声示最大羊水池深度 11cm。拟行穿刺放羊水，护理措施中不包括

A. 每小时放羊水量不超过 1500ml
B. 每次放羊水量不超过 1500ml
C. 密切观察孕妇情况
D. 做好抢救新生儿的准备
E. 做好输液、输血的准备

扫码“练一练”

（王博巧）

第七章

妊娠合并症妇女的护理

扫码"学一学"

学习目标

知识要点

1. 掌握妊娠合并症的临床表现、主要辅助检查、处理原则和护理措施。
2. 熟悉妊娠合并症与妊娠期、分娩期、产褥期的相互影响。

技能要点

1. 能宣教妊娠合并症与妊娠期、分娩期、产褥期的相互影响；病毒性肝炎、性传播疾病的主要传播途径。
2. 能识别妊娠合并症，能识别早期心衰，能配合医生处理妊娠合并症孕产妇。
3. 能说出妊娠合并症的护理问题/诊断并实施护理措施。

第一节　妊娠合并心脏病

案例

王女士，30 岁，G_1P_0，妊娠 8 周。有心脏病史，主诉昨日受凉后出现胸闷、气促、咳嗽，夜间不能平卧。体格检查：T 37.8℃，P 118 次/分，R 21 次/分，Bp 130/90mmHg，肺底有少量湿啰音，咳嗽后不消失。

思考题：

1. 应考虑的医疗诊断是什么？
2. 请说出三个主要的护理问题/诊断并制订护理措施。
3. 患者入院后第 3 天突然出现急性肺水肿伴咯血，此时新的诊断是什么？请提出新的护理问题/诊断和护理措施。

妊娠合并心脏病是孕产妇死亡的主要原因之一，仅次于产科出血，高居孕产妇死因顺位的第 2 位。在国内，本病的发病率为 1.06%，死亡率为 0.73%。主要分为结构异常性心脏病、功能异常性心脏病和妊娠期特有心脏病三类，以结构异常性心脏病为主，其中先天性心脏病占 35% ~50%，而随着生活和医疗条件的改善，以往发病率较高的风湿性心脏病逐年下降。

【妊娠与心脏病的相互影响】

（一）妊娠对心脏病的影响

1. 妊娠期 心脏负荷增加，尤其是妊娠32～34周。原因有：①妊娠时母体血容量增加。②心排出量增加。③心率增快。④妊娠晚期，子宫增大使膈肌上抬、心脏移位、大血管扭曲。

2. 分娩期 是心脏负荷最重的时期。

（1）第一产程 ①每次子宫收缩有250～500ml血液被挤入体循环，使回心血量增加，心排出量增加约20%。②子宫收缩使右心房压力升高，平均动脉压升高10%，心脏负荷进一步增加。

（2）第二产程 ①宫缩更频强。②产妇屏气使肺循环压力增高。③腹肌和骨骼肌收缩使周围血管阻力增加。④腹压升高使血液涌向心脏。故第二产程心脏负荷最重。

（3）第三产程 ①胎儿娩出，子宫迅速缩小，腹压骤降，大量血液流向内脏，回心血量明显减少，可导致周围血循环衰竭。②胎盘血循环停止，子宫血窦中的大量血液回流入体循环，使回心血量急剧增加。

> **考点提示**
>
> 妊娠合并心脏病孕产妇最危险的3个时期。

3. 产褥期 产后3天，由于子宫缩复使大量血液进入体循环，妊娠期在组织间隙滞留的大量液体回到体循环，体循环血量再度增加，故产后，尤其是产后3天内仍是心脏负荷最重的时期。

（二）心脏病对妊娠的影响

心脏病不影响受孕。若心功能为Ⅰ～Ⅱ级、既往无心力衰竭病史也无其他并发症者，大部分孕妇能顺利妊娠和分娩。若心功能为Ⅲ～Ⅳ级，既往有心力衰竭病史者，则不宜妊娠。不宜妊娠的心脏病患者一旦妊娠，或妊娠后心功能恶化者，流产、早产、死胎、胎儿生长受限、胎儿窘迫及新生儿窒息的发生率均明显增高。围产儿死亡率是正常妊娠的2～3倍。

【处理】

加强孕期保健，预防和控制感染，防止心力衰竭，适时终止妊娠。

1. 非妊娠期 根据心脏病的类型及心功能状况，确定是否适宜妊娠。不宜妊娠者，应严格避孕或采取绝育手术。

2. 妊娠期 不宜妊娠者一旦受孕，应在妊娠12周前行人工流产；若已超过12周，终止妊娠的风险不亚于继续妊娠和分娩，应在密切监护下，防止并发症的发生，使之度过妊娠期和分娩期。适宜妊娠者，应密切观察心功能，加强产前检查。

3. 分娩期 根据个体情况选择合适的分娩方式。心功能Ⅰ～Ⅱ级、胎位正常、产道条件良好者，可在密切监护下经阴道分娩。心功能Ⅲ～Ⅳ级、胎位和产道异常者，应选择剖宫产。

> **考点提示**
>
> 心功能不同级别孕妇的处理。

4. 产褥期 应密切监护，使用广谱抗生素至产后1周以预防感染。心功能Ⅲ级以上者，不宜哺乳。

【护理评估】

（一）健康史

评估孕妇心功能状况及有无诱发心力衰竭的潜在因素；了解过往治疗经过，既往有无心力衰竭、心脏手术史等。

（二）身体评估

1. 临床表现

（1）早期心力衰竭

1）症状　轻微活动后即有胸闷、气促和心慌；夜间因胸闷而坐起，或需要到窗口呼吸新鲜空气。

2）体征　休息时，心率 >110 次/分，呼吸 >20 次/分；肺底出现少量湿啰音，咳嗽后不消失。

（2）典型心力衰竭

1）左心衰竭

①症状　夜间阵发性呼吸困难、端坐呼吸、急性肺水肿；咳嗽、咳痰、咯血；疲劳、乏力、心悸；少尿、肾功能损害。

②体征　心率加快，早期可闻及哮鸣音，晚期出现肺部湿啰音；面色青紫，心肌肥厚、心腔扩大、肺动脉区第二心音亢进等。

2）右心衰竭

①症状　上消化道症状如食欲不振、上腹胀痛、恶心等；劳力性呼吸困难。尿少、尿中出现少量蛋白。

②体征　颈静脉征阳性，肝大，下肢水肿；唇、指端发绀；心腔扩大、心律失常等。

3）全心衰竭　同时兼有左、右心力衰竭的表现。

2. 心脏功能　纽约心脏病协会依据患者生活能力状况，将心脏病孕妇的心功能分为4级。

Ⅰ级：一般体力活动不受限制，运动后无心慌、气短等不适。

Ⅱ级：一般体力活动轻度受限，运动后感心慌、气短、胸闷、乏力，休息后症状消失。

Ⅲ级：一般体力活动明显受限，休息时无不适，轻微活动后即感心悸、气促、乏力，或既往有心力衰竭史者。

Ⅳ级：一般体力活动严重受限，不能进行任何体力活动，休息时有心悸、气促。

3. 辅助检查

（1）X 线检查　了解心腔扩大情况。

（2）心电图检查　了解有无心律失常。

（3）B 型超声检查　了解胎儿宫内发育情况。

（三）心理－社会评估

由于妊娠期存在流产、早产、胎儿宫内生长发育迟缓或胎儿窘迫的危险，孕妇常处于焦虑状态，病情较重者生活无法自理，加重了患者的心理负担。临产时，产妇担心是否能顺利分娩，渴望家属陪伴。若分娩过程不顺利或新生儿发生意外，产妇极易患产后抑郁症。

【护理问题/诊断】

1. 潜在并发症　心力衰竭、感染、胎儿窘迫。

2. 活动无耐力　与妊娠增加心脏负荷有关。

3. 自理能力缺陷　与心脏病活动受限及产后需绝对卧床休息有关。

4. 知识缺乏　缺乏妊娠合并心脏病的相关知识。

5. 焦虑　与担心胎儿和自身健康有关。

【护理措施】

1. 减轻心脏负荷，防止心力衰竭发生

（1）妊娠期　加强产前检查，密切观察病情变化，心功能Ⅲ级以上者应立即入院治疗。根据病情合理安排休息与活动，每天睡眠时间至少10小时，宜采取左侧半卧位。指导孕妇合理饮食，采用低盐、低热量、高蛋白、高维生素饮食，多吃水果、蔬菜，适当补充铁剂，同时注意出入液体量的平衡，以防止便秘和过度的体重增加，整个孕期体重增加不超过12kg为宜。

（2）分娩期　专人护理，严密观察产程进展、心功能以及胎心情况，根据患者情况，选择合适的分娩方式。分娩时采用左侧半卧位，下肢低于心脏水平，减少回心血量，避免产妇屏气用力加重心脏负担，采用会阴切开，以阴道助产术缩短第二产程。胎儿娩出后，在腹部放置沙袋持续24小时，防止腹压骤降诱发心力衰竭。禁用麦角新碱，注意控制输血、输液的速度和量。一旦出现心力衰竭，应遵医嘱给予强心药物治疗。

（3）产褥期　产后前3天应卧床休息，不宜劳累，并且严密观察生命体征。

2. 预防感染

（1）妊娠期　避免劳累和受凉，尽量少去公共场所。加强营养物质的摄入，增强抵抗力。

（2）分娩期　产程中严格无菌操作，遵医嘱使用抗生素从临产开始直至产后1周。

（3）产褥期　监测生命体征，观察伤口、子宫复旧、恶露和乳房等情况并做好相关护理，保持病房干净清洁，定期消毒，注意个人卫生。

3. 缓解焦虑　耐心听取孕妇主诉，多与之分享成功分娩的案例，帮助其建立积极的心态，同时鼓励其家属给予鼓励与支持。

4. 健康指导

（1）妊娠前　心功能Ⅲ级以上者不宜妊娠，做好避孕措施，已妊娠者在12周前行人工流产术。

（2）妊娠期　①教会孕妇进行自我监测，出现早期心衰的表现应及时就诊。②注意补充营养，但不宜过饱，监测体重和水肿情况。③加强产前检查，妊娠20周以前，应每2周检查1次；妊娠20周后，尤其32周后应每周检查1次。妊娠36～38周应住院待产。④及早预防和治疗贫血、上呼吸道感染、维生素缺乏等疾病。

（3）产褥期　心脏病妊娠风险低且心功能Ⅰ级者，建议哺乳；但对于疾病严重者，即使心功能Ⅰ级，也建议人工喂养；对不宜哺乳者，应及时退奶，不宜选用雌激素退奶，以免水钠潴留加重心脏负荷。指导产妇选择有效的避孕措施，产后不宜再次妊娠者应于产后1周做绝育术。

第二节　妊娠合并病毒性肝炎

案例

李女士，29岁，G_2P_1，妊娠39周临产。主诉恶心、乏力、肝区疼痛。

体格检查：T 37.5℃，P 100次/分，R 20次/分。Bp 110/90mmHg，肝大，肝区叩击痛。

产科检查：宫高33cm，腹围95cm，胎心160次/分。

思考题：

1. 该患者最可能的医疗诊断是什么？需要做哪些检查确诊？
2. 请说出本病的处理原则。
3. 请列出主要的护理问题/诊断和护理措施。

病毒性肝炎是由多种肝炎病毒引起的、以肝细胞变性坏死为主要病变的传染性疾病。孕妇肝炎的发病率约为非孕妇的6倍，而重症肝炎的发病率为非孕期的66倍，重症肝炎是我国孕产妇死亡的主要原因之一。

【分类】

根据病毒类型分为甲型、乙型、丙型、丁型和戊型。乙型病毒性肝炎（hepatitis B virus，HBV）最为常见，我国约8%的人群是HBV的携带者。

【妊娠与病毒性肝炎的相互影响】

（一）妊娠、分娩对病毒性肝炎的影响

妊娠本身并不增加肝炎的易感性，但妊娠、分娩可使肝脏负担加重，使肝脏抗病毒能力降低，或使原有的肝炎病情加重，使重症肝炎的发病率增高，且易转变为慢性肝炎。

1. 妊娠期　①新陈代谢增加，营养物质消耗增加，糖原储备降低，不利于疾病恢复。②内源性雌激素产生增多，需在肝脏内灭活，加重了肝脏负担。③胎儿的代谢产物也需要在母体的肝脏灭活。④妊娠晚期并发妊娠期高血压疾病时常使肝脏受损。

2. 分娩期　产妇的体力消耗、损伤、出血、麻醉和手术等，均加重肝脏的负担。

（二）病毒性肝炎对妊娠的影响

1. 对母体的影响　①肝炎导致肝脏灭活醛固酮的能力下降，妊娠期高血压疾病的发生率增高。②分娩时，因肝脏功能受损、凝血因子合成减少，易发生出血，直接威胁母婴生命。

2. 对胎儿的影响　病毒性肝炎孕妇发生流产、早产、死胎的可能性增高，新生儿的死亡率也明显增高。

3. 母婴传播　①甲型病毒性肝炎（hepatitis A virus，HAV）主要经粪－口传播，一般不通过胎盘传播给胎儿，但在分娩过程中，胎儿暴露于污染的母体血液或粪便时也可能被传染。②HBV极易通过母婴传播，占我国婴幼儿感染的1/3。其传播途径有：妊娠期宫内感染；分娩时，胎儿吸入产道内的羊水、血液和阴道分泌物；产后胎儿接触母亲的乳汁与唾液。③丙型病毒性肝炎（hepatitis C virus，HCV）存在母婴传播，在妊娠晚期感染该型肝炎的孕妇约有2/3会发生母婴传播。④丁型病毒性肝炎（hepatitis D virus，HDV）依赖于乙型病毒性肝炎重叠感染，母婴传播较少见。⑤戊型病毒性肝炎（hepatitis E virus，HEV）通过粪－口传播，一旦感染，病情往往很重，死亡率较高。

> **考点提示**
>
> 甲肝和乙肝的主要传播途径。

【处理】

妊娠合并病毒性肝炎处理原则与非妊娠期相同。

（1）注意休息，补充营养，积极进行保肝治疗。

（2）产程中应用广谱抗生素防止感染诱发肝昏迷。积极预防产后出血，若发生黄疸应立即住院，按重症肝炎处理。

（3）重症肝炎者应积极预防和治疗肝昏迷，防止 DIC 发生，严格限制液体摄入量，监测肾脏功能。

【护理评估】

（一）健康史

详细询问是否与病毒性肝炎患者有密切接触史，近期内是否接受过输血、注射血制品史。

（二）身体评估

1. 临床表现

（1）症状　HAV 潜伏期为 2～7 周，HBV 潜伏期为 6～20 个月，HCV 潜伏期为 2～26 周。其主要临床表现为恶心、呕吐、乏力、肝区疼痛、腹胀和便秘等，重症肝炎可出现精神神经症状，如嗜睡、烦躁、神志不清、昏迷。

（2）体征　妊娠早、中期可触及肝大，并有肝区叩击痛。妊娠晚期因子宫增大，肝脏极少被触及，若触及则为异常。

2. 辅助检查

（1）肝功能检查　血清谷丙转氨酶升高，血清总胆红素在 17μmol/L 以上，尿胆红素阳性。胆红素持续上升而转氨酶下降，称为胆酶分离，提示重症肝炎肝细胞严重坏死。

（2）病原学检测　抗 HAV－IgM 阳性，提示 HAV 急性感染。HBV 血清学抗原、抗体及其临床意义见表 7－1。

表 7－1　HBV 血清学抗原、抗体及其临床意义

项目	临床意义
HBsAg	HBV 感染的标志，见于乙肝患者或病毒携带者
HBsAb	曾感染 HBV，或接种乙肝疫苗后产生自动免疫者
HBeAg	血中有大量 HBV 存在，传染性强
HBeAb	恢复期，传染性较弱
HBcAb－IgM	乙肝病毒复制阶段，出现于肝炎急性期
HBcAb－IgG	慢性持续性肝炎或既往感染

（3）凝血功能检查　纤维蛋白原和凝血酶原等检查。凝血酶原时间百分活度（prothrombin time activity percentage，PTA）是判断病情严重程度和预后的主要指标，正常值为 80%～100%，低于 40% 是诊断重型肝炎的重要标志之一。

（4）B 型超声检查　了解胎儿宫内发育情况。

（三）心理－社会评估

大多数产妇不了解肝炎对母儿的危害，部分患者对实施隔离不理解，有些则担心孩子畸形而焦虑、抑郁。部分孕妇家属因恐惧传染，不愿接触患者，使患者缺乏关心和照顾。

【护理问题/诊断】

1. 营养失调：低于机体需要量　与食欲不振有关。

2. 有受伤的危险（母儿）　与重症肝炎导致孕产妇昏迷、产后出血及肝炎导致死胎、早产等有关。

3. 知识缺乏　缺乏有关肝炎传播、治疗、自我护理的知识。

【护理措施】

1. 合理休息，加强营养，保护肝功能

（1）能继续妊娠者，应避免剧烈运动，多卧床休息，病情允许时，可适当活动，以不感疲乏为度。

（2）加强营养，给予高蛋白、高纤维素、足量糖类、低脂肪饮食。

（3）遵医嘱使用护肝药物，定期监测肝功能，防止并发症的发生。

2. 预防产后出血

（1）妊娠期　监测患者的凝血功能，并给予维生素 K_1 肌内注射，防止凝血功能障碍。分娩前准备好新鲜血液供抢救时使用。

（2）分娩期　观察产程进展，适当进食以维持体力；适当使用助产术以缩短第二产程；胎儿娩出后立即静注缩宫素，并进行必要的补液或输血。

（3）产褥期　监测生命体征，观察阴道流血、子宫收缩等情况并做好相关护理，保持病房清洁，定期消毒。

3. 预防新生儿感染

（1）分娩时严格实行消毒隔离制度，分娩过程中，注意防止产道损伤和新生儿受伤。

（2）新生儿娩出后留脐血检测 HBsAg。对 HBsAg 阳性母亲的新生儿，应在出生后 24 小时内（最好在出生后 12 小时内）肌内注射乙肝免疫球蛋白。于 1 个月和 6 个月时分别接种乙肝疫苗，可有效提高阻断母婴传播的效果。

> **考点提示**
>
> 能为新生儿进行母乳喂养的是：HBsAg 阳性的产妇。

（3）新生儿隔离 4 周，HBsAg 阳性母亲分娩的新生儿在接受主、被动联合免疫后，可以接受母乳喂养；不宜哺乳者应教会其及时退奶和人工喂养的方法。

4. 健康指导

（1）患急性肝炎的育龄妇女宜使用避孕套避孕，禁用避孕药。需要妊娠者在治愈后半年，最好 2 年后在医师指导下妊娠。应用干扰素治疗的妇女，停药后 6 个月可考虑妊娠。

（2）妊娠早期进行筛查，已感染者进行动态观察至分娩，新生儿需检测 HBsAg 以确定是否有宫内感染。在临产前 3 个月每月注射一次乙肝免疫球蛋白可阻断宫内感染。

（3）根据不同类型肝炎的传播方式，指导患者及其家属做好预防隔离措施。

第三节　妊娠合并贫血

案例

女，24 岁，G_1P_0，妊娠 14 周。主诉乏力、食欲不振，既往有月经过多史。

体格检查：T 37.2℃，P 90 次/分，R 18 次/分，Bp 100/70mmHg。眼睑苍白。

血常规检查：Hb 90g/L，RBC 3.2×10^{12}/L，WBC 12×10^{9}/L。

思考题：

1. 该患者最可能的医疗诊断是什么？若要做出该诊断还需哪些检查？

2. 请根据诊断提出三个主要的护理问题/诊断和护理措施。

贫血是妊娠期最常见的合并症，约50%的孕妇合并贫血，以缺铁性贫血（iron deficiency anemia，IDA）最常见，占妊娠期贫血的95%，巨幼细胞贫血和再生障碍性贫血少见，本节仅介绍缺铁性贫血。

考点提示

妊娠期最常见的合并症。

【妊娠期贫血的诊断和分度】

由于妊娠期血液系统的生理变化，妊娠期贫血的诊断标准与非妊娠妇女有所不同。世界卫生组织的标准为，孕妇外周血 Hb＜110g/L 及血细胞比容＜0.33 为妊娠期贫血。根据血红蛋白水平分为轻度贫血（100～109g/L）、中度贫血（70～99g/L）、重度贫血（40～69g/L）和极重度贫血（＜40g/L）。

【病因】

1. 铁的需要量增加 妊娠期血容量增加、胎儿生长发育、胎盘发育导致孕妇对铁的需要量增加，是孕妇缺铁的主要原因。

2. 铁的摄取不足 整个妊娠期约需铁1000mg左右，孕妇每日需铁至少4mg，一般每日饮食中含铁10～15mg，吸收率仅为10%，即1～1.5mg，妊娠后半期铁的最大吸收率虽达40%，仍不能满足需要。

3. 铁的吸收不良 如呕吐、腹泻等可影响铁的吸收。

【贫血对母体的影响】

（1）重度贫血导致心肌缺氧可引发贫血性心脏病，合并感染或产程过长时甚至可导致心力衰竭。

（2）贫血易导致胎盘缺血缺氧，更易引发妊娠期高血压疾病等。

（3）贫血患者对出血、分娩、麻醉和手术的耐受性差，可导致休克甚至死亡。

（4）贫血常伴营养缺乏，机体抵抗力下降，更易发生产褥感染。

【贫血对胎儿的影响】

（1）轻度贫血对胎儿影响不大，因为在摄取血清铁的过程中，胎儿比孕妇更占优势，并且铁通过胎盘的转运是单向性运输。

（2）严重贫血可导致子宫缺血缺氧、胎盘灌注不足，引起胎儿生长发育受限，甚至导致胎儿窘迫、死胎、早产等。

【处理】

去除病因，补充铁剂，纠正贫血，预防出血和感染。

（1）慢性失血者，应积极治疗原发病，补充铁剂。

（2）Hb≥70g/L者，可口服补铁；中、重度缺铁性贫血，不能耐受口服铁剂或口服铁剂无效时可选择注射铁剂；Hb＜70g/L者建议输血。

【护理评估】

（一）健康史

详细询问妊娠前有无全身慢性疾病或出血性疾病、月经过多、营养不良等；评估妊娠后的进食情况、急慢性出血和妊娠合并症等。

（二）身体评估

1. 临床表现

（1）症状 ①轻度贫血症状不明显，主要表现为皮肤、口唇黏膜稍苍白。②重度贫血表现为面色苍白、全身乏力、头晕眼花、妊娠水肿、活动后心慌、气短、易晕厥，甚至导致心力衰竭。

（2）体征 皮肤干燥，口腔炎，毛发易脱落，指甲扁平、脆薄易裂或反甲等。

2. 辅助检查

（1）血常规检查 外周血涂片为小细胞低色素型贫血。

（2）血清铁检测 血清铁降低是缺铁性贫血早期的重要表现，正常值为 7～27μmol/L，若低于 6.5μmol/L 即可诊断。

（3）骨髓象检查 红细胞系统增生活跃，以中、晚幼红细胞增生为主，红细胞体积小。

（三）心理－社会评估

评估孕妇的焦虑、抑郁程度，给予适当的心理支持，避免因担心胎儿的健康状况导致的心理负担过重；评估孕妇家属对该病护理知识的掌握程度以及是否给予患者足够的支持。

【护理问题/诊断】

1. 潜在并发症 出血、心力衰竭。

2. 活动无耐力 与红细胞减少导致携带氧气能力下降有关。

3. 有感染的危险 与贫血导致机体抵抗力下降有关。

4. 有受伤的危险（胎儿） 与贫血导致胎儿生长受限或胎儿窘迫有关。

【护理措施】

1. 积极纠正贫血，防止并发症的发生

（1）妊娠前 适当增加铁的储备，妊娠 4 个月开始常规补充铁剂可预防贫血。

（2）妊娠期 ①鼓励孕妇进食高蛋白及含铁丰富的食物。②适当减轻工作量，Hb 在 70g/L 以下者，应完全休息，注意安全，避免因体位改变导致头晕、乏力发生意外。③对于需口服补充铁剂的孕妇，应告知铁剂的服用方法；需注射补充铁剂时，应深部肌内注射以减轻刺激。④产检时监测血红蛋白、全血情况以及胎儿生长发育状况。

（3）分娩期 临产前，遵医嘱给予维生素 K 或维生素 C 等，并配新鲜血备用。临产后，严密观察产程进展、心功能以及胎心情况，根据患者情况，选择合适的分娩方式，使用适当的助产术以缩短第二产程。胎儿前肩娩出后，立即使用缩宫素。

（4）产褥期 观察子宫收缩及恶露情况，预防产后出血。保证充足的营养与休息，避免疲劳。

2. 预防感染

（1）妊娠期 避免劳累和受凉，尽量少去公共场所。产检时及时发现各种感染症状并给予对应处理。

（2）分娩期　产程中严格无菌操作，缩短第二产程，减少产妇体力消耗。胎盘娩出后，仔细检查并缝合伤口。

（3）产褥期　遵医嘱给予抗生素预防感染。监测体温和血象、观察伤口、子宫复旧和恶露等情况并做好相关护理，保持病房清洁，注意个人卫生。

3. 健康指导

（1）妊娠前积极预防贫血，治疗易引起贫血的疾病，如月经过多、寄生虫病等。

（2）严重贫血患者不宜母乳喂养，向产妇及其家属解释原因，并教会其人工喂养的方法，并指导口服生麦芽或外敷芒硝回乳。

（3）教会孕妇正确使用铁剂的方法　口服铁剂应从小剂量开始，并在饭后服用以减轻胃肠道反应。铁剂与维生素C、果汁同服可促进铁剂吸收，避免与牛奶、茶、蛋类和抗酸药同服以免抑制铁剂吸收。为避免牙齿被铁剂染黑，可使用吸管或服用后漱口，用药后大便呈黑色是正常现象。

第四节　妊娠合并急性阑尾炎

案 例

孕妇，26岁，G_1P_0，妊娠25周。因右侧腰部持续隐痛3日，由门诊收治入院。

体格检查：T 37.8℃，P 110次/分，R 23次/分，Bp 125/90mmHg。

血常规检查：Hb 110g/L，RBC 3.6×10^{12}/L，WBC 20×10^{9}/L。

思考题：

1. 该患者最可能的诊断是什么？其处理原则是什么？
2. 提出可能的护理问题/诊断与护理措施。

急性阑尾炎是妊娠期常见的外科合并症，妊娠各期均可发生，常见于妊娠期的前6个月。由于妊娠期阑尾位置变化，急性阑尾炎临床表现不典型，早期诊断较困难，加之病情发展快、并发症多，常导致孕产妇和围生儿死亡率增高。

【妊娠期阑尾位置的改变】

在妊娠初期，阑尾的位置与非妊娠期相似，随孕周增加，盲肠和阑尾向上、外、后移位，阑尾呈逆时针方向旋转，一部分被增大子宫覆盖。阑尾位置与孕期的关系见表7－2，图7－1。

表7－2　阑尾位置与孕期的关系

孕期	阑尾位置
妊娠3个月内	右髂前上棘至脐连线中外1/3处
妊娠3个月末	髂嵴下2横指
妊娠5个月末	髂嵴水平
妊娠8个月末	髂嵴上2横指
妊娠足月	胆囊区
产后14天	右髂前上棘至脐连线中外1/3处

【妊娠与急性阑尾炎的相互影响】

（1）妊娠期甾体类激素分泌增多，抑制了孕妇的免疫机制，使炎症扩散，易发生阑尾坏死和穿孔。

（2）大网膜被增大的子宫向上腹部推挤，一旦发生阑尾穿孔，不易包裹和局限，可造成弥散性腹膜炎。

（3）增大的子宫将腹膜与发炎的阑尾隔开，导致临床表现不典型，体征与实际病变程度不符，容易漏诊而延误治疗时机。

（4）当炎症刺激子宫时，可诱发宫缩，造成流产或早产。

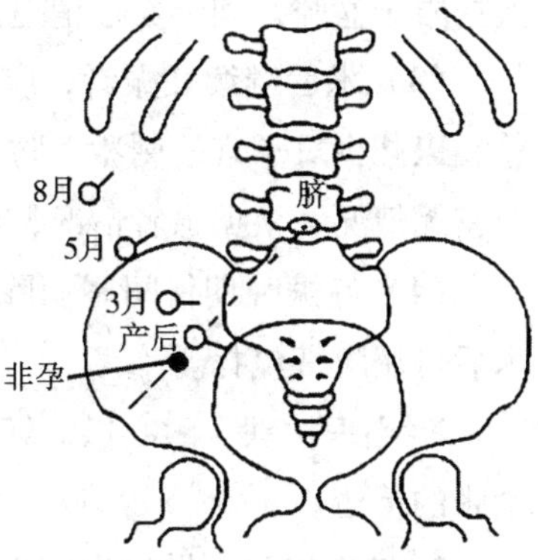

图7－1　妊娠期阑尾位置的变化

（5）阑尾炎所产生的毒素可造成胎儿缺氧甚至死亡。

【处理】

处理原则：不主张保守治疗，一经诊断，在积极抗感染的同时立即手术。

妊娠中晚期诊断不明确又高度怀疑者，应剖腹探查。

【护理评估】

（一）健康史

详细询问有无诱发腹痛的病因、腹痛的部位、疼痛的性质，既往有无阑尾炎进行保守治疗的病史。

（二）身体评估

1. 临床表现

（1）症状　妊娠早期的恶心、呕吐常被误认为是早孕反应，妊娠早期疼痛可位于右下腹，妊娠晚期症状不明显。

（2）体征　妊娠早期常有转移性右下腹疼痛及右下腹压痛、反跳痛和腹肌紧张。妊娠中晚期，常无明显转移性右下腹疼痛，压痛、反跳痛和腹肌紧张不明显。

2. 辅助检查

（1）血常规检查　白细胞计数 $>15\times10^9/L$、中性粒细胞升高有助于诊断阑尾炎。

（2）B型超声检查　观察腹部有无脓肿包块、盆腔渗液、阑尾是否增大。

（三）心理－社会评估

大多数产妇由于缺乏疾病相关知识，对手术治疗方案产生恐惧，担心手术麻醉影响胎儿健康，表现出情绪不稳定，依从性降低。

【护理问题/诊断】

1. 疼痛　与急性阑尾炎炎症刺激腹膜和诱发宫缩有关。

2. 舒适改变　与急性阑尾炎引起的发热、恶心、呕吐、疼痛等有关。

3. 焦虑　与担心疾病和手术影响自身和胎儿的安全有关。

【护理措施】

1. 手术治疗的护理

（1）密切观察腹痛的部位、性质和特点，一经确诊立即做好术前准备如备皮、配血、留置导尿管等。

（2）术后遵医嘱给予抗生素治疗控制感染。有穿孔、弥散性腹膜炎者应半卧位，使脓液局限于盆腔，利于炎症消退。

（3）术后继续妊娠者，应注意抗感染时选择对胎儿影响小的抗生素，最好不放置引流管，以减少对子宫的刺激，防止早产。遵医嘱给予宫缩抑制剂和保胎药，并做好监测胎心及宫缩情况。根据患者情况，给予适量止痛剂，避免因疼痛引起早产。

（4）妊娠晚期行阑尾切除术者，为避免增大的子宫使腹部切口处张力增大影响愈合，术后可用腹带包扎。

2. 心理护理 耐心做好解释安抚工作，说明手术的必要性和注意事项，减轻患者焦虑、紧张的情绪。

3. 健康指导 做好出院指导，嘱患者注意休息，加强营养，保持清洁，定期产前检查，若有异常及时就诊。

第五节 妊娠合并性传播疾病

案例

产妇，29岁，G_1P_0，妊娠21周。主诉发热40余天，腹泻30余天，体重减轻，妊娠前有输血史。

体格检查：T 38.1℃，P 124次/分，R 22次/分，Bp 130/95mmHg。背部有反复发作的带状疱疹。

产科检查：宫高19cm，腹围76cm，胎心155次/分。

思考题：

1. 该患者最可能的诊断是什么？还有哪些需要完善的检查？
2. 请根据该诊断，提出可能的护理问题/诊断与护理措施。

性传播疾病（sexual transmitted diseases，STD）简称性病，是一组以性行为为主要传播途径的传染病。其发病率逐年升高，主要包括尖锐湿疣、淋病、梅毒、生殖器疱疹、艾滋病、软下疳和非淋菌性尿道炎等。本节重点介绍前五种疾病。

一、淋病

淋病是最常见的STD，由淋病奈瑟菌引起，以生殖道、泌尿系统黏膜柱状上皮与移行上皮的化脓性感染为主要表现。

> **考点提示**
>
> 最常见的STD是淋病；其病原体是淋病奈瑟菌；治疗首选头孢曲松钠。

【传播途径】

1. 性接触传播 是主要的传播途径。

2. 间接接触传播 通过接触污染的衣物、坐便器等途径传播。

3. 产道传播 分娩时胎儿经过软产道时被感染。

【妊娠与淋病的相互影响】

（1）下生殖道淋病不一定影响受孕，宫颈淋菌性炎症可导致宫腔感染，甚至发生淋菌性盆腔炎，尤其是在妊娠早期。在妊娠中、晚期，盆腔器官充血、机体抵抗力降低，极易发展为播散性淋菌感染。

（2）淋菌感染后，可发生胎膜早破、羊膜腔内感染、早产等。

（3）分娩过程中新生儿被感染，可导致新生儿淋菌性结膜炎，若治疗不及时，可发展成角膜溃疡，甚至失明。

【处理】

治疗应遵循及时、足量、规范化用药的原则。同时，需选择对胎儿无影响的药物，首选头孢曲松钠。

【护理评估】

（一）健康史

详细询问患者有无不洁性生活史或配偶感染史。评估此次症状发生的时间、发病相关情况及治疗过程。

（二）身体评估

1. 临床表现　常具有宫颈炎症的表现，如阴道分泌物增多呈黄色，阴道有脓液排出并有烧灼样痛。其次表现为尿道炎，如尿频、尿急、尿痛和排尿困难。随着病程延长，炎症可向上蔓延，导致子宫内膜炎、输卵管炎、弥散性腹膜炎，甚至中毒性休克。

2. 辅助检查　阴道分泌物涂片做革兰染色，发现革兰阴性双球菌可初步诊断。淋菌培养阳性即可确诊。

（三）心理－社会评估

大多数患者因有不洁性生活史，出现症状时可产生恐惧或焦虑，若未及时就医，疾病常反复发作，加重患者的思想负担。

【护理问题/诊断】

1. 有胎儿感染的危险　与疾病可通过产道传播有关。

2. 知识缺乏　缺乏性传播疾病相关知识。

3. 焦虑　与担心疾病的预后及胎儿的健康有关。

【护理措施】

（1）遵医嘱给予抗生素治疗。若患者要求终止妊娠，可在淋病治愈后行人工流产术。

（2）分娩时，应严格消毒，产后继续给予抗生素治疗。有宫腔感染者，尽量经阴道分娩。必须行剖宫产时，应选择腹膜外剖宫产术。

（3）胎儿娩出后，尽快使用0.5%的红霉素眼膏预防淋菌性眼炎，使用头孢曲松钠肌内注射或静脉注射，并做好隔离防护。

（4）健康指导　治疗期间严禁性生活，治疗7天后复查分泌物，以后每月查1次，连续3次阴性方能确定治愈；注意个人卫生，不与他人共用洗护用具，衣裤、毛巾等应煮沸消毒；一旦发现疾病症状应立即治疗，配偶需同时检查治疗。

二、尖锐湿疣

尖锐湿疣（condyloma acuminate，CA）是由人乳头瘤病毒（human papilloma virus，HPV）感染引起鳞状上皮疣状增生病变，发病率仅次于淋病，居第二位，常与多种STD同时存在。生殖道尖锐湿疣主要与低危型 HPV6 型和 HPV11 型感染有关。

【传播途径】

尖锐湿疣主要经性接触传播，不排除间接传播的可能性。孕妇感染 HPV 可传染给新生儿，其感染途径尚未确定，一般认为是胎儿经过产道时受到含 HPV 的羊水、血液或分泌物而感染。

【妊娠与尖锐湿疣的相互影响】

（1）妊娠期机体免疫功能降低，甾体类激素水平升高，局部血液循环丰富，易患尖锐湿疣，且病灶生长迅速、数目多、体积大。

（2）巨大的尖锐湿疣可阻塞产道，病灶上的组织脆弱，在分娩时极易发生大出血，分娩后可缩小或自然消失。

（3）孕妇患有尖锐湿疣时，有垂直传播的危险，少数情况可引起婴幼儿呼吸道乳头状瘤。

【处理】

处理原则：根据病灶大小、妊娠周数等确定治疗方案和分娩方式。

（1）病灶小且少者，可局部用药治疗；病灶有蒂且大者，可行激光治疗或手术切除。

（2）妊娠近足月时，若病灶局限于外阴者，可经冷冻治疗或手术切除病灶后经阴道分娩；若病灶广泛或堵塞软产道时，应选择剖宫产。

【护理评估】

（一）健康史

详细询问有无不洁性生活史或配偶感染史。评估此次症状发生的时间、发病相关情况及治疗过程。

（二）身体评估

1. 临床表现

（1）症状　初期症状不明显，可有外阴瘙痒、灼痛或性生活后疼痛。

（2）体征　生殖器部位可见散在或呈簇状增生的粉色或白色小乳头状疣，后期出现逐渐增大的乳头样或菜花样增生物。

2. 辅助检查　细胞学涂片和病理组织学检查，镜下见到角化不良及凹空细胞即可确诊。

（三）心理－社会评估

大多数患者因有不洁性生活史，出现症状时可产生恐惧或焦虑，加之未及时就医，疾病转为慢性，常反复发作，加重了患者的思想负担。

【护理问题/诊断】

1. 焦虑　与治疗时间长、病情反复发作有关。

2. 知识缺乏　缺乏性传播疾病相关知识。

【护理措施】

1. 传播知识，解除焦虑

（1）向患者宣传尖锐湿疣的防治知识，使患者高度重视本病，树立战胜疾病信心，积极配合治疗。

（2）克服恐惧、害怕、羞愧、委屈心理，避免悲观、厌世情绪，保持良好的心态。

（3）做好配偶的思想工作，有病同治。

2. 治疗护理

（1）要求终止妊娠者，可先处理尖锐湿疣，创面修复后进行人工流产；病灶小时，也可先行人工流产术后再行治疗。

（2）分娩过程中，应注意保护好胎儿，尽量避免其受到感染。胎儿娩出后，应及时治疗并隔离。

3. 健康指导

（1）杜绝不洁性生活，注意个人卫生。孕前接种 HPV 疫苗可预防 HPV 感染和尖锐湿疣发生，孕妇不推荐使用，哺乳期可接种。

（2）及时就医。

（3）产后应长期随访，进行阴道镜和阴道细胞学检查。

（4）新生儿需定期检查。

三、梅毒

梅毒（syphilis）是由苍白密螺旋体（treponema pallidum，TP）引起的生殖器、所属淋巴结及全身病变的性传播疾病。早期可侵犯皮肤、黏膜、淋巴结，晚期侵犯心血管、神经系统。

【传播途径】

1. 性接触传播　是主要的传播途径，占 95% 以上。

2. 间接接触传播　通过接吻、接触污染的衣物、坐便器等途径传播。

3. 宫内或产道传播　通过胎盘传染给胎儿，或在分娩时胎儿经过软产道时被感染。

【分期】

有助于指导治疗和追踪。梅毒可根据传播途径不同而分为后天（获得性）梅毒与先天（胎传）梅毒，又可根据病程分为早期梅毒和晚期梅毒。

1. 早期梅毒　病程在两年以内，包括：①一期梅毒（硬下疳）；②二期梅毒（全身皮疹）；③早期潜伏梅毒（感染 1 年内）。

2. 晚期梅毒　病程在两年以上，包括：①皮肤、黏膜、骨、眼等梅毒；②心血管梅毒；③神经梅毒；④内脏梅毒；⑤晚期潜伏梅毒。

【妊娠与梅毒的相互影响】

（1）引发不孕，妊娠后易继发各种感染。

（2）梅毒可致流产、早产、死胎、新生儿死亡。

（3）即使新生儿存活，由于梅毒一、二期传染性最强，新生儿感染率几乎为 100%，成为先天梅毒儿，死亡率与致残率极高。

【处理】

诊断明确，早期治疗，正确用药，药量充足，追踪观察，治疗彻底。

【护理评估】

（一）健康史

详细询问有无不洁性生活史或配偶感染史。评估此次症状发生的时间、发病相关情况及治疗过程，是否有青霉素过敏史。

（二）身体评估

1. 临床表现

（1）一期梅毒

1）硬下疳　多在大小阴唇或宫颈上，为无痛溃疡性硬下疳病灶，若为宫颈硬下疳不易被发现，且于2～6周后自然消失，随后进入二期。

2）淋巴结肿大　硬下疳出现1～2周后，常伴单侧或双侧腹股沟淋巴结肿大。

（2）二期梅毒　可见全身皮疹，肛周、外阴出现扁平湿疣，全身淋巴结肿大。

（3）三期梅毒　可见结节性皮疹，皮肤、黏膜、骨骼树胶肿，晚期侵犯心血管和神经系统。

2. 辅助检查

（1）病原体检查　取硬下疳部位的渗出物或穿刺液检查，见到梅毒螺旋体即可确诊。

（2）梅毒血清学检查　非梅毒螺旋体抗原血清试验是常规筛查方法，筛查呈阳性，则应做梅毒螺旋体抗原血清试验，用做梅毒证实试验。因梅毒螺旋体抗原血清试验常持久阳性，不能用于观察疗效、复发及再感染情况，近年已开展用PCR技术取羊水检测螺旋体诊断先天梅毒。

（三）心理－社会评估

大多数患者会产生恐惧或焦虑，若未及时就医，病情加重，使患者思想负担加重。患者有可能得不到家人的照顾与安慰，感到绝望。

【护理问题/诊断】

1. 舒适改变　与疾病所致的各种症状有关。

2. 知识缺乏　缺乏性传播疾病相关知识。

3. 焦虑　与治疗时间长，担心自身和胎儿的安危有关。

4. 预感性悲哀　与担心胎儿健康有关。

【护理措施】

1. 心理护理　保持良好的心态，克服恐惧、害怕、羞愧、委屈心理，树立战胜疾病的信心，坚持正规治疗。

2. 治疗护理

（1）妊娠期遵医嘱给予抗生素治疗，首选青霉素，过敏者可使用红霉素，但禁用四环素类药物。孕妇治疗后，每个月应检测梅毒血清学试验至分娩。

（2）分娩时，应严格消毒，产后继续给予抗生素治疗。

（3）胎儿娩出后，应及时给予抗生素静滴治疗。

3. 健康指导　治疗期间禁止性生活，性伴侣也应检查治疗；注意个人卫生，衣物应煮沸消毒，保持干燥。梅毒经充分治疗后，应随访2～3年。

四、生殖器疱疹

生殖器疱疹（genital herpes）是由单纯疱疹病毒（herpes simplex virus，HSV）感染引起的性传播疾病，表现为生殖器及肛门皮肤溃疡，易复发。HSV 分为 HSV－1 和 HSV－2 两个血清型，原发性与复发性生殖器疱疹主要由 HSV－2 引起，口－生殖器性行为方式导致 HSV－1 引起的生殖器疱疹比例逐渐增高。

【传播途径】

1. 性接触传播　是主要的传播途径，HSV－2 广泛存在于皮损渗液、宫颈和阴道分泌物、精液和前列腺液中。

2. 产道或宫内传播　约 85% 通过感染的产道引起胎儿感染，极少数通过胎盘传染给胎儿。

【妊娠与生殖器疱疹的相互影响】

（1）原发性生殖器疱疹在妊娠早期不引起流产或死胎，在妊娠晚期可导致早产。

（2）病毒可传染给新生儿，35% 的新生儿感染局限在眼部或口腔，30% 发生中枢神经系统疾病，25% 出现重要脏器损害的播散性疾病，20% ～50% 的存活新生儿出现发育障碍和中枢神经系统后遗症。

【处理】

减轻症状，缩短病程，减少 HSV 排放，控制其传染性。

【护理评估】

（一）健康史

详细询问有无不洁性生活史或配偶感染史。评估此次症状发生的时间、发病相关情况及治疗过程。

（二）身体评估

1. 临床表现　生殖器及肛门皮肤出现散在或成簇的小水疱，破溃后形成糜烂或溃疡，自觉疼痛，常伴腹股沟淋巴结肿痛、发热、头痛、乏力等全身症状。

2. 辅助检查

（1）抗原检测　检测皮损标本中 HSV 抗原，是临床常用的快速诊断方法。

（2）病毒检查　取皮损处标本进行病毒培养、分型和药物敏感试验。

（3）血清学检测　检测孕妇血清和新生儿脐血特异性 HSV IgG、IgM，可区分原发性和复发性生殖器疱疹，脐血中 HSV IgM 阳性，提示宫内感染。

（三）心理－社会评估

本病病情反复，大多数患者会产生恐惧或焦虑。同时，患者担心胎儿是否会感染，加重了思想负担。

【护理问题/诊断】

1. 舒适改变　与疾病所致的各种症状有关。

2. 知识缺乏　缺乏生殖器疱疹的相关知识。

3. 焦虑　与本病病情反复，担心自身和胎儿的安危有关。

4. 预感性悲哀　与担心胎儿健康有关。

【护理措施】

1. 治疗护理

（1）妊娠早期使用对胎儿影响较小的药物控制感染，首选阿昔洛韦。

（2）分娩时，应严格消毒，对软产道有活动性疱疹者排除胎儿畸形后，应在未破膜或破膜4小时内行剖宫产。分娩过程中，适当使用助产术，尽量避免新生儿感染HSV。

（3）HSV活动性感染的产妇，乳房若无活动性HSV损伤则可哺乳，但应严格洗手。阿昔洛韦在乳汁中的浓度较低，哺乳期仍可使用。

2. 心理护理 宣传生殖器疱疹的防治知识，使患者保持良好的心态，树立战胜疾病的信心，积极配合治疗；做好配偶的思想工作，多关心和支持患者。

3. 健康指导

（1）注意休息，加强营养，增强机体的抵抗力，预防生殖器疱疹的复发。

（2）治疗期间禁止性生活，性伴侣也应检查治疗；若性伴侣有口腔疱疹史，应避免与性伴侣口腔接触。

（3）注意个人卫生，保持外阴清洁、干燥。禁止搔抓，防止皮肤受伤及自身传播。

（4）按时复诊。

五、获得性免疫缺陷综合征

获得性免疫缺陷综合征（acquired immunodeficiency syndrome，AIDS），又称艾滋病，是由人免疫缺陷病毒（human immunodeficiency virus，HIV）感染引起的一种STD。HIV引起T淋巴细胞损害，导致持续性免疫缺陷，多器官出现机会性感染及罕见的恶性肿瘤，最终导致死亡。

> **考点提示**
> 艾滋病的全称。

【传播途径】

1. 性接触传播 女性感染多经此途径。

2. 血液传播 多见于吸毒者共用注射器，输注被HIV污染的血制品或接触HIV感染者的血液等。

> **考点提示**
> 艾滋病病原体。

3. 母婴垂直传播 通过胎盘传染给胎儿为主要途径，胎儿经过软产道时被感染，产后母乳喂养感染新生儿。

> **考点提示**
> 艾滋病传染胎儿的主要途径。

【妊娠与艾滋病的相互影响】

（1）妊娠可能加速HIV感染的自然进程。

（2）HIV感染会增加孕妇受感染的机会，增加母儿死亡率。

（3）若HIV感染无症状，则不增加流产、早产的发生率。

【处理】

目前无治愈方法，主要采用抗病毒和一般支持治疗。

【护理评估】

（一）健康史

详细询问孕妇是否有接触过被HIV污染的血液、血制品或HIV感染者的血液等，是否有吸毒史，了解其性接触史。

（二）身体评估

1. 临床表现 长期发热（超过1个月），体重下降，慢性腹泻（超过1个月）。全身浅表淋巴结肿大，合并各种条件性感染（如口腔念珠菌感染、卡氏肺囊虫肺炎、巨细胞病毒感染、疱疹病毒感染等）和肿瘤。

2. 辅助检查

（1）HIV抗体检测 抗HIV抗体阳性，可确诊为HIV感染。

（2）病毒培养 HIV培养阳性或直接检出病毒抗原是诊断HIV感染最可靠的方法，但敏感度低。

（三）心理－社会评估

孕妇在得知病情后，会出现情绪波动、否认诊断、自暴自弃。患者有可能得不到家人的照顾与安慰，感到绝望甚至轻生。

【护理问题/诊断】

1. 恐惧 与艾滋病预后不良有关。

2. 营养失调：低于机体需要量 与发热、食欲不振、腹泻有关。

3. 知识缺乏 缺乏预防、治疗艾滋病的相关知识。

【护理措施】

1. 妊娠期 加强心理护理，给予患者心理支持，帮助患者建立继续生活的信心，配合治疗。遵医嘱给予抗病毒药物治疗疾病，同时鼓励患者多进食营养丰富的食物，以弥补疾病的消耗。

2. 分娩期 应在隔离产房，专人观察助产；严格遵守无菌操作，尽量使用一次性物品，使用后焚烧。第二产程尽量避免损伤胎儿，以防胎儿被感染。

新生儿娩出后，应及时给予氯霉素眼药水滴眼，做好隔离与监护。

3. 健康指导 ①艾滋病患者和HIV感染者均不宜妊娠，一旦妊娠应尽早终止。在妊娠期各阶段正确应用抗病毒药物，可降低新生儿感染率。②目前，暂不推荐HIV感染者进行母乳喂养新生儿，应教会其人工喂养的方式。③明确告知HIV感染患者“不供血，终止妊娠，固定性伴侣，避孕套避孕”。HIV阳性者应定期随访，其性伴侣也应接受检查、进行治疗。

目标检测

选择题

A1/A2型题

1. 下列不属于妊娠合并心脏病早期心衰的表现是

A. 休息时心率>110次/分　　B. 休息时呼吸>20次/分

C. 夜间阵发性呼吸困难　　D. 轻微活动后感胸闷

E. 肝脾肿大，有压痛

2. 下列有关妊娠合并急性阑尾炎的说法，错误的是

A. 妊娠早期可出现转移性右下腹疼痛　　B. 妊娠中、晚期临床表现不典型

C. 一般不主张保守治疗　　D. 腹部炎症易局限

E. 阑尾切除术后应给予抗生素预防感染

3. 治疗妊娠期淋病，首选药物是

A. 青霉素
B. 红霉素
C. 大观霉素
D. 氧氟沙星
E. 头孢曲松钠

4. 下列哪项可以确诊为妊娠合并艾滋病

A. 慢性腹泻
B. 长期发热
C. 持续咳嗽
D. 反复发作的带状疱疹
E. 抗 HIV 抗体阳性

5. 患者女性，为育龄妇女，心功能Ⅰ～Ⅱ级，无心力衰竭且无其他并发症。对她的妊娠建议是

A. 可以
B. 不可以
C. 密切监护下可以
D. 绝对不可以
E. 终生不孕

6. 患心脏病的初产妇，妊娠足月自然临产，心功能Ⅱ级，经产钳助产分娩。为预防心衰，应采取的最佳措施是

A. 肌内注射麦角新碱促进子宫收缩
B. 肌内注射缩宫素促进子宫收缩
C. 排空膀胱以免妨碍子宫收缩
D. 产妇腹部放置沙袋
E. 静脉滴注毛花苷 C 预防心衰

7. 张女士，24 岁，已婚，孕 24 周。自觉头晕、乏力、食欲下降，被诊断为缺铁性贫血，在口服铁剂时应同时服用的是

A. 维生素 A
B. 维生素 B
C. 维生素 C
D. 维生素 D
E. 维生素 E

8. 患者女性，32 岁。初次怀孕，孕 15 周出现心慌、气短，经检查发现心功能Ⅱ级。经过增加产前检查次数，严密监测孕期经过等，目前孕 38 周，自然临产。该产妇的产褥期护理正确的是

A. 产后前 3 天，最容易发生心衰，应严密监测
B. 住院观察 2 周
C. 积极下床活动，防止便秘
D. 为避免菌群失调，不能使用抗生素治疗
E. 为了早期母子感情的建立，不要让别人帮忙

9. 产妇，28 岁，病毒性肝炎，且 HBeAg 及抗 HBe 阳性，于昨日正常分娩一女婴。指导母乳喂养时应注意

A. 可以母乳喂养
B. 不可以母乳喂养
C. 婴儿接受免疫后可以母乳喂养
D. 产妇接受免疫后可以母乳喂养
E. 婴儿和产妇同时接受免疫后可以母乳喂养

扫码“练一练”

（戴黎黎）

第八章

异常分娩妇女的护理

扫码“学一学”

学习目标

知识要点

1. 掌握宫缩乏力的临床表现、处理及护理措施；臀位的分类、临床表现及处理。
2. 熟悉宫缩乏力的原因；宫缩过强对母儿的影响及护理措施；骨盆异常的临床分类及特点；持续性枕后位、枕横位的病因及产程特点。
3. 了解软产道异常的分类、护理问题/诊断及护理措施。

技能要点

1. 能识别不同类型的宫缩乏力。
2. 能初步掌握产程中缩宫素的应用。
3. 能协助医生进行胎头跨耻征试验，并能正确判断其结果。
4. 能对试产的产妇进行正确观察和护理。
5. 能对持续性枕后位、枕横位的孕妇实施护理措施。
6. 能指导孕妇纠正臀位，配合医生及时处理臀位急症。

分娩是一个自然生理过程，影响分娩能否顺利进行的因素包括产力、产道、胎儿、产妇的精神心理状态四要素。以上因素在产程中相互影响，如果有一个或一个以上因素有异常或这些因素均正常但相互之间不能适应而影响产程正常进展称为异常分娩（abnormal labor），俗称难产，难产经过及时正确处理部分可以转化为顺产，但部分产妇可能导致母儿并发症，严重时危及母儿生命。因此，产程中加强观察识别难产及正确处理难产，对保证母儿安全十分重要。

第一节　产力异常

案例

产妇，31岁，G_2P_0，妊娠40周临产。宫口开大6cm后6小时产程无进展，产妇疲乏。体格检查：Bp 110/76mmHg，P 80次/分，子宫收缩30秒/8分，弱，胎心130次/分，胎膜已破，宫口开大6cm，胎位ROA，头S－1，骨盆测量各径线正常。

思考题：

1. 该产妇目前诊断是什么？处理原则是什么？
2. 请写出产妇主要的护理问题/诊断和护理措施。

产力是分娩过程中迫使胎儿下降的力量，包括子宫收缩力、腹肌和膈肌收缩力、肛提肌收缩力。宫缩是最主要的产力，贯穿于分娩全过程，正常宫缩有节律性、对称性和极性，并有相应的强度和频率。在分娩过程中，子宫收缩的节律性、对称性及极性不正常或强度、频率有改变，称为子宫收缩力异常，又称产力异常（abnormal uterine action）。产力异常分为子宫收缩乏力和子宫收缩过强两大类（图 8－1），临床常见的是子宫收缩乏力。

- 子宫收缩力异常
  - 子宫收缩乏力
    - 协调性宫缩乏力（低张性宫缩乏力）
    - 不协调性宫缩乏力（高张性宫缩乏力）
  - 子宫收缩过强
    - 协调性宫缩过强
      - 急产
      - 病理缩复环
    - 不协调性宫缩过强
      - 强直性子宫收缩
      - 子宫痉挛性狭窄环

图 8－1　子宫收缩异常分类

一、子宫收缩乏力

子宫收缩乏力分为协调性子宫收缩乏力和不协调性子宫收缩乏力两种类型，临床上以协调性子宫收缩乏力最常见。可导致产程延长、增加感染机会，造成胎儿窘迫或新生儿窒息。

> **考点提示**
>
> 最常见的宫缩异常及后果。

【病因】

多由几个因素综合引起。

1. 头盆不称或胎位异常　产程中胎儿先露部下降受阻，不能紧贴子宫下段及宫颈内口，因而不能引起反射性子宫收缩，是导致继发性宫缩乏力最常见的原因。

2. 子宫因素　子宫发育不良、子宫畸形（如双角子宫等）、子宫壁过度膨胀（如双胎妊娠、巨大胎儿、羊水过多等）、经产妇子宫肌纤维变性、结缔组织增生或子宫肌瘤等，均能引起宫缩乏力。

3. 精神因素　产妇精神过度紧张使大脑皮层功能紊乱，睡眠减少，可导致宫缩乏力，35 岁以上高龄初产妇多见。

4. 内分泌失调　临产后，产妇体内雌激素、缩宫素、前列腺素、乙酰胆碱等分泌不足或子宫对促进子宫收缩物质的敏感性下降，均影响肌细胞收缩，导致宫缩乏力。

5. 药物影响　临产后使用大量解痉、镇静、镇痛及宫缩抑制药物，如硫酸镁、吗啡、哌替啶、盐酸利托君等，可以影响子宫收缩。

6. 其他　临产后进食不足，产妇过度疲劳、体力消耗大或膀胱充盈影响胎先露下降等均可导致宫缩乏力。

【对母儿的影响】

1. 对产妇的影响　由于产程延长，产妇休息不好，精神与体力消耗，可出现疲乏无力、肠胀气、排尿困难等，严重时可引起脱水、酸中毒、低钾血症。由于第二产程延长，膀胱被压迫于胎先露部（特别是胎头）与耻骨联合之间，可导致组织缺血、水肿、坏死，形成膀胱阴道瘘或尿道阴道瘘。胎膜早破以及多次肛查或阴道检查增加感染机会。产后宫缩乏力容易引起产后出血。

2. 对胎儿的影响　协调性宫缩乏力容易造成胎头在盆腔内旋转异常，使产程延长，增加手术产机会；不协调性宫缩乏力，宫缩间歇期子宫壁不能完全放松，对子宫胎盘循环影响大，容易发生胎儿宫内缺氧；胎膜早破易造成脐带受压或脱垂，造成胎儿窘迫甚至胎死宫内。

【处理】

根据子宫收缩乏力类型、产程进展情况、有无头盆不称、胎儿窘迫等综合处理。

> **考点提示**
> 协调性宫缩乏力的处理原则。

1. 协调性宫缩乏力　估计可以经阴道分娩，胎心正常者应采取人工破膜、静脉点滴缩宫素、应用前列腺素类药物及针刺穴位等加强宫缩的措施；头盆不称和胎位异常者及时行剖宫产术。

2. 不协调性宫缩乏力　调节子宫收缩，恢复其极性。给予强镇静剂哌替啶100mg或地西泮10mg静脉推注，使产妇充分休息。若经上述处理，不协调性宫缩未能得到纠正，或伴有胎儿窘迫、头盆不称者，均应行剖宫产术。

> **考点提示**
> 不协调性宫缩乏力的处理原则及所用镇静剂。

【护理评估】

（一）健康史

了解有无妊娠合并症、并发症，骨盆测量情况、胎儿大小，有无急产史，产程中是否使用镇静药或止痛剂。评估胎产式、胎先露、胎方位等。

（二）身体评估

1. 临床表现

（1）协调性宫缩乏力（低张性宫缩乏力）　表现为子宫收缩具有正常的节律性、对称性和极性，但收缩力弱，宫腔内压力低，小于15mmHg，宫缩持续时间短，间歇期长且不规律，10分钟内宫缩少于2次。当子宫收缩达最高峰时，宫体隆起变硬不明显，用手指按压宫底部肌壁仍可出现凹陷，导致产程延长或停滞。多属继发性宫缩乏力，临产早期宫缩正常，但至宫口扩张进入活跃期后期或第二产程时宫缩减弱。

（2）不协调性宫缩乏力（高张性宫缩乏力）　指子宫收缩失去正常的节律性、对称性和极性。宫缩的兴奋点来自子宫一处或多处，收缩波由下向上扩散，宫缩时宫底部不强，而子宫下段或中段强，宫缩间歇期子宫肌壁不能完全放松，宫腔内压力常大于20mmHg。这种宫缩不能使宫口扩张及胎先露下降，属无效宫缩。多属原发性宫缩乏力，需与假临产相鉴别。鉴别方法是给予强镇静剂如哌替啶100mg肌内注射，能使宫缩停止者为假临产，不能使宫缩停止者为原发性宫缩乏力。产妇自觉下腹部持续疼痛、拒按，烦躁不安，严重者出现脱水、电解质紊乱，肠胀气，尿潴留，胎儿窘迫。产科检查可见宫口扩张早期缓慢或停滞，潜伏期延长，胎先露下降延缓或停滞。

（3）产程曲线异常　宫缩乏力导致产程曲线异常有以下多种（图8-2）。

> **考点提示**
> 产程曲线异常的概念。

1）潜伏期延长　是指潜伏期超过16小时。

2）活跃期延长　是指活跃期超过8小时。

3）活跃期停滞　是指进入活跃期后，宫口不再扩张达2小时以上。

4）第二产程延长　是指第二产程初产妇超过2小时、经产妇超过1小时。

5）第二产程停滞　是指第二产程达1小时胎头下降无进展。

6）滞产　是指总产程超过24小时。

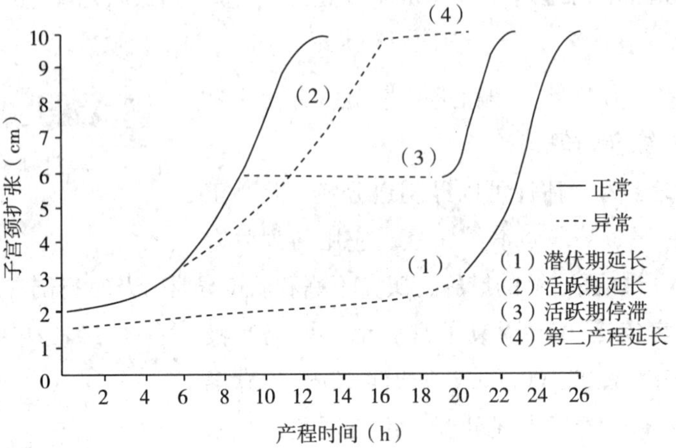

图8－2　异常子宫扩张曲线

以上几种产程进展异常，可以单独存在，也可以合并存在。

（三）心理－社会评估

评估产妇及家属对自然分娩的信心，产妇精神状态及配合程度，有无焦虑、恐惧心理。

【护理问题/诊断】

1. 疼痛　与不协调性子宫收缩有关。

2. 感染的危险　与产程延长及多次肛查或阴道检查有关。

3. 疲乏　与孕妇体力消耗、产程延长有关。

4. 有受伤的危险（胎儿）　与产程过速或产程延长有关。

5. 焦虑　与担心自身及胎儿安危有关。

【护理措施】

（一）协调性子宫收缩乏力

1. 加强子宫收缩　对于协调性宫缩乏力者排除头盆不称、胎位异位、胎儿窘迫后可采用各种加强宫缩的方法促进产程进展。

（1）人工破膜　宫口扩张≥3cm、无头盆不称、胎头已衔接者，可行人工破膜，破膜后前羊水流出后，胎头可直接紧贴子宫下段及宫颈内口，引起反射性子宫收缩。破膜时必须检查有无脐带先露，应在宫缩间歇期进行。

> **考点提示**
>
> 1. 人工破膜的指征。
> 2. 缩宫素的使用。

（2）缩宫素静脉滴注　适用于协调性宫缩乏力、宫口扩张≥3cm、胎心良好、胎位正常、头盆相称者。将生理盐水或5%葡萄糖液500ml调整滴速4～5滴/分钟，然后将缩宫素2.5U加入瓶内，再将胶管内原有液体放掉，使缩宫素按标准量滴入体内。再根据宫缩强弱进行调整，调整间隔为15～30分钟，每次增加 1～2mU/min 为宜，最大不超过 20 mU /L（60 滴/分钟），维持宫缩时宫腔内压力达 50～60mmHg，宫缩持续 40～60 秒，间隔 2～3 分钟。缩宫素静脉滴注过程中，应有专人观察产程进展、宫缩、胎心率及血压。若 10 分钟内宫缩≥5 次、持续≥1 分钟或胎心率异常，应立即停止静脉滴注；若血压增高，可减慢滴速。注意缩宫素过敏，过敏表现有胸闷、气急、寒战，甚至休克，应立即报告医生，停用缩宫素，并遵医嘱使用抗过敏药物及对症治疗。使用缩宫素时还应警惕水中毒的发生。

知识拓展

Bishop 宫颈成熟度评分法

用于了解宫颈成熟度，判断引产和加强宫缩的成功率。指标包括宫口开大、宫颈管消退、先露位置、宫颈硬度及宫口位置，满分为 13 分，≥10 分均成功，7～9 分成功率 80%，4～6 分的成功率约为 50%，得分≤3 分多失败。

2. 加强产时监护 第一产程观察宫缩的节律性、强弱，胎心变化、宫口扩张及胎先露下降情况；第二产程期间出现宫缩乏力时，可给予缩宫素静脉滴注促进产程进展；当胎儿前肩娩出时，用缩宫素 10～20U 肌内注射或静脉滴注，使宫缩增强，促使胎盘剥离娩出及子宫血窦关闭。若胎头仍未衔接或伴有胎儿窘迫征象，应行剖宫产术。

3. 产后护理 观察子宫复旧情况，防止产后出血；若产程长、破膜时间长，应给予抗生素预防感染，保持外阴清洁。

4. 心理护理 在分娩过程中给予心理支持、信息支持，解除不必要的思想顾虑和恐惧心理，家人或导乐陪伴分娩，避免精神紧张。

5. 一般护理 鼓励产妇进食，多休息，防止产妇过度疲劳，不能进食者静脉补充营养。避免过多使用镇静剂，注意及时排空膀胱和直肠。

6. 健康指导 孕期加强宣教，解除对分娩的恐惧心理；产前积极治疗妊娠合并症；分娩过程中开展人性化陪产服务，严密观察产程，及时发现并处理异常情况；避免过多使用镇静剂、解痉剂。

（二）不协调性子宫收缩乏力

1. 心理护理 关心、安慰产妇，分散其注意力，减轻对分娩的恐惧，鼓励家人陪伴；指导深呼吸放松等技巧，采用自由体位待产，通过处理通常宫缩可恢复协调。

2. 观察产程，配合处理 使用强镇静剂者要保证产妇充分休息，如宫缩仍不能恢复正常或伴胎儿窘迫，做好剖宫产及抢救新生儿的准备工作。

3. 其他护理措施 参照协调性子宫收缩乏力。

二、子宫收缩过强

子宫收缩过强是指宫缩持续时间超过正常时限，宫缩间歇时间过短，宫缩时产生的宫内压力过强，可造成急产、强直性子宫收缩或痉挛性狭窄环，均可对母儿产生不利影响，应积极寻找原因，予以恰当处理。

【病因】

（1）粗暴地多次宫腔操作。

（2）产妇精神过度紧张。

（3）缩宫素使用不当，浓度过高或剂量过大。

（4）分娩中胎盘早剥血液浸润子宫肌层，也可导致强直性子宫收缩。

【对母儿的影响】

1. 对母体的影响 宫缩过强过频，产程过快，可致初产妇宫颈、阴道以及会阴撕裂；接产时来不及消毒可致产褥感染；若产道梗阻可发生子宫破裂；胎儿娩出后子宫收缩乏力易发生胎盘滞留或产后出血。

2. 对胎儿及新生儿的影响 宫缩过强过频影响子宫胎盘的血液循环，易发生胎儿窘迫、新生儿窒息甚至死亡；胎儿娩出过快，胎头在产道内受到的压力突然解除，可致新生儿颅内出血；来不及接产，易发生感染，若坠地可致骨折、外伤。

【处理】

识别急产高危人群，预防并发症发生，防止过多的医疗干预引起宫缩过强，给予宫缩抑制剂或强镇静剂。胎心良好、宫缩恢复正常节律后可等待自然分娩，如症状不能缓解，伴有胎先露高浮、胎儿窘迫者，可行剖宫产术。

【护理评估】

（一）健康史

了解孕产史，骨盆测量情况、胎儿大小，有无急产史，产程中是否使用缩宫素或宫腔操作史。

（二）身体评估

1. 协调性子宫收缩过强 子宫收缩的节律性、对称性和极性均正常，仅子宫收缩力过强、过频。若产道无梗阻，宫口在短时间内迅速开全，分娩在短时间内结束，总产程不足3小时，称为急产（precipitous labor），经产妇多见。

考点提示

急产的概念。

如果宫缩过强，头盆不称、产道有梗阻没有及时发现，易发生子宫破裂。

2. 不协调性子宫收缩过强

（1）强直性子宫收缩 一般是由外界因素异常造成的，例如临产后由于分娩发生梗阻，或不适当地应用缩宫素，或胎盘早剥血液浸润子宫肌层，均可引起宫颈内口以上部分的子宫肌层出现强直性痉挛性收缩，宫缩无间歇或间歇期极短，产妇烦躁不安、持续性腹痛、拒按，胎位触不清，胎心听不清，有时可出现病理缩复环、血尿等先兆子宫破裂征象。

（2）子宫痉挛性狭窄环 是指子宫局部肌肉呈痉挛性不协调性收缩所形成的环状狭窄，持续不放松，称为子宫痉挛性狭窄环。多在子宫上下段交界处，也可在胎体某一狭窄部，以胎颈、胎腰处常见，阻碍胎儿下降，导致产妇持续性腹痛、宫颈扩张缓慢，胎先露下降停滞，胎心不规则，阴道检查可在宫腔内触及狭窄环，不随宫缩上升。

（三）心理-社会评估

评估产妇及家属对自然分娩的信心，产妇精神状态及配合程度；有无焦虑、恐惧心理。

【护理问题/诊断】

1. 疼痛 与子宫收缩过强有关。

2. 有受伤的危险　与产程过速，软产道未充分扩张或子宫破裂有关。

3. 焦虑　与担心自身及胎儿安危有关。

【护理措施】

（1）有急产史产妇应提前入院待产，防止院外紧急分娩，产程中主诉腹坠用力时要及时检查宫口及胎先露情况，做好接产及新生儿抢救准备工作。对于来不及消毒的户外娩出的新生儿应重新处理脐带，母儿均需注射破伤风抗毒素1500U。

（2）产程中严密观察宫缩情况、胎心变化，及早发现头盆不称，防止发生子宫破裂。

（3）做好产妇心理护理，嘱其分娩时不要向下屏气用力，对于软产道不可避免撕裂的产妇可行会阴切开进行会阴保护，防止软产道严重损伤。

（4）对于不协调性宫缩过强要停止缩宫素应用及阴道操作等各种刺激，给予宫缩抑制剂或强镇痛剂，胎儿窘迫、产道有梗阻者剖宫产结束分娩。

（5）健康指导　有急产分娩史的孕妇在预产期前2～3周不宜外出；宫缩强分娩时不要屏气用力防止加重软产道损伤；产后应严密观察子宫复旧，阴道流血情况；指导产后康复保健。

第二节　产道异常

案例

女，25岁，G_1P_0，妊娠39周，阵发性腹痛入院，自诉孕期未做过产前检查。

产科检查：宫缩30秒/4分，胎心140次/分，胎位ROA，先露高浮，宫口未开，骨盆外测量骶耻外径＜16cm，其余径线正常。

思考题：

1. 如何判断头盆关系是否相称？

2. 请写出产妇主要的护理问题/诊断和护理措施。

产道是胎儿经阴道娩出的通道，包括骨产道及软产道。在分娩过程中如果产道异常可阻碍胎儿娩出造成难产，临床上以骨产道异常多见。

一、骨产道异常

骨产道异常包括骨盆形态异常和骨盆径线异常。骨盆形态异常或骨盆径线过短，使胎儿通过骨盆腔发生困难，阻碍胎儿正常下降影响自然分娩正常过程，称为狭窄骨盆（contracted pelvis）。狭窄骨盆可以是骨盆一个平面或多个平面狭窄，一条或多条径线过短。因骨产道是影响分娩的四要素中相对固定的因素，孕产期应引起重视。

【分类】

1. 骨盆入口平面狭窄　骨盆入口横径正常而前后径变短，呈扁椭圆形，测量骶耻外径＜18cm，对角径＜11.5cm，入口前后径≤10cm。单纯扁平骨盆（图8－3）临床多见，骶岬向前下突出，使骨盆入口平面前后径变短。佝偻病性扁平骨盆（图8－4）骶岬向前突出，骶骨下段平直后翘，尾骨呈钩状突向骨盆出口平面。骨盆入口平面的异常可使孕晚期胎头衔接受阻，造成异常胎方位。

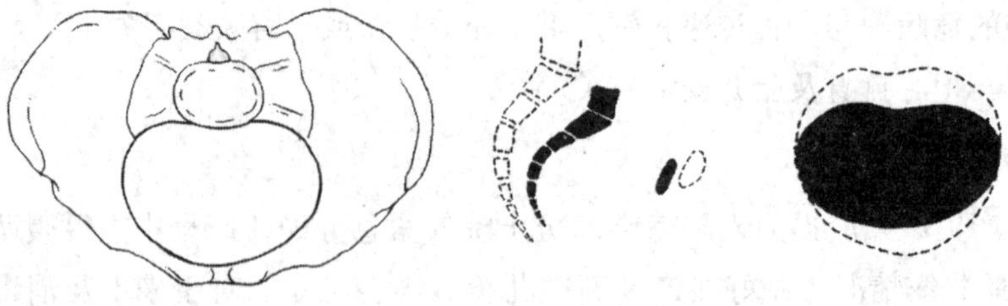

图 8-3　单纯扁平骨盆

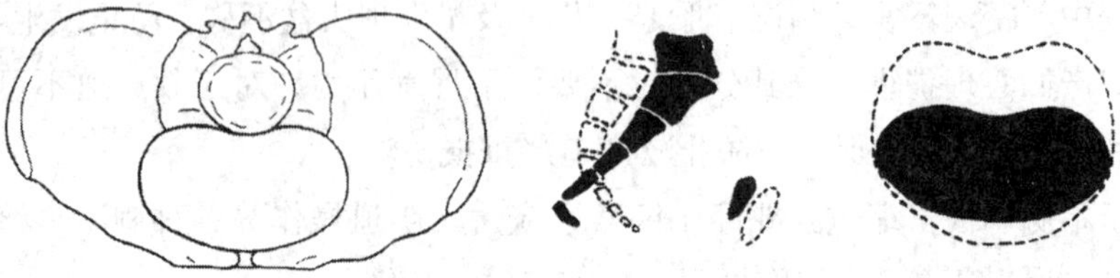

图 8-4　佝偻病性扁平骨盆

2. 中骨盆平面和出口平面狭窄　两者常同时存在，常见于漏斗骨盆和类人猿型骨盆。中骨盆平面狭窄以坐骨棘间径和中骨盆后矢状径狭窄为主要特点，分娩时表现为胎头内旋转困难，可造成持续性枕后位、枕横位；出口平面狭窄以坐骨结节间径和出口后矢状径狭窄为主，骨盆出口横径与后矢状径之和 <15cm，体重 3000g 以上胎儿通过有困难。

考点提示

扁平骨盆和漏斗骨盆的定义。

（1）漏斗骨盆　为骨盆入口各径线正常，骨盆壁渐向内倾斜，中骨盆及骨盆出口平面均明显狭窄呈漏斗状（图 8-5）。坐骨棘间径和坐骨结节间径缩短，坐骨切迹宽度小于 2 横指。

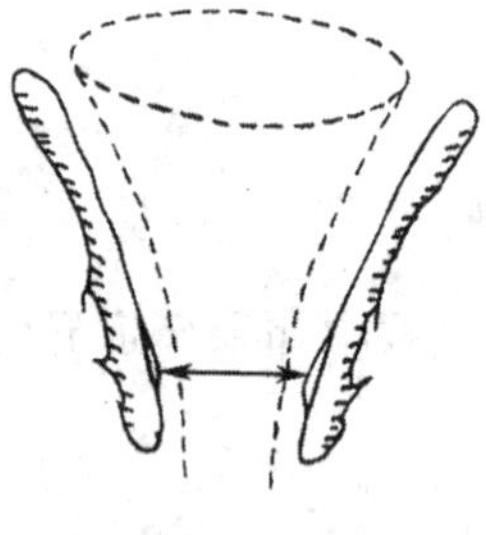

图 8-5　漏斗骨盆

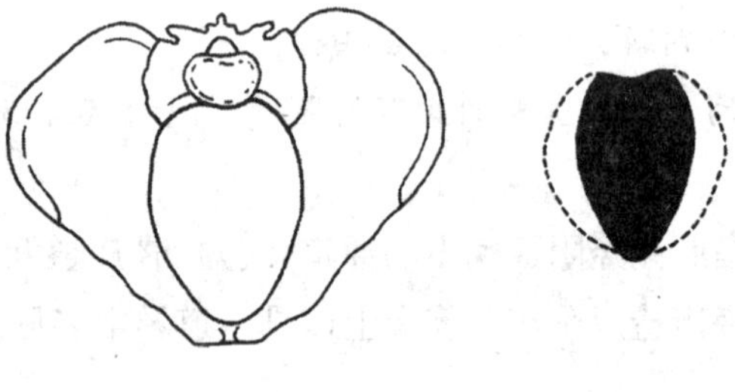

图 8-6　横径狭窄骨盆

（2）横径狭窄骨盆　与类人猿型骨盆相似，骨盆三个平面的横径均缩短，前后径长，入口平面呈纵椭圆形（图 8-6）。

3. 骨盆三个平面狭窄　骨盆平面形态正常，但各平面径线均小于正常值 2cm 或以上称为均小骨盆（图 8-7）。见于身材矮小、体型匀称的妇女。

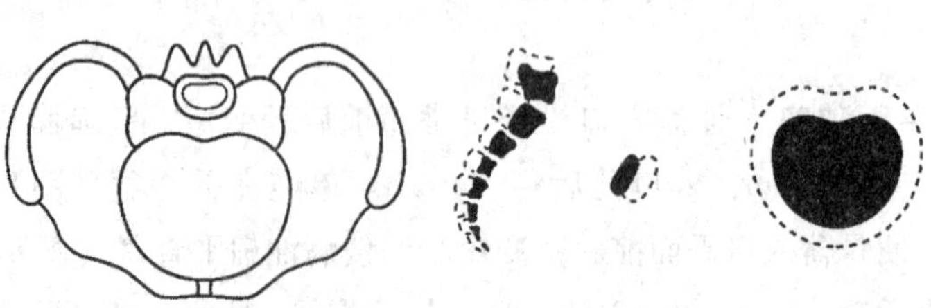

图 8-7　均小骨盆

4. 畸形骨盆　骨盆失去正常形态（图8－8），左右不对称。可见于骨软化症、脊柱病变、髋关节病变所致畸形骨盆和骨盆外伤畸形愈合所致的畸形骨盆。

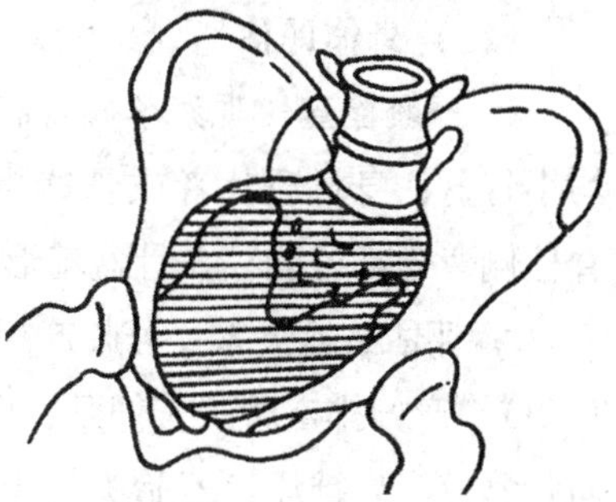

图8－8　畸形骨盆

【对母儿的影响】

1. 对母体的影响　产妇因胎位异常和骨盆狭窄导致手术产机会增加；骨盆狭窄导致胎先露下降受阻易导致产程中发生继发性宫缩乏力、产程延长和产妇衰竭；胎头压迫软产道时间过长可引起局部缺血、水肿、坏死，产后形成生殖道瘘；胎膜早破和多次的阴道检查容易发生产褥感染；严重产道梗阻未及时发现可导致产程中发生子宫破裂危及产妇生命。

2. 对胎儿及新生儿的影响　脐带脱垂、产程时间过长可发生胎儿窘迫、新生儿窒息；胎头长时间受压不能娩出，缺血、缺氧时间长易导致颅内出血；阴道助产或剖宫产机会增多易发生新生儿感染、产伤。

【处理】

处理原则：在分娩过程中，应评估产妇骨盆大小和形态、胎儿大小和胎位、宫缩强弱、是否破膜等情况，结合产妇的既往孕产史、年龄等，决定分娩方式。

1. 骨盆入口平面狭窄　绝对性骨盆入口狭窄（骨盆入口前后径≤8.0cm、对角径≤9.5cm）、胎头跨耻征阳性、足月活胎不能入盆者，宜采用剖宫产术。相对性骨盆入口狭窄，轻度头盆不称者可在严密观察下试产2～4小时，如胎头下降入盆，产程有进展，可经阴道分娩；如产力正常，胎头不入盆，产程无进展，应考虑剖宫产。

考点提示

相对性骨盆入口狭窄，轻度头盆不称者可在严密观察下试产：2～4小时。

2. 中骨盆平面狭窄　如宫口开全，胎头已达坐骨棘水平以下，对持续胎位异常者可经阴道徒手旋转胎头为枕前位，使之适应产道形态。如胎头继续下降，达到盆底，可行阴道助产或自然分娩。如经上述处理后，产程仍无进展，应行剖宫产。

3. 骨盆出口平面狭窄　骨盆出口狭窄不宜试产，应充分估计胎儿大小，如胎儿体重＞3500g，阴道分娩可能有困难，应放宽手术指征。若骨盆出口横径与后矢状径之和＞15cm，胎儿体重＜3000g，可充分利用出口后三角，经阴道自然分娩；若两径线之和＜15cm，应行剖宫产。

4. 均小骨盆　若胎儿较小、头盆相称、产力良好、胎位正常可经阴道分娩；否则应行剖宫产。

5. 畸形骨盆　严重骨盆畸形使骨盆形态不规则、骨盆腔狭窄者，大部分难以完成分娩，需行剖宫产。

【护理评估】

（一）健康史

应了解幼年时是否患脊髓灰质炎、佝偻病、脊柱或髋关节结核等病变及外伤骨折史；经产妇应了解有无难产史及其原因，新生儿大小、存活与否、有无产伤等。

（二）身体评估

1. 一般检查 观察孕妇身高、步态、腹部形态等。孕妇身高在145cm以下的可能存在均小骨盆；身材矮壮者或骨骼粗大者骨盆可能存在内聚狭窄；跛行、米氏菱形窝不对称、脊柱侧弯等都可能存在骨盆畸形。悬垂腹者常表示骨盆入口狭窄引起衔接困难。

2. 评估头盆关系 若临产后胎头仍未入盆可行胎头跨耻征试验评估头盆是否相称（图8-9）。产妇排空膀胱，仰卧，两腿伸直；检查者将手放置于耻骨联合上方，将浮动的胎头向骨盆腔深处推压。若胎头低于耻骨联合平面，提示头盆相称，称跨耻征阴性；若胎头与耻骨联合在同一平面上，提示可疑头盆不称，称跨耻征可疑阳性；若胎头高于耻骨联合表面，提示头盆不称，称跨耻征阳性。阳性产妇应令其两腿屈曲半卧位再次检查，若为阴性，提示骨盆倾斜度异常，不是头盆不称。

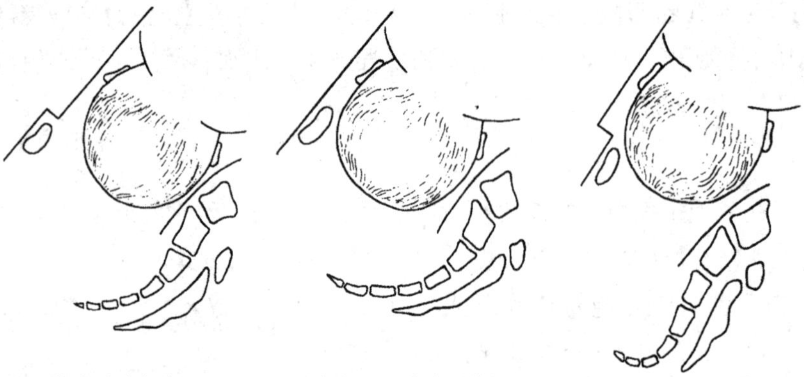

（1）头盆相称　（2）可疑头盆不称　（2）头盆不称

图8-9　头盆关系检查

3. 骨盆外测量 骨盆外测量各径线都较正常值≤2cm，为均小骨盆；骨盆其他径线正常仅骶耻外径<18cm为扁平骨盆；坐骨结节间径<8cm，耻骨弓角度<90°，为漏斗骨盆。

4. 骨盆内测量 注意有无骨盆内聚，测量对角径、坐骨棘间径、坐骨切迹宽度、出口后矢状径，判断骨盆各平面是否狭窄。

5. 产程特点 临产后胎头仍不能衔接或伴有胎位异常、胎膜早破者可能存在骨盆入口平面狭窄；中骨盆狭窄可使胎头旋转受阻出现继发性宫缩乏力使活跃期和第二产程延长、停滞；骨盆出口狭窄可表现为第二产程延长、胎头拨露但迟迟不能娩出。

【护理问题/诊断】

1. 潜在并发症 子宫破裂、胎儿窘迫、新生儿窒息。

2. 有感染的危险 与胎膜早破、产程延长有关。

3. 焦虑 与知识缺乏，担心分娩过程的结果有关。

【护理措施】

1. 分娩过程中严密观察 经常听胎心，观察子宫收缩情况，检查胎先露下降及宫口扩张程度，了解产程进展，防止产程延长，对于头盆不称和胎位异常者要防止胎膜破裂时发生脐带脱垂。对于骨盆轻度狭窄的产妇可教其改变体位，增加骨盆倾斜度，有利于胎儿下降。对于试产的产妇要专人守护，少做肛查，禁止灌肠，勿用镇静剂，要严密观察产程进展和有无先兆子宫破裂表现，及时正确处理。做好助产手术及剖宫产的配合工作及新生儿抢救的准备工作。

2. 防止感染及产后出血发生　产后遵医嘱应用抗生素和缩宫素；每日进行会阴擦洗两次，及时更换会阴垫；对于产程时间长膀胱压迫过久不能自行排尿者保留尿管，定期更换尿袋，防止尿路感染。

3. 心理护理　提供心理支持，安慰产妇，增加分娩信心，保证营养及水分的摄入，以保持良好产力。

4. 健康指导　指导产褥期保健，加强营养及休息，观察恶露性状及会阴伤口恢复情况；对于阴道助产的新生儿观察头皮水肿或血肿消退情况，做好喂养指导。

二、软产道异常

软产道包括子宫下段、宫颈、阴道、盆底软组织，分娩时引起难产较少见，容易被忽略，但分娩中若处理不当会造成母儿损伤。软产道异常可分为以下几种类型。

【分类】

（一）外阴异常

1. 会阴坚韧　多见于初产妇，35 岁以上高龄初产妇更为多见。会阴体及盆底组织缺乏弹性，分娩时不能充分扩张容易发生严重撕裂，分娩时应做预防性会阴切开。

2. 外阴水肿　常因营养不良、妊娠期高血压疾病、严重贫血、心脏病或肾病引起，外阴水肿失去弹性，不易扩张，并且影响胎先露下降，分娩时易导致组织损伤、伤口愈合不良等。产前积极治疗原发疾病，可用50%硫酸镁湿热敷水肿部位，临产后可在严密消毒下进行多点针刺放液，产时行会阴切开术；产后加强局部护理，预防感染。

3. 外阴瘢痕　瘢痕挛缩可影响软产道扩张，如瘢痕范围仅限于外阴，胎头可达盆底，可行会阴切开缝合术。如瘢痕范围过大，妨碍胎头下降，应行剖宫产术。

（二）阴道异常

1. 阴道横隔　位于阴道中、上段，如果横隔坚韧阻止胎先露下降，必要时行剖宫产。薄的较低的阴道横隔在胎头下降到此处时可将横隔做 X 型切开，有利胎头下降。

2. 阴道纵隔　分娩时如果胎头能将纵隔推向一侧，一般不影响分娩进程，如纵隔肥厚坚韧位于正中，阻碍胎先露下降，可将纵隔从中部剪断，分娩结束后再修剪残余纵隔，缝合残端即可。

3. 阴道囊肿或肿瘤　如瘤体较大，可能妨碍分娩时，应行剖宫产。待产后再处理原有病灶。若为单纯性阴道囊肿，可经阴道穿刺抽出囊液，以利于娩出胎儿。

4. 阴道尖锐湿疣　范围广、体积较大的尖锐湿疣分娩时易导致损伤、出血、新生儿感染，以剖宫产为宜。

5. 阴道闭锁或狭窄　可因感染、药物腐蚀、产伤等引起，瘢痕广泛而坚韧者，可妨碍胎头下降，不宜试产，应以剖宫产为宜。

（三）宫颈异常

1. 宫颈水肿　可因胎先露压迫时间较长或过早用腹压引起，分娩时可徒手旋转胎头，解除胎头对宫颈的压迫，还可用 0.5% 利多卡因 5～10ml 于宫颈两侧注射或静脉推注地西泮 10mg。如仍不能缓解并且产程停滞，应行剖宫产。

2. 宫颈坚韧　宫颈缺乏弹性或挛缩不易扩张，可用 0.5% 利多卡因行宫颈封闭，或地西泮 10mg 缓慢静脉推注，若仍不能缓解，可改行剖宫产。

3. 子宫肌瘤 部分子宫肌瘤不影响分娩进程则不予处理；较大肌瘤位于盆腔影响胎先露入盆，可行剖宫产术。

4. 宫颈癌 癌变组织分娩时不易扩张，组织硬脆易出血，分娩时有扩散危险，应行剖宫产。

【护理问题/诊断】

1. 有软产道损伤的危险 与软产道狭窄或组织坚韧有关。

2. 焦虑 与知识缺乏，担心分娩过程的结果有关。

3. 潜在并发症 产后出血、胎儿窘迫、新生儿窒息。

【护理措施】

1. 准备工作 评估软产道异常的种类和程度，配合医生进行处理，对于不适合阴道分娩的产妇做好剖宫产的准备。

2. 产程观察 对于阴道分娩的产妇产程中要观察宫口开大和胎先露下降情况，及时发现产道因素对产程的影响；要严密监测胎心，及时处理胎儿窘迫；在胎儿娩出后要及时检查软产道情况，若有撕裂应及时缝合，防止发生产后出血。

3. 心理护理 减轻对分娩的担心。

4. 健康指导 保持外阴清洁卫生，防止感染发生，观察会阴伤口愈合情况。

第三节 胎位异常

案 例

女，32 岁，G_2P_1，妊娠 39 周临产入院，因产前检查发现臀位，产妇很紧张。

产科检查：宫缩 30 秒/5 分，胎心 136 次/分，胎位 RSA，宫口未开，胎膜已破，先露高浮，骨盆测量正常。

思考题：

请写出产妇主要的护理问题/诊断和护理措施。

胎儿因素引起的难产通常包括胎位异常和胎儿发育异常两种情况。其中分娩过程中胎位异常（abnormal fetal position）较常见，包括胎头位置异常、臀先露及肩先露，其中胎头位置异常引起的头位难产临床较多见。

一、持续性枕后位、枕横位

正常头位分娩时，大部分胎头以枕前位衔接，仅有少数以枕后位、枕横位入盆。在下降过程中，通过强有力的宫缩作用，绝大多数胎位能向前旋转成枕前位以最小径线通过产道分娩。只有少数在分娩过程中，胎儿枕骨仍持续位于骨盆腔后方或侧方不能转向前方，至中骨盆及盆底时仍位于母体骨盆的后方或侧方，致使分娩发生困难者，称为持续性枕后位、枕横位。

【病因】

1. 骨盆异常 多见于漏斗骨盆、类人猿型骨盆，因中骨盆平面狭窄，胎头内旋转时受阻成为持续性枕后位或枕横位。

2. 胎头俯屈不良　枕后位或枕横位不易转成枕前位。

3. 子宫收缩乏力　头盆不称、膀胱充盈等原因引起宫缩乏力使胎头俯屈及内旋转受到影响。

【分娩机制】

大多数产妇分娩时在宫缩作用下胎方位可转成枕前位而自然分娩。若不能转成枕前位时，可有以下两种分娩机制。

1. 枕后位　①胎头俯屈较好的以前囟为支点，胎头俯屈使顶部及枕部自会阴前缘娩出。继之胎头仰伸，相继由耻骨联合下娩出额、鼻、口、颏。此种方式最常见（图 8－10）。②胎头俯屈不良的以鼻根为支点，胎头先俯屈，从会阴前缘娩出前囟、顶及枕部，然后胎头仰伸，使鼻、口、颏部相继由耻骨联合下娩出，多需手术助产（图 8－11）。

2. 枕横位　可用手或行胎头吸引术将胎头转成枕前位娩出。

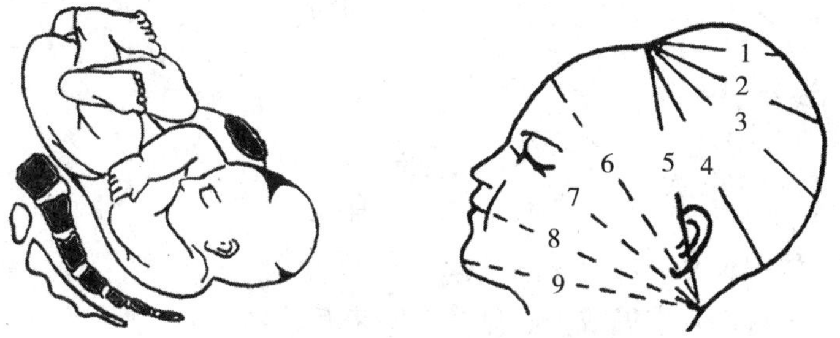

图 8－10　枕后位以前囟为支点娩出

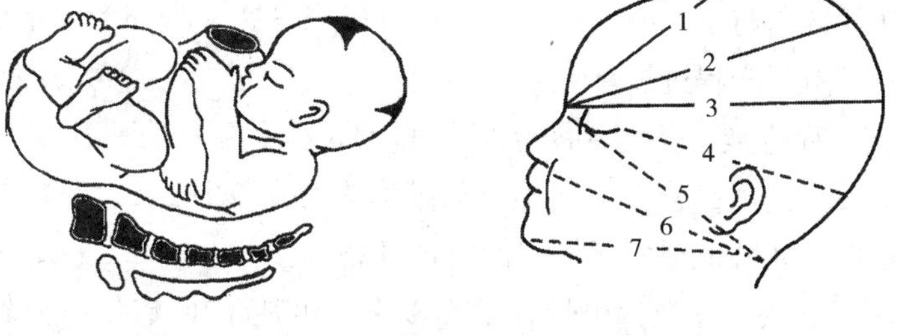

图 8－11　枕后位以鼻根为支点娩出

【对母儿的影响】

1. 对母体的影响　胎位异常导致继发性宫缩乏力，产程延长，多需手术助产，发生软产道损伤、产后出血、感染的机会增加。

2. 对胎儿、新生儿的影响　常引起胎儿窘迫和新生儿窒息，使围生儿死亡率增高。

【处理】

胎儿不大，骨盆无明显异常，可先试产，试产失败或出现胎儿窘迫行剖宫产结束分娩。

【护理评估】

（一）健康史

评估产妇既往生育史，有无难产史，本次妊娠晚期 B 型超声检查胎方位、胎儿大小、胎盘、羊水情况，骨盆外测量各径线值是否正常，目前胎心、宫缩情况，有无破膜，是否使用子宫收缩剂等。

（二）身体评估

评估产程进展情况，检查胎心听诊部位，通过阴道检查明确胎位。

1. 临床表现

（1）产程特点　因胎先露部不易紧贴宫颈及子宫下段，常导致协调性子宫收缩乏力及宫颈扩张缓慢。枕骨持续位于骨盆后方压迫直肠，产妇自觉肛门坠胀及排便感，致使宫口尚未开全时，过早使用腹压，容易导致宫颈前唇水肿和产妇疲劳，产程进展缓慢或停滞。

（2）腹部检查　在宫底部触及胎臀，胎背偏向母体的后方或侧方，胎心在脐下偏外侧听得最响亮，枕后位时因胎背伸直，前胸贴近母体腹壁，也可以在胎儿肢体侧的胎胸部位听到。

（3）肛门检查或阴道检查　枕后位时盆腔后部空虚，胎头矢状缝位于骨盆斜径上，前囟在骨盆前方，后囟（枕部）在骨盆后方。枕横位时胎头矢状缝位于骨盆横径上，前后囟分别位于骨盆两侧。若胎头水肿、囟门触不清可借助胎儿耳郭位置、方向判定胎方位。

2. 辅助检查　B 型超声检查：根据胎头颜面及枕部的位置，可以准确探清胎头位置以明确诊断。

【护理问题/诊断】

1. 舒适改变　与子宫收缩疼痛有关。

2. 活动无耐力　与产程延长、产妇精力耗竭有关。

3. 感染　与产程延长有关。

4. 焦虑　与不了解产程进展或担心分娩的结果有关。

【护理措施】

（1）第一产程胎膜未破者鼓励多活动，促进胎先露下降，卧位时指导产妇睡向胎背的对侧，有利胎头枕部转向前方；鼓励产妇每 2 小时排尿一次；告知产妇不要过早向下用力，防止宫颈前唇水肿而阻碍产程进展。

（2）严密观察产程进展，注意胎头下降、宫颈扩张程度、宫缩强弱及胎心有无改变；配合医生进行人工破膜处理；若宫缩不佳可行缩宫素静脉滴注；试产过程中产程无明显进展，胎头较高或出现胎儿窘迫征象，做好剖宫产准备。

（3）第二产程当胎头双顶径达坐骨棘平面以下，可徒手旋转胎头将枕部转向前方以利自然分娩，配合实施手术，做好阴道手术助产的准备工作，做好新生儿复苏准备。

（4）第三产程胎盘娩出立即肌内注射缩宫素，防止产后出血，同时预防感染发生。

（5）提供心理支持，关心产妇，讲解分娩过程，以减轻焦虑。

（6）健康指导　产后注意休息、营养；观察子宫复旧及恶露情况，保持外阴清洁卫生。

二、臀位

臀位分娩占足月分娩总数的 3% ~4%，是最常见的异常胎位。分娩时常发生胎膜早破、脐带脱垂、软产道损伤、新生儿产伤等并发症，分娩时因软产道没有充分扩张，较大的胎头最后娩出，易造成难产，临床现已放宽初产妇剖宫产的手术指征。

> **考点提示**
>
> 最常见的异常胎位。

【病因】

因宫腔内活动范围过大或受限及骨盆入口异常使胎头衔接受阻引起。

【分类】

根据两下肢所采取的姿势分为以下三类（图3－7）。

1. 单臀先露（腿直臀先露）　最多见。胎儿双髋关节屈曲，双膝关节伸直，以臀部为先露。

2. 完全臀先露（混合臀先露）　较多见。胎儿双髋关节及膝关节屈曲，以臀和双足为先露。

3. 不完全臀先露（足先露）　较少见。胎儿以单足或双足或膝为先露。

【对母儿的影响】

1. 对产妇的影响　发生子宫收缩乏力、产后出血、产褥感染的机会增加；可导致宫颈及软产道损伤，甚至子宫破裂。

2. 对胎儿、新生儿的影响　胎膜早破致早产儿增多；容易发生脐带脱垂；可发生胎儿窘迫、新生儿窒息。

【处理】

妊娠30周前臀位多能自行转为头先露，孕30周后如仍为臀位可予以纠正。分娩时根据产妇胎次、产道、胎儿大小、臀位种类综合考虑。

> **考点提示**
>
> 妊娠30周前臀位多能自行转为头先露，孕30周后如仍为臀位可予以纠正。

1. 妊娠期　纠正臀位的常用方法包括膝胸卧位、激光照射或艾灸至阴穴、外转胎位术。

2. 分娩期　部分臀位可自行分娩；但狭窄骨盆、胎儿体重大于3500g、胎儿窘迫、高龄初产、有难产史、不完全性臀先露应选择剖宫产。

【护理评估】

（一）健康史

评估产妇既往生育史，本次妊娠经过，有无妊娠合并症或并发症，骨盆是否狭窄，有无羊水过多或过少。

（二）身体评估

评估产程进展情况，检查胎心听诊部位，通过阴道检查明确胎位。

> **考点提示**
>
> 纠正胎位的方法。

1. 临床表现

（1）产程特点　因胎臀不能紧贴子宫下段及宫颈内口，常导致子宫收缩乏力，使宫颈扩张慢，产程延长。

（2）腹部检查　子宫呈纵椭圆形，孕妇常感肋下有圆而硬的胎头，腹部检查宫底部为圆而硬的胎头，胎先露未衔接时耻骨联合上是宽、软、不规则的胎臀，胎心在脐上偏左或偏右听及，随产程进展胎心位置可下移。

（3）肛查或阴道检查　肛查可触及软而不规则的胎臀或下肢。破膜后阴道检查可直接触及胎臀、肛门、外生殖器，注意胎臀与颜面、胎足与胎手的鉴别。

2. 辅助检查　B型超声检查：确定臀位种类，了解胎儿发育、胎盘、羊水情况。

（三）心理－社会评估

评估家人对自然分娩的信心，产妇是否有焦虑、恐惧心理。

【护理问题/诊断】

1. 潜在并发症 软产道损伤、感染、胎儿窘迫、新生儿窒息等。

2. 焦虑 与知识缺乏、担心自身及胎儿安危有关。

【护理措施】

1. 妊娠期护理 妊娠30周后仍为臀位应指导孕妇纠正臀位。

（1）胸膝卧位 孕妇排空膀胱，松开裤腰带，跪于床上，身体前俯，大腿与床面垂直，臀部抬高，胸部尽可能贴于床面，两上肢放于头部两侧，大腿和小腿屈曲呈90°，采用臀高头低的姿势（图8－12），每日2次，每次15分钟，连续一周后复查。

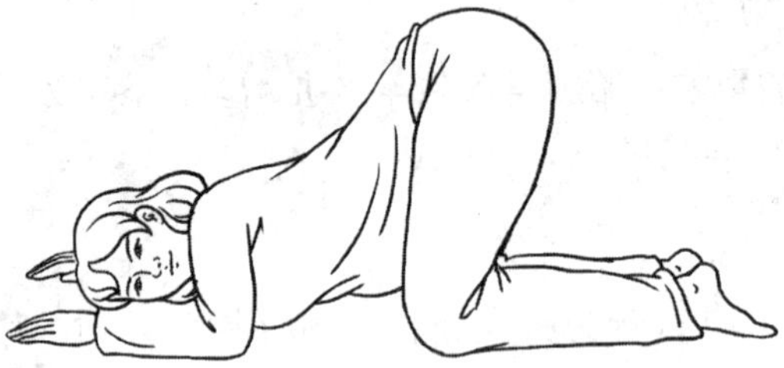

图8－12 胸膝卧位

（2）激光照射或艾灸至阴穴 每日一次，每次15～20分钟，5次为一疗程。

（3）外转胎位术 妊娠32～36周进行，因可能会发生胎盘早剥、脐带缠绕等并发症，故实施前应行B型超声检查，转胎术后让孕妇休息观察胎心正常后才可离开，如出现胎动频繁、胎心改变应停止操作并转回原位观察。

2. 分娩期护理 对于剖宫产者做好手术前准备；对于自然分娩者做好产程观察并协助助产士接产，详见第二十二章第一节“臀位助产术”。

3. 健康指导 孕期定期检查，发现臀位给予矫正；妊娠晚期避免性生活及腹部创伤，防止胎膜早破发生；嘱胎膜早破胎先露未衔接者要防止脐带脱垂发生，一旦破膜应立即平躺送入院；产褥期保持外阴清洁卫生，观察恶露性状及子宫复旧情况，产褥期注意休息及营养，指导新生儿喂养。

目标检测

选择题

A1/A2型题

1. 关于协调性子宫收缩乏力，下列说法正确的是

A. 子宫收缩极性倒置　　B. 产程常延长

C. 多因宫腔操作引起　　D. 不宜静脉点滴缩宫素

E. 产妇烦躁不安，下腹拒按

2. 急产是指总产程在

A. 3小时内　　B. 4小时内　　C. 5小时内

D. 6小时内　　E. 7小时内

3. 完全性臀位是指

A. 胎儿双膝或一膝关节先露
B. 胎儿双髋关节及双膝关节均屈曲
C. 胎儿双髋关节伸直，双膝关节屈曲
D. 胎儿双髋关节伸直，双膝关节伸直
E. 胎儿双髋关节屈曲，双膝关节伸直

4. 有关缩宫素的产前使用，下列哪项不正确
A. 专人观察宫缩、胎心、血压
B. 4～5滴/分开始静脉滴注，根据宫缩、胎心情况调节滴数
C. 必要时肌内注射加强宫缩
D. 强直性宫缩时停用
E. 协调性宫缩乏力可使用

5. 下列有关试产的说法，正确的是
A. 头位，骨盆出口平面狭窄可以试产
B. 臀位，骨盆出口平面狭窄可以试产
C. 臀位，均小骨盆可以试产
D. 头位，骨盆入口平面狭窄可以试产
E. 头位，畸形骨盆可以试产

6. 骨盆入口前后径短、横径正常者，属于以下哪种骨盆
A. 漏斗骨盆
B. 均小骨盆
C. 畸形骨盆
D. 男型骨盆
E. 扁平骨盆

7. 初产妇，28岁。足月妊娠临产，2小时前肛查宫口开4cm，现肛查宫口仍开4cm，检查：宫缩7～8分钟一次，持续时间30秒，胎膜已破，余无异常。该产妇存在的问题是
A. 潜伏期延长
B. 活跃期延长
C. 活跃期停滞
D. 第二产程延长
E. 第二产程停滞

8. 初产妇，妊娠40周，临产6小时，产妇烦躁不安，呼痛不已，查子宫收缩强，间歇时不放松，胎心140次/分，宫口开大2cm，S＝0。应首选哪项处理
A. 肥皂水灌肠
B. 人工破膜
C. 静脉滴注小剂量缩宫素
D. 静脉推注地西泮
E. 肌内注射哌替啶

9. 女，30岁，妊娠39周，临产10小时，骨盆正常，胎心148次/分，LOP，宫缩20秒/7～8分，宫口开大3cm，S－1，羊水清。目前处理正确的是
A. 肌内注射盐酸哌替啶
B. 抬高双脚防脐带脱垂
C. 静脉滴注缩宫素
D. 待宫口开全阴道助产
E. 剖宫产

10. 初产妇，妊娠足月，阴道流液12小时，下腹阵痛4小时，查胎心140次/分，LSA，估计胎儿体重3000g，宫缩35秒/5分，骨盆正常。肛查：宫口开大1cm，先露为单臀。恰当的处理是
A. 抬高床脚密切监测胎心及宫缩
B. 立即剖宫产
C. 立即行外转胎位术
D. 缩宫素静滴
E. 肥皂水灌肠

扫码“练一练”

（盛夕曼）

第九章

分娩期并发症妇女的护理

扫码“学一学”

学习目标

知识要点

1. 掌握分娩期并发症的概念、临床表现及护理措施。
2. 熟悉分娩期并发症的病因、处理及预防。

技能要点

1. 能及时识别胎膜早破、先兆早产和早产临产、羊水栓塞和先兆子宫破裂。
2. 能判断产后出血的病因，能配合医生实施产后出血、羊水栓塞和子宫破裂的应急处理。
3. 能对群众宣教分娩期并发症的预防知识。
4. 能说出胎膜早破、早产、产后出血、羊水栓塞、先兆子宫破裂和子宫破裂的护理问题/诊断并实施护理措施。
5. 培养应急能力，遵循伦理，尊重生命，珍惜生命，善于沟通，团结合作。

第一节　胎膜早破

案例

女，24 岁，G_2P_0，妊娠 39 周，阴道流水 2 小时。孕妇因腹部受到撞击后，突感有一股液体自阴道流出，继而少量间断性排出，当站立、咳嗽即有多量液体流出，不伴腹痛。体格检查：腹软，无压痛，宫底剑突下三横指，LOA，头入盆，胎心 142 次/分。宫口未开，触不到前羊膜囊，上推胎头有水流出，较清亮，阴道流液 pH 值为 7.0，干燥后可见羊齿状结晶。

思考题：

1. 该患者最可能的诊断是什么？
2. 请写出主要的护理问题/诊断和护理措施。

考点提示

胎膜早破的定义。

临产前胎膜自然破裂，称为胎膜早破（premature rupture of membrane，PROM）。发生在早产者为足月产的 2.5～3 倍。胎膜的完整，使羊膜腔内保持一定量的羊水以保护胎儿安全，并防止来自阴道的上行性感染。胎膜早破可引起早产、羊水过少、脐带脱垂、胎儿窘迫和新生儿呼吸窘迫综合征，孕产妇及胎儿感染率和围产儿病死率显著升高。

【病因】

1. 生殖道感染　是胎膜早破的主要原因。细菌、病毒、弓形虫或沙眼衣原体等都与胎膜早破有关。这些微生物可以产生蛋白酶、胶质酶和弹性蛋白酶，这些酶可以直接降解胎膜的基质和胶质，使胎膜局部抗张能力下降而破裂。

2. 胎先露部衔接不良　头盆不称、胎位异常使前羊膜囊所受压力不均，导致胎膜破裂。

3. 羊膜腔内压力升高　如多胎妊娠、羊水过多等。

4. 宫颈内口松弛　宫颈关闭不全的孕妇，随妊娠周数增加，宫腔内压力升高，胎膜进入已扩张的内口，呈楔形扩张外口，使胎膜暴露于阴道，极易因附加的感染因素而破裂。

5. 机械性刺激　创伤或妊娠后期性生活。

6. 营养因素　缺乏维生素 C、锌及铜，可使胎膜抗张能力下降，易引起胎膜早破。

7. 其他因素　细胞因子 IL－6、IL－8、TNF－α 升高，可激活溶酶体酶，破坏羊膜组织导致胎膜早破；羊膜腔穿刺不当、人工破膜等可导致胎膜早破。

【处理】

处理原则：妊娠 <24 周应终止妊娠；妊娠 28～35 周无感染征象、无胎儿窘迫、羊水池深度 ≥ 2cm 可期待治疗；胎肺成熟、有明显感染或胎儿窘迫时应立即终止妊娠。

1. 足月胎膜早破　如检查宫颈已成熟，可以进行观察，一般在破膜后 12 小时内自然临产。若 12 小时内未临产，可予以药物引产。

2. 未足月胎膜早破

（1）期待疗法

1）一般处理　住院、绝对卧床，避免不必要的肛门和阴道检查，为了解宫颈情况可行阴道窥器检查，保持外阴清洁，注意宫缩与羊水性状、气味，测体温和血常规。

2）预防感染　破膜 12 小时以上者应预防性使用抗生素。

3）抑制宫缩。

4）促胎肺成熟。

5）B 型超声监测羊水深度　若羊水深度 ≤ 2cm，妊娠 <35 周，可行经腹羊膜腔输液，无效时应考虑终止妊娠。

（2）终止妊娠

1）妊娠达 35 周以上分娩发动，可待其自然分娩。

2）胎头高浮、胎位异常、宫颈不成熟、明显羊膜腔感染，伴有胎儿窘迫者，可抗感染同时行剖宫产术。

【护理评估】

（一）健康史

评估患者有无导致胎膜早破的原因，了解本次妊娠有无异常。

（二）身体评估

1. 临床表现

（1）症状　孕妇突感有较多液体自阴道流出，继而少量间断性排出。腹压增加如咳嗽、打喷嚏、负重时，羊水即流出。

（2）体征　阴道窥器检查见阴道后穹隆有羊水积聚或自宫口流出；触不到前羊膜囊，上推胎儿先露部可见到流液量增多。

2. 辅助检查

（1）阴道液酸碱度检查　以石蕊试纸或硝嗪试纸测试阴道液，pH≥6.5 时视为阳性，胎膜早破的可能性极大。注意血液、宫颈黏液、尿液、精液等污染均可出现假阳性。而破膜时间长，假阴性率增加。

（2）阴道液涂片检查　阴道液干燥片检查见羊齿植物叶状结晶为羊水。用不同方法染色可见胎儿皮肤、毳毛、上皮细胞及羊水中的脂肪小粒。结果比试纸测定 pH 值可靠，可确定为羊水。

> **考点提示**
>
> 诊断胎膜早破的阴道流液 pH 值。

（3）宫颈管液涂片加热法　用吸管吸出宫颈管中液体涂于玻片上，酒精灯加热 10 分钟变成白色为羊水，变成褐色为宫颈黏液。

（4）羊膜镜检查　可以直视胎先露部，看不到前羊膜囊，即可诊断胎膜早破。

（5）B 型超声检查　动态监测，最大羊水池垂直深度或羊水指数持续下降。

（三）心理－社会评估

由于突然发生胎膜早破，孕妇及家属会惊慌失措，担心提前分娩，担心产妇及胎儿的安危而感到焦虑和自责。

【护理问题/诊断】

1. 有围生儿受伤的危险　与早产、脐带脱垂、胎儿窘迫及吸入性肺炎等有关。

2. 有感染的危险　与破膜后下生殖道病原体上行感染有关。

3. 焦虑　与担心自身及胎儿的安危有关。

【护理措施】

1. 防止围生儿受伤及感染

（1）胎头未衔接或胎位异常者应绝对卧床休息，取头低臀高左侧卧位，防止脐带脱垂。

（2）记录破膜时间，监测胎心，观察羊水的量、颜色和性状。怀疑胎儿窘迫时应及时吸氧并报告医生。

（3）保持外阴清洁，使用消毒会阴垫，每天擦洗会阴 2 次，减少肛查和阴道检查，禁止灌肠。

> **考点提示**
>
> 胎膜早破的护理要点。

（4）遵医嘱用药　①破膜 >12 小时未分娩者应遵医嘱给予抗生素预防感染。②妊娠未足月者给予地塞米松促胎肺成熟。

（5）协助进行辅助检查。

（6）做好阴道分娩或剖宫产术、新生儿窒息的抢救准备。

2. 心理护理　向产妇及家属提供胎膜早破相关信息，讲解注意事项，提供必要的帮助，以减轻他们的焦虑及恐惧。

3. 健康指导

（1）重视妊娠期卫生保健，如妊娠后期禁止性生活，避免负重及腹部撞击，注意休息，加强营养，保持外阴清洁，积极防治下生殖道感染等。

（2）若有头盆不称、胎位异常应提前1～2周住院待产。

（3）一旦发生破膜应立即平卧并抬高臀部，禁止直立行走，并尽快抬送入院。

第二节　早产

案例

女，27岁，G_1P_0，妊娠32周，阴道流水4小时，似小便样较多，下腹胀痛1小时，伴阴道少量血性分泌物。妊娠3个月时曾做B超，诊断为“双胎妊娠”。定期产前检查，有轻度贫血，遵医嘱补铁补钙。最近半月下肢有水肿，休息后也不消退。

体格检查：Bp 145/95mmHg，轻度贫血貌，心界不大，心率80次/分，律齐，心尖区可闻及Ⅰ～Ⅱ级柔和的收缩期吹风性杂音。双下肢凹陷性水肿（+）。腹部膨隆如足月妊娠大小，宫高34cm，腹围105cm，有不规律宫缩。胎位ROA/LSA，先露头/臀、浮，胎心130/145次/分。阴道见少量清亮液体流出，石蕊试纸变蓝色，宫口未开，骨盆无异常。

血常规：Hb 90g/L，RBC 3.2×10^{12}/L，WBC 9×10^{9}/L，N 0.7，L 0.3。

尿常规：蛋白（±）。

B超：双胎妊娠。

思考题：

1. 该患者最可能的诊断是什么？
2. 请写出主要的护理问题/诊断和护理措施。

考点提示

早产的定义。

早产（premature delivery）是指妊娠满28周至不满37周（196～258天）间分娩者。此时娩出的新生儿称早产儿（premature infant），出生体重为1000～2499g，身体各器官尚未发育成熟。早产儿占分娩总数的5%～15%，早产儿中约有15%于新生儿期死亡，围生儿死亡中约有75%与早产有关。

【分类】

根据早产发生的原因分为两类。

1. 自发性早产　又分为胎膜完整早产和未足月胎膜早破早产，以前者最常见，约占45%。

2. 治疗性早产。

【原因】

1. 母体因素

（1）下生殖道及泌尿道感染　如细菌性阴道病、急性肾盂肾炎等。

（2）子宫因素　子宫过度膨胀（如多胎妊娠、羊水过多等）、子宫畸形、宫颈功能不全、子宫肌瘤等。

（3）妊娠并发症与合并症　如前置胎盘、胎盘早剥、妊娠期高血压疾病，妊娠合并心脏病、病毒性肝炎、急性阑尾炎、糖尿病等。

（4）其他　如吸烟≥10支/日、酗酒、重度营养不良、长途旅行、情绪剧烈波动、腹部直接撞击、性生活或手术操作刺激、辅助生殖技术受孕等。

2. 胎儿、胎盘因素

（1）母儿血型不合、胎儿畸形。

（2）胎膜早破、宫内感染。

（3）胎盘功能不全。

【处理】

处理原则：若胎儿存活、无胎儿窘迫、胎膜未破，应设法抑制宫缩，尽可能维持妊娠。若胎膜已破，早产已不可避免时，应尽力提高早产儿的存活率。

1. 卧床休息 取左侧卧位，可减少自发性宫缩，增加子宫血流量，增加胎盘对氧气、营养和代谢物质的交换。

2. 抑制宫缩 可使用β_2肾上腺素能受体兴奋剂（如利托君和沙丁胺醇）、硫酸镁、阿托西班、钙通道阻滞剂。

3. 防治感染 应对未足月胎膜早破、先兆早产和早产临产孕产妇做阴道分泌物细菌学检查，根据药敏试验选用对胎儿安全的抗生素。

> **考点提示**
>
> 早产的治疗首选药物。

4. 预防新生儿呼吸窘迫综合征 可在分娩前用地塞米松5mg肌内注射，每日3次，连用3天。紧急情况时，经羊膜腔内注入地塞米松，并行羊水胎儿肺成熟度检查。

5. 其他 为减少新生儿颅内出血发生率，产前给孕妇肌内注射维生素$K_1$10mg，每日1次，连用3天。产程中应慎用吗啡、哌替啶等抑制新生儿呼吸中枢的药物，给产妇吸氧，密切观察胎心变化，必要时做会阴切开，缩短第二产程。

> **考点提示**
>
> 促胎肺成熟选用：肾上腺糖皮质激素（地塞米松）。

【预防】

1. 加强产前检查 积极防治下生殖道感染、泌尿道感染、妊娠并发症与合并症。对早产高危孕妇，应定期行风险评估，及时处理，减少治疗性早产率。

2. 加强孕期宣教 避免精神创伤，加强营养，保持良好的生活和卫生习惯，节制性生活，妊娠最后2个月禁止性生活。妊娠晚期避免长途旅行，注意休息。

3. 及时处理宫颈功能不全 宫颈内口松弛者应在妊娠12～14周时作宫颈环扎术。

【护理评估】

（一）健康史

评估有无导致早产的原因，了解本次妊娠有无异常。

（二）身体评估

1. 临床表现 主要表现是子宫收缩。最先有不规律子宫收缩，伴少量阴道血性分泌物；以后逐渐转变为规律宫缩，与足月妊娠相似。若胎膜早破则出现阴道流水，往往不能继续妊娠。

（1）先兆早产 有规律或不规律宫缩，伴有宫颈管的进行性缩短。

（2）早产临产 出现规律宫缩（20分钟≥4次，或60分钟≥8次），伴宫颈缩短≥80%，宫颈扩张1cm以上。

2. 辅助检查

（1）阴道超声检查　妊娠24周前宫颈长度<2.5cm，或宫颈内口漏斗形成伴有宫颈缩短，提示早产风险增大。

（2）阴道后穹隆分泌物胎儿纤维连结蛋白（fetal fibronectin，fFN）检测　一般以fFN>0.05mg/L为阳性，提示早产风险增加。

（三）心理－社会评估

由于提前分娩，产妇及家属没有思想及物质准备，担心早产儿的安危而出现惊慌、焦虑和自责。

【护理问题/诊断】

1. 有围生儿受伤的危险　与早产儿发育不成熟、生活能力低下有关。

2. 焦虑　与担心早产儿预后有关。

【护理措施】

1. 防止围生儿受伤

（1）先兆早产

1）避免刺激诱发宫缩　绝对卧床休息，取左侧卧位。禁止性生活。勿刺激乳头和腹部，检查时动作应轻柔。

2）遵医嘱用药　宫缩抑制剂。糖皮质激素如地塞米松促胎肺成熟。

3）严密观察病情变化　观察宫缩、阴道流血、破膜、胎心等，发现异常及时报告医生并配合处理。

（2）早产临产　卧床休息，取左侧卧位。吸氧。观察宫缩、宫口扩张及胎先露下降等产程进展情况，监测胎心。做好会阴切开、新生儿窒息复苏的准备。

2. 心理护理　多陪伴产妇，及时向产妇及家属提供早产相关信息，鼓励产妇早探视及参与照顾早产儿，讲解早产儿所使用的设备和治疗，以减轻他们的焦虑及恐惧。

3. 健康指导

（1）注意休息，加强营养，保持外阴清洁，产褥期禁止性生活，预防感染。

（2）指导并示范护理早产儿的方法，阐明保暖、喂养及预防感染等护理措施的重要性及注意事项。

（3）早产儿出院后应定期到医院门诊检查，按时预防接种；定期进行生长发育监测。

第三节　产后出血

案例

女，30岁，G_1P_0，妊娠足月，规律宫缩2小时来诊，当时宫口开大4cm。1小时后宫口开全，宫缩强，在产妇用力下，胎儿顺利娩出，当即有持续性阴道流血，鲜红色，量约200ml。5分钟后胎盘自然娩出，检查胎盘、胎膜完整，宫颈裂伤给予修补，但阴道内仍有阵阵暗红色血液流出伴血块，子宫时软时硬，出血总量已超过500ml。

思考题：

1. 该患者的诊断是什么？

2. 最可能的出血原因是什么?

3. 处理原则是什么?

4. 请列出主要的护理问题/诊断并制订护理措施。

产后出血（postpartum hemorrhage）是指胎儿娩出后 24 小时内失血量≥500ml，剖宫产时≥1000ml，是分娩期严重并发症，居我国孕产妇死亡原因的首位，其发生率占分娩总数的 2% ~3%，约 80% 发生在产后 2 小时内。

扫码"看一看"

【病因】

> 考点提示
> 产后出血的定义。

1. 宫缩乏力 占产后出血的 70% ~80%，是产后出血的主要原因。影响子宫收缩和缩复的因素均可引起宫缩乏力性产后出血。常见因素如下。

（1）全身因素 ①精神因素：产妇精神过度紧张，对分娩恐惧。②药物影响：临产后过多使用镇静剂、麻醉剂或宫缩抑制剂。③产妇全身衰竭：产程延长，体力消耗过大。④合并慢性全身性疾病。

> 考点提示
> 80% 发生在产后 2 小时内居我国孕产妇死亡原因的首位。

（2）局部因素 ①子宫因素：子宫肌纤维过度伸展、子宫肌壁损伤、子宫肌发育不良或病变。②妊娠并发症：妊娠期高血压疾病、子宫胎盘卒中、前置胎盘等。③妊娠合并症：重度贫血、宫腔感染、盆腔炎等。④其他：膀胱、直肠充盈等。

2. 胎盘因素 因胎盘部分或全部滞留于宫腔，影响子宫收缩和缩复而导致产后出血。常见因素如下。

> 考点提示
> 产后出血的四大原因及最主要的原因。

（1）胎盘滞留 胎儿娩出后 30 分钟胎盘尚未娩出，称胎盘滞留（retained placenta）。常见原因有①胎盘剥离不全：第三产程过早牵拉脐带或挤压子宫，影响胎盘正常剥离，剥离面血窦开放而出血。②胎盘剥离后滞留：已剥离的胎盘因宫缩乏力或膀胱充盈而滞留宫腔影响子宫收缩而出血。③胎盘嵌顿：已剥离的胎盘因子宫形成痉挛性狭窄环而嵌顿于宫腔妨碍子宫收缩而出血。④胎盘粘连：指胎盘与底蜕膜紧密相贴，不能自行剥离。⑤胎盘植入：指胎盘绒毛穿入子宫肌层，不能自行剥离。部分性胎盘粘连或植入因胎盘部分剥离，部分未剥离，导致子宫收缩不良，已剥离面血窦开放而发生出血。

（2）胎盘、副胎盘或胎膜残留 指部分胎盘小叶、副胎盘或胎膜残留于宫腔，影响子宫收缩而出血。

3. 软产道损伤 常因胎儿过大、娩出太快、阴道手术助产、软产道静脉曲张、外阴水肿、软产道组织弹性差等致会阴、阴道、宫颈、子宫下段损伤，血管破裂而出血。阴道及会阴损伤按撕裂程度分为 4 度（图 9 -1）。

Ⅰ度裂伤：会阴皮肤及阴道入口黏膜撕裂。

Ⅱ度裂伤：撕裂已达会阴体筋膜及肌层，累及阴道后壁黏膜。

Ⅲ度裂伤：撕裂向下扩展，肛门外括约肌已撕裂。

Ⅳ度裂伤：撕裂累及直肠阴道隔、直肠壁及黏膜。

4. 凝血功能障碍　少见，主要原因有①妊娠并发症：重型胎盘早剥、重度子痫前期和子痫、羊水栓塞、死胎滞留过久等。②妊娠合并症：血液病、重症肝炎等，因凝血功能障碍可引起产后切口及子宫血窦出血。

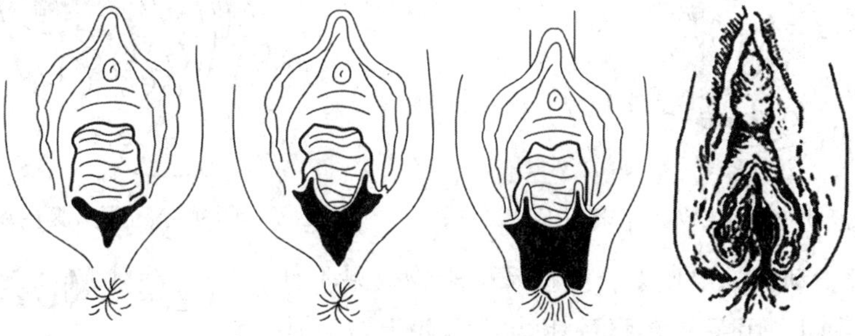

A. Ⅰ度裂伤　B. Ⅱ度裂伤　C. Ⅲ度裂伤　D. Ⅳ度裂伤

图 9－1　会阴裂伤分度

【处理】

处理原则：针对原因迅速止血，纠正休克，预防感染。

1. 止血

（1）宫缩乏力　加强宫缩止血。

1）按摩子宫　按压时间以子宫恢复正常收缩并能保持收缩状态为止。方法如下。

①经腹壁按摩子宫　a. 单手按摩法：一手拇指置于宫底前壁，其余四指置于宫底后壁，有节奏地按摩（图 9－2）。b. 双手按摩法：一手置于耻骨联合上方按压下腹部上推子宫，另一手同单手按摩法（图 9－3）。剖宫产时可用腹壁按摩宫底的手法直接按摩子宫。

②经阴道－腹壁双手按摩子宫　上法无效可使用。一手伸入阴道握拳置于阴道前穹隆顶住子宫下段前壁，另一手在腹部屈掌置于宫底后壁，两手相对压迫按摩子宫（图 9－4），此法快捷有效，但要注意无菌操作。

2）注射宫缩剂　①缩宫素 10～20U，肌内注射、静脉注射或静脉滴注，也可直接经腹壁宫体注射或经阴道宫颈注射。②前列腺素：$PGF_{2\alpha}$ 500～1000μg，肌内注射或宫体注射；米索前列醇 200μg 舌下含化，或卡前列甲酯 1mg 可经阴道或直肠给药。

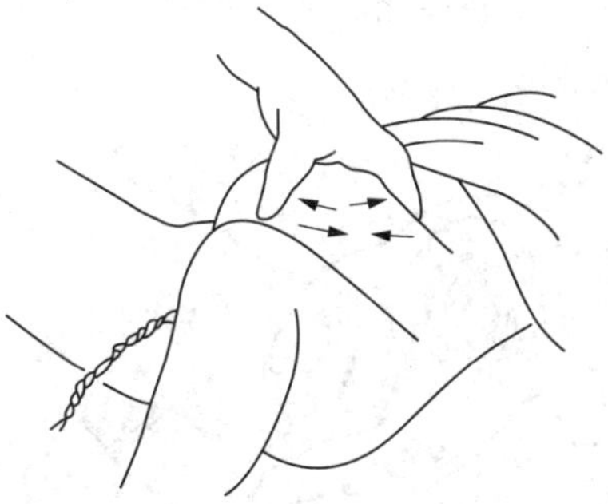

图 9－2　经腹壁单手按摩子宫

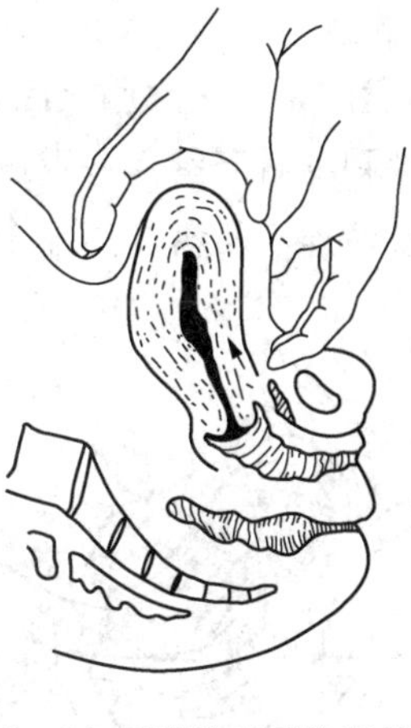

图 9－3　经腹壁双手按摩子宫

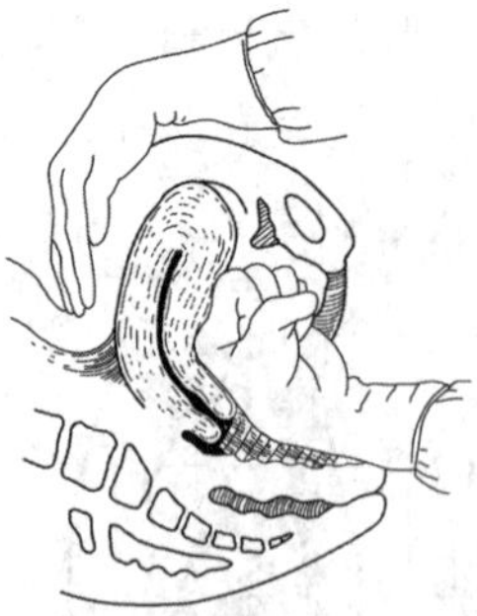

图9－4　经阴道－腹壁双手按摩子宫

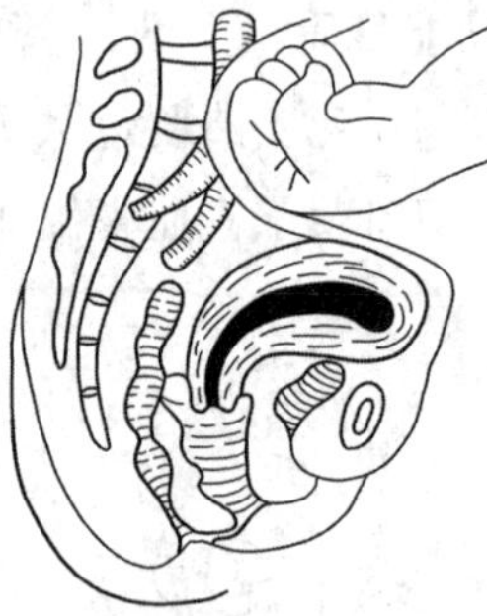

图9－5　压迫腹主动脉

3）压迫腹主动脉　出血多，经按摩、药物效果不佳或紧急情况下采用。用手拳在腹壁相当于宫底上方（腹主动脉搏动处），垂直腹壁向腰椎压迫腹主动脉（图9－5）。此法可减少盆腔、下肢血流，使子宫出血减少，但压迫时间不宜过长，一般为20分钟左右。

考点提示

宫缩乏力性产后出血首选：加强宫缩止血；首选方法是：按摩子宫和注射宫缩剂。

4）宫腔填塞　宫腔纱条填塞是助手在腹部固定子宫，术者用手或卵圆钳将特制宽6～8cm、长1.5～2m的4～6层消毒大纱条自宫底由内向外，塞紧宫腔，尾端留于阴道（图9－6）。填后腹部用腹带或沙袋加压并给予缩宫素和抗生素，严密观察血压、脉搏和宫高的变化，严防隐性出血及感染发生，24～48小时后取出纱条。亦可用宫腔球囊填塞。

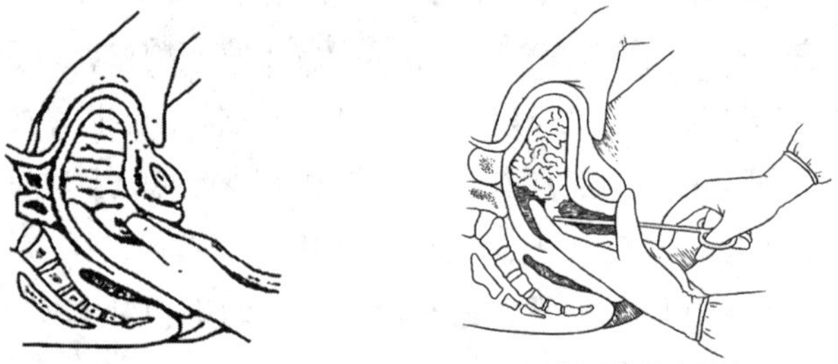

用手填塞纱条　　用卵圆钳填塞纱条

图9－6　宫腔填塞纱条

5）手术　经上述处理无效，子宫出血不止，危及产妇生命时，可采用以下手术方案。子宫压缩缝合术：常用B－Lynch缝合法；子宫动脉或髂内动脉结扎或栓塞术；子宫次全切或子宫全切术。

（2）胎盘因素　去除胎盘因素止血。

1）胎盘剥离后滞留　一手按摩子宫，轻推宫底；一手轻牵脐带娩出胎盘。

2）胎盘粘连、胎盘剥离不全　人工剥离胎盘术（图9－7）。

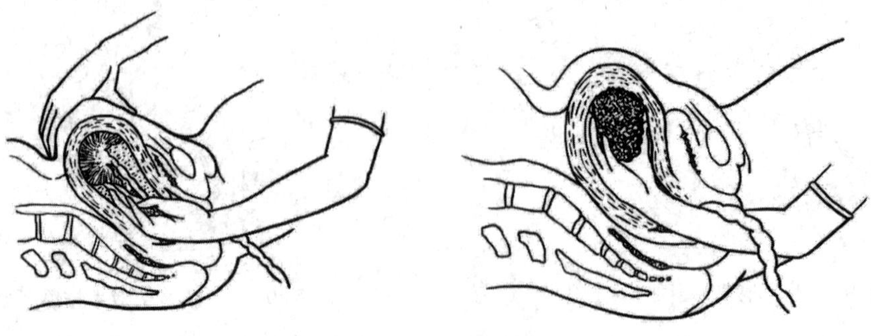

图9－7　人工剥离胎盘

3）胎盘嵌顿　用阿托品 0.5mg 或 0.1% 肾上腺素 1ml，肌内注射或行乙醚麻醉，解痉后手取胎盘。

4）胎盘植入　胎盘植入面积小、子宫壁厚、子宫收缩好、出血量少者可保守治疗；如有活动性出血、病情加重或恶化、穿透性胎盘植入时应切除子宫。

5）胎盘小叶、副胎盘或胎膜残留　用大号刮匙清宫。

（3）软产道损伤　及时、准确、有效缝合裂伤止血。

宫颈撕裂伤小于 1cm 无活动性出血不需缝合，若有活动性出血或裂伤大于 1cm 则应缝合。缝合第一针应超过裂口顶端 0.5cm，常用间断缝合（图 9－8）。修补阴道和会阴裂伤时，需按解剖层次缝合各层。

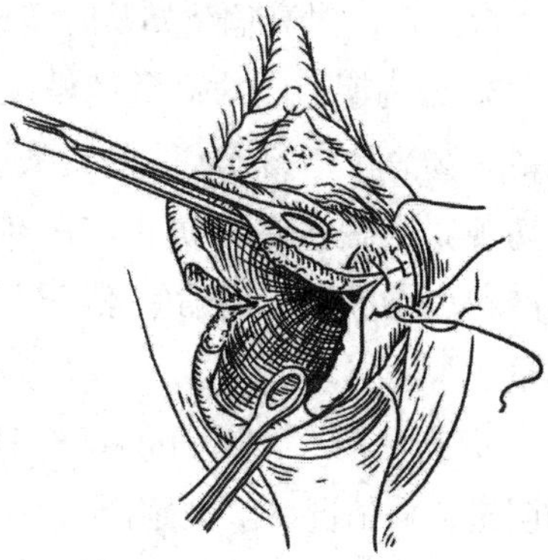

图 9－8　宫颈裂伤缝合

（4）凝血功能障碍　消除病因、纠正酸中毒、抗休克。应尽快输新鲜全血，补充血小板、纤维蛋白原或凝血酶原复合物、凝血因子等。

2. 纠正休克　正确估计出血量，积极开放静脉通路，及时补充血容量，对于失血量超过全身血量 20% 的患者应及时输血。对处于休克状态的危重患者应监测中心静脉压以指导补充液体量。

3. 防治感染　及时给予抗生素预防感染。

产后出血抢救规程见图 9－9。

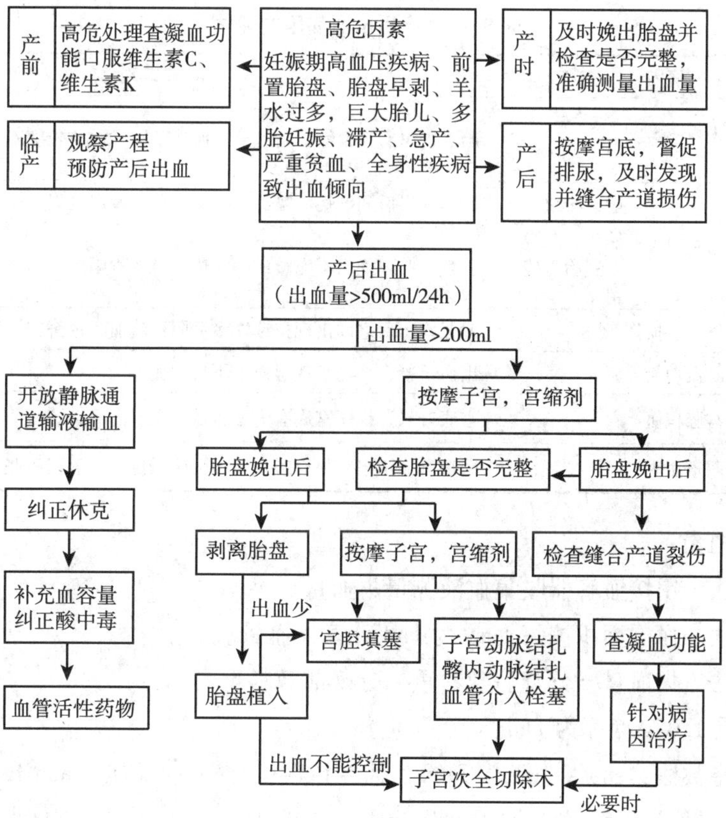

图 9－9　产后出血抢救规程

【预防】

重视产前保健，正确处理产程，加强产后观察。

1. 妊娠期 重视对孕妇的产前检查，注意孕妇的一般健康状况，积极防治妊娠期并发症和合并症，对高危孕妇及时转诊。

2. 分娩期 ①对高危产妇及早做好产后出血的抢救准备。②消除产妇分娩时的紧张情绪，补充水分和能量，密切观察产程进展，防止产程延长。③正确处理第二、三产程。④尽早使用缩宫素，失血较多者应及早补充血容量。

考点提示

产后出血的预防要点。

3. 产褥期 ①产妇应在产房留观2小时，严密观察产妇的一般情况、生命体征、宫缩和阴道流血情况。②鼓励产妇及时排尿。③早期哺乳可刺激子宫收缩，减少阴道流血量。

【护理评估】

（一）健康史

评估有无导致产后出血的原因。

（二）身体评估

1. 临床表现

（1）阴道流血和隐性出血（表9－1）。

（2）失血征象 面色苍白、头晕、心慌、出冷汗、脉搏细弱、血压下降等。

考点提示

不同病因产后出血的临床表现。

表9－1 产后出血病因的评估

病因			临床表现
阴道流血	宫缩乏力		胎盘娩出后间歇性、暗红色出血，子宫柔软或轮廓不清或时软时硬
	胎盘因素	胎盘滞留	胎儿娩出后间歇性、暗红色出血，胎盘娩出延迟
		胎盘、胎膜及副胎盘残留	胎盘、胎膜娩出不完整或胎盘边缘有血管断端
	软产道损伤		胎儿娩出后立即出现持续性多量阴道流血，色鲜红，能自凝
	凝血功能障碍		出血不凝，伴全身性出血，不易止血
隐性出血	宫腔积血		宫底升高，推压宫底有大量积血排出
	阴道血肿		阴道流血不多，失血表现明显，阴道疼痛或肛门坠胀

2. 评估出血量

（1）容积法 用接血容器收集血液测量失血量。

（2）面积法 血湿面积按每1cm^{2}为1ml计算失血量。

（3）称重法 失血量＝分娩后敷料重－分娩前敷料重

按血液比重1.05g换算为1ml。

（4）休克指数法（shock index，SI） 休克指数＝心率/收缩压（mmHg）。

休克指数正常值为0.5，若收缩压＜80mmHg，估计出血量＞1000ml。据休克指数可粗略估计失血量，见表9－2。

表 9－2　休克指数与失血量的关系

休克指数（SI）	估计失血量	占循环血量比例
1.0	500～1500ml	10%～30%
1.5	1500～2500ml	30%～50%
2.0	2500～3500ml	50%～70%

容积法是较可靠的方法，若能配合面积法则更准确，临床常用；休克指数只能粗略估计失血量，用于指导抢救休克时的输液量；称重法和面积法因敷料的吸水性不同，只能作为大概估计。需要注意的是估测的出血量往往低于实际失血量。

3. 辅助检查　可做血常规检查、血型、凝血功能测定，以了解贫血程度、有无感染及有无凝血功能异常等，必要时行 B 型超声检查协助诊断有无胎盘残留。

（三）心理－社会评估

因突然发生大出血，产妇及家属措手不及，担心产妇的生命安危而惊慌、恐惧。

【护理问题/诊断】

1. 潜在并发症　失血性休克、希恩综合征。

2. 有感染的危险　与失血过多、机体抵抗力降低，反复检查、操作有关。

3. 恐惧　与阴道大出血、有死亡逼近的压迫感有关。

4. 疲乏　与失血性贫血、产后体质虚弱有关。

【护理措施】

1. 迅速止血，纠正失血性休克

（1）排空膀胱。

（2）协助医生针对病因迅速止血。

（3）吸氧，保暖，遵医嘱输液、输血，补充血容量，纠正失血性休克。

（4）监测生命体征，严密观察病情变化。

2. 预防感染

（1）抢救、护理过程中应加强无菌操作。

（2）应用有效抗生素。

（3）监测体温和血常规。

（4）保持外阴清洁，每天冲洗会阴 2 次，注意观察恶露及会阴或腹部伤口情况。

3. 心理护理

（1）医护人员应保持冷静，抢救工作应有条不紊，以免增加产妇及家属的心理负担。

（2）及时向产妇及家属提供疾病相关信息，耐心讲解治疗和护理措施，以增加信任和安全感，主动配合救护工作。

4. 疲乏的护理

（1）注意休息，改善一般状况，加强营养，纠正贫血，增强体质。

（2）多陪伴产妇，做好产妇生活和婴儿护理。

5. 健康指导

（1）注意休息，加强营养，纠正贫血。

（2）教会产妇观察恶露及会阴伤口，并学会产后自我护理知识，发现异常及时就诊。

（3）及时排空膀胱，指导母乳喂养。

（4）产褥期禁止性生活，产后6周复查。

第四节　羊水栓塞

案例

26岁初产妇，因妊娠39周，头盆不称，在硬膜外麻醉下行剖宫产术，胎儿取出后，产妇突感寒战，呼吸困难。测Bp 100/50mmHg，心率快而弱，肺部听诊有湿啰音，子宫出血不止。

思考题：

1. 该患者最可能的诊断是什么？
2. 为明确诊断还应做什么检查？
3. 处理原则是什么？
4. 请列出主要的护理问题/诊断并制订护理措施。

羊水栓塞（amniotic fluid embolism，AFE）是由于羊水进入母体血循环引起肺动脉高压（急性肺栓塞）、低氧血症、循环衰竭、凝血功能障碍、多器官功能衰竭等一系列病理生理改变的过程，是极其严重的分娩并发症。发生于足月妊娠时产妇死亡率达70%～80%；妊娠钳刮术、中期妊娠引产时亦可发生，但病情较轻，死亡较足月妊娠少见。

> **考点提示**
>
> 羊水栓塞是指羊水进入：母体血循环。

【病因】

羊水中的有形物质（胎儿毳毛、角化上皮、胎脂、胎粪）经开放的宫颈黏膜静脉、胎盘附着处的静脉窦、子宫壁血窦进入母体血循环引起羊水栓塞。

1. 羊膜腔内压力过高　过强宫缩、强直性宫缩、急产等，胎膜破裂时羊水易进入开放的血窦。羊水进入母体血循环的量与宫缩强度成正比。

2. 子宫有生理或病理性开放的血窦　胎膜破裂、宫颈裂伤、前置胎盘、胎盘早剥、子宫破裂、剖宫产术、羊膜腔穿刺、大月份钳刮等，羊水可通过破损的血管或胎盘后血窦进入母体血循环。

【处理】

一旦怀疑羊水栓塞，应立刻抢救。

处理原则：改善低氧血症、抗过敏、抗休克、防治DIC和肾功能衰竭、预防感染、产科处理。

> **考点提示**
>
> 羊水栓塞的治疗措施首先。

1. 解除肺动脉高压，改善低氧血症

（1）供氧　改善缺氧是抢救成功的关键之一。

（2）解除肺动脉高压　推荐使用磷酸二酯酶－5抑制剂、一氧化氮及内皮素受体拮抗剂等特异性舒张肺血管平滑肌的药物。

2. 抗过敏　改善缺氧的同时，迅速抗过敏，当出现前驱症状时立即应用大剂量肾上腺糖皮质激素。

3. 抗休克　抢救过程中应作中心静脉压测定，了解心脏负荷状况，指导输液量及速度，并可抽取血作有关羊水有形成分的检查。

4. 防治DIC　控制DIC发展的关键是尽早应用抗凝剂；产后羊水栓塞及DIC后期继发性纤溶亢进时，则以补充凝血因子，改善微循环，纠正休克及抗纤溶药物治疗为主。

5. 防治肾功能衰竭　在血容量补足的情况下，仍少尿，可选用利尿剂。

6. 预防感染　应用肾毒性小的广谱抗生素。

7. 产科处理

（1）第一产程发病　积极抢救，待病情稳定后，迅速剖宫产结束分娩。

（2）第二产程发病　宫口开全，先露位于坐骨棘下应行阴道助产结束分娩。

（3）发生难以控制的大出血，行子宫切除（防止羊水继续进入，解除胎盘剥离面出血）。

（4）中期妊娠钳刮术发生羊水栓塞应停止手术进行抢救。

羊水栓塞的抢救规程见图9－10。

【预防】

（1）注意诱发因素　有前置胎盘、胎盘早剥、妊娠过期、胎儿窘迫、胎膜早破等合并症时，应提高警惕，早发现与诊断，及时抢救。

（2）人工破膜时应避开宫缩最强时期，且不兼行剥膜。

> **考点提示**
>
> 为预防羊水栓塞的发生，人工破膜选择时机。

（3）适当掌握剖宫产指征，预防子宫损伤。

（4）正确使用缩宫素，避免宫缩过强。

（5）钳刮术时应先破膜，待羊水流净后再钳刮。

（6）羊膜腔穿刺术时，针头应细，穿刺不宜超过3次，避免穿破胎盘。

【护理评估】

（一）健康史

评估患者有无宫缩过强、胎膜早破或人工破膜、妊娠晚期出血、子宫破裂、剖宫产、钳刮术或中期妊娠引产等导致羊水栓塞的原因。

（二）身体评估

1. 临床表现　骤然出现低氧血症、低血压和凝血功能障碍，称羊水栓塞三联征。

（1）发病时期　90%以上的病例发生于分娩过程中，尤其是胎儿娩出的前后、滥用缩宫素、宫缩过强。

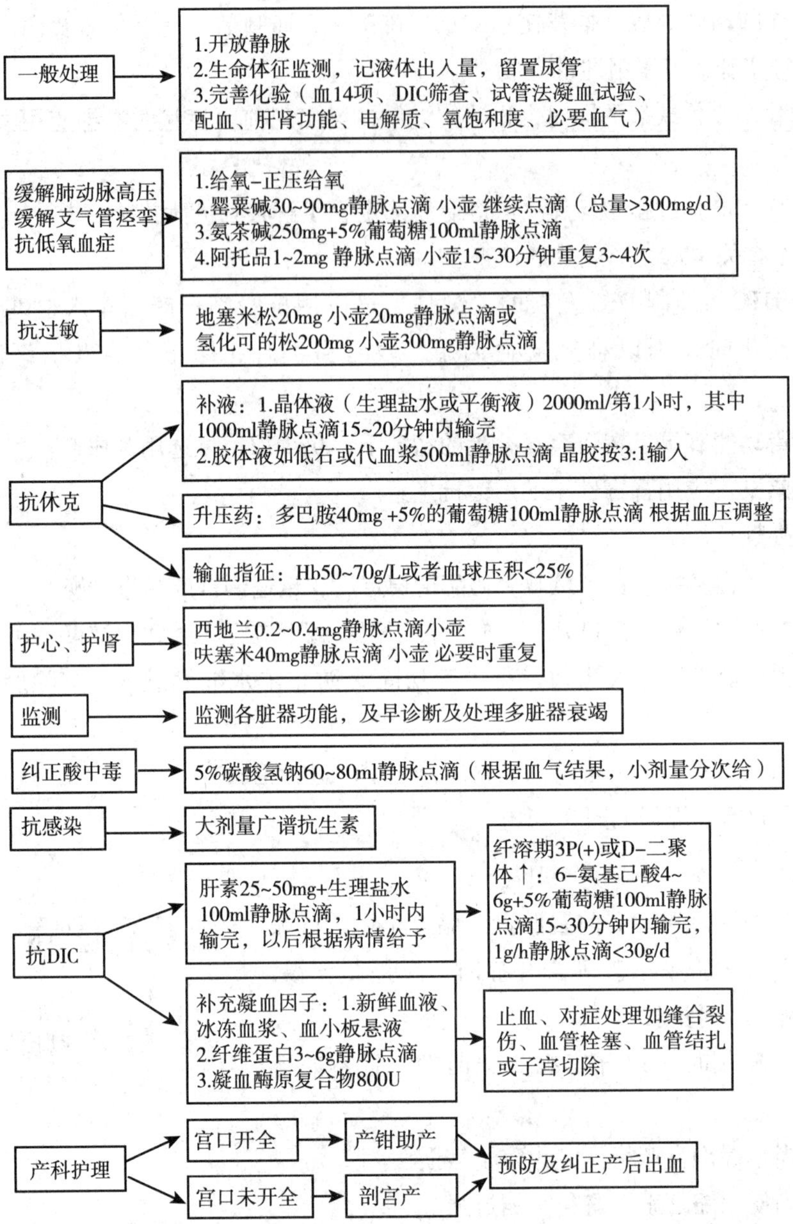

图 9－10　羊水栓塞抢救规程

（2）先兆症状　头晕、乏力、心慌、胸痛、憋气、寒战、烦躁不安、恶心、呕吐等。

（3）典型临床经过

1）第一阶段　休克期。

①原因　休克由肺动脉高压所致的心力衰竭、急性循环呼吸衰竭及变态反应所引起。

②时间　一般发生在第一产程末、第二产程宫缩较强时，有时也发生在胎儿娩出后短时间内。

③症状　紧随先兆症状后，出现呛咳、呼吸困难、发绀。

④体征　血压下降、心率加快、面色苍白、四肢厥冷、肺底部湿啰音。

严重者发病急骤，仅惊叫一声或打一哈欠，血压迅速下降或消失，产妇多于数分钟内迅速死亡。

2）第二阶段　出血期。

①原因　由 DIC 引起的出血。

②特点　发生难以控制的全身广泛性出血。如大量阴道流血、切口渗血、针眼出血、全身皮肤黏膜出血，甚至出现消化道大出血。

3）第三阶段　肾衰竭期。

①原因　由于循环功能衰竭引起的肾缺血及 DIC 前期形成的血栓堵塞肾内小血管，引起肾脏缺血、缺氧，导致肾脏器质性损害。

考点提示

羊水栓塞的诊断要点。

②表现　少尿、无尿、尿毒症。

上述表现在典型案例按顺序出现，但有时并不全部出现。不典型者仅有阴道流血和休克；有些仅表现为分娩或剖宫产时的一次寒战，几小时后才出现大量阴道流血，无凝血块，有伤口渗血、酱油色血尿等，并出现休克症状；钳刮术中也可仅表现为一过性呼吸急促、胸闷。

2. 辅助检查

（1）血涂片　抽取下腔静脉、末梢静脉血，镜检发现羊水有形成分，是确诊的依据。

（2）胸部 X 线摄片　双肺弥漫性点片状浸润影，沿肺门周围分布、轻度肺不张、右心扩大。

（3）床旁心电图　右心房、右心室扩大而左心室缩小，ST 段下降。

（4）DIC 相关实验室检查　提示凝血功能障碍。

（5）尸检　主要脏器如肺、心、脑、子宫血管有羊水成分；肺水肿、肺泡出血。

（三）心理－社会评估

因突然发生羊水栓塞，产妇生命危在旦夕，家属往往措手不及，表现为惊慌、恐惧。如果抢救无效产妇死亡则可能表现为悲伤、愤怒，不愿意接受现实，情绪激动甚至出现过激行为。

【护理问题/诊断】

1. 气体交换受损　与肺动脉高压、肺水肿有关。

2. 组织灌注无效　与 DIC 及失血有关。

3. 潜在并发症　右心衰、肾衰竭、胎儿窘迫等。

4. 恐惧（家属）　与担心母儿安危有关。

【护理措施】

1. 解除肺动脉高压，改善低氧血症

（1）正压给氧　最好面罩或气管插管给氧，必要时行气管切开。

（2）遵医嘱给药　详见处理。

（3）监测生命体征，严密观察病情变化。

2. 维持有效循环血量，防治 DIC

（1）开放静脉通道，遵医嘱输液、输血，补充血容量，注意保暖。

（2）观察有无出血不凝、穿刺部位渗血等 DIC 征象，协助做相关实验室检查，发现异常及时报告医生。

（3）遵医嘱使用抗凝药物。

（4）做好剖宫产或子宫切除手术准备。

3. 防治并发症

（1）严密观察有无心衰、肾衰竭的征象，如脉搏和心率的变化，有无少尿或无尿等表现，遵医嘱使用强心剂和利尿剂。

（2）严密监测胎心，观察羊水的颜色和性状，及时发现并处理胎儿窘迫。

4. 心理护理

（1）及时向家属解释病情，介绍羊水栓塞相关知识，取得家属的理解和配合。

（2）理解家属的心理和行为反应，耐心倾听其诉求，提供必要的帮助。

（3）陪伴家属，给予精神支持，帮助家属减轻悲哀反应，促进其接受事实。

5. 健康指导

（1）对失去胎儿或子宫的患者应做好心理护理。

（2）注意休息，加强营养，纠正贫血，增强体质。

（3）再次妊娠时应加强产前检查，提前 1~2 周住院待产。

（4）术后 1 个月或产后 6 周复查。

第五节　子宫破裂

案 例

女，29 岁，G_2P_1，妊娠 39 周临产。产程中产妇烦躁不安，腹痛难忍。2 年前曾行剖宫产术。

体格检查：Bp 120/80mmHg，P 110 次/分。腹部呈葫芦形，宫高 33cm，子宫收缩 1 分钟 /1~2 分钟，强，胎位 ROA，头浮，胎心 180 次/分。

思考题：

1. 该患者最可能的医疗诊断是什么？请写出主要的护理问题/诊断和护理措施。

2. 在观察过程中，产妇突然面色苍白，腹痛减轻，阴道少量流血，有血尿。Bp 70/40mmHg，P 124 次/分。这时可能出现的新诊断是什么？请写出新的护理问题/诊断和护理措施。

子宫破裂（rupture of uterus）是指在分娩期或妊娠晚期子宫体部或子宫下段发生破裂，是产科极其严重的并发症，若未及时诊治可导致母儿死亡。由于我国孕期保健及产科质量的提高，其发生率已显著下降，但在医疗条件差的偏远地区仍有发生。

【分类】

1. 按发展过程分　先兆子宫破裂、子宫破裂。

2. 按破裂部位分　子宫体部破裂、子宫下段破裂。

3. 按破裂时间分　妊娠期破裂、分娩期破裂。

4. 按发生原因分　自然破裂、损伤性破裂。

5. 按破裂程度分　不完全性破裂、完全性破裂。

【病因】

1. 胎先露下降受阻　是最常见的原因，如产道异常、头盆不称、胎位异常、巨大胎儿或胎儿畸形等。

2. 子宫病变 如瘢痕子宫、子宫肌壁病变、子宫发育不良、子宫畸形等。

3. 宫缩剂使用不当 如应用宫缩剂时未严格掌握禁忌证、用法或未认真观察，致使子宫强烈收缩造成破裂。

4. 手术损伤及外伤 如阴道助产或腹部加压助产或腹部外伤，导致子宫破裂。

【处理】

1. 先兆子宫破裂 立即抑制子宫收缩，可选用哌替啶100mg，肌内注射或静脉全麻；同时尽快行剖宫产术。

> **考点提示**
> 先兆子宫破裂的处理原则。

2. 子宫破裂 抢救休克同时立即行剖腹产术。严重休克者应尽可能就地抢救，若必须转院，应输血、输液、包扎腹部后方可转送。手术前后应给予大剂量广谱抗生素防治感染。

（1）子宫修补术 适用于子宫破口整齐、破裂时间短、无明显感染或全身状况差不能耐受大手术者。

> **考点提示**
> 子宫破裂的处理原则。

（2）子宫切除术 子宫破口大、不整齐、有明显感染者，行子宫次全切除术；破口大、裂伤超过宫颈者，行子宫全切除术。

【预防】

（1）加强围生期保健，做好产前检查。

（2）有高危因素者，应在预产期前1~2周入院待产。

（3）提高观察产程能力，对子宫有瘢痕、子宫畸形、先露高、胎位异常者要保持警惕，及时发现异常、及时处理。

（4）严格掌握宫缩剂的使用。

（5）严格掌握剖宫产术、阴道助产术、人工剥离胎盘术的指征，按常规进行操作，尽量避免中高位产钳术、内转胎位术及臀牵引术。

【护理评估】

（一）健康史

评估产妇生育史、手术史及产程情况，了解有无难产史、瘢痕子宫等，目前是否有影响胎先露下降的因素，是否使用宫缩剂等。

（二）身体评估

1. 临床表现

（1）先兆子宫破裂

1）症状 胎先露下降受阻，产程延长，子宫收缩频强。产妇下腹剧痛难忍、烦躁不安、拒按呼叫。排尿困难或血尿。胎动频繁。

> **考点提示**
> 先兆子宫破裂最明显的临床征象。

2）体征 心率、呼吸加快。子宫下段明显压痛。子宫上下段环状凹陷随子宫收缩不断上升达脐或脐以上，称病理性缩复环（pathologic retraction ring），腹部外观呈葫芦状（图9-11），是先兆子宫破裂最明显的临床征象。胎心率改变或听不清。

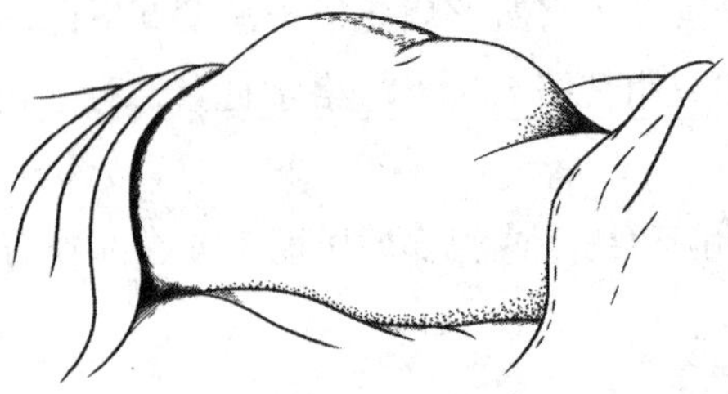

图 9－11　先兆子宫破裂的腹部外观

知识链接

生理性缩复环

由于子宫的缩复作用，使子宫上下段因肌壁厚薄不同而形成的环状凹陷。

（2）子宫破裂

1）不完全性破裂

①症状　产妇下腹疼痛、烦躁不安。

②体征　子宫轮廓清楚，在破裂处有明显压痛，若形成阔韧带血肿，可在宫体一侧扪及逐渐增大且有压痛的包块，胎心多不规则或消失。

2）完全性破裂

①症状　子宫破裂瞬间，产妇突感腹部撕裂样剧痛，随之子宫收缩停止，腹痛骤减，但因子宫破裂后急性内出血，又出现全腹持续性疼痛；阴道可能有鲜血流出，量可多可少。

②体征

a. 全身检查　休克征象。

b. 腹部检查　腹膜刺激征。在腹壁下可触及胎儿。子宫缩小位于胎儿侧方。胎心消失。

c. 阴道检查　扩大的宫口缩小，下降的先露部上升，有时可扪及与腹腔相通的裂口。

2. 辅助检查

（1）血常规检查　了解贫血程度和有无感染。

（2）尿常规检查　检查血尿情况。

（3）B 型超声检查　协助诊断破口的部位及胎儿与子宫的关系。

（三）心理－社会评估

产妇及家属因担心产妇和胎儿的生命而惊慌、恐惧；一旦发生胎儿或产妇死亡则可能表现为震惊、不愿意接受，甚至因悲伤、愤怒而责怪别人，出现过激行为。

【护理问题/诊断】

1. 疼痛　与子宫收缩过强或子宫破裂后血液刺激腹膜有关。

2. 组织灌注量改变　与子宫破裂后大量出血有关。

3. 有感染的危险　与子宫破裂后大量出血致机体抵抗力下降及宫腔内容物进入腹腔

有关。

4. 恐惧　与产妇和胎儿的生命受到威胁有关。

5. 预感性悲哀　与子宫破裂后胎儿死亡、切除子宫有关。

【护理措施】

1. 抑制子宫收缩，预防发生子宫破裂

（1）对有子宫破裂高危因素的产妇，应严密观察产程进展、子宫收缩及先兆子宫破裂的征象，发现产程延长，子宫收缩频强而胎先露下降受阻时应高度警惕，一旦发现先兆子宫破裂征象时应立即报告医生。

（2）停用缩宫素，给氧。

（3）遵医嘱使用宫缩抑制剂或静脉全麻。

2. 抢救休克

（1）监测生命体征，严密观察病情变化。

（2）取中凹卧位，给氧，保暖。

（3）建立静脉通路，遵医嘱输液、输血。

（4）记录尿量。

3. 手术准备　尽快做好剖宫产术的术前准备。

4. 预防感染

（1）遵医嘱使用抗生素。

（2）术后应加强营养，纠正贫血，增强产妇的抵抗力。

5. 心理护理

（1）及时向产妇及家属提供疾病相关信息。

（2）理解产妇及家属的心理和行为反应，耐心倾听其诉求，提供必要的帮助。

（3）帮助产妇及其家属减轻悲哀反应，促进其接受事实，树立面对新生活的勇气和信心。

6. 健康指导

（1）做好心理护理。

（2）注意休息，加强营养，纠正贫血，增强体质。

（3）术后严格避孕2年，可选用避孕套、避孕药或术后半年放置宫内节育器避孕。

（4）再次妊娠时应加强产前检查，提前1~2周住院待产。

目标检测

选择题

A1/A2 型题

1. 有关早产的护理最重要的是

　A. 防止围生儿受伤　　B. 多陪伴产妇

　C. 指导产妇绝对卧床休息　　D. 讲解早产儿相关知识

　E. 指导并示范护理早产儿的方法

2. 产后出血是指

A. 分娩过程中出血量>500ml

B. 胎盘娩出后 24 小时内失血量>500ml，剖宫产时>800ml

C. 产后 24 小时内失血量>500ml，剖宫产时>1000ml

D. 胎儿娩出后 24 小时内失血量>500ml，剖宫产时>800ml

E. 胎儿娩出后 24 小时内失血量>500ml，剖宫产时>1000ml

3. 宫缩乏力性产后出血首选的止血措施是

A. 经腹壁按摩子宫
B. 经阴道－腹壁双手压迫按摩子宫
C. 按摩子宫，注射宫缩剂
D. 宫腔内填塞纱条
E. 髂内动脉结扎

4. 羊水栓塞是指

A. 羊水进入胎儿血循环
B. 羊水进入母体血循环
C. 羊水进入胎儿肺循环
D. 羊水进入母儿血循环
E. 羊水进入胎盘血循环

5. 羊水栓塞最早出现的症状是

A. 急性心功能衰竭
B. 急性肝功能衰竭
C. 急性肾功能衰竭
D. 急性呼吸功能衰竭
E. DIC

6. 当出现羊水栓塞症状时，最早的护理措施是

A. 正压输氧
B. 输液、输血
C. 遵医嘱使用地塞米松
D. 查凝血功能
E. 向家属解释病情

7. 下列在先兆子宫破裂的评估资料中，最重要的是

A. 下腹部持续疼痛
B. 出现病理性缩复环
C. 烦躁不安、呻吟
D. 宫口扩张缓慢
E. 血尿

8. 第一胎，妊娠 40 周。今晨自觉阴道持续性流液，经酸碱试纸测定流液呈弱碱性，又取阴道流液做涂片镜检，可见羊齿状结晶，无宫缩，宫口未开，胎头未入盆。此孕妇的护理哪项不妥

A. 绝对卧床休息
B. 抬高床尾
C. 清洁灌肠
D. 保持会阴清洁
E. 密切观察阴道排液性质、量

9. 女，27 岁，孕 39 周，孕期检查正常，自然临产，宫缩强，胎膜刚破，突然出现烦躁、呛咳、呼吸困难、发绀、休克，数分钟即死亡。最可能的诊断是

A. 子痫
B. 羊水栓塞
C. 子宫破裂
D. 胎盘早剥
E. 前置胎盘

A3/A4 型题

（10～11 题共用题干）

30 岁初产妇，孕足月临产，估计胎儿偏大，产程进展顺利，宫口开全 1 小时后胎心

100次/分，检查胎头在S+2，LOT，羊水粪染，行手转胎头，低位产钳娩出胎儿4000g，随即有阴道活动性鲜血流出，约200ml，胎盘自娩，检查完整，但阴道流血仍多，伴血块约300ml。

10. 该患者最可能的诊断为
A. 宫缩乏力　B. 软产道损伤
C. 凝血功能障碍　D. 产程延长
E. 胎盘残留

11. 该患者应立即做何检查
A. 导尿，排空膀胱以保证宫缩　B. 再详细检查胎盘有无异常
C. 检查宫颈有无裂伤或侧切有无延裂　D. 探查宫腔有无胎盘残留
E. 测血压，查凝血功能

（12～13题共用题干）

初产妇，30岁，妊娠40周，规律宫缩4小时入院。因产程进展不佳，给予缩宫素静脉滴注加强宫缩。2小时后下腹疼痛难忍，产妇烦躁不安，呼吸急促，心率110次/分，胎心率100次/分，子宫下段有明显压痛，导尿见血尿。

12. 护士应立即
A. 报告医生　B. 停用缩宫素
C. 做好术前准备　D. 使用宫缩抑制剂
E. 做好心理护理

13. 该患者可能的诊断是
A. 先兆子宫破裂　B. 子宫破裂
C. 重型胎盘早剥　D. 妊娠合并急性阑尾炎
E. 宫颈裂伤

扫码“练一练”

（尹　红）

第十章

异常产褥妇女的护理

扫码“学一学”

学习目标

知识要点

1. 掌握产褥感染的临床表现和护理措施。
2. 熟悉产褥感染的病因和处理原则；晚期产后出血和产褥期抑郁症的临床表现、处理原则和护理措施。
3. 了解晚期产后出血和产褥期抑郁症的病因和预防。

技能要点

1. 能及时识别产褥感染、晚期产后出血、产褥期抑郁症。
2. 能宣教产褥感染、晚期产后出血和产褥期抑郁症的防治知识。
3. 能说出产褥感染、晚期产后出血、产褥期抑郁症的护理问题/诊断并实施护理措施。

第一节　产褥感染

案例

产妇，28 岁，产后第 8 天，发热、下腹痛 1 天。

体格检查：T 39.1℃，Bp 90/70mmHg，急性痛苦面容，下腹有压痛，恶露红色，量较多，有腥臭味。询问病史诉分娩过程长，并行人工剥离胎盘术。

妇科检查：子宫如妊娠 4 个月大小，触痛明显。

思考题：

1. 产妇发热、腹痛的原因可能是什么？
2. 请写出该产妇主要的护理问题/诊断并实施护理措施。

产褥感染（puerperal infection）是指分娩时及产褥期产妇生殖道受病原体感染，引起局部或全身的炎性变化。发病率约 6%，是我国孕产妇主要的死亡原因之一。产褥病率是指分娩 24 小时以后的 10 天内，每天用口表测量体温 4 次，有 2 次达到或超过 38℃。产褥病率中以产褥感染为主，另外还包括产褥期常见的上呼吸道感染、泌尿系感染、急性乳腺炎等。

【病因】

1. 病原菌　可为单一病原体感染或多种病原体混合感染。①需氧菌：链球菌是外源性产褥感染最常见的病原菌，其中β－溶血性链球菌感染时能产生致热外毒素及溶组织酶使病变迅速扩散，严重者可致败血症发生；寄居在阴道、肠道的大肠埃希菌、变形杆菌属、克雷伯菌属能产生内毒素，是菌血症和感染性休克最常见的病原菌；金黄色葡萄球菌多为外源性感染，容易引起伤口严重感染。②厌氧菌：革兰阳性球菌消化链球菌和消化球菌存在于正常阴道中，当产道损伤、胎盘残留、局部组织坏死缺氧时，细菌迅速繁殖，若与大肠埃希菌混合感染，产生异常恶臭气体；常见的厌氧性杆菌有脆弱类杆菌，与其他细菌混合感染，形成脓肿，产生大量脓液，有恶臭味，还可引起化脓性血栓性静脉炎，形成感染性血栓，脱落后与血循环到达身体其他部位形成脓肿；产气荚膜梭菌，产生外毒素，毒素可溶解蛋白质而能产气及溶血，其引起的感染轻者为子宫内膜炎、腹膜炎、败血症，重者引起溶血、黄疸、血红蛋白尿、急性肾衰竭、循环衰竭、气性坏疽而死亡。③支原体和衣原体：解脲支原体和人型支原体存在女性生殖道，感染症状轻；近年沙眼衣原体发病率增多，其感染多无明显症状。

2. 诱因　女性生殖道对感染有自然防御功能，分娩时由于软产道的扩张及损伤使病原体易于入侵体内；另外产妇由于贫血、营养不良、合并慢性疾病使本身抵抗力低下，加上宫腔或阴道操作、胎膜早破、产程延长等原因容易发生产褥感染。

3. 感染的途径　①内源性感染：产妇生殖道内病原在机体抵抗力低下时引发感染发生。②外源性感染：产妇生殖道接触污染的衣物、用具、手术器械发生感染。

【处理】

改善全身情况，控制感染，消除病灶，积极抢救中毒性休克。

> **考点提示**
>
> 产褥感染多为混合感染，以厌氧菌感染为主。

【护理评估】

（一）健康史

评估产妇引起产褥感染的原因和诱因，如产妇有无贫血、慢性消耗性疾病；分娩方式及分娩过程中有无胎膜早破、产程延长、阴道检查次数较多、宫腔手术操作史、软产道损伤、产后出血等情况；对产后发热者排除引起产褥病的其他疾病。

> **考点提示**
>
> 产褥感染产妇针对病原菌抗感染治疗是关键。

（二）身体评估

1. 临床表现　由于感染的部位、程度、扩散的范围不同，产褥感染的临床表现也不同。重症者有全身表现，轻症者仅有局部伤口表现。常见的临床症状为发热、下腹或会阴切口疼痛、恶露异常等。

（1）急性外阴、阴道、宫颈炎　外阴炎患者外阴红肿、灼热，会阴有切口感染者出现红、肿、热、痛表现，有硬结，切口缝线可陷入肿胀的组织中，切口有脓性分泌物或裂开。阴道炎与宫颈炎者可见黏膜充血、水肿、溃疡，分泌物呈脓性，脓性分泌物刺激尿道口出现尿痛、尿频，严重者感染波及深部软组织引起盆腔结缔组织炎。

（2）急性子宫内膜炎及子宫肌炎　是产褥感染中最主要和最常见的病变。①病原体从胎盘剥离面侵入，扩

> **考点提示**
>
> 产褥感染中最主要和最常见的病变。

散至子宫蜕膜层称为子宫内膜炎，表现为子宫内膜充血，水肿、炎症细胞浸润，恶露量多、脓性并有臭味。②急性子宫内膜炎进一步发展，病原体侵入子宫肌层称为子宫肌炎，表现为下腹痛、恶露多少不定、子宫复旧不良、压痛明显，可伴寒战、高热、白细胞数明显增高等全身感染症状。

（3）急性盆腔结缔组织炎和急性输卵管炎　病原体沿宫旁淋巴结和血行达到宫旁组织，出现急性炎性反应而形成炎性包块，累及输卵管可形成急性输卵管炎。当周围结缔组织充血水肿、增厚，侵及整个盆腔时形成“冰冻骨盆”。产妇表现为体温升高，伴寒战、脉速、头痛等全身症状，下腹明显压痛、反跳痛、肌紧张及肛门坠胀。检查发现子宫旁一侧或双侧结缔组织增厚、压痛或触及炎性包块，严重者整个盆腔形成“冰冻骨盆”。

（4）急性盆腔腹膜炎及弥漫性腹膜炎　炎症扩散至子宫浆膜层或整个腹膜，可出现全身中毒症状，如寒战、高热、恶心、呕吐、下腹疼痛及腹胀，下腹触诊有压痛及反跳痛，肠鸣音减弱或消失。若脓肿形成位于肠管及膀胱处可出现腹泻、里急后重及排尿困难。

（5）血栓性静脉炎　病原体由于各种因素形成感染血栓，常累及盆腔静脉，多见卵巢静脉、子宫静脉、髂内静脉、髂总静脉，病变常为单侧，多于产后1~2周出现，继子宫内膜炎之后出现寒战、高热，持续数周或反复发作。下肢血栓性静脉炎多继发于盆腔静脉炎或周围结缔组织炎，病变多在股静脉、腘静脉及大隐静脉，出现弛张热，下肢持续疼痛，局部静脉明显压痛或触及硬索状，血液回流受阻，引起下肢水肿，皮肤发白，习称“股白肿”，病变轻时无明显阳性体征。

（6）脓毒血症及败血症　感染血栓脱落进入血循环可引起脓毒血症，导致感染性休克和迁徙性脓肿（如肺脓肿、左肾脓肿）。若大量病原菌侵入血循环，并在血中生长繁殖形成败血症，全身中毒症状明显，可危及生命。

2. 辅助检查

（1）血常规检查　了解有无贫血及血白细胞计数。

（2）B型超声检查　了解子宫大小、盆腔是否有包块，确定感染部位。

（3）病原体检查　病原体培养、分泌物涂片检查、病原体抗原和特异抗体检测以确定病原体种类，针对性用药。

（4）彩色超声多普勒、CT、磁共振检查　炎性包块、脓肿、静脉血栓定位及诊断。

（5）阴道后穹隆穿刺　形成直肠子宫陷凹脓肿时，行后穹隆穿刺有助于诊断治疗。

（三）心理－社会评估

产妇因病情的变化产生沮丧、烦躁，或因使用药物导致母乳喂养中断、母子分离而焦虑不安。评估产妇心理变化、家人及社会支持程度。

【护理问题/诊断】

1. 体温过高　与病原体侵入人体引起产褥感染有关。

2. 舒适改变　与下腹痛、切口疼痛、恶露量多有气味有关。

3. 焦虑　与疾病及护理婴儿的能力受影响有关。

4. 知识缺乏　缺乏产褥感染的相关知识。

【护理措施】

1. 治疗护理　根据细菌培养及药敏试验选择最有效的抗生素；中毒症状严重者，可短期使用肾上腺皮质激素；宫腔有胎盘胎膜残留者配合清除宫腔内容物；子宫复旧欠佳者给予缩宫素；有肿脓者必要时切开引流；对于血栓性静脉炎者在应用大量抗生素的同时，可加用肝素、双香豆素、双嘧达莫等。

2. 观察病情　密切观察产妇生命体征的变化，每4小时测量体温一次；观察腹痛、子宫复旧、会阴伤口情况；注意恶露的量、气味，保持外阴清洁；对高热者做好降温工作。

3. 支持疗法　产妇卧床休息，可取半卧位，有利于恶露引流及炎症局限于盆腔。加强营养，增强机体抵抗力，鼓励多饮水，纠正水、电解质紊乱，必要时少量多次输新鲜血或血浆。

4. 心理护理　介绍病情及治疗进展，增强信心，鼓励配合治疗。

考点提示

产褥感染产妇应取体位。

5. 健康指导　加强孕期卫生知识宣传，有外阴阴道炎和宫颈炎者应及早治疗，妊娠晚期避免性生活，加强营养增强抵抗力；接产过程中做好无菌操作，防止胎膜早破、产道损伤、产后出血等诱因。避免多次阴道检查及宫腔操作；对可能发生产褥感染者，应预防性应用抗生素。指导产妇出院后保持外阴清洁，勤更换会阴垫，学会识别异常恶露，产褥期间避免坐浴、阴道冲洗及性生活，按时复诊。

第二节　晚期产后出血

案例

产妇25岁，自然分娩后10天，阴道大量出血伴较多血块紧急入院，产后一直血性恶露，量较多，宫底耻骨联合上2横指，产妇疲乏头晕，Bp 80/60mmHg。

思考题：

1. 产妇可能发生了什么？原因可能有哪些？
2. 请写出该产妇主要的护理问题/诊断并实施护理措施。

分娩24小时后，在产褥期内发生的子宫大量出血称为晚期产后出血（late puerperal hemorrhage）。以产后1~2周内发生最常见，最迟可见于产后2个月发病。阴道流血少量或中等量，持续或间断出血；也可表现为短时间内较多量阴道流血伴有凝血块排出。产妇可伴腹痛、发热、贫血或休克表现。

【病因】

可因胎盘、胎膜或蜕膜残留，宫内感染，子宫复旧不全，剖宫产术后子宫切口裂开等原因引起。

【处理】

查明原因，控制感染，促进子宫收缩，必要时行诊刮术或剖宫产术后剖腹探查术。

【护理评估】

（一）健康史

详细询问病史，是否体质虚弱、营养不良；产前有无宫腔感染；分娩过程，特别是第三产程处理情况；了解阴道流血的时间、量、颜色，有无臭味，有无组织排出；剖宫产者了解手术指征、手术方法和术后恢复情况。

（二）身体评估

1. 临床表现　因导致晚期产后出血的原因不同，故出血的时间、伴随的症状也不同，大出血者可致失血性休克；持续不断出血者可有疲乏、头晕等表现；有感染者体温可升高，盆腔检查子宫大而软，复旧不良，宫口松弛，鲜血自宫腔流出。

（1）胎盘、胎膜残留　分娩后残留在宫腔的胎盘、胎膜发生变性、坏死、机化形成胎盘息肉，当坏死的胎盘组织脱落时可引起子宫壁血管开放出血，多发生于产后10天左右。可反复多次出血，也可表现为一次大量阴道流血。可导致子宫复旧不良，甚至发生宫内感染，恶露持续时间延长且有臭味。

> **考点提示**
>
> 晚期产后出血最常见的原因。

（2）蜕膜残留　蜕膜多于产后1周内从子宫壁脱落，若未完全剥离发生残留则会影响子宫复旧，继发子宫内膜炎，引起晚期产后出血。临床表现与胎盘、胎膜残留相似，宫腔刮出物病理检查可见坏死蜕膜，混以纤维素、玻璃样变的蜕膜细胞和红细胞，但没有绒毛组织。

（3）胎盘附着部位感染或复旧不全　胎盘娩出后，子宫收缩及胎盘附着面的血管有血栓形成，出血减少，血栓机化，血管上皮增厚，管腔变窄阻塞，胎盘附着边缘的子宫内膜向内生长，子宫壁内膜修复，此过程需6～8周。若胎盘附着部位感染可使血栓脱落，血管重新开放出血。常发生于产后2周左右，表现为突然大量阴道流血，检查子宫大而软，宫口松，阴道及宫口有血块阻塞。

（4）感染　以子宫内膜炎多见，使胎盘附着面复旧不良及子宫收缩欠佳，血窦关闭不全而出血。

（5）剖宫产术后子宫切口裂开　因剖宫产切口位置选择不当、缝合技术不当、术后切口感染等原因引起缝线溶解或脱落，子宫切口血窦重新开放出血，甚至大出血休克，多发生在剖宫产术后2～3周。

（6）其他　妊娠滋养细胞肿瘤、子宫黏膜下肌瘤等也可导致晚期产后出血。

2. 辅助检查

（1）B型超声检查　可了解子宫大小、宫腔是否有胎盘胎膜组织残留、子宫切口愈合情况等。

（2）血常规检查　了解是否存在贫血及感染。

（3）病理检查　宫腔刮出物送检明确性质。

（4）病原菌及药敏试验　以便针对性用药。

（三）心理－社会评估

了解产妇及家属对疾病的了解程度，有无焦虑、恐惧等情绪变化，评估家庭及社会支持程度。

【护理问题/诊断】

1. 有组织灌注量改变的危险　与大量阴道流血有关。

2. 有感染的危险　与失血过多机体抵抗力下降、阴道宫腔操作有关。

3. 疲乏　与失血、产后体质衰弱有关。

4. 恐惧　与大量阴道流血威胁生命有关。

【护理措施】

1. 治疗护理　疑有胎盘或大块胎膜残留时配合医生行刮宫术，将刮出物送病理检查；术后继续给缩宫素及抗生素，观察治疗措施是否有效；大出血时积极抢救，开放静脉通道，及时输液、补血维持有效血循环；剖宫产术后阴道流血，尽可能保守治疗，如有大出血或保守治疗无效时，应考虑剖腹探查，及时做好术前准备，术后继续观察病情。

2. 病情观察　注意观察患者体温、脉搏、呼吸、血压、神志情况；是否伴随腹痛及腹痛性质、部位；阴道流血时间、量、颜色，有无臭味，有无组织排出。

3. 一般护理　产妇多卧床休息，给予高热量、高蛋白、高维生素、易消化的饮食。每日行会阴擦洗，保持外阴的清洁卫生。

4. 心理护理　对需要的检查、手术操作做好解释工作，减轻紧张、焦虑情绪。

5. 健康指导　做好产褥期健康指导，注意休息，加强营养，贫血者食用含铁丰富的食物；有恶露者保持外阴清洁并观察其性状和气味；产褥期禁止盆浴和性生活，出现较多量阴道流血伴组织排出时应及时就诊。

第三节　产褥期抑郁症

案例

产妇，30岁，G_1P_1，分娩后20天，心情抑郁沮丧，睡眠差，不能很好照料新生儿，与家人关系紧张，无端哭闹，有自杀倾向。

思考题：

1. 该产妇可能发生了什么？
2. 请写出该产妇主要的护理问题/诊断并实施护理措施。

产褥期抑郁症（postpartum depress）是指产妇在产褥期间出现抑郁症状，是产褥期精神综合征中最为常见的一种类型。产妇可出现情绪低落、疲劳、睡眠障碍或焦虑、恐惧、绝望感，严重时可出现自杀行为。国外报道发病率为30%，通常在产后2周内出现症状，可持续整个产褥期，严重的也可持续1～2年，再次妊娠有一定的复发率。

【病因】

尚不清楚，可能与以下因素有关。

1. 妊娠和分娩期内分泌的变化　产后胎盘分泌的雌、孕激素及胎盘生乳素、绒毛膜促性腺激素急剧下降，皮质醇浓度升高，可能在产后心理异常方面起着重要作用。

2. 遗传因素　有精神病家族史，特别是有家族抑郁症病史的产妇，发病率较高。

3. 产妇的个性特征　固执、内向、敏感、社会能力不强的产妇易发生。

4. 孕产期发生负性生活事件。

5. 社会支持系统缺乏　婚姻关系差、家庭矛盾多、单亲、缺乏朋友者发生率高。

6. 其他　分娩过程中的不良体验、产后身体虚弱、新生儿疾病、照料新生儿的压力、产后角色和生活习惯的转变等。

【处理】

主要的治疗是提供有效的心理支持，进行心理治疗，必要时进行抗抑郁药物治疗。

【护理评估】

（一）健康史

询问产妇是否有抑郁病史、家族精神病史；近期是否有重大生活事件发生；孕期经过及心理状态；分娩过程是否顺利，有无难产、手术助产、剖宫产及分娩期并发症等病史。

（二）身体评估

1. 临床表现

（1）情绪改变　情绪淡漠、心情压抑、悲伤、沮丧，甚至焦虑、恐惧、易怒，有时表现为孤独，不愿见人或伤心、流泪。

（2）自我评价降低　没有自信，认为自己是个无用的人，自暴自弃，有罪恶感，对周围人充满敌意，与家人关系不协调。

（3）创造性思维受损，主动性降低　思维迟缓，注意力不集中，记忆力下降，兴趣缺乏，行为被动缓慢，不愿与人沟通。

（4）对生活缺乏信心　觉得生活无希望，出现厌食、睡眠障碍、性欲降低，严重者悲观绝望出现自杀或杀婴倾向，有时陷入错乱和昏睡状态。

产后抑郁症的诊断至今无统一的判断标准，目前应用较多的是美国精神病学会（American Psychiatric Association，1994）在《精神疾病的诊断与统计手册》（DSM－IV）中制定的诊断标准，见表10－1。

表10－1　产后抑郁症的诊断标准

1. 在产后2周内出现下列症状的5条或5条以上，必须具备（1）、（2）两条，且持续2周以上
（1）情绪抑郁
（2）对全部或者多数活动明显缺乏兴趣或愉悦
（3）体重显著下降或者增加
（4）失眠或者睡眠过度
（5）精神运动性兴奋或阻滞
（6）疲劳或乏力
（7）遇事均感毫无意义或自责感
（8）思维力减退或注意力不集中
（9）反复出现死亡的想法
2. 在产后4周内发病

2. 辅助检查　用心理测量量表、产后抑郁量表等对产妇的心理状态严重程度进行评估。常用爱丁堡产后抑郁量表（Edinburgh Postnatal Depression Scale，EPDS）对产褥期抑制症进行筛查。

（三）心理－社会评估

评估产妇社会支持系统状况、夫妻关系、家庭成员关系，本次分娩体验感受，对婴儿性别的期望及对婴儿的接纳程度；评估有无遗传因素，产妇人格特征，社会地位及收入水平，新生儿健康状况等。

【护理问题/诊断】

1. 家庭作用改变　与产妇抑郁不能承担母亲角色有关。

2. 有暴力行为的危险（伤害自己及婴儿）　与产后精神心理状态异常有关。

【护理措施】

1. 心理治疗　鼓励产妇说出内心感受，宣泄不良情绪，采用安慰、支持、理解等方法做好心理疏导工作，指导做一些适当放松的活动例如深呼吸、散步、听音乐缓解其压力，培养乐观、积极、健康的性格，引导患者采用积极的认知、情绪和行为模式，提高对环境的适应能力。

2. 药物治疗　对于中、重度患者，遵医嘱指导患者服用5－羟色胺再摄取抑制剂及三环类抗抑郁药物，常用药物有盐酸帕罗西汀、盐酸舍曲林及阿米替林等。

3. 建立良好和谐的家庭氛围　关心爱护产妇，做好婴儿护理及喂养指导工作，帮助产妇解决实际存在的问题；利用家庭访视机会为产妇提供心理咨询。调整婚姻家庭中不利的心理因素，提供危机干预。产妇自己做好生活方式调适和心理调适，配偶和家人要多给予理解、关心和支持，共同采取积极的应对模式，尽量避免和减低不良应激的影响，使产妇保持良好的心态。

4. 警惕产妇早期的伤害性行为　注意周围环境的安全，避免产妇自我伤害及伤婴行为发生，监护产妇，避免产妇与婴儿独处。

5. 健康指导　孕期加强宣教，减轻孕产妇对妊娠、分娩和育婴的紧张恐惧心理；做好产妇家属的工作，获取其支持，关心产妇，保持良好心情；分娩过程中给予人性化关怀，鼓励家人参与分娩过程；产褥期保证休息营养，教会产妇及家人新生儿日常护理技术；对于有精神病家族史或死产、畸形儿等不良分娩结局的产妇需重点观察。

目标检测

选择题

A1/A2 型题

1. 产褥感染中最常见的是下列哪项
   A. 急性子宫内膜炎　　B. 急性外阴炎
   C. 急性盆腔结缔组织炎　　D. 急性腹膜炎
   E. 急性输卵管炎
2. 引起产褥感染最常见的病原菌是
   A. 支原体　　B. 大肠埃希菌
   C. 厌氧性链球菌　　D. 产气荚膜杆菌
   E. 金黄色葡萄球菌
3. 产褥病率主要原因是
   A. 产褥感染　　B. 上呼吸道感染
   C. 泌尿系感染　　D. 风湿热
   E. 乳腺炎
4. 下列有关产褥感染的护理描述中，错误的是
   A. 高热者给予降温　　B. 给宫缩剂促进子宫收缩
   C. 平卧位以利引流　　D. 改善全身一般情况
   E. 抗感染治疗
5. 晚期产后出血多发生在产后

A. 24 小时内　　B. 6 周

C. 4 周　　D. 24 小时后

E. 1～2 周

6. 晚期产后出血的原因不包括

A. 胎盘、胎膜残留　　B. 剖宫产术后子宫切口裂开

C. 宫腔感染　　D. 分娩时会阴切开

E. 胎盘附着部位感染复旧不全

7. 有关晚期产后出血的护理措施下列哪项不宜

A. 保持会阴清洁　　B. 加强营养

C. 观察体温、腹痛情况　　D. 告知产妇要绝对卧床休息

E. 应用抗生素治疗

8. 产褥期抑郁症主要的治疗是

A. 心理治疗　　B. 支持疗法

C. 抗抑郁药物治疗　　D. 镇静剂治疗

E. 不需要治疗

9. 产妇足月分娩 4 天，下腹痛，血性恶露较多，有臭味，查体：T 37℃，宫底脐下一指，宫体软。可能是

A. 急性子宫内膜炎　　B. 急性子宫肌炎

C. 急性盆腔结缔组织炎　　D. 急性输卵管炎

E. 血栓性静脉炎

10. 一产妇剖宫产一活婴，10 天后出现寒战高热，恶露增多有臭味，右下肢持续疼痛 2 天。查体：T 39℃，P 110 次/分，Bp 120/80mmHg。此患者最可能是

A. 急性宫颈炎　　B. 急性子宫内膜炎

C. 急性盆腔结缔组织炎　　D. 血栓性静脉炎

E. 急性输卵管炎

扫码“练一练”

（盛夕曼）

第十一章

高危儿的护理

扫码“学一学”

学习目标

知识要点

1. 掌握胎儿窘迫、新生儿窒息的临床表现和护理措施。
2. 熟悉胎儿窘迫的病因、分类和处理；新生儿窒息的病因、新生儿窒息复苏步骤 ABCDE 方案的含义；新生儿头颅血肿和水肿的鉴别及头颅血肿的护理措施。
3. 了解胎儿窘迫的病理生理；新生儿骨折、肌肉和神经损伤的临床表现和护理措施。

技能要点

1. 能及时识别胎儿窘迫、新生儿窒息；能鉴别新生儿头颅血肿和胎头水肿。
2. 能配合医生紧急处理胎儿窘迫。
3. 能准备新生儿窒息复苏用物，配合医生进行新生儿窒息复苏。
4. 能说出胎儿窘迫、新生儿窒息和新生儿产伤的护理问题/诊断并实施护理措施。
5. 培养应急能力，遵循伦理，尊重生命，珍惜生命，善于沟通，团结合作。

第一节　胎儿窘迫

案例

孕妇，25 岁，G_1P_0，孕 26 周诊断为妊娠期高血压疾病，现妊娠 38 周临产。

体格检查：Bp 140/90mmHg，P 80 次/分，宫高 32cm，子宫收缩 40 秒/3～4 分，中等强度，胎位 ROA，头已入盆，宫口开大 3cm，胎心 180 次/分，胎动频繁。

思考题：

1. 胎心是否正常？
2. 引起胎心改变的原因有哪些？如何护理该产妇？

胎儿在子宫腔内因缺氧危及其健康和生命的综合症状，称为胎儿窘迫（fetal distress），是当前剖宫产的主要适应证之一。胎儿窘迫分为急性和慢性两种。急性胎儿窘迫多发生在分娩期，临床多见，慢性胎儿窘迫常发生在妊娠后期，在临产后可表现为急性胎儿窘迫。

【病因】

可由以下三种原因引起。

1. 母体血液含氧量不足 见于妊娠期高血压疾病、慢性肾炎、重度贫血、心脏病心力衰竭、肺心病、急性失血性疾病、宫缩过强影响子宫胎盘血供等。

2. 胎儿因素 胎儿畸形或先天性心血管系统功能障碍。

3. 脐带、胎盘因素 脐带缠绕、脐带打结影响血循环；过期妊娠、胎盘发育障碍引起胎盘血供减少致功能低下。

【病理生理】

子宫胎盘单位提供胎儿氧气和营养物质，排出二氧化碳及代谢产物。胎儿对宫内缺氧有一定的代偿能力，轻度缺氧时二氧化碳蓄积及呼吸性酸中毒刺激交感神经兴奋，肾上腺儿茶酚胺及肾上腺素分泌增加，使血压上升，心率加快。持续缺氧不缓解则转为兴奋迷走神经，胎心变慢。因缺氧无氧酵解增加，丙酮酸、乳酸等产物增多，发展为代谢性酸中毒，导致胎儿重要器官出现进行性损害，甚至胎死宫内。重度缺氧可使胎儿呼吸运动加深，肠蠕动亢进，肛门括约肌松弛使胎粪排出，胎儿吸入污染羊水，出生后可发生吸入性肺炎。

妊娠期慢性胎儿缺氧使胎儿生长受限，肾血流量减少可引起羊水过少。脐带因素引起的胎儿缺氧多表现为胎心突然下降或胎心监护示重度变异减速，若不解除可造成胎儿死亡。

【分类】

1. 急性胎儿窘迫 主要发生于分娩期，多因脐带因素、胎盘早剥、宫缩过强且持续时间过长及产妇处于低血压、休克等引起。

2. 慢性胎儿窘迫 多发生在妊娠晚期，因心肺疾病、严重贫血或子宫胎盘血管硬化、狭窄、梗死使绒毛间隙血流量减少所致。

> **考点提示**
>
> 急性胎儿窘迫最重要的表现。

【处理】

慢性胎儿窘迫根据病因、孕周、胎儿成熟度、缺氧程度综合处理。未足月者尽可能延长孕周，使胎儿出生后能够存活。急性胎儿窘迫应迅速纠正缺氧，不能缓解者则根据胎先露下降及宫口开大程度采取剖宫产或阴道助产。

【护理评估】

（一）健康史

了解孕产妇是否患有妊娠期高血压、心脏病、慢性肾炎，有无急性出血性疾病，分娩过程中宫缩及产程进展情况。

（二）身体评估

1. 临床表现

（1）急性胎儿窘迫

1）胎心率变化　胎心率的改变是胎儿窘迫的最早最重要的表现。正常胎心率110～160次/分，缺氧早期表现为胎心率加快，可达180次/分，随缺氧时间延长可出现胎心减慢，甚至<100次/分，在胎心监护图形上出现晚期减速、重度变异减速或基线缺乏变异。

2）羊水胎粪污染　羊水污染分为三度：Ⅰ度浅绿色；Ⅱ度深绿色或黄绿色；Ⅲ度棕黄

色，稠厚。10% ~20%的分娩过程中会出现羊水胎粪污染，当出现羊水污染时需要结合胎心监护综合分析。

3）胎动变化 初期先表现为胎动过频，继而转弱且次数减少，进而消失。

4）酸中毒 破膜后，抽取胎儿头皮血进行血气分析可反映胎儿在宫内缺氧状况。如 pH < 7.20（正常值 7.25 ~ 7.35），PaO_2 < 10mmHg（正常值 15 ~ 30mmHg），$PaCO_2$ > 60mmHg（正常值35 ~55mmHg）可诊断为胎儿酸中毒。

（2）慢性胎儿窘迫 因长期慢性缺氧使胎儿发育受到影响，常发生胎儿生长受限。胎动减少是慢性胎儿窘迫的重要表现，应高度警惕，临床常见胎动消失 24 小时后胎心消失。分娩期慢性胎儿窘迫可出现急性缺氧，表现为急性胎儿窘迫。

2. 辅助检查 胎心电子监护，NST、OCT 检查，胎盘功能检查，胎儿生物物理评分等。

（三）心理－社会评估

孕产妇及家属会因胎儿危险产生焦虑，部分患者可能对实施的手术犹豫，感到无助，胎儿不幸已死亡的孕产妇情感受到重创感到悲伤、愤怒。

【护理问题/诊断】

1. 气体交换功能受损（胎儿） 与子宫胎盘血供减少或母血氧含量下降有关。

2. 焦虑 与担心胎儿安危有关。

3. 预感性悲哀 与胎儿可能死亡有关。

【护理措施】

1. 改善缺氧状况

（1）当分娩期出现急性胎儿窘迫，观察羊水性状，改变产妇体位，给予氧气吸入，如因使用缩宫素宫缩过强造成胎心率异常者，应立即停止滴注，必要时使用宫缩抑制剂。

（2）对于有妊娠期疾病的慢性胎儿窘迫孕妇多取左侧卧位休息，每日间断吸氧 2 ~3 次，每次 30 分钟，改善慢性缺氧状况。

2. 治疗配合

（1）协助终止妊娠 分娩期急性胎儿窘迫时，严密观察胎心、胎动变化，每 10 ~15 分钟听胎心一次，可应用胎心电子监护持续观察，防止意外发生。如果产妇宫口已开全，胎先露部达坐骨棘平面以下 3cm 者，应尽快阴道助产娩出胎儿；对于宫口未开全短时间内无法阴道分娩者，通过吸氧、体位改变等处理无效，情况危急者应立即行剖宫产结束分娩。

（2）妊娠晚期慢性胎儿窘迫，积极治疗妊娠期并发症及合并症，尽量保守治疗延长孕周。未达足月有宫缩者使用宫缩抑制剂，根据孕妇病情、胎儿宫内情况及胎盘功能决定分娩方式及时间，未足月者终止妊娠前使用促胎肺成熟药。

（3）做好新生儿窒息复苏的准备工作。

3. 一般护理

（1）休息 孕期注意休息，采取左侧卧位增加子宫胎盘血供。

（2）对于胎儿生长受限的孕妇孕期要加强营养，给予高热量、高蛋白、高维生素饮食，监测胎儿宫内状况。

4. 心理护理 向孕妇及家属讲解本疾病的病因、治疗原则及护理要点，减轻其焦虑，取得配合。

5. 健康指导 加强围生期保健，对于妊娠合并心脏病、贫血、高血压疾病等高危妊娠的孕妇加强产前检查，观察胎动及胎儿生长情况，指导孕妇自数胎动，如胎动异常应及时就诊。

第二节　新生儿窒息

案例

某早产新生儿，出生后1min，心率70次/分，呼吸弱而不规则，全身皮肤青紫，四肢肌肉松弛，刺激咽喉无反应。

思考题：

1. 该新生儿Apgar评分为几分？
2. 如何抢救该新生儿？
3. 新生儿复苏后应如何护理？

新生儿窒息（neonatal asphyxia）是指胎儿娩出后1分钟，仅有心跳而无呼吸或未建立规律呼吸的缺氧状态。本病是新生儿脑瘫、神经系统损伤死亡的主要原因之一，应积极抢救，正确处理，以降低新生儿死亡率及预防远期后遗症。

【病因】

（1）胎儿窘迫在出生前未得到及时纠正，缺氧时间长，出生后表现为新生儿窒息。

（2）滞产、胎儿颅内出血、较长时间缺氧致呼吸中枢损害或在分娩过程中应用麻醉剂、镇静剂，导致新生儿窒息。

（3）在分娩过程中，胎儿在产道内吸入羊水、黏液等，致呼吸道梗阻，出生后无法进行气体交换。

（4）其他因素　见于新生儿早产、肺发育不良、膈疝、心脏发育畸形等。

【处理】

按国际通用的ABCDE五个复苏步骤进行。A：airway（气道），清理呼吸道，保持通畅呼吸。B：breathing（呼吸），建立并维持有效的呼吸功能。C：circulation（循环），维持有效血液循环。D：drug（药物），药物治疗。E：evaluation（评价），复苏过程中和复苏后，均应对新生儿进行评估和监护工作。上述五个复苏步骤中，A是根本，B是关键，E贯穿于整个复苏过程中。

> **考点提示**
>
> 在新生儿复苏过程中首选清理呼吸道，最重要的是维持有效的呼吸。

【护理评估】

（一）健康史

本次妊娠过程，是否存在妊娠合并症或并发症，本次分娩过程、方式，有无应用麻醉剂，是否存在产程延长、胎儿窘迫、羊水污染、胎盘功能低下等情况。

（二）身体评估

根据新生儿出生1分钟内Apgar评分，将新生儿窒息分为轻度（青紫）窒息和重度（苍白）窒息两个阶段（表11－1）。

表 11-1　新生儿窒息分度

	轻度（青紫）窒息	重度（苍白）窒息
Apgar 评分	4~7 分	0~3 分
心率	80~110 次/分，规则有力	<80 次/分，不规则而弱
呼吸	浅慢且不规则	无或喘息样微弱呼吸
肌张力	四肢稍屈	四肢肌肉松弛
喉反射	存在	消失
皮肤颜色	青紫	苍白

轻度窒息如没有及时有效处理可发展为重度窒息；重度窒息抢救不及时可导致新生儿神经系统受损，甚至死亡。

出生后 5 分钟 Apgar 评分对预后有重要意义，如果出生 1 分钟 Apgar 评分 <7 分，经处理后应进行出生后 5 分钟重测，如果重测评分 <3 分，则新生儿脑损伤后遗症及新生儿死亡率明显增加。

（三）心理-社会评估

评估产妇及家人焦虑程度，解释复苏的过程及必要性，取得理解和配合。

【护理问题/诊断】

1. 气体交换受损　与呼吸功能受损或气道内存在羊水、黏液有关。

2. 有受伤的危险　与抢救操作、缺氧有关。

3. 有感染的危险　与抵抗力低下、抢救操作有关。

4. 恐惧（家长）　与新生儿的生命受到威胁或可能存在的后遗症有关。

【护理措施】

1. 复苏准备　根据产妇分娩过程，预测有新生儿窒息可能的要做好新生儿复苏准备，包括人员、氧气、急救药品及器械等。

2. 积极正确执行复苏各项步骤　在新生儿复苏过程中要随时进行评估，根据评估结果决定下一步措施，评估的主要体征是呼吸、心率和皮肤颜色。

（1）清理呼吸道　新生儿娩出后立即放在预热的远红外线抢救台上，擦干头部和身上的羊水并保暖；将新生儿处于仰卧位，在肩下垫 2~2.5cm 的软垫，颈部轻度后伸；用吸痰管迅速吸出口、咽及鼻部的黏液，经上述处理后新生儿仍无呼吸，可轻弹足底或用双手按摩刺激新生儿背部诱发呼吸。

（2）建立呼吸　①经初步复苏后，如无规律呼吸或心率 <100 次/分，应立即用复苏气囊进行面罩正压通气。选择大小合适的面罩接氧源，将面罩扣于新生儿面部遮盖口鼻保持密闭，挤压气囊 40~60 次/分，吸呼比率 1∶2，以可见胸廓起伏和听诊呼吸音正常为宜。②以上措施仍无效，立即进行气管插管正压通气。

（3）维持正常有效的血液循环　新生儿窒息使心肌收缩力降低，可导致心、脑、肾等重要脏器缺氧甚至发生不可逆的损害。当心率 <80 次/分或气管插管正压通气效果不好时应行胸外按压维持正常的血液循环。新生儿仰卧位，操作者用双手拇指或示、中指按压胸骨体下 1/3 处，每分钟按压为 100~120 次（如与正压通气同时进行，1 分钟胸外按压 90 次，正压通气 30 次）。按压深度为胸廓前后径的 1/3。保持手指与胸廓垂直，动作准确，以免损

伤内脏和肋骨。当心率 >80 次/分时停止按压。

知识拓展

胸外按压方法

胸外按压是有节奏地按压胸骨，通过挤压心脏将血液挤入动脉循环保证重要脏器的血供。操作方法有以下两种。

拇指法：操作者双手拇指并排于患儿胸骨体下 1/3 处，其余手指环绕胸背部，以两拇指向胸骨加压。

双指法：操作者一手手掌托住新生儿的背部，用另一手的示、中指并排放在胸骨体下 1/3 交界处按压。

（4）药物治疗　保持有效的静脉通道，保证药物使用。①肾上腺素：加强心肌收缩力，1/10000 肾上腺素 0.1 ~ 0.3ml/kg 经静脉或气管内注入。②扩容剂：用于血容量不足新生儿，增加组织灌注量。常用全血、血浆、5% 人体白蛋白、生理盐水和乳酸林格氏液。③对于重度新生儿窒息出现代谢性酸中毒，可给予 5% 碳酸氢钠 3 ~ 5ml/kg，加等量 25% 葡萄糖液，缓慢静脉推注。④有循环不良者可使用多巴胺。⑤产妇产前 4 ~ 6 小时因用吗啡类麻醉或镇痛药所致新生儿呼吸抑制，可用纳洛酮静脉或气管内注入，每次 0.1mg/kg。

3. 复苏后护理及监护

（1）一般护理　静卧，将患儿头部侧向一边，以防呕吐物进入呼吸道。尽量少搬动，注意保暖，根据情况可适当延迟哺乳，做好皮肤、口腔、脐部等清洁，预防感染。

（2）严密监护　保持呼吸道通畅，给氧；注意患儿面色、呼吸、心率、体温及液体出入量；观察有无神经系统异常及颅内出血表现；可用维生素 K_1 10mg 肌内注射，每日一次，连续 3 天防止颅内出血；如并发症严重，需转运到新生儿重症监护室（neonatal intensive care unit，NICU）治疗，转运中需注意保暖、监护生命指标和予以必要的治疗。

4. 健康指导

（1）孕期加强对高危儿宫内监测，积极治疗妊娠合并症和并发症；产程中及时发现和处理胎儿窘迫；分娩期慎用麻醉剂及镇痛药以防抑制胎儿呼吸系统功能；掌握产科手术适应证，正确实行手术，减少胎儿中枢神经损伤。

（2）指导家长对复苏后的新生儿进行监测，定时复查，及早发现后遗症并及时治疗。

第三节　新生儿产伤

案 例

某足月新生儿，产钳助产出生。出生后第 2 天发现新生儿头顶一侧有一囊性包块，有波动感，大小 3.6cm×2.5cm，其余均正常，家属较担心。

思考题：

1. 该新生儿可能的诊断是什么？
2. 如何区别头颅血肿和胎头水肿？

3. 请写出主要的护理问题/诊断并实施护理措施。

新生儿产伤是指分娩过程中因机械因素造成的新生儿损伤，与分娩方式、胎儿体重及娩出胎方位、接产技术有关。常见的产伤包括皮肤、软组织损伤、锁骨骨折、头颅血肿、臂丛神经损伤等。近年来由于产科手术及助产技术的提高，产伤发生率已明显下降。

一、头颅血肿

头颅血肿是较常见的新生儿头部产伤，一般产后1~3天出现。

【病因】

分娩时新生儿头颅骨膜下血管破裂，血液积聚在骨膜与颅骨之间所致。多见于因产道挤压或使用胎头吸引、产钳助产。

【处理】

保持患儿安静，使其自行吸收，忌揉按；维生素 K_1 10mg 肌内注射，每日一次，连续3天。如血肿过大可严格消毒后抽出积血，加压包扎，给予抗生素和止血剂。

【护理评估】

（一）健康史

了解本次分娩的方式，产程长短、新生儿体重；是否有难产手术史；出生时 Apgar 评分。

（二）身体评估

1. 临床表现　血肿在产后逐渐增大，常位于新生儿头顶，多见顶骨，枕骨及额骨，可为单侧或双侧。界限不超过颅骨骨缝，多在产后3~8周即可消失。

2. 鉴别　注意与胎头水肿相鉴别，见表11-2、图11-1。

表11-2　头颅血肿与胎头水肿的鉴别

	头颅血肿	胎头水肿
原因	颅骨骨膜下小血管破裂	胎先露局部组织受压
部位	顶骨或枕骨骨膜下，不超过骨缝	胎先露皮下组织，不受骨缝限制
出现时间	出生时小，产后2~3日逐渐明显	出生时即存在
局部特点	肿块边界清楚，皮肤颜色正常，有波动感，内含血液	肿块边界不清，头皮红肿、柔软、压之凹陷、无波动感，内含液体
消失时间	产后3~8周	产后2~4天
处理方法	静卧，应用止血药物	无须处理

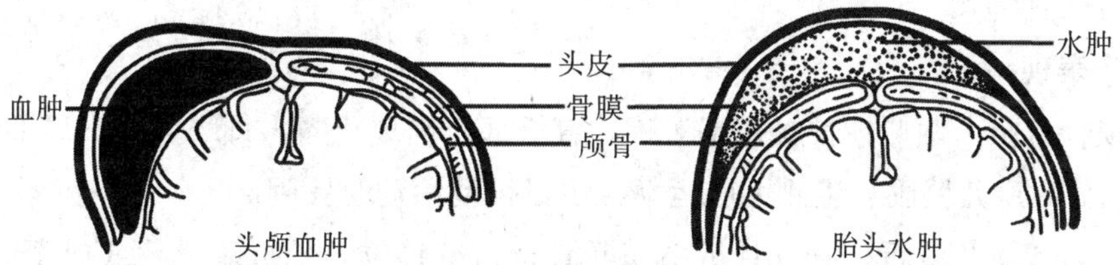

图11-1　头颅血肿与胎头水肿

（三）心理 - 社会评估

产妇及家属因新生儿头部的包块产生焦虑情绪，部分患者可能对医务人员的解释心存疑虑，担心新生儿发生后遗症。

【护理问题/诊断】

1. 潜在并发症 贫血、感染。

2. 焦虑 与家长担心患儿可能发生后遗症有关。

【护理措施】

（1）一般护理 保持患儿处于安静状态，尽量避免移动和刺激。

（2）严密观察患儿情况 血肿范围有无扩大，呼吸是否平稳，有无发绀，意识状态，肌张力，生命体征，原始反射情况。

（3）配合医生进行治疗用药，做好喂养及生活护理。

（4）安慰产妇及家人，告知患儿真实情况，取得理解和配合，告知照料患儿的注意事项。

二、骨折

新生儿产伤骨折指分娩过程中发生的骨折。除常见的锁骨骨折外，还有股骨干骨折、肱骨干骨折，多发生于难产及胎儿体重较大时。

【分类及病因】

1. 锁骨骨折 最常见。

2. 股骨或肱骨骨折 多见于臀牵引术时术者强行牵拉胎儿肢体所致，剖宫产牵拉胎体不当也可致股骨骨折。

3. 颅骨骨折 多因母体骨盆凸出的骶尾骨压迫儿头所致。

【处理】

颅骨骨折无须处理，随生长发育自行恢复。锁骨骨折可在腋下置一棉垫，将患肢置于胸前悬吊固定，一般2周即可愈合。肱骨骨折可使肘关节处于直角位，用绷带固定于胸侧，2周可愈合。股骨骨折可用小夹板固定或悬垂牵引，2周可愈合。

【护理评估】

（一）健康史

评估本次分娩经过，新生儿体重，是否有难产手术史，新生儿出生后身体检查有无异常情况，被动活动肢体时有无哭闹情况。

（二）身体评估

1. 临床表现

（1）锁骨骨折 两侧锁骨触摸不对称，骨折部位出现压痛、骨摩擦感，局部组织肿胀，移动患侧上臂时患儿哭闹、患侧上肢运动减少或被动活动时哭闹。

（2）股骨或肱骨骨折 肱骨骨折系横断骨折，有移位，骨折端重叠或成角。股骨骨折局部肿胀严重且有骨摩擦音，骨折端成角畸形。

（3）颅骨骨折 颅骨局部凹陷。

2. 辅助检查 X线、CT或MRI检查，明确骨折部位。

（三）心理－社会评估

产妇及家属因新生儿骨折疼痛产生焦虑及不满情绪，部分患者可能对医务人员的处理心存疑虑，担心新生儿发生后遗症。

【护理问题/诊断】

1. 疼痛　与骨骼及周围软组织损伤有关。

2. 焦虑　与家长担心患儿疼痛及预后有关。

【护理措施】

（1）固定患肢，防止移位及压迫患肢，观察局部软组织，防止摩擦损伤。

（2）颅骨骨折的患儿静卧，减少刺激，观察呼吸等生命体征变化。

（3）心理护理　对于发生产伤骨折的新生儿家属做好解释工作，取得理解与配合。

（4）健康指导　介绍骨折护理知识，指导进行复诊，争取患儿如期康复。

目标检测

选择题

A1/A2 型题

1. 临产后，胎儿窘迫常见于以下哪种情况

A. 枕先露　　B. 宫缩过强

C. 羊水过少　　D. 臀先露

E. 巨大儿

2. 下列有关胎儿窘迫的描述，不正确的是

A. 胎心可大于 160 次/分或小于 110 次/分　　B. 母体血氧含量不足会引起

C. 临床以慢性胎儿窘迫多见　　D. 可出现胎动频繁或减少

E. 严重者可出现胎儿头皮血 pH < 7. 20

3. 有关胎儿窘迫的措施，下面哪项不宜

A. 协助孕妇左侧卧位增加子宫胎盘血供　　B. 给予孕妇吸氧

C. 临产后出现羊水污染立即结束分娩　　D. 妊娠晚期监测胎动变化

E. 分娩过程中出现胎儿窘迫要做好新生儿复苏的准备

4. 王女士，1 小时前自然分娩一男婴，体重 4200g，身体检查发现锁骨骨折，护士工作中不妥的是

A. 固定患肢　　B. 做好家属的解释工作

C. 指导复查　　D. 给患儿母乳喂养

E. 每日进行患侧肢体功能锻炼

5. 新生儿在胎吸助娩下出生第 2 天，发现左侧头部出现一包块，有波动感，诊断为新生儿头颅血肿，护士工作中要特别提醒家属的是

A. 保持患儿安静　　B. 预防感染

C. 勿揉挤血肿　　D. 给予维生素 K_1 预防出血

E. 给患儿母乳喂养

A3/A4 型题

（6～10 题共用题干）

李女士，妊娠合并贫血。现妊娠 39 周临产，15 小时后宫口开全，出现急性胎儿窘迫，经处理不能缓解，医生阴道检查胎先露已达坐骨棘下 3cm，立即行产钳助产，分娩一女婴，出生时全身苍白，呼吸、心跳微弱，无喉反射，四肢肌肉松弛。

6. 新生儿窒息时应首先采取的措施是
   A. 吸氧　B. 清理呼吸道
   C. 刺激足部　D. 给呼吸兴奋剂
   E. 口对口人工呼吸
7. 下列有关新生儿使用气囊面罩正压给氧的描述，不正确的是
   A. 面罩大小合适　B. 吸呼比率为 1∶2
   C. 面罩遮盖口鼻，不可以保持密闭状态　D. 见两侧胸廓起伏为正常
   E. 挤压气囊频率 40～60 次/分
8. 新生儿复苏过程中评估和决策主要根据以下哪三个体征
   A. 呼吸、血压、皮肤颜色　B. 血压、皮肤颜色、哭声
   C. 哭声、血压、心率　D. 呼吸、心率、皮肤颜色
   E. 血压、皮肤颜色、尿量
9. 有关新生儿窒息复苏下面哪项是不合适的
   A. 提前准备好复苏器械用物　B. 复苏过程中要保暖
   C. 胸外按压部位在胸骨体下 1/3　D. 复苏过程中每隔 30 分钟评估一次
   E. 胸外按压时新生儿仰卧位
10. 该患儿复苏成功后，下列护理中错误的是
    A. 静卧，将头部偏向一侧，防止呕吐物进入呼吸道
    B. 少搬动
    C. 观察患儿面色、呼吸、心率、体温等变化
    D. 注意有无神经系统异常及颅内出血表现
    E. 放弃母乳喂养，改为人工喂养

扫码“练一练”

（盛夕曼）

第四篇

妇　科

扫码“学一学”

第十二章

妇科病史及检查

学习目标

技能要点

1. 能根据临床工作需要对患者进行妇科病史的采集，并准确书写妇科护理文书。
2. 能根据妇科检查的目的和要求，配合医生完成相关检查。
3. 加强职业道德素养，培养良好的沟通协作能力，保护患者隐私，为妇科患者提供良好的就诊环境。

病史采集和体格检查是妇科护理实践的基本技能，既有与其他各科检查相同的基本内容和基本方法，又有其自身特点。本章重点介绍妇科病史的采集内容、方法和妇科检查（盆腔检查）的目的、要求。

案 例

女，35岁，已婚，主诉月经过多，准备行子宫肌瘤切除术。

思考题：

1. 在进行妇科护理病历采集时，重点应收集哪些方面的资料？
2. 在为该患者进行常规妇科检查时，护士应配合医生做好哪些工作？

第一节 妇科病史

妇科病史是护理病历的重要组成部分。采集资料是进行妇科护理评估的前提，对确定护理问题/诊断、制订护理计划、评价护理效果有重要意义。

一、病史采集方法

妇科病史采集的方法包括交谈法、阅读法和观察法。即通过耐心询问和聆听患者陈述、认真阅读和分析既往病情记录、仔细观察和判断患者行为表现等方法获取妇女生理、心理、社会、精神、文化等方面的信息，并加以整理、综合、判断的过程。

交谈法是护士与患者有计划、有目的的交流或谈话。在询问病史时要求与患者直接进行，采用启发式提问，避免暗示和主观臆测，同时注意将患者视为一个完整的个体，重视其身心状况和反应。由于妇科问诊时常涉及婚次、妊娠、流产、性生活等个人或家庭隐私问题，所以护士要有良好的职业道德，为患者保密。在采集病史过程中做到态度和蔼、语言亲切，关心体贴和尊重患者，消除紧张情绪、解除思想顾虑，才能收集到真实、完整的病史以及生理、心理和社会资料。

对外院转诊患者，应索阅患者的病情介绍作为重要参考资料；对不能口述的危重患者，可询问护送转诊人员和最了解情况的家属和亲友，并在初步了解病情后，立即抢救，以免贻误治疗；对不愿意说出实情的，应耐心启发并注意保密。

二、妇科病史内容

1. 一般项目　包括患者姓名、性别、年龄、婚姻、籍贯、职业、民族、文化程度、宗教信仰、家庭住址、邮政编码、身份证号码、病史可靠程度等，并记录入院日期，观察患者入院的方式。若非患者陈述，应注明陈述者与患者的关系。

2. 主诉　指患者就诊的主要症状及其持续时间和严重程度，或者患者就诊的主要目的和要求。主诉力求简明扼要，通常不超过20个字。妇科疾病临床常见症状有阴道流血、白带异常、外阴瘙痒、闭经、下腹痛、下腹部包块及不孕等。若患者有停经、阴道流血及腹痛三种主要症状，要按其发生时间顺序将主诉书写为：停经×日后，阴道流血×日，腹痛×小时。如患者无任何自觉症状，而妇科检查时发现妇科疾病（如子宫肌瘤），主诉应写为：发现“子宫肌瘤”×日。

3. 现病史　指患者从发病起至此次就诊时，疾病发生、发展及诊疗的全过程，是病史的主要部分。常规按时间顺序进行询问，以主诉症状为核心进行详细描述，包括起病时间、主要症状特点、伴随症状、发病后诊疗情况及结果，以及睡眠、饮食、体重、大小便、活动能力及心理反应等一般情况的变化。妇科常见症状的采集要点有①阴道流血：注意出血日期、出血量、持续时间、颜色、性状，有无血块或组织物，出血与月经的关系，有无诱因及伴随症状，末次月经和末次前月经。②白带异常：白带量、颜色、性状、气味，发病时间，与月经的关系及伴随症状。③腹痛：发生时间、部位，性质及程度，起病缓急，持续时间，疼痛与月经的关系，诱因及伴随症状。④下腹包块：发现时间、部位、大小、活动度、硬度、增大情况、疼痛及伴随症状。

4. 月经史　询问初潮年龄，月经周期、经期、经量，经血颜色和性状，有无痛经（疼痛部位、性质、程度，以及痛经起始和消失时间）及其他不适（如乳房胀痛、水肿、精神抑郁或易激动）等月经期伴随症状，有停经史的要问清末次月经日期，对绝经者应询问绝经年龄。月经史可简写为：初潮年龄$\frac{\text{经期}}{\text{周期}}$绝经年龄/末次月经日期。如初潮13岁，周期28~30天，经期4~5天，49岁绝经，可简写为：$13\frac{4\sim5}{28\sim30}49$。月经异常者还应了解末次月经前一次月经情况。已绝经的患者应询问绝经年龄，绝经后有无阴道流血、阴道分泌物异常或其他不适。

5. 婚育史　包括婚姻史、生育史和计划生育史。

（1）婚姻史　询问初婚年龄、婚次及每次结婚年龄、是否近亲结婚、配偶的年龄及健康情况、有无性病史及同居情况等。

（2）生育史　询问孕产史，包括初孕和初产年龄，足月产、早产及流产次数以及现存子女数（可用数字简写表达，依次为：足月产－早产－流产－现存子女或孕×产×）。如足月产2次，无早产，流产1次，现存子女2人，生育史简写为“2－0－1－2”，或用孕3产2（G_3P_2）表示。记录分娩方式，有无难产史，新生儿出生情况，有无产后出血或感染史。

（3）计划生育史　询问有无人工流产及流产情况；采用何种避孕措施及避孕效果。

6. 既往史　是指患者过去的健康状态和患病情况。询问以往一般健康状况、疾病史、传染病史、预防接种史、手术外伤史、输血史、药物过敏史。重点应了解与妇科和现病史有关的既往史、手术史。

7. 个人史　询问个人生活和居住状况，有无烟、酒等个人特殊嗜好，有无毒品使用史。

8. 家族史　了解父母、兄弟、姊妹及其子女健康状况，家族成员中有无遗传性疾病（如血友病、白化病等）、可能与遗传有关的疾病（如糖尿病、高血压、肿瘤等）以及传染病（如结核、梅毒等）。

第二节　妇科检查

盆腔检查（pelvic examination）又称妇科检查，包括外阴、阴道、宫颈、宫体及双侧附件检查，是妇科特有的检查方法。

一、注意事项

（1）月经期或有阴道流血者一般不做阴道检查，必须检查者应严格消毒外阴阴道，使用无菌手套，以防发生感染。每检查一人，应更换臀部下面的垫单或纸巾，做到一人一垫；更换手套和检查器械，以防交叉感染。

（2）对未婚女子禁行阴道检查，禁用阴道窥器，可用示指放入直肠内，行直肠－腹部诊。如确须检查应向患者及家属说明情况并征得本人和家属签字同意后方可用示指缓慢放入阴道内扪诊。

（3）男性医务人员进行检查时，必须有其他女性医务人员在场，以避免患者紧张心理和发生不必要的误会。

（4）检查时采集的标本如阴道分泌物、宫颈刮片等应及时送检以免影响结果。

（5）对年龄大、体质虚弱者应协助其上下检查床避免摔伤，遇危重或不宜搬动的患者可在病床上检查，检查时应观察其血压、脉搏、呼吸的变化，配合医生积极抢救以免延误诊治。

> **考点提示**
>
> 月经期或未婚女子一般不做阴道检查，有异常阴道流血者必须检查时要消毒后进行。

（6）疑有盆腔病变的腹壁肥厚、高度紧张、检查不合作或未婚患者，若盆腔检查不满意时，可行B型超声，必要时可在麻醉下进行盆腔检查。

二、检查步骤和方法

1. 用物准备　照明灯、无菌手套、阴道窥器、无齿长镊子、无菌持物钳、臀垫、消毒敷料、生理盐水、液状石蜡、污物桶、内盛消毒液的器具浸泡盆等。

2. 环境准备　护理人员要热情接待患者，做到态度和蔼，语言亲切，关心体贴，使其尽量放松。耐心向患者解释检查方法、目的及注意事项。消除患者紧张、羞怯心理，注意屏风遮挡，保护患者的隐私，取得患者的信任和配合。冬季应注意保暖，保证检查室温度适宜。

3. 受检者准备

（1）检查前嘱咐患者排空膀胱，必要时先导尿。大便充盈者应在排便或灌肠后进行。

（2）在检查床上铺消毒臀垫。

（3）协助患者脱去一侧裤腿，取膀胱截石位（图 12－1），两手平放于身旁，腹部放松。尿瘘患者有时需取膝胸卧位。

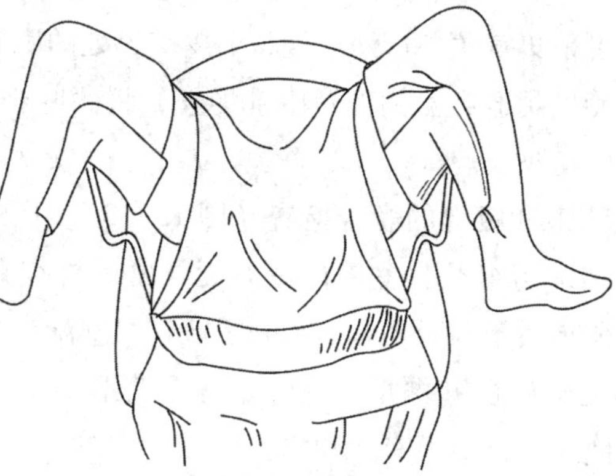

图 12－1 膀胱截石位

4. 检查方法

（1）外阴检查 观察外阴的发育情况、阴毛疏密及分布，有无畸形、充血、水肿、溃疡、赘生物或肿块，注意皮肤和黏膜色泽及质地变化，有无增厚、变薄或萎缩。然后用左手拇指和示指分开小阴唇，暴露阴道前庭、尿道口和阴道口。观察尿道口周围黏膜色泽及有无赘生物。未婚者的处女膜完整，其阴道口勉强可容示指；已婚者的阴道口能容成人两指通过；经产妇的处女膜仅剩余残痕或可见会阴侧切瘢痕。必要时嘱患者用力向下屏气，观察有无阴道前后壁膨出、直肠膨出、子宫脱垂或张力性尿失禁等。

（2）阴道窥器检查 根据患者年龄、身高及阴道大小和松紧程度选用合适的阴道窥器，以免给患者造成不适或影响检查效果。如拟做宫颈刮片或阴道侧壁上 1/3 段涂片细胞学检查，则不宜用润滑剂，以免影响检查结果，可改用生理盐水。

放置窥器时，应先将其前后两叶前端并合，表面涂上润滑剂，一手拇指和示指分开小阴唇暴露阴道口，一手持窥器将两叶合拢后避开敏感的尿道周围区斜行沿阴道后壁轻轻插入阴道，边插入边将两叶转平后缓慢张开，完全暴露子宫颈、阴道壁及穹隆部，固定窥器于阴道内（图 12－2）。

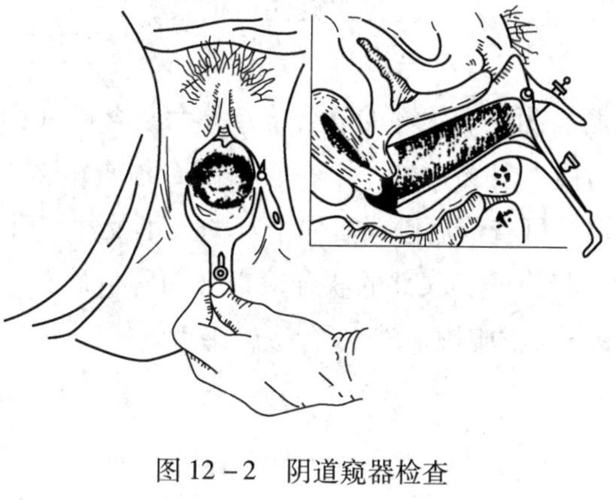

图 12－2 阴道窥器检查

检查阴道：旋转窥器，观察阴道前后壁和侧壁及穹隆黏膜颜色、皱襞多少，是否有阴道隔或双阴道等先天畸形，有无红肿、溃疡、赘生物或囊肿等。注意阴道分泌物量、性状、色泽，有无臭味。阴道分泌物异常者应做滴虫、假丝酵母菌、淋菌及线索细胞等检查。

检查宫颈：暴露宫颈后，观察宫颈大小、位置、颜色、外口形状，有无出血、肥大、裂伤、糜烂样改变、撕裂、外翻、腺囊肿、息肉、赘生物和接触性出血，宫颈管内有无出血或分泌物。必要时可采集宫颈外口鳞－柱状上皮交界处的脱落细胞或取宫颈分泌物标本。

宫颈阴道检查后旋松阴道窥器侧部及中部螺丝，将两叶合拢后缓慢退出，以免引起患者不适或损伤阴唇及阴道黏膜。

（3）双合诊　指阴道和腹部的联合检查（图12－3）。目的是检查阴道、宫颈、宫体、输卵管、卵巢、宫旁结缔组织及骨盆腔内壁有无异常。检查者戴无菌手套，将一手的示、中两指蘸润滑剂，顺阴道后壁轻轻插入，另一手放在腹部配合检查。

检查阴道：阴道的通畅度和深度、弹性，有无畸形、瘢痕、肿块，阴道穹隆是否饱满及有无触痛。

检查宫颈：宫颈大小、形状、硬度及外口情况，有无接触性出血和宫颈举痛。

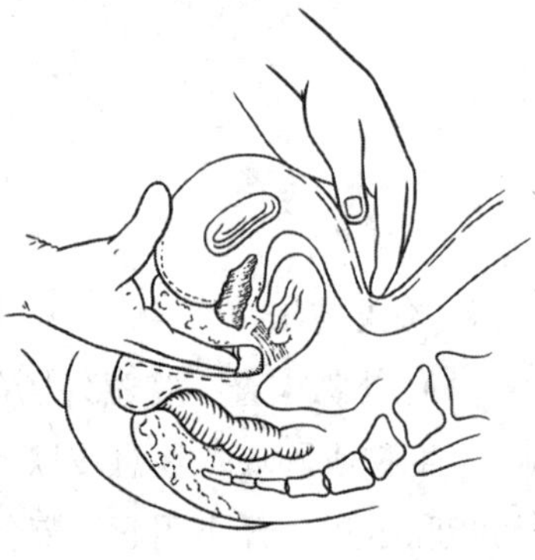
图12－3　双合诊

检查子宫：将阴道内两指放在宫颈后方，另一手掌心朝下，手指平放在患者腹部平脐，当阴道内手指向上、向前抬举宫颈时，腹部手指往下、往后按压腹壁，并逐渐向耻骨联合部移动，通过内、外手指同时分别抬举和按压，相互协调，即可扪清楚子宫的位置、大小、形状、软硬度、活动度以及有无压痛和包块。正常子宫位置一般是前倾略微前屈。“倾”是指宫体纵轴与身体纵轴的关系。若宫体朝向耻骨称前倾，朝向骶骨称后倾。“屈”指宫体与宫颈间的关系。若两者间的纵轴形成的角度朝向前方为前屈，形成的角度朝向后方为后屈。

> **考点提示**
>
> 三合诊对生殖器官肿瘤、结核、子宫内膜异位症、炎症的检查尤显重要，也是对子宫颈癌进行临床分期的必行检查。

检查附件和宫旁组织：将阴道内两指由宫颈后方移至一侧穹隆部，尽可能往上向盆腔深部扪触，与此同时另一手从同侧下腹壁髂嵴水平开始由上往下按压腹壁，与阴道内手指相互对合，触摸该侧子宫附件区有无肿块、增厚或压痛。同法检查另一侧。若扪及肿块，应查清其位置、大小、形状、软硬度、活动度，与子宫的关系、有无压痛等。正常输卵管不能扪及，正常卵巢偶可扪及，可活动，触之稍有酸胀感。

（4）三合诊　指直肠、阴道、腹部的联合检查称为三合诊（图12－4）。检查者戴手套一手示指放入阴道，中指插入直肠，另一手在腹部配合检查。多在双合诊后进行检查。目的在于弥补双合诊的不足，可查清后倾或后屈子宫的大小及盆腔后壁情况。

（5）直肠－腹部诊　指直肠和腹部的联合检查（简称肛腹诊）（图12－5）。适用于未婚、阴道闭锁、经期或因其他原因不宜行双合诊的患者。

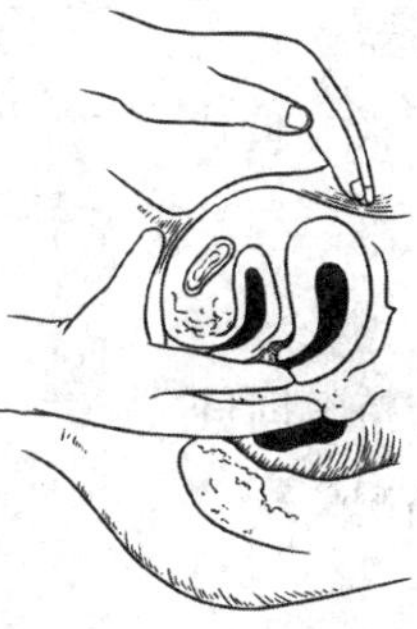

图 12－4 三合诊检查

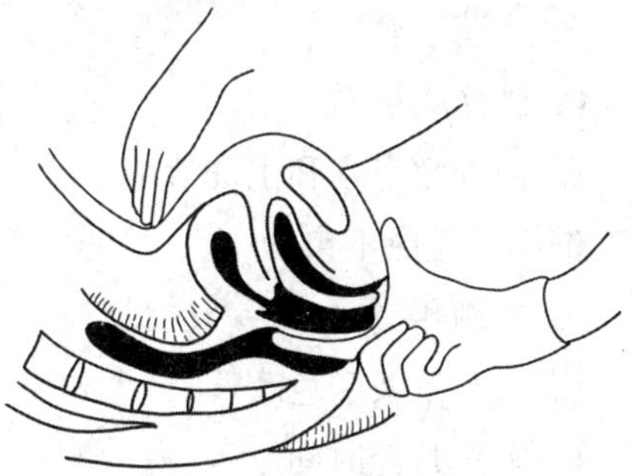

图 12－5 肛腹诊检查

三、检查结果记录

盆腔检查结束后应将检查结果按解剖部位顺序记录如下。

1. 外阴 发育情况及婚产式（未婚，已婚未产或经产式），有异常者应详加描述。

2. 阴道 有无畸形，是否通畅，黏膜情况，分泌物量、色、性状及有无异味。

3. 宫颈 位置、大小、色泽、硬度，有无糜烂样改变、撕裂、息肉、囊肿，有无接触性出血及宫颈举痛等。

4. 宫体 位置、大小、硬度、形态、活动度、表面是否平整、有无压痛及包块等。

5. 附件 左右两侧分别记录。有无肿块、增厚或压痛，如扪及肿物应详细记录其位置、大小、硬度、表面是否光滑、活动度、有无压痛及与子宫和盆壁的关系。

目标检测

选择题

A1/A2 型题

1. 观察阴道壁、子宫颈情况所用的检查方法是
   A. 外阴检查　　B. 阴道窥器检查
   C. 双合诊检查　　D. 三合诊检查
   E. 肛腹诊检查

2. 了解子宫后壁及直肠子宫陷凹的病变情况，应做的检查是
   A. 外阴视诊　　B. B 型超声检查
   C. 阴道窥器检查　　D. 双合诊
   E. 三合诊

3. 下列关于妇科检查前的注意事项叙述，错误的是
   A. 男医生进行妇科检查，必须有女医务人员在场
   B. 检查前应导尿
   C. 臀垫及检查器具应每人更换
   D. 协助患者取膀胱截石位
   E. 避免经期检查

4. 妇科检查用物，下列不需要的是

A. 无菌手套　　B. 阴道窥器
C. 骨盆测量器　　D. 宫颈刮板、玻片
E. 消毒肥皂水和生理盐水

5. 询问月经史不包括
A. 初潮年龄　　B. 周期与持续时间
C. 月经量及颜色　　D. 白带情况
E. 末次月经时间

6. 王女士，35 岁，1 个月来出现外阴瘙痒，检查见外阴充血、肿胀，阴道分泌物无异常。评估诱因时应重点询问
A. 饮食习惯　　B. 睡眠习惯
C. 卫生习惯　　D. 活动习惯
E. 职业情况

7. 女，初潮 13 岁，周期 24 ~ 28 天，经期 4 ~ 5 天，应简写为
A. $13\frac{4\sim5}{24\sim28}$天　　B. $13\frac{24\sim28}{4\sim5}$天
C. $\frac{13(4\sim5)}{24\sim28}$天　　D. $\frac{13}{24\sim28}$(4 ~ 5) 天
E. $\frac{24\sim28}{4\sim5}13$天

8. 某女士流产两次，无早产史，足月产一次，现有一女，其生育史可简写为
A. 1 - 0 - 2 - 1　　B. 1 - 2 - 0 - 1
C. 2 - 0 - 1 - 1　　D. 1 - 1 - 0 - 2
E. 0 - 1 - 2 - 1

扫码“练一练”

（杨小玉）

第十三章

妇科炎症妇女的护理

学习目标

知识要点

1. 掌握滴虫阴道炎与外阴阴道假丝酵母菌病的病因、临床表现、辅助检查和处理原则；妇科炎症的护理措施。
2. 熟悉女性生殖器官的自然防御功能；细菌性阴道病和萎缩性阴道炎的病因、临床表现、辅助检查和处理原则；外阴炎症、子宫颈炎症、盆腔炎性疾病及生殖器结核的主要临床表现和处理原则。

技能要点

1. 能识别临床常见妇科炎症。
2. 能宣教妇科炎症的防治知识。
3. 能说出常见妇科炎症的主要护理问题/诊断并实施护理措施。
4. 培养责任感和服务意识，遵守职业道德，保护患者隐私，遵循伦理，善于沟通。

扫码“学一学”

女性生殖系统炎症是妇科常见病，各年龄阶段女性均可发病，以生育期妇女最多见。主要有外阴炎、阴道炎、子宫颈炎、盆腔炎等，其中以阴道炎和子宫颈炎最为多见。

通常情况下在女性的外阴和阴道内存在有病原体时一般不会引起炎症，因为女性生殖系统具有较完善的自然防御机制，表现在以下几方面。

1. 外阴 两侧大小阴唇自然合拢，遮盖了阴道口、尿道口，可以防止外界的污染。

2. 阴道 由于盆底肌的作用，阴道口闭合，阴道前后壁紧贴，可以防止外界的污染。阴道上皮在卵巢分泌的雌激素的作用下增生、变厚，可防止损伤及病原体向深层侵入。同时，阴道上皮细胞中含丰富糖原，在阴道乳酸杆菌的作用下分解为乳酸，使阴道保持酸性（pH≤4.5，多在3.8～4.4），抑制了其他病原体的繁殖，称为阴道的自净作用。

3. 宫颈 内口紧闭，颈管黏膜腺体分泌的碱性黏液形成黏液栓，堵住子宫颈口，可以有效地防止病原体侵入；宫颈阴道部被覆复层鳞状上皮，具有较强抗感染能力。

4. 子宫内膜 周期性剥脱，经血流出对生殖道有清洁作用。

5. 输卵管 黏膜上皮细胞纤毛的摆动及输卵管的蠕动，都朝向宫腔方向，有利于阻止病原体的侵入。

6. 其他 宫颈黏液栓、子宫内膜和输卵管黏膜分泌液中均含有乳铁蛋白、溶菌酶等，可清除部分进入宫颈、宫腔和输卵管的病原体。同时生殖道黏膜中的 T 细胞、B 细胞、中性粒细胞、巨噬细胞以及补体等细胞因子，也发挥着重要的抗感染作用。

尽管女性生殖系统在解剖、生理、生化方面有较强的自然防御功能，但是由于女性生殖器官通过阴道口经由输卵管使腹腔与外界直接相通，又与尿道口、肛门毗邻，病原体很容易从邻近器官侵入，同时阴道上皮有很多横行皱襞，子宫颈管腺体分支繁多，有许多纵形皱襞，成为病原体的最好庇护所；此外，月经、性生活、分娩以及大量使用抗生素、体内激素发生变化或各种原因致使机体免疫力下降时，增加了病原体的入侵机会，改变了阴道内 pH 值，使阴道内的正常菌群形成条件致病菌，而引起炎症。

第一节　外阴炎症

案例

女，25 岁，已婚，因外阴肿痛 1 周就诊。

妇科检查：外阴左侧红肿，大阴唇下部有一约直径 3cm 的囊性包块，压痛，有波动感。

思考题：

1. 该患者最可能的诊断是什么？
2. 请写出最佳处理方案和主要护理措施。

外阴部炎症是妇科常见病，可发生于任何年龄。常见有非特异性外阴炎、前庭大腺炎。

一、非特异性外阴炎

非特异性外阴炎（non - specific vulvitis）是指外阴部皮肤与黏膜的炎症，其中以大、小阴唇最多见。阴道分泌物增多或炎性分泌物刺激外阴皮肤、大小便污染；糖尿病患者受糖尿刺激；穿化纤内裤或紧身衣致局部透气性差；局部使用化学药物过敏；外阴不洁致细菌感染等均可引起外阴炎。

【处理】

包括病因治疗和局部治疗。

1. 病因治疗　除去病因，消除刺激来源。如积极治疗宫颈炎、阴道炎、糖尿病、肠道蛲虫病等。

2. 局部治疗　可选用 0.1% 聚维酮碘液或 1∶5000 高锰酸钾溶液坐浴，每日 2 次，每次 15～30 分钟，有杀菌消炎作用；也可用清热解毒、杀虫止痒的中草药煎水熏洗外阴和坐浴。急性期还可用红外线或微波等进行局部物理治疗。若有皮肤黏膜破溃可涂抗生素软膏。

【护理评估】

（一）健康史

询问患者的年龄、可能的诱发因素，有无白带增多，粪便刺激皮肤等。

（二）身体评估

1. 临床表现

（1）症状　外阴部瘙痒、灼热感、疼痛，在排尿、排便、性生活、活动时加重。

（2）体征　检查外阴充血、肿胀、糜烂，常有抓痕，严重时形成溃疡或湿疹。慢性炎症时，外阴局部皮肤增厚、粗糙、皲裂，可出现苔藓样改变。

2. 辅助检查 应常规行阴道分泌物检查了解有无特殊感染，如滴虫、假丝酵母菌、阿米巴原虫等。必要时查尿糖、寄生虫卵等，以发现引起外阴炎的病因。

（三）心理-社会评估

患者因外阴局部不适而影响工作、睡眠和性生活而产生情绪低落、焦虑、烦躁不安等心理反应。

【护理问题/诊断】

1. 皮肤或黏膜完整性受损 与炎症刺激引起的局部瘙痒有关。

2. 舒适改变 与外阴瘙痒、疼痛、分泌物增多有关。

3. 焦虑 与外阴不适影响工作、睡眠和性生活有关。

【护理措施】

1. 治疗配合 告诉患者坐浴的目的，教会其坐浴的方法。注意药液的浓度和温度，月经期和产后7~10天内禁止坐浴。

2. 提供心理支持 关心体贴患者，了解患者心理变化，耐心倾听其诉说，鼓励患者及其家属参与制订治疗与护理方案，减轻其焦虑情绪。

3. 健康指导 加强卫生知识宣教，纠正不良卫生习惯，保持外阴清洁、干燥，穿透气性好的棉质内裤。急性期卧床休息，减少活动时的摩擦。治疗期间忌饮酒及进食辛辣刺激性的食物。局部严禁搔抓、热水洗烫等，勿用刺激性药物，避免外阴破溃合并细菌感染。

二、前庭大腺炎症

前庭大腺炎症是由病原体侵入前庭大腺所致。可分为前庭大腺炎症（bartholinitis）、前庭大腺脓肿（abscess of bartholin gland）和前庭大腺囊肿（bartholin cyst）。前庭大腺开口于小阴唇与处女膜之间的沟内，在性生活、月经、分娩等情况污染外阴部时易发生炎症。本病多见于育龄妇女，幼女及绝经后妇女少见。

【病因】

病原体多为一般化脓菌混合感染，如葡萄球菌、链球菌、大肠埃希菌等，随性传播性疾病的发病率增加，淋病奈瑟菌、沙眼衣原体感染增多。前庭大腺感染时常先累及腺管，初期导致前庭大腺导管炎，腺管口因炎症充血水肿而阻塞，脓液积存形成前庭大腺脓肿（abscess of bartholin gland）。急性炎症消退后，腺管口粘连堵塞，分泌物不能排出，脓液逐渐转清则形成前庭大腺囊肿（bartholin cyst）。

【处理】

（1）急性期应卧床休息，保持外阴部清洁，根据细菌学检查选用抗生素治疗。未形成脓肿时，局部可热敷或坐浴、涂抗生素软膏。

（2）脓肿形成或囊肿较大时可切开引流或行造口术，囊肿小无症状者无须处理。

【护理评估】

（一）健康史

询问月经期卫生情况，了解有无不洁的性生活史和外阴炎。

（二）身体评估

1. 临床表现

（1）症状 急性期可有发热、全身不适，患侧外阴部疼痛引起行走不便。初期大阴唇下 1/3 处红肿、灼热、疼痛明显；形成脓肿时，局部包块触之有波动感，脓肿直径达到 5 ~ 6cm，可自行破溃，引流畅则自愈，引流不畅则反复发作。发生前庭大腺囊肿时局部可触及椭圆形囊性包块，囊肿小者无症状，大者外阴坠胀、性生活不适、行走不便。

（2）体征　妇科检查见局部皮肤红肿，压痛明显，患侧前庭大腺开口处有时可见白色脓点，脓肿形成时，局部可触及波动感。

2. 辅助检查

（1）分泌物涂片及细菌培养检查　在前庭大腺开口处及尿道口、尿道旁腺各取分泌物做涂片检查以确定病原体，或直接做细菌培养及药敏试验。

（2）血常规检查　白细胞总数可明显增多。

（三）心理 – 社会评估

因外阴疼痛不适影响工作、睡眠和性生活而产生情绪低落、焦虑。患者因前庭大腺脓肿易复发，久治不愈，担心被人歧视而忧虑。

【护理问题/诊断】

1. 疼痛　与局部炎性刺激、前庭大腺脓肿形成有关。

2. 皮肤完整性受损　与手术或脓肿破溃有关。

3. 焦虑　与脓肿易复发、久治不愈有关。

【护理措施】

1. 对症护理　急性炎症期卧床休息，健侧卧位，减少活动时的摩擦。监测体温，观察外阴局部皮肤颜色、有无脓肿形成等，及时给药并作好局部护理，减轻患者疼痛。

2. 用药指导　告诉患者坐浴的目的，指导其坐浴液的配制、坐浴的方法及注意事项。

3. 手术护理　需行脓肿切开引流者，做好术前准备、术中配合和术后护理。术后每天更换引流条，擦洗外阴，每日 2 次，伤口愈合后，可坐浴。

4. 提供心理支持　关心理解患者，了解患者心理变化，耐心解释，消除其焦虑情绪。

5. 健康指导　加强卫生知识宣教，使患者了解前庭大腺炎的发病特点，纠正不良的卫生习惯。保持外阴清洁、干燥，穿透气性好的棉质内裤；外阴瘙痒时禁用刺激性药物或肥皂擦洗，避免搔抓、热水洗烫等。注意月经期、妊娠期、分娩期及产褥期卫生，月经期使用消毒透气的会阴垫；注意性生活卫生，增强预防意识。

第二节　阴道炎症

案例

女，35 岁，已婚，白带增多、外阴瘙痒伴灼热感 1 周。

妇科检查：阴道黏膜充血，有散在红色斑点，白带呈泡沫状，灰黄色，质稀薄，有腥臭味。

思考题：

1. 该患者最可能的医疗诊断和护理问题/诊断是什么？
2. 针对该患者在治疗过程中护士应做哪些方面的指导？

常见的阴道炎症有滴虫阴道炎、外阴阴道假丝酵母菌病、细菌性阴道病和萎缩性阴道炎。以前两者最为多见，且多见于生育年龄妇女。

一、滴虫阴道炎

滴虫阴道炎（trichomonal vaginitis）是由阴道毛滴虫引起的常见阴道炎症，也是常见的性传播疾病。

【病原体】

阴道毛滴虫（图 13－1）是厌氧性原虫，适宜在温度为 25～40℃，pH 为 5.2～6.6 的潮湿环境中生长。阴道毛滴虫不仅寄生于阴道，还可侵入尿道、尿道旁腺、膀胱、肾盂以及男性的包皮皱褶、尿道及前列腺中。

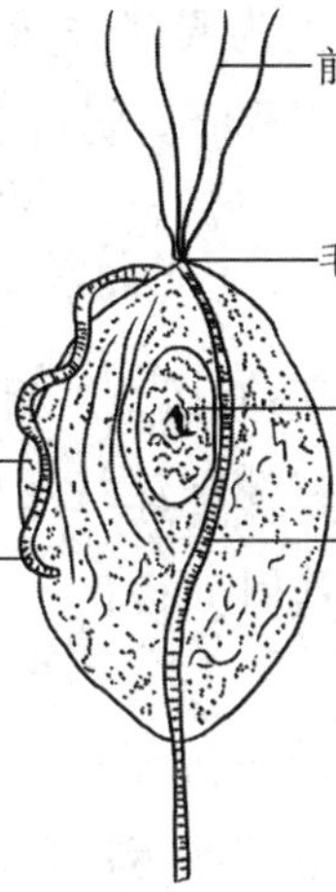

图 13－1　阴道毛滴虫

【易感因素】

月经前后、产后阴道酸性降低，隐藏在腺体及阴道皱襞中的滴虫易生长繁殖导致炎症发生。

【传播途径】

1. 直接传播　经性生活传播是主要传播方式。

2. 间接传播　通过公共浴池、浴具、游泳池、坐式马桶或污染的妇科检查器具、敷料等传播。

【处理】

切断传播途径，杀灭阴道毛滴虫，恢复正常阴道 pH 值。

1. 全身用药　口服甲硝唑每次 400mg，每天 2 次，7 天为一个疗程；初期患者单次口服甲硝唑 2g 或替硝唑 2g，可收到同样效果。口服药物的治愈率达 90%～95%。以往曾认为甲硝唑有致畸作用，但最近研究显示人类妊娠期使用甲硝唑并未增加胎儿畸形率或机体细胞突变的风险，因此，应用甲硝唑时最好取得孕妇及其家属的知情同意。替硝唑在妊娠期应用的安全性尚未确定，应避免使用。

2. 局部用药　不能耐受口服药或不宜全身用药者可以局部单独给药，也可全身及局部联合用药，以联合用药效果佳。先用 1% 乳酸或 0.1%～0.5% 醋酸阴道灌洗或坐浴，亦可用中药洗剂，改善阴道内环境，然后阴道用药，如甲硝唑泡腾片200mg置阴道后穹隆每天1次，7～10天为一疗程。

考点提示

滴虫阴道炎以全身用药为主，口服药吸收好，疗效高，治愈率可达90%～95%。孕早期和哺乳期妇女慎用。

【护理评估】

（一）健康史

询问既往病史，症状发作与月经周期的关系，了解既往治疗经过；了解个人卫生习惯；询问性伴侣的健康状况及有无不洁性生活史。

（二）身体评估

1. 临床表现

（1）症状　潜伏期为4～28天。主要症状是白带增多及外阴瘙痒，伴外阴灼痛、性生活痛或有蚁行感。阴道分泌物典型特点为稀薄脓性、黄绿色、泡沫状、有臭味。若合并泌尿系感染，可有下腹痛、尿频、尿急、尿痛。阴道毛滴虫能吞噬精子，并阻碍乳酸的形成，影响精子在阴道内存活，可导致不孕。少数患者有滴虫存在，但无明显临床症状，称为带虫者。

（2）体征　阴道检查时可见阴道壁充血，严重者有散在出血点，宫颈外观似草莓样；后穹隆有大量的分泌物，呈灰黄色、稀薄泡沫状，有腥臭味，当合并化脓菌感染时呈黄色脓性白带，严重者阴道黏膜出血为血性白带。

2. 辅助检查

（1）湿片法　在载玻片上滴一滴温生理盐水，自阴道后穹隆取少许分泌物混于生理盐水中，立即在低倍镜下检查，可见到呈波状运动的滴虫及增多的白细胞被推移，阳性率达60%～70%。

（2）涂片法　自阴道后穹隆取分泌物涂片后巴氏染色，显微镜下找到滴虫为阳性。

（3）培养法　适用于有典型症状而悬滴法未找到滴虫者，其准确率可达98%。

（三）心理－社会评估

患者常有接受盆腔检查的顾虑，要求性伴侣同时治疗以及因治疗效果不佳致反复发作而产生冲突和烦恼。

【护理问题/诊断】

1. 皮肤黏膜完整性受损　与阴道炎症刺激有关。

2. 舒适改变　与外阴、阴道瘙痒疼痛，分泌物增多有关。

3. 知识缺乏　缺乏性卫生的相关知识。

【护理措施】

1. 一般护理　注意个人卫生，保持外阴清洁、干燥，避免搔抓外阴部致皮肤破损。治疗期间禁止性生活、勤换内裤。内裤、擦洗外阴的毛巾、浴巾应煮沸消毒5～10分钟以消灭病原体，避免交叉和重复感染，保证治疗效果。坐便器和外阴用盆应隔离，用后要消毒。

2. 指导患者配合检查　做分泌物检查之前，告知患者取分泌物前24～48小时避免性生活、阴道灌洗以及局部用药。分泌物取出后应注意保暖并及时送检，避免因滴虫活动力减弱，而造成辨认困难。

3. 指导患者正确用药　告知患者阴道灌洗时应注意溶液温度、药物浓度和操作方法；

学会各种剂型阴道用药的方法，要求在阴道放药前使用酸性药液进行冲洗；月经期间暂停坐浴、阴道灌洗及阴道用药。

4. 观察用药反应　口服甲硝唑后可出现胃肠道反应，如食欲缺乏、恶心、呕吐，偶见头痛、皮疹、白细胞减少等，一旦发现应报告医生并停药。甲硝唑可从乳汁中排出，甲硝唑用药期间及停药 12～24 小时内、替硝唑用药期间及停药 72 小时内不宜哺乳。

5. 健康指导

（1）治愈标准　滴虫阴道炎常于月经后复发，应向患者解释坚持遵医嘱规范治疗的重要性。治疗后连续 3 个月，每次月经后复查白带均阴性方为治愈。

（2）夫妻同治　滴虫阴道炎主要由性行为传播，性伴侣应同时进行治疗。治疗期间禁止性生活。

二、外阴阴道假丝酵母菌病

外阴阴道假丝酵母菌病（vulvovaginal candidiasis，VVC）亦称外阴阴道念珠菌病，是由假丝酵母菌引起的外阴阴道炎症。其发病率仅次于滴虫阴道炎。

【病原体】

引发患病的假丝酵母菌 80%～90% 为白假丝酵母菌，10%～20% 为非白假丝酵母菌。假丝酵母菌适宜在酸性环境下生长，患者阴道 pH 值多在 4.0～4.7，通常小于 4.5。假丝酵母菌对热的抵抗力不强，加热至 60℃后 1 小时即死亡，但对干燥、日光、紫外线及化学制剂等抵抗力较强。

知识拓展

白假丝酵母菌

属条件致病菌，正常情况下可存在于人体口腔、肠道、阴道黏膜，但因菌量极少，并呈酵母相，并不引起症状。当机体免疫力下降或阴道酸性增强时假丝酵母菌大量繁殖并转变为菌丝相才会致病，引发相应症状的出现。

【常见诱因】

1. 妊娠、糖尿病及大量雌激素治疗　阴道内糖原增多，酸度增加，有利于假丝酵母菌生长。

2. 长期应用广谱抗生素　抑制阴道内乳杆菌生长而引起假丝酵母菌大量生长繁殖。

3. 大剂量使用免疫抑制剂（器官移植患者）　如皮质类固醇激素治疗或免疫缺陷综合征，使机体抵抗力下降。

4. 其他诱因　肥胖、穿紧身化纤内裤可使会阴局部的温度及湿度增加，假丝酵母菌生长易于繁殖而引起感染。

【传播途径】

1. 内源性感染　为主要感染途径，寄生于阴道、口腔、肠道的假丝酵母菌可自身传播，一旦局部环境条件适宜可引起发病。

2. 直接传播 少数患者可通过性生活直接感染。

3. 间接传播 极少通过接触感染的衣物间接感染。

【处理】

消除诱因，根据患者具体情况选用局部或全身用药。

1. 消除诱因 应积极治疗糖尿病，及时停用广谱抗生素、皮质类固醇激素、雌激素及免疫抑制剂。

2. 局部用药 用2% ~4%碳酸氢钠溶液坐浴或阴道灌洗后，选用咪康唑、克霉唑或制霉菌素栓剂塞入阴道深处，每晚1次，连用7~10天。

3. 全身用药 适用于局部治疗效果差，未婚女性及反复发作者。常用药物有氟康唑、伊曲康唑、酮康唑等。如氟康唑150mg，顿服；伊曲康唑每次200mg，每天1次，连用3~5天。

【护理评估】

（一）健康史

询问发病与月经周期的关系，了解既往有无阴道炎病史、糖尿病史及是否长期使用抗生素与激素类药物等。

（二）身体评估

1. 临床表现

（1）症状 主要症状是外阴奇痒、灼痛，严重时坐卧不安，可伴有尿频、尿痛及性生活痛。急性期阴道分泌物增多，典型的分泌物为白色凝乳状或豆渣样。

（2）体征 妇科检查可见外阴抓痕，小阴唇内侧及阴道黏膜红肿并附有白色膜状物，擦除后露出红肿、糜烂或溃疡的黏膜。

2. 辅助检查

（1）湿片法 自阴道后穹隆取少许分泌物，玻片滴1滴10%氢氧化钾溶液，在显微镜下找到假丝酵母菌的孢子和假菌丝即可确诊。

（2）涂片法 自阴道后穹隆取分泌物涂片后，巴氏染色，显微镜下找到假丝酵母菌的孢子和假菌丝为阳性。

（3）培养法 若有症状而多次阴道分泌物悬滴法检查为阴性，或为顽固病例，可采用培养法。

（4）阴道pH值测定 若阴道pH<4.5，可能为单纯假丝酵母菌感染；若pH>4.5，且涂片中有大量白细胞，可能存在混合感染。

（三）心理-社会评估

了解患者对疾病的心理反应及对生活质量的影响。外阴严重瘙痒不适使患者痛苦不堪，影响其休息睡眠而精神压力大，因反复发作心理负担重。

【护理问题/诊断】

1. 皮肤黏膜完整性受损 与阴道炎症刺激有关。

2. 舒适改变 与外阴、阴道瘙痒，分泌物增多有关。

3. 知识缺乏 缺乏外阴阴道假丝酵母菌病的相关知识。

【护理措施】

1. 一般护理 保持外阴清洁、干燥，着棉质内裤，尽量避免搔抓外阴部以免导致皮肤破损。勤换内衣，内裤、外阴用盆及毛巾用开水烫洗。消除诱因，如治疗糖尿病，停用广谱抗生素及免疫抑制剂等。

2. 治疗配合

（1）阴道灌洗 注意阴道灌洗药液的浓度，灌洗药物要充分溶解，温度一般 41 ~ 43℃，切忌温度过高，以免烫伤皮肤。

（2）局部用药 指导患者不同剂型阴道用药的方法，坐浴或阴道灌洗后将药物放置于阴道后穹隆效果更好。

（3）全身用药 局部治疗效果差、未婚女性、拒绝局部用药者，性伴侣可选用口服药物治疗，指导患者遵医嘱服药。

（4）复发性外阴阴道假丝酵母菌病（recurrent vulvovaginal candidiasis，RVVC） 一年内有症状并经真菌学证实的 VVC 发作 4 次或以上，称为 RVVC。抗真菌治疗分为初始治疗和维持治疗，共 6 个月，治疗期间定期监测药物疗效及副作用。

（5）妊娠合并感染 妊娠晚期发病率高，胎儿宫内感染可导致胎儿发育异常，增加新生儿真菌性皮炎和鹅口疮的发病率。妊娠合并感染应坚持局部治疗至妊娠 8 个月，禁止口服康唑类药物。

3. 心理护理 耐心解释疾病的原因及预防措施，了解患者的求医心理，鼓励患者积极配合并坚持治疗，解答患者及家属的疑问，减轻其思想顾虑，增强其战胜疾病的信心。

4. 健康指导

（1）养成良好的卫生习惯，保持外阴清洁、干燥，每日清洗外阴、更换内裤。

（2）加强健康宣教，积极治疗糖尿病，正确合理使用抗生素、皮质激素、雌激素。

（3）对性伴侣无须进行常规治疗，但对有症状假丝酵母菌检查为阳性的男性应积极治疗。性生活时应使用避孕套以防传染。

（4）向患者解释坚持按照医嘱规范治疗的重要性。治疗后每次月经后复查白带，连续 3 个月检查均阴性为治愈。若症状持续存在或诊断后 2 个月内复发，需再次就诊。

三、细菌性阴道病

细菌性阴道病（bacterial vaginosis，BV）是阴道内正常菌群失调所致的一种混合感染，曾被命名为嗜血杆菌阴道炎、加德纳尔菌阴道炎、非特异性阴道炎，1984 年正式命名为细菌性阴道病。称细菌性是由于阴道内有大量不同的细菌，称阴道病是由于临床及病理特征无炎症改变并非阴道炎。

【病因和发病机制】

生理情况下，阴道内有各种厌氧菌及需氧菌，其中以乳杆菌占优势。细菌性阴道病时，阴道内乳杆菌减少而其他细菌大量繁殖，其中以厌氧菌居多。厌氧菌繁殖的同时可产生胺类物质，碱化阴道，使阴道分泌物增多并有臭味。阴道微生物群发生改变的机制目前仍不清楚，可能与多个性伴侣、频繁性生活或阴道灌洗使阴道碱化有关。碱性环境不利于乳酸杆菌的黏附和生长，而利于加德纳菌等厌氧菌的生长，从而引发细菌性阴道病。

【处理】

抑制阴道致病菌，恢复并维持阴道酸性环境。

【护理评估】

（一）健康史

询问患者个人性生活及卫生情况，了解性伴侣健康状况，使用女性护理液者应了解护理液的酸碱度及使用方法，病程较长者应询问其病情发展和治疗、护理情况。

（二）身体评估

1. 临床表现 10%～40%患者临床无症状，有症状者的主要表现为阴道分泌物增多，有恶臭味，可伴有轻度外阴瘙痒或烧灼感。分泌物呈灰白色，均匀一致，稀薄，黏度很低，容易将分泌物从阴道壁拭去。阴道黏膜无充血的炎症表现。

2. 辅助检查

（1）线索细胞检查　取少许分泌物放在玻片上，加一滴生理盐水混合，置于高倍光镜下见到>20%的线索细胞。线索细胞即阴道脱落的表层细胞，于细胞边缘贴附大量颗粒状物即加德纳尔菌，细胞边缘不清。

（2）胺臭味试验　取阴道分泌物少许放在玻片上，加入10%氢氧化钾1～2滴，产生一种烂鱼肉样腥臭气味，即为阳性。

（3）阴道pH值检查　pH>4.5。

（三）心理-社会评估

外阴瘙痒明显者可影响工作、生活和睡眠。性生活受到影响可导致家庭不和谐，使患者出现明显的焦虑、烦躁不安等情绪反应。

【护理问题/诊断】

1. 舒适改变 与外阴、阴道瘙痒疼痛，分泌物增多有关。

2. 皮肤完整性受损 与外阴瘙痒、搔抓有关。

【护理措施】

1. 对症护理 指导患者自我护理，保持外阴清洁干燥，避免搔抓。注意性卫生，治疗期间性生活使用避孕套，性伴侣不需常规治疗。停用女性碱性护理液。

2. 用药指导 遵医嘱使用抗厌氧菌药物，主要有甲硝唑、克林霉素。甲硝唑抑制厌氧菌生长，而不影响乳酸杆菌生长。一般选择口服药和局部用药，两者疗效相似，治愈率在80%左右。

（1）全身用药　首选甲硝唑400mg，每日2～3次口服，共7天；或克林霉素300mg，每天2次，连服7天。适用于不愿局部用药及出现并发症的BV患者，但药物用量较大，出现全身性不良反应机会多且较明显。

（2）局部药物治疗

1）2%克林霉素软膏，阴道用药，每晚1次，连用7天或甲硝唑泡腾片200mg，每晚1次，连用7～14天。适用于不能耐受口服药物不良反应和无并发症的BV患者，具有用药剂量小，不良反应轻微或不明显的优点，故局部用药更受欢迎。

2）此外，可用过氧化氢溶液、1%乳酸液或0.1%～0.5%醋酸液冲洗阴道或坐浴，每天1次，共7天，用以改善阴道内环境以提高疗效。

3. 妊娠期患者特殊处理 本病与不良妊娠结局有关，对任何有症状的孕妇及无症状的高危孕妇（有胎膜早破、早产史）均需进行细菌性阴道病的筛查及治疗。由于本病在妊娠期有合并上生殖道亚临床感染的可能，多选择口服用药：甲硝唑 200mg，每天 3～4 次，连服 7 天；口服替硝唑疗效与甲硝唑类似，毒副作用小，用法 500mg，每天 2 次，6 天为 1 疗程；克林霉素 300mg，口服，每天 2 次，7 天 1 疗程；也可用甲硝唑 500mg，每晚 1 次，睡前置入阴道深部，连用 7～10 天。

4. 健康指导

（1）注意个人卫生，保持外阴清洁、干燥，不穿化纤内裤和紧身衣。

（2）加强性卫生知识宣教，避免不洁性行为。

（3）告知患者忌用肥皂擦洗外阴，不宜经常使用药液清洁阴道。

（4）治疗后症状消失，无须随访。对症状持续存在或症状反复出现者，需接受随访。对妊娠合并细菌性阴道病者，治疗后需要随访。

四、萎缩性阴道炎

萎缩性阴道炎（atrophic vaginitis）亦称老年性阴道炎，常见于自然绝经及卵巢去势后妇女。因卵巢功能衰退，雌激素水平低下，阴道壁萎缩，黏膜变薄，阴道酸度减弱（pH 多为 5.0～7.0），嗜酸性的乳杆菌不再为优势菌，局部抵抗力降低，其他病原菌大量繁殖或入侵引起炎症。

处理原则：补充雌激素增加阴道抵抗力，使用抗生素抑制细菌生长。

【护理评估】

（一）健康史

了解患者的年龄、月经史，是否绝经、绝经时间。询问患者有无卵巢手术史或盆腔放射治疗史等。

（二）身体评估

1. 临床表现

（1）症状　主要症状为外阴灼热不适、瘙痒及阴道分泌物增多。阴道分泌物呈稀薄、淡黄色，感染严重时呈脓血性白带，有臭味。有时可伴尿频、尿痛，尿失禁。

（2）体征　阴道检查可见阴道呈萎缩性改变，上皮皱襞萎缩、变薄、消失。阴道黏膜充血、伴有散在小出血点或浅表溃疡。慢性炎症、溃疡可导致阴道粘连、狭窄甚至闭锁。

2. 辅助检查

（1）阴道分泌物检查　排除滴虫阴道炎和外阴阴道假丝酵母菌病，清洁度多为Ⅲ度或Ⅳ度，正常乳杆菌减少。

（2）宫颈细胞学检查或分段诊刮　排除生殖器恶性肿瘤。

知识拓展

阴道分泌物清洁度分级标准、临床意义

Ⅰ度：正常—大量阴道杆菌和上皮细胞，白细胞 0～5/HP，杂菌无或极少。

Ⅱ度：正常—中等量阴道杆菌和上皮细胞，白细胞 10～15/HP，杂菌少量。

Ⅲ度：炎症—少量阴道杆菌和上皮细胞，白细胞 15～50/HP，杂菌较多。

Ⅳ度：严重阴道炎—无阴道杆菌有少量上皮细胞，白细胞 0～5/HP，大量杂菌。

（三）心理－社会评估

患者因外阴局部不适影响其工作和生活而产生情绪低落、焦虑，血性白带常引起紧张恐惧心理。部分患者不愿就诊时，注意评估影响其不愿就诊的因素，如个人羞怯心理、家庭支持系统等。

【护理问题/诊断】

1. 舒适改变 与外阴、阴道瘙痒，分泌物增多有关。

2. 焦虑 与病变部位为隐私部位和治疗效果不佳有关。

3. 知识缺乏 缺乏围绝经期保健知识。

【护理措施】

1. 一般护理 保持外阴清洁、干燥，勤换内衣裤，着棉质内裤，严禁搔抓外阴部。

2. 治疗配合 告知患者严格遵医嘱规范用药，并教会患者阴道灌洗和阴道放药的方法，自己用药有困难者，指导其家属协助用药或由医务人员帮助使用。用药前注意洗净双手，消毒器具，用酸性液灌洗阴道。

3. 心理护理 热情接待患者，耐心讲解围绝经期保健知识，鼓励其积极配合治疗。告知患者坚持治疗后，症状会逐渐减轻，消除其焦虑、恐惧心理。

4. 健康指导

（1）向患者讲解围绝经期的生理变化和卫生常识，使其掌握应对技巧。

（2）告知患者雌激素治疗的适应证和禁忌证，不正确地使用会增加子宫内膜癌和乳腺癌发生的危险，指导患者遵医嘱规范用药。

（3）年轻患者卵巢切除或盆腔放射治疗后，及时给予激素替代治疗的指导。

第三节　子宫颈炎症

案 例

女，39岁。体检时发现宫颈重度糜烂，为进一步明确诊断就诊。

妇科检查：外阴已婚已产型，阴道通畅，黏膜无充血，阴道后穹隆有大量淡黄色分泌物。宫颈充血、水肿、黏膜外翻，有黏液脓性分泌物附着。子宫前位，正常大小，质中软，活动可，无压痛。双侧附件区增厚，未触及异常包块。

宫颈管分泌物检查：白细胞15～20个/HP，清洁度Ⅲ度，真菌（－），滴虫（－）。

思考题：

1. 该患者目前可能的临床诊断是什么？

2. 针对该患者的问题，应做哪些方面的治疗和健康指导？

子宫颈炎症（cervicitis）多见于生育年龄妇女，是最常见的女性下生殖道炎症之一。包括宫颈阴道部炎症及宫颈管黏膜炎症，临床多见的是宫颈管黏膜炎。子宫颈炎症可呈急性和慢性。临床多见慢性宫颈炎，本节仅叙述慢性子宫颈炎症。

【病原体】

子宫颈炎症的病原体主要为葡萄球菌、链球菌、大肠埃希菌和厌氧菌，其次为性传播疾病的病原体，如淋病奈瑟菌、沙眼衣原体。由于宫颈黏膜皱襞和腺体多，病原体侵入宫颈黏膜并在此处隐藏，不易彻底清除，易形成慢性炎症。

【病理】

慢性子宫颈炎症常见的病理改变如下。

1. 慢性子宫颈管黏膜炎　表现为子宫颈管黏液增多及出现脓性分泌物，且反复发作。

2. 子宫颈肥大　慢性炎症的长期刺激导致宫颈组织充血、水肿，腺体和间质增生，使宫颈呈不同程度的肥大，硬度增加，但表面多光滑。

3. 子宫颈息肉　慢性炎症的长期刺激可使宫颈管局部黏膜增生，子宫有排除异物的倾向，使增生的黏膜逐渐自基底部向宫颈外口突出而形成息肉。息肉可为一个或多个、大小不等，呈舌形、蒂部细长、直径约1cm，色红、质脆，易出血。由于炎症存在，息肉摘除后常易复发。

【处理】

对表现为“糜烂样”改变无症状的生理性柱状上皮异位无须处理。对伴有分泌物增多、乳头状增生或接触性出血者可给予局部治疗，根据病理类型选择不同的治疗方法，可采用物理治疗、药物治疗及手术治疗，以物理治疗最常用。进行治疗前先做宫颈细胞学检查，排除早期宫颈癌。

1. 物理治疗　是最常用的有效治疗方法。临床常用的方法有：激光治疗、冷冻治疗、微波治疗和红外线凝结等。

2. 药物治疗　局部药物治疗适用于炎症浸润较浅的患者，临床多使用腐蚀性药物栓剂，每天放入阴道深部1枚，连用7～10天，简便易行，疗效满意。

3. 手术治疗　子宫颈息肉患者可行息肉摘除术并送病检。

知识拓展

宫颈柱状上皮异位

在20世纪80年代前，国内外专家对慢性宫颈炎的普遍看法是：慢性宫颈炎多由急性宫颈炎转变而来，常因急性宫颈炎治疗不彻底，病原体隐藏于宫颈黏膜内形成慢性炎症。并按照临床表现将其分为宫颈糜烂、宫颈息肉、宫颈肥大和宫颈腺囊肿几种类型。近20年来对慢性宫颈炎的认识逐渐发生了变化，在我国妇产科学界，丰有吉等在2009年的《妇产科学》（第2版）中，不再采用以急性与慢性对宫颈炎进行分类命名的方法，而是将其统称为宫颈炎与宫颈炎症相关疾病包括宫颈糜烂、宫颈腺囊肿、宫颈息肉、宫颈肥大。值得特别提出的是，“宫颈糜烂 ”并非真性糜烂，大部分可看作鳞－柱交界外移形成的宽大转化区及内侧的柱状上皮，国外已取消了“宫颈糜烂 ”这一术语，而将柱状上皮外移所致、肉眼似糜烂样改变者称为“宫颈柱状上皮外移 ”或“宫颈柱状上皮异位”。

【护理评估】

（一）健康史

了解患者婚育史、阴道分娩史；询问患者有无感染性流产、产褥感染、宫颈损伤、免疫功能紊乱等病史；了解患者性伴侣有无性传播疾病史；评估患者的日常卫生习惯，有无细菌性阴道病，有无长期接触表面活性剂等刺激性工业化学品的情况。

（二）身体评估

1. 临床表现

（1）症状　主要症状是白带增多，呈乳白色黏液状或呈淡黄色脓性。患者可有腰骶部酸痛、下腹坠痛，常于月经期、排便或性交后加重。黏稠脓性白带不利于精子穿透而致不孕。若有宫颈息肉可为血性白带或接触性出血。

（2）体征　妇科检查可见宫颈有不同程度的肥大、息肉、裂伤，部分患者可见宫颈充血、水肿及黏膜外翻。

2. 辅助检查

（1）白细胞检查

1）清洁度检查　阴道分泌物悬滴法，白细胞 >10/HP（排除阴道炎症）。

2）宫颈管分泌物涂片检查　宫颈管分泌物涂片做革兰染色，中性粒细胞 >30/HP，提示宫颈炎症的存在。

（2）病原体检查

1）宫颈分泌物涂片检查　在多个中性粒细胞内找到典型肾形革兰阴性双球菌，提示淋病奈瑟菌感染。

2）宫颈分泌物培养　淋病奈瑟菌感染者阳性率可达 80% ~90%，是诊断的金标准。

3）核酸检查　包括核酸杂交及核酸扩增，适用于沙眼衣原体、淋病奈瑟菌感染的辅助诊断和疗效监控。

4）酶联免疫吸附试验　检测沙眼衣原体抗原，为临床常用方法。

（3）宫颈细胞学检查　宫颈炎症患者常规做宫颈细胞学检查，必要时可行宫颈活组织检查，以排除宫颈癌。

（三）心理－社会评估

患者因疾病而害怕，拒绝性生活，影响夫妻感情；有不洁性生活史者担心失去家庭和社会支持，常出现明显的焦虑、烦躁不安等心理反应；病程长，年长患者因担心癌变出现焦虑；出现血性白带或接触性出血，易引起患者及家属的恐惧心理。

【护理问题/诊断】

1. 组织完整性受损　与宫颈炎性刺激或物理治疗有关。

2. 舒适改变　与白带增多有关。

3. 焦虑　与病程长、担心癌变有关。

【护理措施】

1. 物理治疗的护理　①治疗前患者应常规做宫颈细胞学检查以排除宫颈癌。②有急性生殖器炎症者禁忌物理治疗。③治疗时间应选择在月经干净后 3 ~7 天内进行。④物理治疗后炎症组织坏死，阴道分泌物增多，嘱患者每日清洗外阴 2 次，保持外阴清洁，禁止性生活和盆浴 2 个月。⑤术后 1 ~2 周脱痂时可有少量血水或少许流血，如出血量多者需急诊处理。局部用止血粉或压迫止血，必要时加用抗生素。⑥物理治疗后常规于两次月经干净后 3 ~7 天复查，观察创面愈合情况，并注意有无宫颈管狭窄。

2. 用药护理　指导患者局部用药的方法，应在月经干净后用药，用药前清洗双手及外阴，药物置入阴道深部，用药1～2个月后来门诊复查。

3. 心理护理　耐心向患者及家属解释疾病的病因及防治措施，解释治疗的方法和必要性，使患者树立信心，积极主动配合治疗。

4. 健康指导　积极治疗子宫颈炎症；定期做妇科检查，指导已婚妇女每年进行1～2次妇科检查，发现宫颈炎症及时治疗；避免分娩时或宫腔手术操作时损伤宫颈；产后发现宫颈裂伤应及时缝合。

第四节　盆腔炎性疾病及生殖器结核

案例

女，30岁，已婚。人工流产后反复下腹疼痛1年多。月经规律，量多，无痛经。

妇科检查：子宫颈柱状上皮外移，子宫后位，正常大小，活动受限，双附件区增厚，深压痛。

思考题：

1. 该患者最可能的诊断是什么？为进一步确诊应选择哪些辅助检查方法？
2. 如确诊为慢性盆腔炎，请分析发病原因并进一步说明治疗原则和护理要点。

一、盆腔炎性疾病

盆腔炎（pelvic inflammatory disease，PID）是指女性上生殖道及其周围的结缔组织、盆腔腹膜发生的一组感染性疾病。包括子宫内膜炎、输卵管炎、输卵管卵巢脓肿或囊肿、盆腔腹膜炎。炎症可局限于一个部位，也可同时累及几个部位，最常见的是输卵管炎、输卵管卵巢炎。严重的盆腔炎可引起弥漫性腹膜炎、败血症、感染性休克，甚至危及生命；若盆腔炎未能得到及时正确的治疗，可由于盆腔粘连，输卵管阻塞导致不孕。盆腔炎多发生在性活跃期、有月经的妇女，初潮前、绝经后或未婚妇女较少发生盆腔炎。

【病原体】

引起盆腔炎的病原体有外源性和内源性两种类型。外源性病原体如淋病奈瑟菌、沙眼衣原体、结核分枝杆菌、铜绿假单胞菌等；内源性病原体主要来自寄居于阴道内的菌群，包括需氧菌和厌氧菌。

【感染途径】

1. 沿生殖道黏膜上行蔓延　病原体侵入外阴、阴道后，沿生殖道黏膜上行，经子宫颈管、子宫内膜、输卵管黏膜至卵巢及腹腔。淋病奈瑟菌、沙眼衣原体及葡萄球菌多沿此途径蔓延。

2. 经淋巴系统蔓延　病原体经生殖道创伤处的淋巴管侵入盆腔结缔组织及内生殖器的其他部分，是产褥感染、流产后感染和宫内节育器放置术后感染的主要感染途径，多见于链球菌、大肠埃希菌、厌氧菌感染。

3. 经血液循环播散　病原体先侵入人体的其他器官组织，再经血液循环感染生殖器官，多见于结核分枝杆菌感染。

4. 直接蔓延 腹腔其他脏器感染可直接蔓延到内生殖器官，如阑尾炎可引起右侧输卵管炎。

【病理类型】

1. 急性子宫内膜炎及子宫肌炎 子宫内膜充血、水肿、有炎性渗出物，严重者内膜坏死、脱落形成溃疡。镜下见大量白细胞浸润，炎症向深部侵入形成子宫肌炎。

2. 急性输卵管炎、输卵管积脓、输卵管卵巢脓肿 病原体经子宫内膜向上蔓延或通过宫颈的淋巴扩散引起急性输卵管炎，炎症可导致输卵管管腔及伞端闭锁，脓液积聚于管腔内形成输卵管积脓。卵巢常与发炎的输卵管伞端粘连而发生卵巢周围炎，称为输卵管卵巢炎，习称附件炎。炎症通过卵巢排卵的破孔侵入卵巢实质形成卵巢脓肿，脓肿壁与输卵管积脓粘连并穿通，形成输卵管卵巢脓肿。

3. 急性盆腔腹膜炎 盆腔内脏器官发生严重感染时，往往蔓延到盆腔腹膜，发炎的腹膜充血、水肿，并有少量含纤维素的渗出，形成盆腔脏器粘连。当有大量脓性渗出液积聚时，可形成盆腔脓肿。脓肿破溃后可引起弥漫性腹膜炎。

4. 急性盆腔结缔组织炎 病原体经淋巴管进入盆腔结缔组织而引起组织充血、水肿及中性粒细胞浸润。以宫旁结缔组织最常见。

5. 败血症及脓毒血症 当病原体毒性强、数量多、患者抵抗力降低时，常发生败血症。多见于严重的产褥感染、感染性流产及播散性性病。

6. 盆腔炎症后遗症 若急性盆腔炎未得到及时彻底治疗，可能会引起一系列后遗症，即盆腔炎性疾病后遗症（sequelae of pelvic inflammatory disease）。主要病理改变为组织破坏、广泛粘连、增生及瘢痕形成，引起：①输卵管增粗、输卵管阻塞。②输卵管伞端闭锁、浆液性渗出液积聚形成输卵管积水或输卵管积脓。③输卵管卵巢炎及输卵管卵巢囊肿（图13－2）。④炎症蔓延至宫骶韧带处，盆腔结缔组织增生、变硬，子宫被牵向一侧，固定不活动，宫旁结缔组织也增厚，形成“冰冻骨盆”。

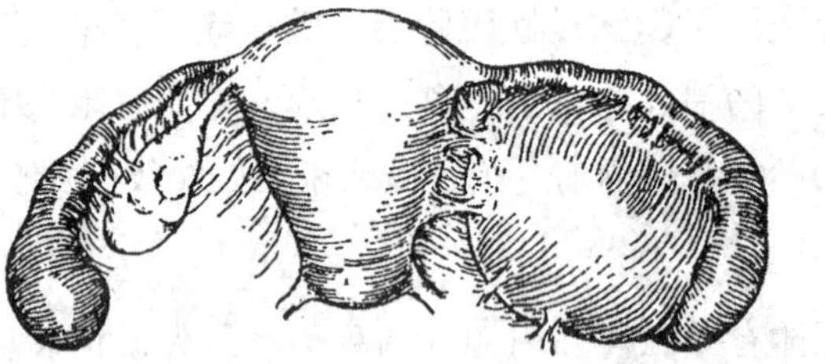

图13－2 输卵管积水（左）、输卵管卵巢囊肿（右）

【处理】

1. 急性盆腔炎患者 积极控制炎症，防止炎症扩散。

2. 盆腔炎症后遗症患者 采用综合性治疗方案控制炎症，缓解症状，增加受孕机会，包括中西医结合治疗、物理治疗、药物治疗和手术治疗，同时注意增加局部和全身的抵抗力。

（1）中西医结合治疗 以清热利湿、活血化瘀为主，常用中药外敷腹部或小剂量保留灌肠。

（2）物理治疗 可增加盆腔局部血液循环，改善组织的营养状态，促进新陈代谢，利于炎症的吸收和消退。常用方法有超短波、离子透入（可加入各种药物）、热敷等。

（3）药物治疗 在应用抗生素同时使用松解粘连药物，如α－糜蛋白酶、透明质酸酶、地塞米松，以利粘连分解和炎症吸收。

（4）手术治疗　输卵管积水或输卵管卵巢囊肿可行手术治疗。

【护理评估】

（一）健康史

评估患者年龄、月经史、生育史、手术史、月经期卫生习惯及性伴侣健康状况；询问患者有无急性盆腔炎治疗史，腹痛的时间、程度，治疗方法，使用的药物及效果等。

（二）身体评估

1. 临床表现

（1）急性盆腔炎

1）症状　主要症状为急性下腹疼痛伴发热，阴道分泌物增多，呈脓性。重者可有寒战、高热、头痛及食欲缺乏。经期发病可出现经量增多、经期延长。伴发腹膜炎时，可有消化系统症状，如恶心、呕吐、腹胀、腹泻等。

2）体征　患者呈急性病容，体温升高，心率加快，下腹部有压痛、反跳痛及肌紧张，肠鸣音减弱或消失。妇科检查：阴道壁充血，有大量脓性分泌物自宫颈口流出，有臭味，阴道穹隆有明显触痛；宫颈充血、水肿，举痛明显；子宫体增大，有压痛，活动受限；一侧或双侧附件可有条索状或片状增厚，压痛明显，若有脓肿则可在附件区或盆腔后方触及肿块且有波动感。

（2）盆腔炎性疾病后遗症

1）症状　全身症状多不明显，有时出现低热、乏力，部分患者由于病程长而出现神经衰弱症状，如失眠、精神不振、周身不适等。炎症形成的粘连、盆腔充血可引起下腹部坠胀、疼痛及腰骶部酸痛，常在劳累、月经前后、性生活后症状加重。慢性炎症导致盆腔淤血，患者可出现月经量增多，卵巢功能损害时可引起月经失调，输卵管粘连堵塞可致不孕或异位妊娠。

2）体征　若为输卵管病变，则在子宫一侧或两侧可触及增粗的输卵管，呈条索状，有轻压痛；若为输卵管积水或输卵管卵巢囊肿，则盆腔一侧或两侧可触及囊性包块，活动受限；若为盆腔结缔组织病变，则子宫多呈后倾后屈、活动受限或粘连固定，宫骶韧带增粗、变硬，宫旁组织增厚，有触痛。

2. 辅助检查

（1）血常规检查　急性感染者可见白细胞总数及中性粒细胞数均增加，血沉增快。

（2）宫颈分泌物检查　取宫颈管分泌物行涂片检查、细菌培养及药敏试验。

（3）后穹隆穿刺检查　临床怀疑子宫直肠陷凹脓肿形成者行阴道后穹隆穿刺检查，抽出脓液即可确诊。

（4）B型超声检查　对盆腔脓肿、输卵管积水、输卵管卵巢囊肿有较好的诊断价值，并可初步排除其他疾病，如子宫内膜异位症、生殖器恶性肿瘤等。

（三）心理－社会评估

患者因起病急、病程发展快而烦躁不安，因手术产生恐惧感，或因担心治疗效果不佳而出现焦虑情绪；病程长、反复发作可使患者出现焦虑、抑郁、对治疗缺乏信心等心理障碍；因疾病造成不孕，使患者身心痛苦，甚至影响到家庭关系。

【护理问题/诊断】

1. 体温过高 与急性盆腔炎症发作有关。

2. 疼痛 与盆腔急性炎症或慢性炎症引起的下腹疼痛、肛门坠痛有关。

3. 焦虑 因病情严重、治疗效果不佳或不孕有关。

4. 睡眠型态紊乱 与病程长、疼痛引起的心理障碍有关。

【护理措施】

1. 一般护理 病情严重者或经门诊治疗无效者应住院治疗，并给予对症治疗和护理：①每4小时测体温、脉搏、呼吸一次，严密观察病情变化，患者出现高热时宜采用物理降温。②鼓励患者多饮水，补充水分及促使毒素排出。注意观察恶心、呕吐及腹胀情况，若有腹胀可行胃肠减压。③卧床休息，取半卧位，有利于脓液积聚于子宫直肠陷凹，使炎症局限。④做好床边消毒隔离，保持会阴清洁干燥。

> **考点提示**
>
> 盆腔炎患者的最佳体位。

2. 提供心理支持 关心患者，耐心倾听其诉说，了解患者的病痛和需求并提供必要的帮助，解释疾病的病因、发展、预后及治疗措施，推荐锻炼身体的方法，进行营养指导，与患者共同讨论最佳治疗方案，增加患者的参与意识。解除患者顾虑，增强其战胜疾病的信心。

3. 指导规范用药 药物治疗要交代清楚用药的剂量、方法及注意事项，观察用药反应。抗生素不宜长期使用，地塞米松需停药时应逐渐减量。指导患者配合超短波、离子透入、热敷等物理疗法。

4. 健康指导

（1）做好卫生宣教，避免不洁性生活，减少性传播疾病；养成良好的卫生习惯，避免经期性生活和使用不洁月经垫，以防病原体侵入而引起炎症。

（2）加强营养，注意劳逸结合，推荐坚持锻炼身体的方法，如瑜伽、跳绳、散步、打太极拳等，以增强体质和免疫力。

（3）及时治疗盆腔炎性疾病，防止后遗症发生。

二、生殖器结核

由结核分枝杆菌引起的女性生殖系统炎症称为生殖器结核（genital tuberculosis），又称结核性盆腔炎，多见于20～40岁妇女。近年来因结核菌耐药、艾滋病的蔓延以及结核病防控的松懈，生殖器结核的发病率有升高的趋势。

生殖器结核可以是全身结核的表现之一，常继发于身体其他部位的结核，如肺结核、肠结核、腹膜结核等，约10%肺结核患者伴有生殖器结核。生殖器结核潜伏期很长，可达1～10年，多数患者在日后发现生殖器结核时，其原发病灶多已痊愈。

【传播途径】

1. 血行传播 为最主要的传播途径。青春期女性多见，青春期正处于生殖器发育时期，血供丰富，结核菌易借血行传播。

2. 直接蔓延 腹膜结核、肠结核可直接蔓延到内生殖器。

3. 淋巴传播 较少见。

4. 性生活传播　极为罕见。

【病理】

1. 输卵管结核　占女性生殖器核的90%～100%，几乎所有的生殖器结核均累及输卵管，双侧居多，但双侧的病变程度可能不同，输卵管常与其邻近器官如卵巢、子宫、肠管广泛粘连。

2. 子宫内膜结核　由输卵管结核蔓延而来，占生殖器官结核的50%～80%，输卵管结核患者约半数同时合并子宫内膜结核。

3. 卵巢结核　亦由输卵管结核蔓延而来，占生殖器结核的20%～30%。

4. 宫颈结核　常由子宫内膜结核蔓延而来，或经淋巴或血液循环传播所致，较少见，占生殖器官结核的1%～2%。

5. 盆腔腹膜结核　多合并输卵管结核。

【处理】

以抗结核药物治疗为主，休息、营养为辅，必要时手术治疗。

1. 抗结核治疗　药物治疗应遵循为早期、联合、规律、足量、全程的原则。常用异烟肼、利福平、链霉素、乙胺丁醇及吡嗪酰胺等抗结核药物联合治疗。

2. 手术治疗　以下情况应考虑手术治疗：①盆腔包块经药物治疗后缩小，但不能完全消退。②治疗无效或治疗后又反复发作者。③盆腔结核形成较大的包块或较大的包裹性积液者。手术以全子宫及双侧附件切除术为宜，对年轻妇女应尽量保留卵巢功能，手术前后给予抗结核药物治疗。

【护理评估】

（一）健康史

详细询问病史，既往有无结核病接触史或本人是否曾患过肺结核、肠结核、腹膜结核等身体其他部位结核。

（二）身体评估

1. 临床表现

（1）症状　①不孕：在原发性不孕患者中生殖器结核为常见原因之一，由于输卵管黏膜破坏与粘连，管腔阻塞，输卵管肌层蠕动受限，丧失运输功能；子宫内膜结核妨碍受精卵的着床与发育，也可导致不孕。②月经失调：早期因子宫内膜充血及溃疡，可有经量过多，晚期因子宫内膜已遭受不同程度破坏，表现为月经稀少或闭经。③下腹坠痛：由于盆腔组织粘连，可有不用程度的下腹坠痛，经期加重。④全身症状：结核活动期可有发热、盗汗、乏力、食欲缺乏、体重减轻等结核病的一般症状。轻者全身症状不明显，有时仅有经期发热，症状重者可有高热等全身中毒症状。

（2）体征　因病变程度与范围不同而有较大的差异，较多患者因不孕行子宫输卵管碘油造影、诊断性刮宫等检查才发现患有盆腔结核，而无明显的自觉症状和阳性体征。严重盆腔结核合并腹膜结核时，检查腹部有柔韧感或腹水征，形成包裹性积液时，可触及囊性肿块；子宫因周围组织粘连使活动受限，子宫两侧可触及条索状的输卵管或输卵管与卵巢粘连形成的大小不等及形状不规则的肿块，

> **考点提示**
>
> 生殖器结核典型临床表现。

质硬、表面不平、呈结节状。

2. 辅助检查

（1）子宫内膜病理检查　是诊断子宫内膜结核最可靠的方法。经前子宫内膜较厚，若有结核感染，此时阳性率高，故应选择在经前1周或月经来潮6小时内行刮宫术。若考虑宫颈结核，应做活组织检查确诊。

（2）X线检查　①胸部X线摄片，必要时做消化道或泌尿系统X线检查，以便发现原发病灶。②盆腔X线摄片，发现孤立钙化点，提示曾有盆腔淋巴结核病灶。③子宫输卵管碘油造影，对生殖器结核的诊断有较大的帮助。

（3）腹腔镜检查　能直接观察子宫、输卵管浆膜面有无粟粒状结节，也可取腹腔液行结核菌培养或在病变处做活组织检查。

（三）心理－社会评估

患者因治疗疗程长，药物不良反应重，担心能否恢复身体健康及生育能力，易产生悲观情绪。此外，担心传染给家人。

【护理问题/诊断】

1. 知识缺乏　缺乏结核性疾病的有关知识。

2. 焦虑　与担心疾病的预后有关。

3. 营养失调：低于机体需要量　与疾病消耗有关。

4. 依从性不足　与慢性病用药疗程长有关。

【护理措施】

1. 一般护理　急性患者应至少休息3个月，慢性患者可以从事部分工作和学习，但要注意劳逸结合。加强营养，适当参加体育锻炼，增强体质。协助患者及家属做好消毒隔离工作，避免交叉感染。

2. 病情观察　观察患者的营养及休息情况，有无发热、盗汗、乏力、食欲缺乏、体重减轻、月经失调、下腹坠痛等。

3. 用药护理　指导患者遵医嘱按时按量按疗程用药，并注意观察疗效和药物毒副反应如肝肾功能损害、高尿酸血症、关节痛和胃肠道反应等，指导患者定期复查肝、肾功能等，发现异常立即报告医生。

4. 手术护理　手术指征为腹腔结核久治不愈、结核性瘘管久治不愈及盆腔包块久治无效者。术前遵医嘱给予抗结核药物治疗，并指导口服肠道抗生素，术日行清洁灌肠等。术后加强护理，促进康复。

5. 支持疗法　加强营养，鼓励患者进食高蛋白、高维生素、易于消化的食物。

6. 心理护理　耐心倾听患者的诉说，尽可能满足患者的需求；耐心讲解结核病治疗措施、消毒隔离措施、疾病的预后，解除患者思想顾虑，增强对治疗的信心。

7. 健康指导　做好卡介苗接种，积极治疗肺结核、淋巴结核和肠结核等；指导消毒隔离方法，正确处理阴道分泌物、月经血等，避免传染；生殖器结核治疗后的妊娠率极低，对希望妊娠者，可指导进行辅助生殖技术助孕。

目标检测

选择题

A1/A2 型题

1. 关于前庭大腺炎，下列说法正确的是
   A. 发生于围绝经期妇女
   B. 月经期、产褥期细菌侵入腺管内引起
   C. 急性炎症消退后易形成前庭大腺脓肿
   D. 双侧同时感染
   E. 易发生癌变
2. 外阴炎的临床表现不包括
   A. 外阴部瘙痒
   B. 外阴部疼痛
   C. 外阴菜花样肿块
   D. 外阴部烧灼感
   E. 外阴局部充血
3. 治疗滴虫阴道炎最常用的药物是
   A. 青霉素
   B. 甲硝唑
   C. 诺氟沙星
   D. 头孢拉啶
   E. 制霉菌素
4. 孕妇并发外阴阴道假丝酵母菌病，其白带特点为
   A. 稀薄状
   B. 黄水样
   C. 泡沫状
   D. 豆渣状
   E. 脓血样
5. 外阴阴道假丝酵母菌病进行阴道冲洗时应选用的药液为
   A. 2% ~4% 碳酸氢钠溶液
   B. 0.5% 碘附溶液
   C. 1:5000 高锰酸钾液
   D. 1% 乳酸液
   E. 0.1% ~0.5% 醋酸液
6. 关于阴道炎，下列描述正确的是
   A. 妊娠期间不易发生滴虫性阴道炎
   B. 滴虫性阴道炎夫妻间不会相互传染
   C. 绝经后雌激素水平降低，易引起念珠菌性阴道炎
   D. 滴虫性阴道炎以局部治疗为主
   E. 人体口腔、阴道黏膜、肠道存在的假丝酵母菌可相互传染
7. 下列属于女性生殖器结核最主要的传播途径是
   A. 血行传播
   B. 直接传播
   C. 淋巴传播
   D. 性生活传播
   E. 以上都不对
8. 女性生殖器结核最常见的是
   A. 输卵管结核
   B. 子宫内膜结核
   C. 卵巢结核
   D. 宫颈结核
   E. 盆腔结核

9. 女，48 岁，因“胆道感染”入院，应用抗生素 10 天。近一周外阴瘙痒明显，检查发现阴道黏膜发红，有白色膜状物，擦除后露出红肿黏膜面。最可能的诊断是

A. 滴虫性阴道炎　B. 萎缩性阴道炎
C. 外阴瘙痒症　D. 外阴阴道假丝酵母菌病
E. 淋菌性阴道炎

10. 女，34 岁，重度宫颈炎，需做电熨或激光治疗。下列说法错误的是

A. 治疗前常规做宫颈刮片检查
B. 急性生殖器炎症时不能做电熨或激光治疗
C. 术后应避免盆浴及性生活 1 个月
D. 术后阴道分泌物增多
E. 2 次月经干净后复查

11. 女，60 岁，近两个月来阴道流黄水样分泌物，有时带血，经检查排除恶性肿瘤。最可能的诊断是

A. 滴虫性阴道炎　B. 萎缩性阴道炎
C. 宫颈柱状上皮异位　D. 宫颈息肉
E. 子宫内膜炎

12. 女，32 岁，已婚。近半年每次性生活后都有少量阴道流血。妇科检查：宫颈口突出 2 个色鲜红、易出血、质软而脆、有细蒂与宫颈相连的如黄豆样大小的组织，应考虑

A. 宫颈柱状上皮异位　B. 宫颈息肉
C. 宫颈肥大　D. 宫颈管炎
E. 宫颈腺体囊肿

13. 女，30 岁，已婚，G_3P_1，劳累后感腰骶部坠痛，诊断为盆腔炎性疾病后遗症。下列护理措施不妥的是

A. 嘱患者休息时取半坐卧位　B. 指导患者坚持服用抗生素治疗
C. 增加营养，适度锻炼身体　D. 关心患者，解除思想顾虑
E. 治疗时宜采取综合治疗方法

扫码“练一练”

（杨小玉）

第十四章

生殖内分泌疾病妇女的护理

扫码“学一学”

学习目标

知识要点

1. 掌握功血、闭经、痛经、经前期综合征和绝经综合征的临床表现和护理措施。
2. 熟悉功血、闭经、痛经、经前期综合征和绝经综合征的病因和处理原则；功血、闭经的分类和辅助检查。
3. 了解月经周期的调节。

技能要点

1. 能识别无排卵性功血与排卵性月经失调、闭经、痛经、经前期综合征和绝经综合征。
2. 能宣教生殖内分泌疾病的防治知识。
3. 能说出功血、闭经、痛经、经前期综合征和绝经综合征的主要护理问题/诊断并实施护理措施。

女性生殖内分泌疾病是妇女常见疾病，通常由下丘脑－垂体－卵巢轴（hypothalamic－pituitary－ovarian axis，HPOA）功能紊乱或靶细胞效应异常所致。本章主要介绍功能失调性子宫出血、闭经、痛经、经前期综合征和绝经综合征。

第一节　功能失调性子宫出血

案　例

女，47 岁，已婚，月经紊乱 1 年半。自去年开始 2～3 个月来一次月经，经血量多少不一，经期最长时可达 20 余天，期间用过中西药治疗均未见效。有 2 次因月经量多行刮宫术止血。刮出内膜送检为“增生期内膜”。末次月经至今 10 余天未净。

妇科检查：外阴正常，阴道有中等量血液，宫颈大小正常，光滑，子宫前位，稍大，质正常，活动可，双附件（－）。

化验：Hb 60g/L，RBC 1.46×10^{12}/L，WBC 8.65×10^{9}/L。

思考题：

1. 该患者最可能的医疗诊断是什么？还需做哪些辅助检查协助诊断？
2. 该患者的治疗原则和护理措施有哪些？

功能失调性子宫出血（dysfunctional uterine bleeding，DUB）简称功血，是由于生殖内分泌轴功能紊乱引起的异常子宫出血，而全身及内外生殖器无明显器质性疾病存在。可分为无排卵性和排卵性两类，其中无排卵性功血约占85%。

【月经周期的调节】

月经周期受下丘脑－垂体－卵巢轴的内分泌调节，这是一个非常复杂的过程，子宫内膜受卵巢激素的影响发生周期性变化，卵巢功能受垂体控制，而垂体的活动又受下丘脑的调节，下丘脑则接受大脑皮层的支配。卵巢产生的激素又反过来影响下丘脑与垂体的功能（图14－1）。

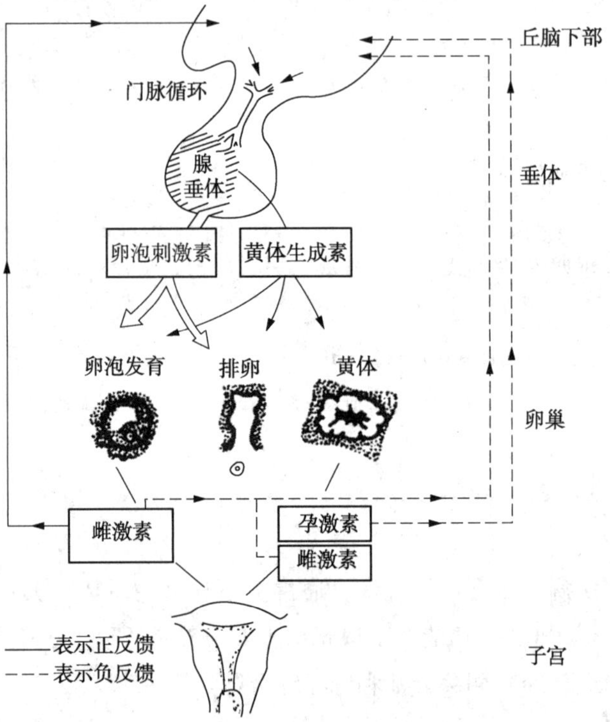

图14－1 下丘脑－垂体－卵巢轴的相互关系

1. 月经周期调节激素的形成及功能

（1）促性腺激素释放激素（GnRH） 由下丘脑分泌。通过垂体门脉系统进入腺垂体，促使垂体合成和释放促卵泡素（FSH）和促黄体生成素（LH）。

（2）FSH和LH 由垂体合成和释放。FSH刺激卵泡发育并分泌雌激素，形成卵巢的卵泡期；LH与FSH协同作用，促使卵泡成熟排卵、黄体形成和发育并分泌雌激素、孕激素，形成卵巢的黄体期。

（3）雌、孕激素 由发育、成熟的卵泡细胞和黄体分泌。对下丘脑和垂体起反馈调节作用。

2. 月经周期的调节过程

（1）在上一次月经周期黄体萎缩后，雌孕激素迅速降低，对下丘脑和垂体的抑制作用解除，下丘脑重新开始分泌 GnRH，使垂体 FSH 分泌增加，促进卵巢卵泡发育并分泌雌激素，子宫内膜相应发生增生期变化。

（2）随卵泡的发育，雌激素分泌逐渐增多，雌激素负反馈作用于下丘脑和垂体，使垂体释放 FSH 逐渐减少；随卵泡发育成熟，雌激素分泌达到 200pg/ml 以上，并持续 48 小时，对下丘脑和垂体产生正反馈作用，形成 FSH 和 LH 峰，两者协同作用促进成熟卵泡排卵。

（3）排卵后循环中 FSH 和 LH 均急剧下降，在少量 FSH 和 LH 的作用下，黄体形成并开始分泌雌、孕激素，子宫内膜在孕激素的作用下出现分泌期变化。随着黄体发育成熟，雌、孕激素分泌逐渐达到高峰（排卵后 7～8 天），雌激素协同孕激素负反馈作用于下丘脑和垂体，使 FSH 和 LH 分泌进一步减少，黄体开始萎缩（排卵后 9～10 天）。随着黄体萎缩退化，雌、孕激素分泌减少，子宫内膜失去激素支持作用发生剥脱，月经来潮。

【病因及发病机制】

1. 无排卵性功血　无排卵性功血好发于青春期和绝经过渡期的妇女，占功血的 80%～90%，亦可见于育龄期妇女。当机体受到内外各种因素，如精神过度紧张、情绪变化、环境气候改变、营养不良、代谢紊乱及酗酒等，均可导致功血的发生。

（1）青春期　因下丘脑－垂体－卵巢轴的反馈调节功能尚未成熟，大脑中枢对雌激素的正反馈作用存在缺陷，FSH 持续低水平，无 LH 高峰形成导致无排卵。

（2）绝经过渡期　因卵巢功能衰退，卵巢对垂体促性腺激素的敏感性降低，影响卵泡正常发育而不能排卵。

（3）育龄期　可因精神创伤、流产、手术或疾病应激等引起无排卵。

无排卵性功血出血的主要原因是子宫内膜只受到单一雌激素的刺激而缺乏黄体酮的拮抗，进而引起雌激素突破性出血或撤退性出血；其次是子宫内膜出血自限机制缺陷，如组织脆性增加、子宫内膜脱落不全致修复困难、凝血与纤溶异常、血管结构功能及舒张因子异常等。

> **考点提示**
>
> 1. 最常见的功血病因。
>
> 2. 无排卵性功血出血的主要原因。

2. 排卵性月经失调　多发生于育龄期妇女，占功血的 10%～20%，分为月经过多和月经周期间出血两类。

（1）月经过多　可能因前列腺素血管舒缩因子分泌比例失调或子宫内膜纤溶酶活性过高有关，或与分泌晚期内膜中雌激素受体（ER）、孕激素受体（PR）过高有关。

（2）月经周期间出血　分为黄体功能异常和围排卵期出血两类。

1）黄体功能异常　又分为黄体功能不全和子宫内膜不规则脱落两类。

①黄体功能不全　患者月经周期中有卵泡发育及排卵，但黄体过早衰退或孕激素分泌不足，导致黄体期缩短和子宫内膜分泌反应不良。

②子宫内膜不规则脱落　又称黄体萎缩不全。患者月经周期中有排卵，但黄体萎缩过程延长，子宫内膜不规则脱落。该病是由于下丘脑－垂体－卵巢轴调节功能异常或溶黄体机制失常引起，孕激素持续作用于子宫内膜，不能如期完整脱落。

2）围排卵期出血　在排卵期，由于雌激素水平短暂下降，子宫内膜失去激素的支持而出现部分子宫内膜脱落的有规律性阴道流血。

【病理】

1. 无排卵性功血　子宫内膜受单一雌激素持续作用而呈不同程度的增生性改变。主要表现如下。

（1）子宫内膜增生症　分为单纯型增生（最常见），复杂型增生和不典型增生（约23%可发展为子宫内膜癌）。

（2）增生期子宫内膜。

（3）萎缩型子宫内膜。

2. 排卵性月经失调

（1）月经过多　子宫内膜为分泌期，可能存在间质水肿不明显或腺体与间质发育不同步。

（2）黄体功能不全　子宫内膜分泌反应不良。

（3）子宫内膜不规则脱落　月经周期的第5～6天，子宫内膜为混合型内膜，即新增生的内膜、残留的分泌期内膜同时存在。

【处理】

以止血、调整周期、纠正贫血和预防感染为原则。

1. 无排卵性功血　青春期及育龄期以止血、调整周期、促排卵为主；绝经过渡期以止血、调整周期、减少经量、防止子宫内膜病变为治疗原则。

（1）止血　少量出血患者使用最低有效剂量激素，减少药物不良反应。大出血的患者，要求性激素治疗8小时明显见效，24～48小时内出血基本停止。

> **考点提示**
>
> 无排卵性功血的处理原则。

1）性激素

①孕激素　能使受雌激素影响而持续增生的子宫内膜转化为分泌期，停药后内膜彻底脱落，又称子宫内膜脱落法或药物刮宫。适用于体内有一定雌激素水平、Hb＞80g/L的患者。常用甲羟孕酮或炔诺酮。

②雌激素　大剂量雌激素可使子宫内膜迅速修复而止血，也称子宫内膜修复法。适用于出血时间长、量多致血红蛋白＜80g/L的青春期功血患者。常用药物有苯甲酸雌二醇、结合雌激素等。

③复方短效避孕药　适用于长期而严重的无排卵性功血。

④高效合成孕激素　可使子宫内膜萎缩达到止血的目的。适用于绝经过渡期，不适合青春期功血患者。常用药物是妇康片。

2）刮宫术　对于绝经过渡期及病程长的育龄期患者可首先考虑使用，在止血同时能了解子宫内膜病理变化，排除恶性病变。

3）辅助治疗

①一般止血药　氨甲环酸、酚磺乙胺和维生素K等。

②丙酸睾酮　具有拮抗雌激素的作用，增强子宫平滑肌及血管张力，减轻盆腔充血而减少出血。

③其他　矫正凝血功能，补充凝血因子；矫正中重度贫血，给予铁剂和叶酸，必要时输血；对出血时间长、贫血严重者，应用抗生素预防感染。

（2）调整月经周期　应用性激素止血后，青春期和育龄期妇女需恢复正常月经周期的内分泌调节。绝经过渡期患者，需控制出血和预防发生子宫内膜增生症。3个周期为一个疗程。常用方法如下。

1）雌、孕激素序贯疗法　即人工周期。模拟自然月经周期中卵巢的内分泌变化，序贯应用雌、孕激素，使子宫内膜发生周期性变化。适用于青春期或育龄期功血雌激素水平低者。

用法为：自出血第5天起，每日口服结合雌激素1.25mg，连服21天，自服药第11天起每日加服醋酸甲羟孕酮6～10mg，连服10天，两药同时停服（图14－2）。至少用3个周期。

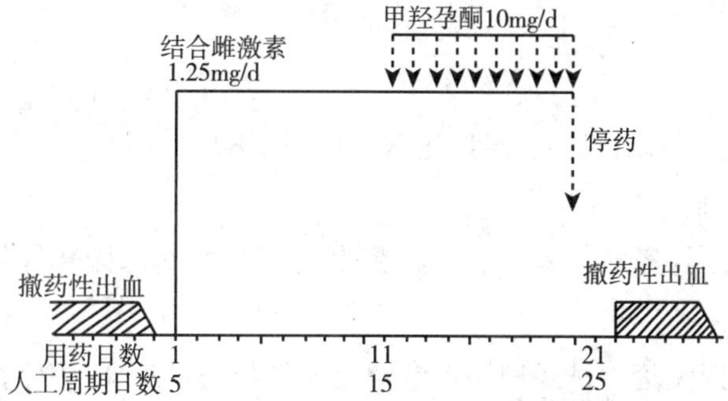

图14－2 雌、孕激素序贯疗法示意图

2）雌、孕激素联合疗法 适用于绝经过渡期和育龄期雌激素水平较高功血患者。常用口服避孕药，可以很好地控制周期，尤其适用于有避孕需求的患者。

3）孕激素后半期疗法 适用于青春期、绝经过渡期或活检为增生期内膜的功血患者。在撤药性出血第16～25天，服用醋酸甲羟孕酮10mg，1次/日；或黄体酮20mg肌内注射。

（3）促进排卵 青春期功血患者一般不提倡使用促排卵药物，有生育要求的无排卵不孕患者，可针对病因采用促排卵方法治疗。常用药物有①氯米芬：最常用。适用于有一定内源性雌激素水平的无排卵者。自月经周期的第5天开始，每天口服50～100mg，连续5天。②促性腺激素：适用于对氯米芬促排卵无效或低GnRH闭经患者。可用制剂两种：尿促性素（hMG）和卵泡刺激素。常用hMG或FSH、hCG联合用药。其并发症为多胎妊娠和卵巢过度刺激综合征。

（4）手术治疗

1）对于药物治疗效果欠佳或不宜用药、无生育要求者，可采取手术治疗，如子宫内膜切除术和子宫切除术。

2）以上各种治疗效果不佳，在患者和家属知情选择下可行子宫切除术。

2. 排卵性月经失调

（1）月经过多患者可使用止血药或甾体类激素。

（2）黄体功能不全患者促进卵泡发育及补充黄体酮；子宫内膜不规则脱落患者通过调节下丘脑－垂体－卵巢轴的反馈功能，促使黄体及时萎缩，内膜按期完整脱落。

（3）围排卵期出血可用复方短效口服避孕药，抑制排卵，控制周期。

【护理评估】

（一）健康史

详细了解发病时间、目前流血情况、流血前有无停经史、诊治经过、所用药物名称、剂量、效果等。注意询问患者年龄、月经史、婚育史，避孕措施；有无慢性病（如肝病、血液病、高血压、代谢性疾病等）。了解患者发病前有无诱发月经紊乱的因素存在（如精神紧张、过度劳累、环境改变等）；有无贫血和感染征象。

（二）身体评估

1. 临床表现 观察患者的精神和营养状况，有无肥胖、贫血貌、出血点、黄疸等。体格检查了解淋巴结、甲状腺、乳房发育情况。盆腔腹部检查无明显器质性病变。

（1）无排卵性功血 常见的症状是子宫不规则出血，特点是月经周期紊乱，经期长短不一，经量多少不定。有时可先有数周或数月停经，然后大量、不规则阴道流血持续2～3周或更长时间，不易自止。也可表现为类似正常月经的周期性出血。出血期患者一般无下腹痛或其他不适。

（2）排卵性功血

1）月经过多　月经周期规则、经期正常，经量≥80ml。

2）月经周期间出血

①黄体功能不全　月经周期缩短，月经频发。育龄妇女可因黄体期缩短，有不易受孕或妊娠早期流产史。

②子宫内膜不规则脱落　月经周期正常，经期延长，可达9～10天，出血量多。

③围排卵期出血　在排卵期出现少量的出血。出血期≤7天，多为1～3天，量少，时有时无。

2. 辅助检查

（1）血红细胞计数、血细胞比容、凝血功能检查　了解患者有无贫血、血小板减少及排除凝血和出血功能障碍性疾病。

（2）妊娠试验　有性生活史者应进行血或尿妊娠试验，排除妊娠及妊娠相关疾病。

（3）B型超声检查　明确子宫大小、形状、子宫内膜厚度及其他生殖器器质性病变等。

（4）基础体温（BBT）测定　①无排卵：BBT呈单相型（图14－3）。②有排卵：BBT呈双相型。黄体功能不全者高温期≤11天（图14－4）；子宫内膜不规则脱落者高温期体温下降缓慢伴经前出血（图14－5）。

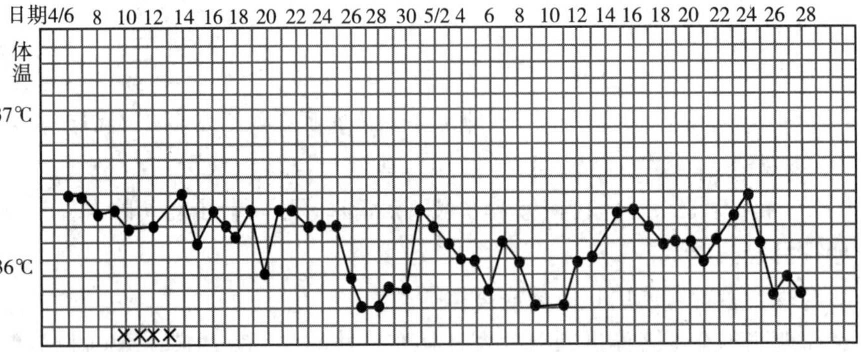

图14－3　基础体温呈单相型（无排卵性功血）

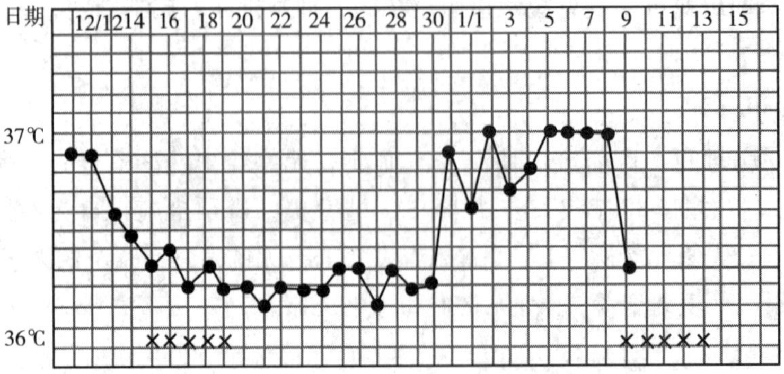

图14－4　基础体温双相型（黄体功能不全）

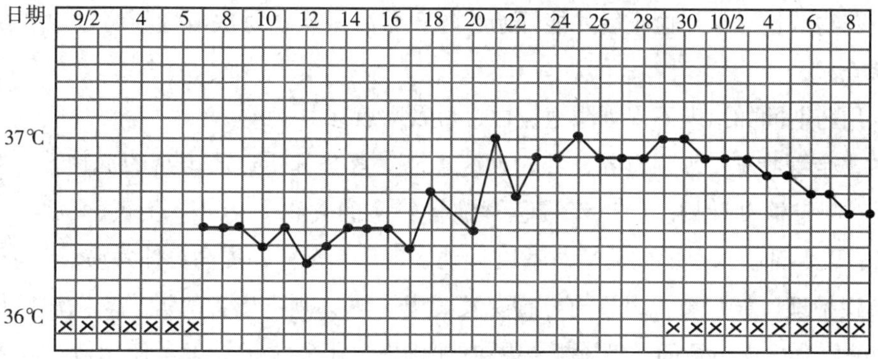

图 14－5　基础体温双相型（黄体萎缩不全）

（5）性激素测定　测血孕酮，了解有无排卵和黄体功能。还可测睾酮、催乳素和甲状腺功能，以排除高催乳素血症和甲亢等内分泌疾病。

（6）子宫内膜取样

1）诊断性刮宫（简称诊刮）　可达到止血和明确子宫内膜病理诊断的目的。适合年龄 >35 岁、药物治疗无效或存在子宫内膜癌高危因素的异常子宫出血患者，以排除子宫内膜病变。为了解卵巢排卵情况和黄体功能，应在经前期或月经来潮 6 小时内刮宫。子宫内膜不规则脱落应在月经周期第 5～6 天进行刮宫。不规则阴道流血或大量出血时可随时刮宫。

2）子宫内膜活组织检查　用 Karman 套管或小刮勺取内膜活检，可避免内膜大的创面。

3）宫腔镜检查　直视下选择病变区进行活检，诊断各种宫腔内病变。

（三）心理－社会评估

青春期患者因害羞，不能及时就诊，且因病程长并发感染或治疗效果欠佳产生焦虑和烦恼；绝经过渡期患者因疑有肿瘤或担心疾病严重程度而焦虑。大量出血的患者表现为紧张、恐惧；长时间的少量出血影响身心健康和工作学习。

【护理问题/诊断】

1. 组织灌注量不足　与短期内子宫大量出血有关。

2. 有感染的危险　与子宫不规则出血、出血量多、贫血导致机体抵抗力下降有关。

3. 疲乏　与子宫异常出血导致继发贫血有关。

4. 焦虑　与反复不规则阴道流血，担心疾病性质、治疗效果和预后有关。

5. 知识缺乏　缺乏使用性激素的相关知识。

【护理措施】

1. 维持正常血容量　观察并记录患者的生命体征、液体出入量，嘱患者保留出血期间使用的卫生巾及内裤，准确估计出血量。出血量多者，应卧床休息，保持充足的睡眠，避免过度疲劳，遵医嘱做好止血、配血、输血措施，维持患者正常血容量。

2. 预防感染　严密观察体温、脉搏、子宫体压痛等与感染有关的征象。监测血白细胞计数和分类，保持会阴部清洁，每日消毒会阴 2 次。如有感染征象，及时报告医生并遵医嘱使用抗生素治疗。

3. 遵医嘱使用性激素

（1）治疗期间嘱患者严格遵医嘱按时按量正确服用性激素，以保持激素在血中的有效浓度。

（2）药物减量必须在血止后才能开始，每3日减一次，每次减量不超过原剂量的1/3，直至维持量。

（3）用药期间如出现不规则阴道流血，应及时就诊。

4. 改善全身状况 加强营养，补充含铁、维生素C和蛋白质丰富的食物。按照患者的饮食习惯，制定饮食计划。向患者推荐含铁量较多的食物如猪肝、蛋黄、豆角、胡萝卜、葡萄干等，以保证摄入足够的营养。适度运动，生活有规律，提高身体素质。

5. 心理护理 鼓励患者表达内心感受及疑虑，耐心倾听患者的诉说。向患者解释病情及提供相关信息，澄清疑问，解除思想顾虑和焦虑、不安。指导患者使用放松技术（如听广播、看书等），分散注意力。

6. 健康指导

（1）严格遵医嘱按时按量服用性激素药物，不得随意停服和漏服。

（2）阴道流血期间禁止性生活、游泳、盆浴及坐浴，避免过度劳累，保持外阴清洁。

（3）青春期少女，如出现阴道流血应及时就诊，不可因害羞或其他顾虑延误诊治。

第二节　闭经

案例

女性，26岁，未婚，停经6个月。

月经12 $\frac{5\sim7}{28\sim30}$ 天，量中等，无痛经。1年前开始出现月经紊乱，2～3月一次，量少，末次月经在半年前。

思考题：

1. 根据以上资料你考虑这位女士出现了什么问题？
2. 为了找到原因，还需要进一步做哪些方面的评估？

闭经（amenorrhea）是妇科的常见症状，表现为无月经或月经停止。正常月经的建立和维持有赖于下丘脑－垂体－卵巢轴的神经内分泌调节、子宫内膜对性激素的周期性反应和下生殖道是否通畅，其中任何一个环节发生障碍均可导致闭经。

【分类】

根据既往有无月经来潮将闭经分为原发性闭经和继发性闭经两类。

1. 原发性闭经 是指凡年龄超过14岁、第二性征尚未发育或年龄超过16岁、第二性征已发育，月经还未来潮者。多由遗传因素或先天性发育缺陷所致。

2. 继发性闭经 是指正常月经建立后月经停止6个月，或按自身原来月经周期计算，停止3个周期以上者。其发病率明显高于原发性闭经，故本节主要介绍继发性闭经。

【病因及发病机制】

根据月经调节机制的5个主要环节，继发性闭经按病变部位分为以下几种。

1. 下丘脑性闭经 最常见。中枢神经系统及下丘脑功能或器质性疾病导致闭经，多以功能性原因为主。

（1）精神应激　突然或长期精神压抑、环境改变、过度劳累、情感变化、忧虑、寒冷等应激状态下，下丘脑分泌的促肾上腺皮质激素释放激素和皮质激素量增加，刺激内源性阿片肽和多巴胺分泌，抑制下丘脑分泌 GnRH 和垂体分泌促性腺激素。

（2）体重下降和神经性厌食　中枢神经系统对体重急剧下降极敏感，体重在 1 年内减轻 10%，即使在正常范围内也可引发闭经。体重下降 10% ~15%，或体脂减少 30% 时将出现闭经。神经性厌食多发生于青春期女性，多因情感的变化或节食减肥影响下丘脑功能，其分泌的 GnRH、促性腺激素、雌激素水平下降导致闭经。

（3）运动性闭经　多见于长期剧烈运动和舞蹈训练。月经的正常调节和维持需要人体内有 17% ~20% 的体脂。若总体脂肪减少或肌肉/脂肪比率增加，都可影响甾体类激素的合成；剧烈运动后可抑制 GnRH 释放从而抑制 LH 的释放。

（4）药物性闭经　长期应用某些药物，如吩噻嗪衍生物（奋乃静、氯丙嗪）、利舍平、甾体类避孕药等，抑制下丘脑分泌 GnRH 或抑制下丘脑多巴胺的释放，增加了垂体催乳素分泌而导致闭经。药物性闭经多在停药 3 ~6 个月后月经自然恢复。

（5）颅咽管瘤　较罕见。肿瘤增大压迫下丘脑和垂体柄时，引起闭经、生殖器萎缩、肥胖、颅内高压、视物障碍等，称肥胖生殖无能营养不良症。

2. 垂体性闭经　垂体的器质性病变或功能失调均可影响促性腺激素的分泌，继而影响卵巢功能引起闭经。常见有垂体梗死（如希恩综合征）、垂体肿瘤及空蝶鞍综合征。

3. 卵巢性闭经　因卵巢的性激素水平低，不能影响子宫内膜发生周期性变化，导致闭经。常见于卵巢功能早衰、多囊卵巢综合征、卵巢功能性肿瘤等。

4. 子宫性闭经

（1）Asherman 综合征　为子宫性闭经最常见的原因。因人工流产刮宫、产后出血刮宫损伤子宫内膜，导致宫腔粘连而闭经；或因流产、产褥感染、子宫内膜结核感染、宫腔手术感染等导致闭经；或宫颈锥切手术引起宫颈管粘连，影响月经排出。

> **考点提示**
>
> 最常见的闭经类型。

（2）手术切除子宫或放疗等，破坏了子宫内膜导致闭经。

5. 其他内分泌功能异常　内分泌脏器功能异常可引起闭经。多见于甲状腺功能减退或亢进、肾上腺皮质功能亢进、肾上腺皮质肿瘤、糖尿病等常见疾病。

【处理】

积极治疗全身性疾病，单纯性营养不良应增加营养保持标准体重。根据病因及病理生理，应给予相应激素补充机体激素不足或拮抗其过多。针对闭经器质性病因进行手术治疗，如宫腔镜直视下分离术、处女膜闭锁切开术、阴道横膈切开术或阴道闭锁成形术。卵巢肿瘤等应积极采取手术治疗。

【护理评估】

（一）健康史

原发性闭经患者应了解其生长发育过程，有无先天性缺陷或其他疾病，有无家族遗传史；详细询问月经史，包括初潮年龄、第二性征发育情况、月经周期、经期、经量和闭经期限及是否有痛经，有无引起闭经的各类诱因如精神因素、环境改变、体重增减等。已婚妇女需详细询问其生育史及产后并发症史。

（二）身体评估

1. 临床表现 观察营养状况、五官生长特征、精神状态、智力发育。测量身高、体重、四肢与躯干比例。检查患者的全身发育情况；有无畸形；第二性征发育情况，如音调、阴毛及腋毛分布、骨盆情况、乳房发育并观察有无乳汁分泌。妇科检查注意内、外生殖器的发育，有无先天性缺陷、畸形和肿瘤。

2. 辅助检查 育龄期妇女应先排除妊娠。

（1）功能试验

1）药物撤退性试验 用于了解体内雌激素水平，确定闭经程度。

①孕激素试验 每天肌内注射黄体酮 20mg，连用 5 天或每天口服醋酸甲羟孕酮 10mg，连用 8~10 天。若停药后 3~7 天，子宫有撤退性出血为（+），提示子宫内膜已受一定水平的雌激素影响，属Ⅰ度闭经，可排除子宫性闭经；若无撤退性出血为（-），应进一步做雌、孕激素序贯试验。

②雌、孕激素序贯试验 每晚口服结合雌激素 1.25mg，连续 21 天。第 11 日起每日加用醋酸甲羟孕酮 10mg。停药后 3~7 天出现撤退性出血为（+），属Ⅱ度闭经，提示闭经是由于体内雌激素水平低下引起。需进一步寻找原因。如无撤退性出血为（-），再重复一次试验，若仍为阴性反应，提示子宫内膜有缺陷或被破坏，可确诊为子宫性闭经。

2）垂体兴奋试验 又称 GnRH 刺激试验，了解垂体对 GnRH 的反应性。LHRH 100μg 溶解于 5ml 的生理盐水中，静脉注射（30 秒内完成）。分别在注射前及注射后 15、30、60、120 分钟测定血 LH 值。如注射后 15~30 分钟比注射前升高 2~3 倍以上，说明垂体功能正常，病变部位在下丘脑；如经多次重复试验，LH 值仍无升高或升高不明显，提示病变部位在垂体。

（2）激素测定

1）血甾体类激素测定 包括雌二醇、孕酮及睾酮测定。血孕酮水平升高，提示有排卵。雌激素水平低，提示卵巢功能不正常或衰竭；睾酮值高，可能为多囊卵巢综合征、卵巢支持-间质细胞瘤等。

2）胰岛素、雄激素测定 用于肥胖、多毛患者，排除胰岛素抵抗、高雄激素血症或先天性 21-羟化酶功能缺陷等。

3）血 T_3、T_4、FSH 测定 排除甲状腺功能亢进。

（3）影像学检查

1）盆腔 B 型超声检查 了解子宫和卵巢发育、肾上腺皮质情况。

2）子宫输卵管碘油造影 了解有无宫腔病变或宫腔粘连。

3）颅脑 CT 或 MRI 检查 了解有无中枢神经系统病变。

4）静脉肾盂造影 排除米勒管发育不全综合征。

（4）宫腔镜检查 确诊宫腔粘连。

（5）腹腔镜检查 了解是否有多囊卵巢综合征及卵巢肿瘤。

（6）染色体核型分析 排除先天畸形。

（三）心理-社会评估

患者常因担心闭经对健康、性生活及生育能力的影响或反复治疗效果不明显，致心理压力重，表现为情绪低落、沮丧、对治疗和护理失去信心。

【护理问题/诊断】

1. 悲伤　与长期闭经及治疗效果不明显有关。

2. 焦虑　与担心疾病对生育能力、自身健康、性生活的影响有关。

3. 知识缺乏　缺乏本病治疗和预后的相关知识。

【护理措施】

1. 指导合理用药　说明性激素的作用、具体用药方法、副作用等问题。

（1）性激素补充疗法　主要用于维持女性第二性征及月经，维持患者的全身和生殖系统健康，特别是心血管、骨骼及代谢、神经系统等。常用方法为①雌激素补充治疗：适用于无子宫者。自出血第5天起，每天口服妊马雌酮0.625mg，连服21天，停药1周后重复用药。②雌、孕激素人工周期疗法。③孕激素治疗。后两种疗法详见本章第一节。

（2）促进排卵　适用于有生育要求患者。

（3）溴隐亭　为多巴胺受体激动剂。通过与垂体多巴胺受体结合，直接抑制PRL分泌，恢复排卵；并能抑制垂体肿瘤的生长。

（4）其他激素治疗　先天性肾上腺皮质增生导致的闭经，可用肾上腺皮质激素（如泼尼松或地塞米松）。甲状腺功能减退导致的闭经，可给予甲状腺素（如甲状腺片）。

2. 心理护理　建立良好的护患关系，鼓励患者表达自己的感情。向患者提供关于健康、治疗和预后相关的诊疗信息，帮助其澄清一些观念，解除患者担心疾病及其影响的心理压力，鼓励患者与亲人、朋友交往，参与力所能及的社会活动，保持心情舒畅，正确对待疾病，促进患者建立正确的健康观念和生活方式。

3. 健康指导　树立正确的健康观念和生活方式，保持标准体重，适当运动，增强体质，劳逸结合，不可过度减肥。保持心情舒畅，消除精神紧张因素对月经的影响。

第三节　痛　经

案例

女性，16岁，学生，有痛经病史2年。

月经 $12\frac{5\sim7}{28\sim30}$ 天，经量中等，每次行经小腹疼痛，伴呕吐、腹泻，严重时还会出现面色苍白、四肢厥冷、晕厥等症状。

体格检查：全身无明显器质性病变，外阴发育正常，肛诊未发现异常。

思考题：

1. 请根据所给资料确定该患者的痛经类型。

2. 请你为患者做进一步评估，并提出正确的解决方案。

痛经（dysmenorrhea）为妇科最常见的症状之一，指在月经前后或月经期出现下腹疼痛、坠胀，伴腰酸或其他不适，严重影响生活质量者。

【分类】

1. 原发性痛经 是指生殖器官无器质性病变的痛经，占痛经90%以上。

> 考点提示
> 原发性痛经的定义。

2. 继发性痛经 是指因盆腔器质性疾病而导致的痛经，如子宫内膜异位症、盆腔炎等引起的痛经。

本节仅介绍原发性痛经。

【病因】

原发性痛经多见于青春期，其疼痛与子宫平滑肌活动增强所致子宫张力增加和过度痉挛性收缩有关。

原发性痛经患者子宫内膜和月经血中前列腺素（prostaglandin，PG）释放量较正常妇女明显升高，从而诱发子宫平滑肌收缩，产生分娩样下腹痉挛性绞痛。另外，大量的PG进入血液循环还可引起恶心、呕吐、头晕、乏力等消化道和心血管系统症状。原发性痛经常发生在有排卵的月经周期，无排卵性子宫内膜因无孕酮刺激，PG释放量低，一般不发生痛经。

> 考点提示
> 原发性痛经主要的病因。

此外，原发性痛经还与遗传因素、患者精神紧张、焦虑、过度敏感、痛阈降低，寒冷刺激、月经期剧烈运动以及生化代谢产物通过中枢神经系统刺激盆腔疼痛纤维引起痛经有关。

【处理】

重视心理治疗，避免精神刺激和过度疲劳，辅以对症治疗，必要时使用镇静、镇痛、解痉药。育龄期妇女可采用口服避孕药，未婚少女可用雌、孕激素序贯疗法，还可配合中医中药治疗。

> 考点提示
> 无排卵性功血因无孕酮刺激，PG释放量低，一般不发生痛经。

【护理评估】

（一）健康史

询问患者的年龄、月经史与婚育史；了解有无精神过度紧张或过于疲劳等诱发因素；询问疼痛与月经的关系，疼痛发生的时间、部位、性质、程度及伴随症状，是否服用止痛药缓解疼痛。

（二）身体评估

1. 临床表现 痛经多发生于青春期女性，初潮后1~2年发病。主要表现是月经期阵发性、痉挛性下腹疼痛。疼痛最早出现在经前12小时，以月经来潮后第1天最剧烈，持续2~3天后随着月经血排出通畅后即可缓解。疼痛多位于耻骨联合处，可放射到外阴、肛门、腰骶部，并伴有恶心、呕吐、腹泻、头痛等，同时还可出现四肢厥冷、面色苍白、晕厥等症状。妇科检查无明显器质性病变。

2. 辅助检查 通过B型超声和腹腔镜检查，排除生殖器官器质性病变。

（三）心理-社会评估

痛经引起的下腹胀痛或腰酸，使患者有意识或无意识对自己是女性而怨恨，影响自身工作和学习而焦虑、恐惧。

【护理问题/诊断】

1. 疼痛　与经期子宫痉挛性收缩，子宫肌组织缺血、缺氧刺激疼痛神经元有关。

2. 恐惧　与长时间痛经造成的精神过度紧张有关。

3. 睡眠型态紊乱　与月经期疼痛有关。

【护理措施】

1. 一般护理　向患者讲解月经期小腹轻度不适和腰酸属于生理现象。避免过度紧张和情绪波动，保持心情舒畅，适当休息，保证睡眠。适度进行体育锻炼，转移注意力，减轻心理压力。喝热饮、腹部局部热敷或按摩，以促进血液循环可减轻疼痛。

2. 指导用药

（1）前列腺素合成酶抑制剂　通过抑制前列腺素合成酶的活性，减少 PG 的产生，防止出现痉挛性子宫收缩过强，有效率可达 80%。常用布洛芬或酮洛芬 50mg，月经来潮即开始服药，3 次/天，连续 2～3 天。

（2）口服避孕药　通过抑制排卵，减少月经血中前列腺素的含量。适用于有避孕要求的痛经患者，有效率可达 90% 以上。

（3）中医中药　中医治疗以通调气血为主。可选用八珍益母丸、乌鸡白凤丸、益母草膏、当归芍药散等。

3. 健康指导

（1）注意卫生，预防感染　经期保持外阴清洁，每天清洗外阴，勤换卫生垫及内裤，注意保暖，禁止盆浴、游泳、性生活、阴道冲洗或上药。

（2）劳逸结合，心情舒畅　合理安排作息，不参加剧烈运动和重体力劳动，避免精神刺激和情绪波动。

（3）合理饮食，加强营养　经期应多饮水，多吃新鲜蔬菜和水果，保持大小便通畅，减轻盆腔充血；避免进食辛辣等刺激性食物；增加铁剂、维生素、蛋白质和钙的摄入量。

第四节　经前期综合征

案例

女，38 岁，教师，近半年月经前 1～2 周，反复出现易怒、焦躁、敏感和抑郁情绪，经常和家人或同事发生冲突。同时伴有头痛、乳房胀痛、体重增加等躯体不适症状，月经来潮后迅速消失。

妇科检查：无异常发现。

思考题：

1. 该女士可能出现的问题是什么？
2. 你如何针对她出现的问题进行健康指导？

经前期综合征（premenstrual syndrome，PMS）是指反复在黄体期周期性出现的以情感、行为和躯体障碍为特征的症状群，月经来潮后症状消失。

【病因】

病因尚未明确，可能与精神因素、卵巢激素失调、神经递质异常有关。

【处理】

心理治疗，必要时采用抗抑郁药、抗焦虑药、抑制排卵等。

【护理评估】

（一）健康史

了解患者生理、心理方面的疾病史，既往妇科、产科病史；排除精神病及心、肝、肾等疾病引起的水肿。

（二）身体评估

1. 临床表现 多见于25~45岁的生育期妇女。症状常在月经前1~2周开始，于月经前2~3天最为严重，月经来潮后症状可减轻或消失。其临床特点为周期性反复出现。精神症状可出现易怒、焦虑、情绪波动、无精打采、生活习惯的改变等；躯体症状可表现为头痛、乳房胀痛、腹部胀满、体重增加等水钠潴留症状；行为症状常表现为注意力不集中，易激动，记忆力减退，工作效率低等。妇科检查正常。

2. 辅助检查 必要时进行相关检查以排除心、肝、肾等其他疾病引起的水肿。必要时可同时记录基础体温，以了解症状出现与卵巢功能的关系。

（三）心理-社会评估

评估患者生理、心理方面的疾病史，包括生理和心理方面的各种症状，排除精神疾病及心、肝、肾等疾病引起的水肿。

【护理问题/诊断】

1. 焦虑 与周期性经前出现躯体和心理不适症状有关。

2. 体液过多 与雌、孕激素比例失调有关。

3. 疼痛 与精神紧张有关。

【护理措施】

1. 一般护理 向患者和家属宣传有关疾病保健的知识，帮助患者调整心理状态，消除顾虑和不必要的精神负担。进行适当的体育锻炼，鼓励患者经期进行有氧运动如舞蹈、慢跑等，多参与社会交往，以缓解精神压力。注意均衡饮食，有水肿者减少盐、咖啡因、糖、酒的摄入；多进食牛奶、蛋黄和豆类等富含维生素B_6的食物以调节自主神经功能。

2. 用药指导

（1）抗焦虑药 适用于有明显焦虑症状的患者。经前口服阿普唑仑0.25mg，2~3次/日，每天最大剂量4mg，直至月经来潮后第2~3天。

（2）抗抑郁药 适用于有明显抑郁症状者。黄体期口服氟西汀20mg，1次/天，可选择性抑制中枢神经系统对5-羟色胺的再摄入，有效缓解精神症状及行为改变，但对躯体症状疗效不佳。

（3）醛固酮受体的竞争性抑制剂 口服螺内酯20~40mg，2~3次/天。可对抗醛固酮作用，利尿，减轻水肿，改善精神症状。

（4）维生素B_6 10~20mg，口服，3次/天。可调节自主神经系统与下丘脑-垂体-卵巢轴的关系，抑制催乳素的合成。

（5）口服避孕药　通过抑制排卵，减轻水钠潴留及抑制循环或内源性激素波动，缓解症状；也可使用 GnRH－a 抑制排卵，连用 4～6 个周期。

3. 健康指导　指导患者在经前进行饮食调整，减轻相关症状。指导患者了解该病的相关知识，记录月经周期，学会自我调控。

第五节　绝经综合征

案例

女，48 岁，近半年出现月经紊乱，2～3 个月来一次月经。平时感到心慌、气短，每天发生阵发性潮热、出汗数十次。感到记忆力减退，对周围事件莫名出现焦虑，经常失眠。上楼时感到膝盖无力，在体检中发现血脂高、血钙含量低。医生告知为绝经前正常表现。她很担心自己与周围人不能正常相处，担心自己不再年轻漂亮。

思考题：

1. 在护理评估时应注意收集哪些方面资料？
2. 作为妇科护士，你可以为患者做哪些咨询和指导？

绝经综合征（menopause syndrome）是指妇女在绝经前后出现性激素水平波动或减少所致的一系列躯体及精神心理症状。多发生在 45～55 岁，一般持续至绝经后 2～3 年，少数人可持续至绝经后 5～10 年。

绝经（menopause）是指永久性无月经状态，是女性一生中必然发生的生理过程，提示卵巢功能衰退，生殖能力终止，分为自然绝经和人工绝经两类。①自然绝经：是卵巢内卵泡生理性耗竭引起的绝经。绝经的判断是回顾性的，临床认为绝经是连续 12 个月无月经。40 岁或以后自然绝经归为生理性；40 岁以前绝经为过早绝经。②人工绝经：是因手术切除双侧卵巢或放射治疗破坏卵巢，使卵巢功能丧失导致的绝经。人工绝经比自然绝经妇女更易发生绝经综合征。

中国北方城市妇女平均绝经年龄 49.5 岁，农村 47.5 岁。绝经年龄与曾服用避孕药、营养、地区、环境、吸烟等因素有关，而与教育程度、体型、初潮年龄、妊娠数、末次妊娠年龄等因素无明显关系。

卵巢功能衰退是绝经前后最明显的变化，其最早征象是卵泡对 FSH 敏感性降低，随后出现下丘脑－垂体功能退化。

处理原则：采取以能缓解近期症状，并能早期发现、有效预防骨质疏松、动脉硬化等老年性疾病为治疗目标的一般治疗和药物综合治疗。

【护理评估】

（一）健康史

对 40 岁以上的女性，若出现月经紊乱或不规则阴道流血，应了解其月经史、生育史、慢性疾病（如肝病、高血压）史及其他内分泌疾病等情况。

（二）身体评估

1. 临床表现

（1）近期症状

1）月经紊乱　表现为月经周期不规则、经期延长及经量增加或减少。

2）血管舒缩症状　主要表现为潮热、出汗。其特点是反复出现短暂的面部、颈部和胸部皮肤阵发性灼热，皮肤发红，紧接着爆发性出汗，持续数秒至数分钟不等，每日发作数次至数十次不等，夜间或情绪激动时更容易发作。症状可历时1～2年，甚至5年或更长。

3）精神神经症状　主要包括情绪、记忆及认知功能症状。表现为激动易怒、焦虑、多疑、情绪低落、自信心降低，不能自我控制等情绪症状。记忆力减退及注意力不集中也较为常见。

> **考点提示**
> 月经紊乱是绝经过渡期最早出现的症状。

（2）远期症状

1）泌尿生殖道症状　外阴萎缩，大、小阴唇变薄，皱襞减少，阴道干涩、萎缩，性生活困难及反复发生的阴道炎；宫颈及宫体萎缩变小，卵巢萎缩不能触及。排尿困难、尿急及反复发生的尿路感染、张力性尿失禁。

2）骨质疏松　绝经后妇女雌激素水平下降，骨质吸收速度快于骨质生成，骨量丢失导致椎体等处骨质疏松，最常见于绝经后5～10年。

> **考点提示**
> 血管舒缩症状是雌激素下降的特征性症状。

3）心血管症状　糖脂类代谢异常增加，动脉硬化和冠心病发生率增加，易并发心悸、心肌梗死、脑卒中。

4）皮肤和毛发的变化　皮肤皱纹增多加深，皮肤变薄、干燥；皮肤色素沉着，出现斑点，严重者发生围绝经期皮炎、瘙痒等。绝经后妇女表现为毛发减少或轻度脱发。

2. 辅助检查

（1）FSH值测定　绝经过渡期血FSH > 10U/L提示卵巢储备功能下降。若闭经、FSH > 40U/L、E_2 < 10～20pg/ml提示卵巢功能衰竭。

（2）氯米芬兴奋试验　氯米芬每天50mg口服，自月经第5天起连用5天，停药第1天测定血FSH > 12U/L，提示卵巢储备功能下降。

（三）心理－社会评估

妇女进入绝经过渡期以后，由于家庭和社会环境的变化（包括子女长大独立、父母年老或去世、自己健康水平下降、容颜的衰老、工作压力、生活负担重等）可引起失眠、忧虑、多疑、孤独、情绪不稳定等心情不愉快，还可因个性问题加重精神负担引发抑郁性神经症，导致悲观厌世，出现过激行为。

【护理问题/诊断】

1. 自我认同紊乱　与月经紊乱、出现神经精神症状等围绝经期综合征有关。

2. 焦虑　与内分泌改变、担心衰老和出现阵发性潮热、出汗、精神神经症状有关。

3. 有感染的危险　与激素水平下降、局部抵抗能力下降有关。

【护理措施】

1. 症状护理　鼓励患者进行适当的户外活动和体育锻炼。合理饮食，增加蛋白质和钙的摄入减缓骨质疏松。必要时选用镇静药，睡前服用艾司唑仑2.5mg；谷维素20mg口服，每日3次，有助于调节自主神经功能。

2. 用药指导 激素补充治疗（hormone replacement therapy，HRT）是针对绝经相关健康问题而采取的一种医疗措施，可有效缓解绝经相关症状，改善生活质量。使用前应告知患者须在医生指导下用药，督促长期使用者定期随访。

知识拓展

激素补充治疗（HRT）

1. 适应证 缓解雌激素缺乏所致绝经症状，如泌尿生殖道萎缩和血管舒缩症状，预防骨质疏松及心血管疾病。

2. 禁忌证 已知或可疑妊娠、不明原因的阴道流血、乳腺癌、性激素依赖性恶性肿瘤、近6个月内活动性静脉或动脉血栓栓塞病、重症肝脏疾病和肾功能障碍、血卟啉症、耳硬化症、不明原因的阴道流血、脑膜瘤等。

3. 治疗方案 ①单纯雌激素：适用于已切除子宫，不需要保护子宫内膜的妇女。原则上应选择天然制剂，常用戊酸雌二醇（补佳乐）、结合雌激素（倍美力）、17β－雌二醇（妇舒宁）尼尔雌醇等。②单纯孕激素：周期使用，用于绝经过渡期出现的月经问题。常用醋酸甲羟孕酮或采用微粒化孕酮。③雌、孕激素联合应用：目的在于对抗雌激素所致的子宫内膜过度增生。

4. 用药方法和途径 ①口服：血药浓度稳定，但对肝脏有一定损害，还可刺激产生肾素底物和凝血因子，有肝脏疾病或血栓栓塞性疾病者禁用。②胃肠道以外途径：可消除肝脏首过作用，对人体血脂影响小。如阴道栓剂或霜剂、经皮贴膜及涂胶，适用于下泌尿、生殖道局部低雌激素症状。

5. 用药剂量和时间 原则以最小剂量、达到治疗目的的最短时间给药。从患者卵巢功能开始减退出现相关症状就可开始服用，应定期评估其风险。停药时，为防止复发应缓慢减量或间歇用药，逐步停药。

6. 副作用及危险性 ①性激素副作用：雌激素剂量过大可引起乳房胀、白带多、头痛、水肿、色素沉着等；孕激素过多可出现抑郁、易怒、乳房痛。②子宫出血：多为突破性出血，必要时须排除子宫内膜病变。③子宫内膜癌：单一雌激素的长期应用，增加子宫内膜异常增生和子宫内膜癌危险性，应联合使用雌、孕激素，可降低风险。④乳腺癌：使用天然雌、孕激素可降低发病风险，但乳腺癌是HRT使用的禁忌。⑤卵巢癌：长期使用，患病概率增高。⑥心血管疾病及血栓性疾病：HRT可降低心血管疾病发生风险，但不作为预防用药。⑦糖尿病：改善胰岛素抵抗而降低糖尿病患病风险。

3. 心理护理 加强与绝经过渡期妇女的沟通，应注意用通俗的语言、和蔼的态度，让患者充分表达内心的痛苦，以倾诉和宣泄不良情绪，缓解症状。向患者及家属讲解绝经综合征的相关知识，使家人给予理解、同情和及时的安慰，减轻患者的症状。

4. 健康指导

（1）向患者和家属进行相关知识宣教，了解绝经是一个生理过程，解释可能发生的身体变化，以减轻或消除绝经变化而产生的焦虑心理，以乐观积极的态度面对即将到来的一切。

（2）鼓励患者坚持体育锻炼。参加户外活动，规律的运动如散步、骑自行车等，合理安排工作和休息，注意劳逸结合。适当摄取钙和维生素 D，正确对待性生活。

（3）积极防治绝经过渡期常见疾病，如高血压、糖尿病、骨质疏松症、阴道炎、绝经后出血、子宫脱垂、尿失禁等。同时指导防癌普查，重点是女性生殖道肿瘤和乳腺肿瘤。

（4）指导患者正确补充雌激素的方法及注意事项。

（5）饮食调节缓解症状：①月经频繁、经量过多者补充蛋白质（如牛奶、鸡蛋）、新鲜水果和绿叶蔬菜（如菠菜、油菜）。②有水肿、高血压、头晕、心慌和失眠者增加维生素 B（如粗粮、菌类）摄入、低盐饮食和禁食刺激性食物（如酒、咖啡）。③血胆固醇增高者控制体重，吃些粗粮，限制胆固醇高的食物（如动物脑、鱼子、蛋黄）。

目标检测

选择题

A1/A2 型题

1. 下列哪项不是无排卵性功血的特点

A. 基础体温呈双相型

B. 绝经过渡期和青春期妇女多见

C. 生殖器官无器质性病变

D. 阴道涂片示中、高度雌激素影响

E. 最常见症状是不规则子宫出血

2. 引起功血的原因是

A. 精神紧张、恐惧

B. 环境、气候骤变

C. 过度劳累

D. 严重贫血、营养不良

E. 以上都对

3. 原发性闭经的定义哪项正确

A. 年龄超过 13 岁，第二性征已发育而月经尚未来潮

B. 年龄超过 14 岁，第二性征已发育而月经尚未来潮

C. 年龄超过 15 岁，第二性征已发育而月经尚未来潮

D. 年龄超过 16 岁，第二性征已发育而月经尚未来潮

E. 年龄超过 18 岁，第二性征已发育而月经尚未来潮

4. 关于原发性痛经的描述正确的是

A. 呈进行性加剧

B. 无排卵

C. 无器质性病变

D. 多在初潮后出现

E. 口服避孕药治疗无效

5. 下列不属于绝经期综合征的是

A. 生殖器官逐渐萎缩

B. 阴道分泌物增多

C. 尿频、尿失禁

D. 潮红、潮热、出汗

E. 阵发性心动过速

6. 下列不属于垂体性闭经的是

A. 垂体损伤

B. 垂体肿瘤

C. 精神紧张　　D. 垂体前叶器质性病变

E. 希恩综合征

7. 围绝经期妇女尿中促性腺激素排出量倾向于

A. 不变　　B. 增多

C. 减少　　D. 变化无常

E. 以上都不是

8. 女，28 岁。产后 6 个月，月经周期缩短，妇科检查无异常。基础体温呈双相型，提示为

A. 无排卵型功血　　B. 子宫内膜不规则脱落

C. 黄体功能不全　　D. 早期妊娠

E. 不能确定诊断

9. 女，35 岁，闭经 6 个月，孕激素、雌激素试验均为阴性。提示其病变部位在

A. 卵巢　　B. 丘脑下部

C. 垂体　　D. 子宫

E. 肾上腺

B 型题

（10 ~ 12 题共用备选答案）

A. 月经周期正常，但经期延长至 9 ~ 10 天，量多

B. 月经周期紊乱，经期长短不一，量时多时少

C. 月经周期缩短，月经频发

D. 月经周期正常，量多

E. 月经中期出血，量少

10. 无排卵型功血

11. 子宫内膜脱落不全

12. 黄体功能不全

（杨小玉）

扫码“练一练”

扫码“学一学”

第十五章 妇科肿瘤妇女的护理

学习目标

知识要点

1. 掌握宫颈癌、子宫肌瘤、子宫内膜癌和卵巢肿瘤的临床表现、主要辅助检查、处理原则及护理措施。
2. 熟悉宫颈癌、子宫内膜癌和恶性卵巢肿瘤的转移途径及临床分期；子宫肌瘤的常见病因、分类及肌瘤变性；卵巢肿瘤的组织学分类、常见类型及并发症。
3. 了解宫颈癌、子宫肌瘤、子宫内膜癌和卵巢肿瘤的病因及病理。

技能要点

1. 能识别宫颈癌、子宫肌瘤、子宫内膜癌和良、恶性卵巢肿瘤。
2. 能进行防癌知识宣教。
3. 能完成妇科腹部手术前准备和术后护理；能配合医生进行妇科肿瘤的治疗。
4. 能说出宫颈癌、子宫肌瘤、子宫内膜癌和卵巢肿瘤的主要护理问题/诊断并实施护理措施。
5. 遵守职业道德，遵循伦理，培养对患者的爱心、耐心和同情心，善于沟通。

威胁女性健康和生命的妇科肿瘤可以生长在生殖器官的任何部位，以子宫和卵巢多见。其中发病率最高的恶性肿瘤是宫颈癌，良性肿瘤是子宫肌瘤，死亡率最高的是卵巢癌，子宫内膜癌发病率呈上升趋势，几乎接近或超越宫颈癌，因此本章主要介绍以上有代表性的妇科肿瘤。

第一节 宫颈癌

案 例

女，48 岁，性生活后白带中带血 3 月余。

妇科检查：阴道通畅，无红肿溃烂等；宫颈柱状上皮异位，接触性出血；子宫正常大小；双附件正常。

病理检查：子宫颈鳞柱状上皮交界处的活体组织切片检查示癌变。

思考题：

1. 该患者最可能的临床诊断是什么？
2. 拟采用的治疗方案是什么？
3. 请写出主要的护理问题/诊断和护理措施。

宫颈癌（cervical cancer）是指宫颈部包括宫颈管发生了癌变。宫颈癌是最常见的妇科恶性肿瘤，在全球妇女恶性肿瘤中仅次于乳腺癌。其原位癌高发年龄为 30～35 岁，浸润癌为 45～55 岁，近年来发病呈年轻化倾向。近几十年宫颈细胞学筛查的普遍应用，使宫颈癌和癌前病变得以早期发现、诊断和治疗，宫颈癌的发病率和死亡率已有明显下降。

【病因】

确切病因不明，有以下相关因素。

1. 不良性生活和婚育史　与过早（年龄 <16 岁）、过频、男性包皮垢导致不洁的性生活，频繁的生育等有关。

2. 病毒感染　与人类乳头瘤病毒、单纯疱疹病毒、巨细胞病毒等感染有关。

3. 其他　与地理环境、经济状况低下、吸烟（导致机体免疫力下降，病毒感染增加）、饮食习惯、种族、家族史及免疫异常、长期使用避孕药等有关。

知识拓展

HPV 感染与宫颈癌

研究发现，生殖道的 HPV 感染与宫颈癌有着十分密切的关系。HPV 感染与宫颈癌的关系最初在 19 世纪 80 年代被发现，Bosch 和 Manos 等通过收集来自 22 个国家的宫颈癌活检标本作 PCR 检测，发现 99.7% 的肿瘤中都可以检测到 HPV DNA，HPV 大约有 100 多种亚型，约 80% 的宫颈癌与 4 种类型（16、18、31 和 45 型）的 HPV 感染有关。而 HPV 阴性者几乎不会发生宫颈癌。

HPV 疫苗为四联疫苗可预防 HPV6、11、16、18 型感染，已于 2006 年 6 月 8 日经美国 FDA 批准上市。HPV 疫苗的问世，是医学界的一项重大进展。HPV 疫苗的研发者是中国学者周健，他利用重组 DNA 技术，做出 HPV 病毒样颗粒（外壳）激发机体的免疫反应，从而成功研发了 HPV 疫苗。美国 FDA 批准 HPV 疫苗应用于 11～26 岁的女性，估计疫苗的保护期可持续 5～6 年。

【病理】

1. 鳞状细胞癌　占 75%～80%，多发生于宫颈鳞状上皮与柱状上皮交界区。包括 CIN（宫颈上皮内瘤样病变，指宫颈上皮不典型增生及原位癌），早期浸润癌及浸润癌三个阶段（图 15－1）。如果能及早发现 CIN，去除诱因，病变会逆转为正常组织或稳定在此阶段，为预防和治疗宫颈癌提供了时机。如果宫颈病变发展为浸润癌，则有以下类型（图 15－2）。

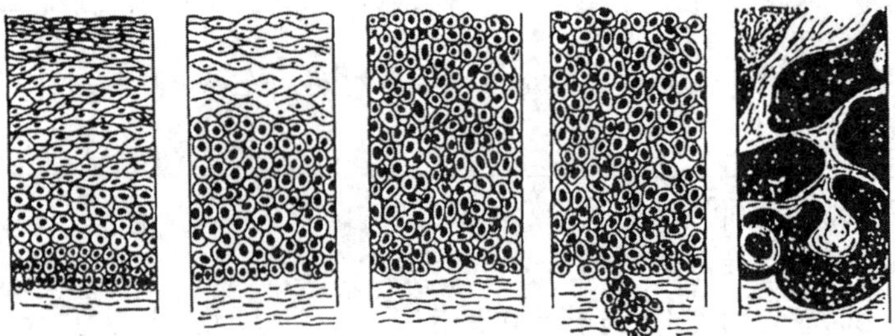

图 15－1　鳞状细胞癌发展过程镜下观

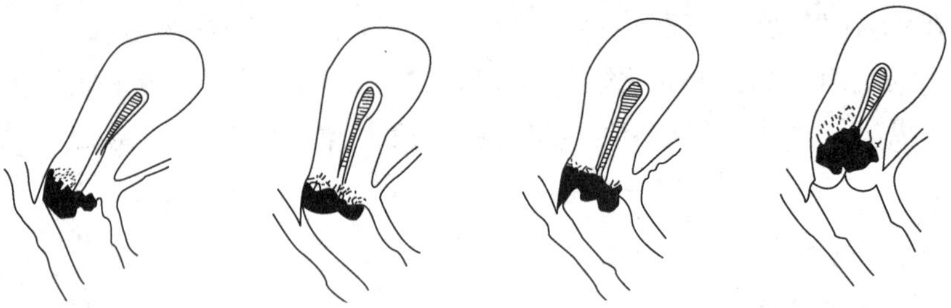

图 15－2　宫颈癌分类巨检

A. 外生型　B. 内生型　C. 溃疡型　D. 颈管型

(1) 外生型　又称增生型或菜花型。癌组织向外生长，最初呈息肉样或乳头状隆起，继而发展为向阴道内突出的大小不等的菜花样赘生物，质脆易出血。

(2) 内生型　又称浸润型。癌组织向宫颈深部组织浸润，宫颈肥大而变硬，甚至整个宫颈段膨大似桶状，但宫颈表面可光滑或有浅表溃疡。

(3) 溃疡型　如果外生型或内生型进一步发展，癌组织坏死脱落，形成凹陷型溃疡，整个宫颈可为空洞所替代，形如火山口。

(4) 颈管型　癌灶发生于宫颈管内，常侵入宫颈管及子宫峡部供血层及转移至盆腔淋巴结。

2. 腺癌　占宫颈癌的 20% ~25%，来源于宫颈管表面和管内腺体的柱状上皮。

【转移途径】

主要为直接蔓延及淋巴转移，血行转移较少见。

【临床分期】

目前采用国际妇产联盟（FIGO，2009 年）的临床分期标准。见表 15－1，图15－3。

表 15－1　宫颈癌临床分期（FIGO，2009 年）

分期	肿瘤浸润范围
Ⅰ期	肿瘤局限在宫颈（扩展至宫体将被忽略）
ⅠA	镜下浸润癌：间质浸润深度 <5mm，宽度≤7mm
ⅠB	所有肉眼可见的病灶，或镜下病灶 > ⅠA
Ⅱ期	肿瘤超越子宫，但未达骨盆壁或未达阴道下 1/3
ⅡA	肿瘤侵犯阴道上 2/3，无明显宫旁浸润
ⅡB	有明显的宫旁浸润，但未达到骨盆壁
Ⅲ期	肿瘤已扩展到骨盆壁，或累及阴道下 1/3，或肾盂积水、无功能肾

续表

分期	肿瘤浸润范围
ⅢA	肿瘤累及阴道下1/3，没有扩展到骨盆壁
ⅢB	肿瘤扩展到骨盆壁，或出现肾盂积水或无功能肾
Ⅳ期	肿瘤超出了真骨盆范围，或侵犯膀胱和（或）直肠黏膜
ⅣA	肿瘤侵犯了邻近的盆腔器官
ⅣB	远处转移

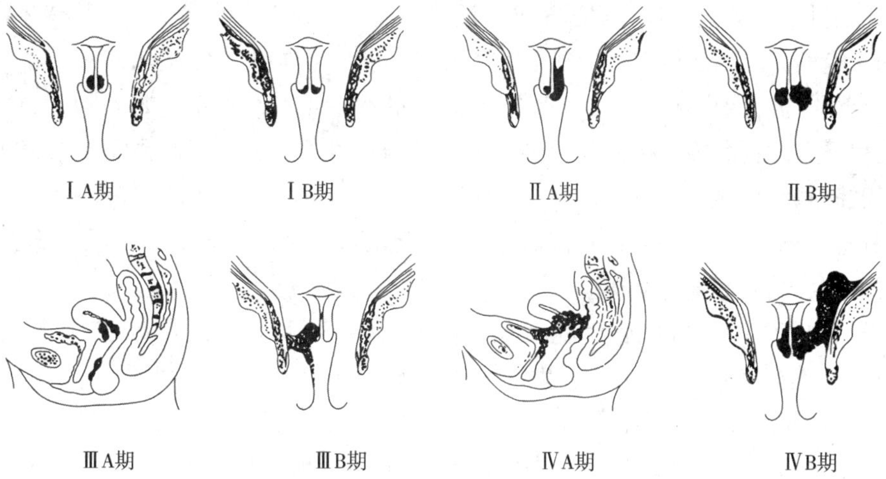

图 15-3 宫颈癌的临床分期

【处理】

采用以手术和放疗为主，化疗为辅的综合治疗方案。

1. 手术治疗 主要用于早期宫颈癌（指ⅠA～ⅡA期），根据患者的临床分期选用手术方式。

ⅠA期可行全子宫切除术或改良广泛性子宫切除术及盆腔淋巴结清扫术；ⅠB期和ⅡA期可行广泛全子宫切除术及盆腔淋巴结清扫术，腹主动脉旁淋巴结取样。年轻患者卵巢正常可保留。对要求保留生育功能的年轻患者，属于特别早期的可行宫颈锥形切除术或根治性宫颈切除术。

> **考点提示**
>
> 可用于宫颈癌各期的治疗方法。

2. 放射治疗 适用于宫颈癌的各期，主要用于：①部分ⅠB2期和ⅡA2期（癌灶>4cm）者，ⅡB～ⅣA等中晚期患者。②全身情况不适宜手术的早期患者。③宫颈大块病灶的术前放疗。④手术治疗后病理检查发现有高危因素的辅助治疗。

3. 化疗 主要用于晚期或复发转移的患者，近年也采用手术联合术前新辅助化疗（静脉或动脉灌注化疗）来缩小癌灶及控制亚临床转移，也用于放疗增敏。常用化疗药物有顺铂、卡铂、紫杉醇、博来霉素、异环磷酰胺、氟尿嘧啶等。

【护理评估】

（一）健康史

评估患者是否存在高危因素。有无家族史、吸烟、过早性生活及过多生育史、人类乳头瘤病毒感染、多个性伴侣、长期使用避孕药等情况。

（二）身体评估

1. 临床表现 早期常无明显症状和体征，颈管型患者常易漏诊或误诊。随病变发展，可出现以下表现。

考点提示

宫颈癌早期症状。

（1）症状

1）阴道流血 接触性出血属于宫颈癌早期症状；中晚期为不规则阴道流血。出血量根据病灶大小、侵及间质内血管情况而不同，如果侵袭大血管可发生大出血。

2）阴道排液 多数患者有阴道排液，液体为白色或血性，可稀薄如水样或米泔状，或有腥臭味。晚期患者因癌组织坏死伴感染，可有大量米汤样或脓性恶臭白带。

3）疼痛 为晚期症状，当宫颈旁组织明显浸润，并累及盆壁、闭孔神经、腰骶神经时，可出现严重的腰骶神经痛或坐骨神经痛；盆腔病变严重时，可导致下肢静脉回流受阻而引起下肢肿胀和疼痛。

4）其他 癌肿压迫或累及输尿管时，可引起输尿管梗阻、肾盂积水及尿毒症；另外，还可有贫血、恶病质等全身衰竭症状。

（2）体征 原位癌及微小浸润癌无明显肉眼病灶，可见宫颈光滑或仅为柱状上皮异位。

1）外生型宫颈癌 见息肉状、菜花状赘生物，肿瘤质脆易出血。

2）内生型宫颈癌 宫颈肥大、质硬、宫颈管膨大似桶状。

3）溃疡型宫颈癌 癌组织坏死脱落，形成溃疡或空洞，形如火山口，伴恶臭。

4）颈管型宫颈癌 因病变位于颈管内，无转移时没有明显体征。

当宫颈癌发生转移时可出现相应部位的体征，如阴道壁受累时，可见赘生物生长于阴道壁或阴道壁变硬；宫旁组织受累时，双合诊、三合诊检查可扪及宫颈旁组织增厚、结节状、质硬或形成“冰冻骨盆”。

2. 辅助检查 早期病例的诊断采用宫颈细胞学检查和（或）高危型 HPV DNA 检测、阴道镜检查、宫颈活组织检查的“三阶梯”程序。

（1）宫颈细胞学检查 是宫颈癌筛查的主要方法，应在宫颈外口鳞柱上皮转化区及颈管内取材。

（2）高危型 HPV DNA 检测 较宫颈细胞学检查其敏感性较高，特异性较低，可与细胞学检查联合应用于宫颈癌筛查。

（3）宫颈碘试验 正常宫颈阴道部鳞状上皮含丰富糖原，碘溶液涂染后呈棕色或深褐色，不染色区说明该处上皮缺乏糖原，可能有病变。在碘不染色区取材活检可提高诊断率。

（4）阴道镜检查 宫颈细胞学检查巴氏Ⅲ级及Ⅲ级以上、TBS 分类为鳞状上皮内瘤变，均应在阴道镜指导下选择可疑癌变区行宫颈活组织检查。

（5）宫颈和颈管活组织检查 是确诊的依据。所取组织应包括间质及邻近正常组织及宫颈管刮出物，送病理检查。

（6）宫颈锥切术 适用于宫颈细胞学检查多次阳性而宫颈活检阴性者；或宫颈活检为宫颈上皮内瘤变需排除浸润癌者。可用冷刀切除、环形电切除或冷凝电刀切除。

（三）心理－社会评估

考点提示

筛查和确诊宫颈癌的方法。

由于宫颈癌为妇科的恶性肿瘤，患者及家属均会出现癌症患者的心理变化过程：震惊否认期、愤怒期、磋商期、抑郁期、接受期等。因此需评估患者及家属是否有四处求医、情绪异常（如紧张、恐惧、愤怒或低落等），是否愿意配合医疗护理等情况。

【护理问题/诊断】

1. 恐惧　与宫颈癌危及生命或手术及放射治疗等有关。

2. 疼痛　与晚期病变浸润，或手术创伤有关。

3. 排尿困难　与手术影响膀胱正常张力有关。

4. 自我形象紊乱　与手术切除子宫或卵巢、雌激素分泌不足、术后较长时间留置尿管等有关。

【护理措施】

1. 心理护理　观察患者及家属的精神状态，耐心倾听他们的述说，给予必要的解答及帮助，鼓励患者及时治疗，配合做好医疗护理工作。

2. 手术患者的护理

（1）术前准备　协助患者完成各种检查及术前准备。尤其是胃肠道准备、阴道准备等。

1）胃肠道准备　手术前3天，患者应进食少渣的软食；同时根据医嘱使用番泻叶10g泡水喝（或20%甘露醇250ml加等量水服用）排出粪便，或者使用抗生素抑制肠道细菌生长，每晚肥皂水灌肠1次。术前1天禁饮食，给予静脉补液，术前日晚及术晨进行清洁灌肠。

2）阴道准备　手术前3天，每日冲洗外阴、阴道2次，冲洗液可为1∶5000高锰酸钾溶液、1∶40络合碘或0.1%苯扎溴铵等。手术当日冲洗后，应用干棉签拭干后，在宫颈阴道穹隆等处涂上1%甲紫液作为手术标记。如果患者为菜花型宫颈癌，应卧床休息，预防阴道大出血；一旦大出血应立即协助医生用纱条填塞，压迫止血。

3）皮肤准备　手术前1天进行皮肤准备。范围：上至剑突下，两侧至腋中线，下至大腿上1/3处及会阴部，最后是脐部及脐周。

4）睡眠准备　为保证休息，遵医嘱于术前1天睡前给予镇静安眠药。

5）配血　宫颈癌根治术常规配800～1000ml血，以备术中使用。

（2）手术当日护理　留置尿管，遵医嘱使用术前基础麻醉药如阿托品等，入手术室前取下义齿、发夹、贵重物品交给家属妥善保管。

（3）手术后护理　重点是保持外阴清洁，预防出血、感染、血栓性静脉炎等并发症。

1）体位　术后回到病室应协助患者摆好体位。通常采用去枕平卧6～8小时，头偏向一侧，稍垫高一侧胸，及时清除呕吐物、分泌物，以免引起窒息或吸入性肺炎。术后次日可取半卧位，有助于腹部肌肉松弛，降低切口张力减轻疼痛；有利于深呼吸，增加肺活量减少肺不张；有利于腹腔引流炎症局限，预防感染。

2）预防出血　宫颈癌患者手术范围大、时间长、出血多，故术后12小时内每0.5～1小时测血压、脉搏、呼吸一次，平稳后每4小时测量一次，预防术后出血，并观察腹部切口有无出血及渗血。

> **考点提示**
>
> 宫颈癌患者手术前准备重点是：胃肠道准备、阴道准备及皮肤准备等。

3）预防感染　手术创面大，切除广泛宫旁组织及盆腔淋巴结，术后放置腹腔、盆腔或阴道引流管者，需注意引流液的性状及量，保持会阴部清洁，一般于术后2～3天拔除引流管。注意保持腹部切口的清洁干燥，定时更换敷料、测生命体征，遵医嘱使用抗生素预防感染。

4）尿管的护理　术后留置尿管7～14天，加强尿管的护理，拔管前3天注意训练膀胱功能。

5）其他　注意营养和适度活动，有利于机体康复，并推荐接受放疗、化疗等其他治疗。

3. 对症护理

（1）放疗护理　放疗包括腔内照射及体外照射。早期患者以腔内照射为主，晚期患者以体外照射为主。

1）腔内照射的护理　照射前要备皮和消毒阴道；照射后要清点阴道内纱条，保持外阴清洁，预防阴道炎，多喝水预防膀胱炎，定期观察血象预防造血系统损害，进少渣软食预防直肠炎等。

2）体外照射的护理　注意局部皮肤的护理，勿搔抓，保持皮肤清洁干燥，一般2周可自愈。并告知家属，接受放疗的患者本身并无放射性，以增加家属的安全感。

> **考点提示**
>
> 宫颈癌患者术后护理的重点是：体位、预防出血、感染等并发症。

（2）化疗护理　遵医嘱准确使用化疗药物，并观察用药的反应及副反应。

4. 健康指导

（1）加强营养　治疗期间要注意营养的摄入，有利于机体恢复。

（2）注意卫生　保持外阴清洁，禁止盆浴及性生活3个月。

（3）定期随访　第1年内术后1月回医院复查，以后2～3个月复查一次；第2年每3～6个月复查一次；第3～5年每半年复查一次；第6年开始每年复查一次。

（4）预防宫颈癌　①去除高危因素：例如不过早性生活，固定性伴侣和注意性卫生，注意避孕，不过多生育，不长期使用避孕药；加强营养，生活有规律，不吸烟、注意避免病毒感染等。②及早诊断：有高危因素或接触性出血的妇女应每半年，30岁以上每隔一年，40岁以上每年做一次宫颈细胞学检查。③及早治疗：早期治疗可提高宫颈癌患者的生存率。

第二节　子宫肌瘤

案例

女，43岁，2年前开始出现月经量增多，近6个月经期由原来的3天延长至6～7天，周期缩短为16～17天，量多伴血块，常感头晕、乏力、心悸。采用避孕套避孕。

体格检查：贫血貌。子宫前位，约孕5^{+}月大小，宫体表面呈结节感、质硬、宫体活动度好，无明显压痛。

辅助检查：Hb 82g/L，RBC 3.2×10^{12}/L。

思考题：

1. 该患者最可能的诊断是什么？
2. 拟采用何治疗方案？
3. 请写出主要的护理问题/诊断和护理措施。

子宫肌瘤（uterine myoma）由子宫平滑肌及结缔组织异常增生所形成，是最常见的良性妇科肿瘤。多见于30～50岁的妇女，20岁以下少见。据有关尸检报告，30岁以上妇女约20%有子宫肌瘤。子宫肌瘤可发生出血过多或长期出血，危害妇女健康，因此需注意定期检查。

【病因】

子宫肌瘤的发病原因不清楚，但认为与长期受雌激素刺激有关。另外，近年来研究证实孕激素有促进肌瘤有丝分裂，刺激肌瘤生长的作用；分子生物学研究提示子宫肌瘤是由单克隆平滑肌细胞增殖形成，多发性肌瘤是不同克隆细胞形成；细胞遗传学研究显示25%～50%的子宫肌瘤存在细胞遗传学异常。

【分类】

1. 按肌瘤生长部位 分为宫体肌瘤（90%）和宫颈肌瘤（10%）。

2. 按肌瘤与子宫壁的关系 分为以下三类（图15－4）。

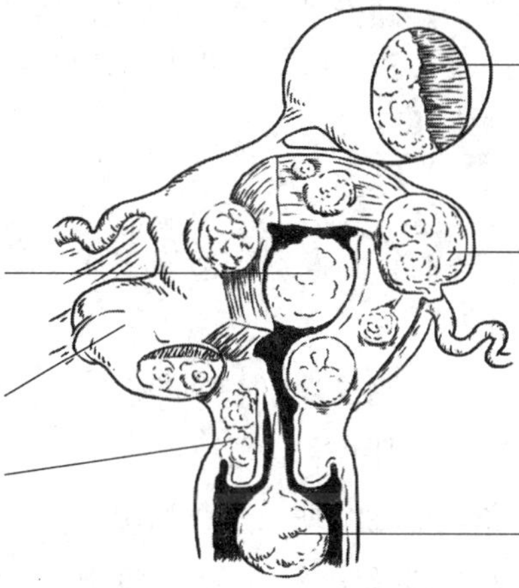

图15－4 子宫肌瘤分类

（1）肌壁间肌瘤 占60%～70%，肌瘤位于肌壁间，周围均被肌层包围。

（2）浆膜下肌瘤 占20%，肌瘤向子宫浆膜面生长，并突出于子宫表面，肌瘤有浆膜覆盖。

（3）黏膜下肌瘤 占10%～15%，肌瘤向宫腔方向生长，突出于宫腔，肌瘤有子宫黏膜层覆盖。

子宫肌瘤常为多个，各种类型的肌瘤可发生于同一子宫，称为多发性子宫肌瘤。

【病理】

1. 巨检 肌瘤为实性、球形包块，表面光滑，质地较子宫肌层硬，压迫周围肌壁纤维形成假包膜。切面呈灰白色，不规则漩涡状。大小不一，小如米粒，大至几十斤，充满腹腔。

2. 镜检 主要由梭形平滑肌细胞和不等量纤维结缔组织构成。肌细胞排列成栅栏状或漩涡状，大小均匀，核染色较深。

> **考点提示**
> 子宫肌瘤最常见的变性。

【肌瘤变性】

供肌瘤生长的血管只有1～2根，当肌瘤生长迅速时，可致肌瘤结构改变，称肌瘤继发变性。

1. 玻璃样变 又称透明变性，简称玻变，最常见。肌瘤剖面旋涡状结构消失，为均匀透明样物质。

2. 囊性变 肌瘤内玻璃样变继续发展，肌细胞坏死液化发生囊性变。

考点提示

子宫肌瘤红色样变见于：妊娠期或产褥期。

3. 红色变性 多见于妊娠期或产褥期，可能与肌瘤内小血管退行性变引起血栓及溶血，血红蛋白渗入肌瘤内有关。患者可有剧烈腹痛伴恶心、呕吐、发热、白细胞升高等，检查肌瘤迅速长大、压痛。肌瘤剖面为暗红色，似半熟的牛肉，有腥臭、质软、旋涡状结构消失。

4. 钙化 多见于蒂部细小、血供不足的浆膜下肌瘤，和绝经后妇女的肌瘤。脂肪变性后分解为甘油三酯，再与钙盐结合，沉积在肌瘤内。X线可见钙化阴影。

5. 肉瘤样变 为恶性变，少见，仅为0.4%～0.8%，多见于绝经后伴疼痛和出血的患者，B型超声检查肌瘤不缩小反而长大。肌瘤恶变后组织变软且脆，切面灰黄色，似生鱼肉状。

【处理】

根据肌瘤的大小及部位、患者的年龄及对于生育要求、症状的轻重、最近发展情况及并发症、诊断是否明确等综合考虑。

1. 随访观察 适用于肌瘤小、近绝经期（更年期）、无症状的患者，每3～6个月检查一次。若肌瘤继续发展或症状加重，则可采取进一步治疗。

2. 药物治疗 适用于症状轻、近绝经期或全身情况不宜手术者。

（1）促性腺激素释放激素类似物（GnRH－a） 抑制FSH和LH的分泌，降低雌激素至绝经水平，以缓解症状并抑制肌瘤生长。一般用药3～6个月，此类药长期使用会出现绝经综合征、骨质疏松等副作用。常用亮丙瑞林3.75mg或戈舍瑞林3.6mg，每月皮下注射1次。

（2）其他 ①米非司酮12.5mg，口服，1次/天，可作为术前用药或提前绝经使用。此药有拮抗孕激素作用，长期使用会增加子宫内膜增生的风险。②出血多时可选用云南白药等止血剂。

3. 手术治疗 适应证包括：①月经过多继发贫血，药物治疗无效者。②严重腹痛、慢性痛、肌瘤蒂扭转者。③肌瘤直径>4cm，或子宫肌瘤大于孕10周大小者。④有蒂黏膜下肌瘤，特别是突出宫颈口者。⑤肌瘤造成不孕或反复流产者。⑥合并肉瘤样变者。

手术方式有：黏膜下肌瘤摘除术、子宫肌瘤剔除术、子宫切除术等。

4. 其他治疗 如子宫动脉栓塞术、宫腔镜子宫内膜切除术等均有一定的治疗效果，但对有生育要求的妇女一般不建议采用。

【护理评估】

（一）健康史

评估患者的年龄、生育史、月经史，询问有无长期使用激素或明显诱因等。

（二）身体评估

1. 临床表现

（1）症状 与肌瘤部位、有无变性、肌瘤大小相关，而与肌瘤数目关系不大。

1）月经改变　是最常见的症状，多见于大的肌壁间肌瘤及黏膜下肌瘤。表现为经量过多、经期延长，黏膜下肌瘤伴有坏死感染时，可有不规则阴道流血或脓血性排液。长期经量增多可继发贫血。

> **考点提示**
> 子宫肌瘤症状主要与肌瘤部位有关。

2）下腹包块　见于浆膜下肌瘤和肌瘤增大使子宫超过3个月妊娠大时，膀胱充盈时较明显，有时在清晨自己摸到。

3）不孕或流产　由于肌瘤引起宫腔变形影响受精卵着床或宫颈肌瘤影响受精等，导致不孕或流产。

4）下腹痛　经期明显，多见于黏膜下肌瘤。另外，肌瘤红色样变、恶性变、蒂扭转或感染时，均会发生下腹痛。

5）压迫症状　与肌瘤增大压迫周围组织有关。子宫前壁肌瘤可发生泌尿系受压迫的症状；子宫后壁肌瘤压迫直肠可致便秘或排便困难；阔韧带肌瘤压迫神经可导致腿痛或腰骶部痛等。

> **考点提示**
> 子宫肌瘤的主要症状。

（2）体征　①腹部检查：大肌瘤可在下腹部扪及实性不规则肿块。②妇科检查：子宫增大，质硬，表面有不规则单个或多个结节状突起。黏膜下肌瘤可突出于阴道内，色粉红或暗红，表面光滑，宫颈四周边缘清楚，若伴感染时可有坏死、出血及脓性分泌物。

2. 辅助检查　B型超声是常用的辅助检查，能区分子宫肌瘤与其他盆腔肿块。MRI可准确判断肌瘤大小、数目、位置。另外，宫腔镜、腹腔镜、子宫输卵管造影等可协助诊断。

> **考点提示**
> 浆膜下肌瘤的主要症状。

（三）心理－社会评估

肌瘤小、无症状者表现不重视、无所谓；症状重、肌瘤大需做手术时，患者及家属可出现紧张、恐惧心理。

【护理问题/诊断】

1. 活动无耐力　与月经改变，长期出血导致贫血有关。

2. 有感染的危险　与阴道反复流血、手术、机体抵抗力下降有关。

3. 恐惧　与害怕手术、担心影响身体健康及夫妻感情有关。

> **考点提示**
> 子宫肌瘤患者的主要护理问题/诊断是：活动无耐力、有感染的危险。

【护理措施】

1. 一般护理　留陪伴，做好患者的生活护理；有阴道流血时，患者需卧床休息，监测其生命体征及出血量，发现异常及时报告医生；保持外阴清洁，每日冲洗外阴2次，遵医嘱使用抗生素，预防感染。

2. 心理护理　观察患者的反应，倾听患者的诉说，给予及时的帮助和指导；若需手术治疗，向患者讲解手术的目的，鼓励患者积极配合，消除其紧张、恐惧心理。

3. 保守治疗的护理

（1）随访观察　指导患者每3～6个月复查一次，发现异常及时处理。

（2）药物治疗的护理　注意观察药物的副反应，雄激素用量不宜过大，以免发生男性化。

4. 手术治疗的护理　了解肌瘤的大小位置及类型，出血多的患者应卧床休息，观察出血量及生命体征，保持外阴清洁，并配合治疗方案做好术前准备及术后护理。全子宫切除术的护理参见本章第一节“宫颈癌的手术护理”。

5. 健康指导

（1）定期检查　30岁以上妇女每隔一年，40岁以上妇女每年，或有高危因素的妇女每半年做一次检查。

（2）改变生活方式　开展适度体育运动，生活有规律，摄入均衡饮食。每日可在餐后休息半小时至1小时后，锻炼1小时。锻炼方式有慢走、散步、打球等轻度运动。去除高危因素如吸烟、久坐、精神过度紧张或长期服用含雌激素类食物及药物等。

（3）手术后患者　注意休息及营养，保持外阴清洁，术后1个月复查。子宫次全切除者，禁止盆浴及性生活1个月；子宫全切者，术后3个月再次复查，并禁止盆浴及性生活3个月，避免感染。

第三节　子宫内膜癌

案例

女，55岁，绝经5年，近3个月阴道流水样白带，近半月出现阴道间断少量流血。妇科检查：宫颈光滑，宫体稍大且软，附件未扪及。

思考题：

1. 该患者最可能的诊断是什么？应采用哪种辅助检查确诊？
2. 拟采用治疗方案是什么？
3. 请写出主要的护理问题/诊断和护理措施。

> **考点提示**
> 子宫内膜癌的发病年龄。

子宫内膜癌（endometrial cancer）是发生于子宫内膜的一组上皮性恶性肿瘤，以子宫内膜腺癌最常见，是女性生殖系统三大恶性肿瘤之一，发病年龄约在50岁及绝经后的老年妇女，随着妇女寿命的延长，在部分欧美国家其发生率已跃居为妇科恶性肿瘤的第一位，我国也有上升趋势。子宫内膜腺癌生长缓慢，转移较晚，五年存活率较高。

【病因】

> **考点提示**
> 子宫内膜癌的主要病因。

子宫内膜癌的确切病因不清楚，目前认为其发生可能是在缺乏孕激素拮抗而长期接受雌激素刺激的情况下导致子宫内膜增生症甚至于癌变，属雌激素依赖型（Ⅰ型）。少数与雌激素无明确关系，称非雌激素依赖型（Ⅱ型）。另外，研究发现本病与肥胖、糖尿病、高血压及心血管疾病、绝经延迟、未婚不孕不育等有关。

【病理】

大体可分为局灶型和弥散型。局灶型病变多见于双侧子宫角或子宫底，弥散型病变侵犯大部分或全部子宫内膜。镜检及病理类型有内膜样腺癌（占80%～90%）、腺癌伴鳞状上皮分化、浆液性癌、黏液性癌、透明细胞癌等。

【转移途径】

其主要转移途径为直接蔓延、淋巴转移，晚期可有血行转移。

【临床分期】

采用国际妇产科联盟（FIGO，2009年）修订的临床分期（表15-2）。

表15-2　子宫内膜癌手术病理分期（FIGO，2009年）

分期	癌肿生长范围
Ⅰ期	肿瘤局限于子宫体
ⅠA	肿瘤浸润深度<1/2肌层
ⅠB	肿瘤浸润深度≥1/2肌层
Ⅱ期	肿瘤侵犯宫颈间质，但无宫体外蔓延
Ⅲ期	肿瘤局部和（或）区域扩散
ⅢA	肿瘤累及浆膜层和（或）附件
ⅢB	阴道和（或）宫旁受累
ⅢC	盆腔淋巴结和（或）腹主动脉旁淋巴结转移
Ⅳ期	肿瘤侵及膀胱和（或）直肠黏膜，和（或）远处转移
ⅣA	肿瘤侵及膀胱和（或）直肠黏膜
ⅣB	远处转移，包括腹腔内和（或）腹股沟淋巴结转移

【处理】

采用手术、放疗及药物（化学药物及激素）等综合治疗。

1. 手术治疗　为首选的治疗方法。Ⅰ期患者可行筋膜外全子宫切除及双侧附件切除术，Ⅱ期行改良广泛性子宫切除及双侧附件切除术，同时行盆腔淋巴结切除及腹主动脉旁淋巴结取样；Ⅲ期以上患者尽可能切除肉眼可见病灶，进行肿瘤细胞减灭术，同卵巢癌。

2. 放疗　是治疗子宫内膜癌有效方法之一。有腔内照射和体外照射，腔内照射多用后装治疗机，高能放射源为^{60}钴或^{137}铯；体外照射常用^{60}钴或直线加速器。

> **考点提示**
>
> 子宫内膜癌首选的治疗方法。

3. 化疗　为晚期或复发子宫内膜癌的综合治疗。常用化疗药物有顺铂、紫杉醇、博来霉素、环磷酰胺、氟尿嘧啶、多柔比星、丝裂霉素、依托泊苷等。可与孕激素合并应用。

4. 孕激素治疗　主要用于晚期或复发癌，也可试用于极早期要求保留生育功能的年轻患者。孕激素受体阳性者有效率高达80%，孕激素与癌细胞内的受体形成复合物能进入细胞核，延缓DNA和RNA复制，抑制癌细胞生长。醋酸甲羟孕酮片200~400mg/d口服；或己酸孕酮500mg，肌内注射每周2次，长期应用，至少应用12周以上方可评定疗效。

【护理评估】

（一）健康史

评估患者的年龄、月经史、婚育史，有无绝经延迟或基础疾病，询问有无高危因素如肥胖、糖尿病、高血压及心血管疾病、未婚不孕不育、服用雌激素类食物或药物等情况。

（二）身体评估

1. 临床表现

（1）症状　约90%的患者出现阴道流血和阴道排液症状，无症状者不足5%。

1）阴道流血　表现为绝经后阴道流血，量一般不多。也可为绝经延迟，表现为经量增多经期延长，或月经紊乱等。

2）阴道排液　为血性或浆液性液体，合并感染则为脓血性排液，恶臭。

3）疼痛　肿瘤累及宫颈内口，可致宫腔积脓，表现为下腹胀痛或痉挛性疼痛。晚期侵犯周围组织或压迫神经可致下腹及腰骶部痛，伴贫血、消瘦、恶病质等。

（2）体征　早期妇科检查多无异常。中晚期可有子宫增大变软；宫腔积脓时可有明显压痛；宫颈管内偶有癌组织脱出，质脆易出血；有周围组织浸润时，子宫固定并扪及宫旁结节。

> **考点提示**
>
> 子宫内膜癌的早期临床表现。

2. 辅助检查

（1）影像学诊断　阴道B型超声检查示宫腔内有实质性不均匀回声区，或宫腔线消失、肌层内有不均匀回声区；彩色多普勒示丰富血流信号；MRI示子宫肌层和宫颈间质的浸润深度；CT示有无宫外转移。

（2）诊断性刮宫　是确诊的方法。对可疑患者，应行宫颈管和宫内膜分段诊刮，如果刮出物为豆渣样，应停止刮宫，避免癌瘤扩散，并将组织送病理检查。

（3）宫腔镜检查　直接观察宫腔和宫颈内有无病灶，并直视下取材活检，明确诊断。

（4）其他　①子宫内膜抽吸活检：方法简便，但国内尚未普遍开展。②血清CA125检测：有宫外转移者，此值可升高，临床也可作为疗效观察指标。

> **考点提示**
>
> 确诊子宫内膜癌的方法。

（三）心理-社会评估

患者及家属面对诊断及需接受各种检查和手术治疗，会产生焦虑和恐惧。

【护理问题/诊断】

1. 恐惧　与子宫内膜癌危及生命或手术及放射治疗等有关。

2. 疼痛　与宫腔积脓、晚期病变浸润或手术创伤有关。

3. 排尿困难　与手术致膀胱张力异常有关。

【护理措施】

1. 心理护理　子宫内膜癌患者多数是老年妇女，因此，需主动给予其人文关怀，尽量满足其需要，耐心解答疑问，鼓励患者坚持配合治疗，并指导其家属关心爱护患者，解除他们的焦虑及恐惧。

2. 手术患者的护理　因手术切除范围较广，应注意保持外阴清洁，避免感染。护理措施参见本章第一节“宫颈癌手术护理”。

3. 放疗、化疗的护理　放疗有腔内照射和体外照射，是治疗宫内膜癌有效方法之一；化疗为晚期或复发子宫内膜癌综合治疗。在治疗时注意观察患者的反应及副作用。

4. 药物治疗的护理　孕激素治疗需长期用药，患者需要具备配合治疗的耐心和信心。用药过程中要注意观察药物的不良反应如水钠潴留、药物性肝炎等，一旦发生，停药后即可好转。

5. 健康指导

（1）制定患者的康复计划　去除高危因素。

（2）注意营养　治疗期间要注意营养的摄入，有利于机体恢复。同时确定恢复体力活动的程度。

（3）注意卫生　保持外阴清洁，禁止盆浴及性生活3个月。

（4）定期随访　术后2年内，每3～6个月复查1次；术后3～5年，每6～12个月复查1次。可根据患者康复情况调整随访时间，随时接受患者的咨询。

第四节　卵巢肿瘤

案例

18岁少女，2小时前突然发生左下腹部剧烈疼痛，恶心、呕吐2次。

体格检查：T 37.4℃。

肛腹诊检查：子宫左侧有拳头大、能稍活动、触痛明显的肿块。

思考题：

1. 本病例最可能的诊断是什么？

2. 拟采用的治疗方案是什么？

3. 请写出主要的护理问题/诊断和护理措施。

卵巢肿瘤（ovarian tumor）可发生于任何年龄的女性，其性质有良性、交界性及恶性肿瘤。卵巢恶性肿瘤是妇科常见的三大恶性肿瘤之一，由于卵巢位于盆腔深部，早期恶变不易发现，发现时常常已是晚期，且临床也缺乏有效的治疗手段，故患者死亡率居首位，严重威胁了妇女的健康和生命。

考点提示

严重威胁妇女生命，死亡率居首位的是：卵巢癌。

【病因】

具体病因不明。目前认为与饮食结构不合理如高胆固醇、低热量的饮食习惯有关，且与内分泌因素、环境因素和遗传因素等有关。

【组织学分类】

卵巢组织成分非常复杂，是全身各脏器原发肿瘤类型最多的器官，分类方法多，最常用的是世界卫生组织的组织学分类标准（2003 年制定，见表 15－3）。

表 15－3　卵巢肿瘤组织学分类（WHO，2003 年）

类型	肿瘤名称	
一、上皮性肿瘤	1. 浆液性肿瘤 2. 黏液性肿瘤，宫颈样型及肠型 3. 子宫内膜样肿瘤，包括变异型及鳞状分化 4. 透明细胞肿瘤 5. 移行细胞肿瘤 6. 鳞状细胞肿瘤 7. 混合型上皮性肿瘤 8. 未分化和未分类肿瘤	良性、交界性、恶性
二、性索－间质肿瘤	1. 颗粒细胞瘤、卵泡膜细胞瘤、纤维瘤 2. 睾丸母细胞瘤 3. 混合性或未分类 4. 类固醇细胞瘤	
三、生殖细胞肿瘤	1. 无性细胞瘤 2. 卵黄囊瘤 3. 胚胎性癌 4. 多胎瘤 5. 非妊娠性绒毛膜癌 6. 畸胎瘤 7. 混合型	未成熟型 成熟型：实性、囊性（皮样囊肿或恶变） 单胚型和高度特异性（卵巢甲状腺肿和类癌）
四、转移性肿瘤		
五、非赘生性囊肿	滤泡囊肿、黄体囊肿、黄素囊肿、巧克力囊肿等	

【常见卵巢肿瘤的病理】

1. 浆液性囊腺瘤及囊腺癌

（1）浆液性囊腺瘤　较为常见，约占卵巢良性肿瘤的 25%。多为单侧，圆球形，大小不等，表面光滑，囊内充满淡黄清澈浆液。

（2）浆液性囊腺癌　为最常见的卵巢恶性肿瘤，占卵巢上皮癌的 75%。多为双侧，体积较大，半实型，囊壁有乳头生长，囊液混浊，有时呈血性，可发生腹腔转移。

> **考点提示**
> 最常见的良性卵巢肿瘤。

2. 黏液性囊腺瘤及囊腺癌

（1）黏液性囊腺瘤　约占卵巢良性肿瘤的 20%，恶变率为 5% ～10%，是人体中生长最大的一种肿瘤，多为单侧多房，肿瘤表面光滑，灰白色，囊液呈胶冻状。

> **考点提示**
> 人体中生长最大的肿瘤。

（2）黏液性囊腺癌　占卵巢上皮癌的 20%。多为单侧，瘤体较大，囊壁可见乳头或实质区，囊液混浊或为血性。

3. 成熟畸胎瘤　又称皮样囊肿，属于良性卵巢肿瘤，占卵巢肿瘤的 10% ～20%，是最常见的生殖细胞肿瘤。可发生于任何年龄，以 20～40 岁居多，多为单侧，单房，中等大小，表面光滑，壁厚，腔内充满油脂和毛发，有时可见牙齿和骨质。其恶变率为 2% ～4%，多发生于绝经后妇女。

> **考点提示**
> 最常见的生殖细胞肿瘤。

4. 内胚窦瘤　又称卵黄囊瘤，占卵巢肿瘤的 1%，常见于儿童及年轻女性。其瘤细胞可产生甲胎蛋白（AFP），故患者血清 AFP 升高是诊断及监测病情的重要标志物。内胚窦瘤恶性程度高，预后差，但对化疗非常敏感，经手术及联合化疗可延长生存期。

5. 颗粒细胞瘤　占卵巢肿瘤的 4.3% ~6%，是最常见的卵巢功能性肿瘤。可发生于任何年龄，45 ~55 岁为发病高峰，成人型颗粒细胞肿瘤占 95%，属于低度恶性肿瘤，分泌雌激素，有女性化作用。

考点提示

能产生胸水腹水的良性卵巢肿瘤。

6. 纤维瘤　为良性，占卵巢肿瘤的 2% ~5%，多见于中年妇女，肿瘤多为单侧，中等大小，表面光滑或结节状，切面灰白色，实性坚硬。镜下见由梭形细胞组成，排列成交织状。偶见患者伴有腹水或胸腔积液，手术切除肿瘤后胸腔积液、腹水自行消失，称为梅格斯综合征（Meigs syndrome）。

7. 卵巢转移性肿瘤　库肯勃瘤（Krukenberg tumor）原发于胃肠道，双侧，中等大，多为卵巢原状或呈肾形，一般无粘连，镜下见典型的印戒细胞，恶性度极高。

【恶性卵巢肿瘤的转移途径】

直接蔓延、腹腔种植、淋巴转移是主要的转移途径。

【恶性卵巢肿瘤的分期】

采用国际妇产科联盟（FIGO，2006 年）的手术病理分期（表15 -4）。

表 15 -4　恶性卵巢肿瘤的手术病理分期（FIGO，2006 年）

分期	肿瘤累及范围
Ⅰ期	肿瘤局限于卵巢
ⅠA	肿瘤局限于一侧卵巢，包膜完整
ⅠB	肿瘤局限于双侧卵巢，包膜完整
ⅠC	肿瘤生长于一侧或双侧卵巢，包膜破裂，伴腹水或腹腔冲洗液中找到恶性细胞
Ⅱ期	肿瘤生长于一侧或双侧卵巢，伴有盆腔扩散
ⅡA	扩散至子宫和（或）输卵管
ⅡB	扩散至其他盆腔器官
ⅡC	在以上病变下，包膜破裂，伴腹水或腹腔冲洗液中找到恶性细胞
Ⅲ期	肿瘤生长于一侧或双侧卵巢，局限于真骨盆，组织学证实有盆腔外腹膜种植和（或）局部淋巴结转移、肝表面转移、小肠及大网膜转移
ⅢA	组织学证实有腹膜或小肠或大网膜转移
ⅢB	组织学证实有腹腔腹膜转移，肿瘤（直径）≤2cm
ⅢC	盆腔外腹膜转移灶（直径）>2cm，和（或）区域淋巴结转移
Ⅳ期	肿瘤侵及一侧或双侧卵巢，伴有远处转移。例如肝实质转移

【处理】

卵巢囊肿直径 <5cm，疑为卵巢瘤样病变，可以做短期观察；一旦确诊为良性肿瘤应立即手术。若良性肿瘤（直径）≥5cm、蒂扭转等并发症，应手术治疗。恶性肿瘤采取手术为主，化疗为辅的综合治疗，腹腔区域性化疗可作为腹腔转移的化疗措施之一。

【护理评估】

（一）健康史

收集患者的基本资料，年龄、月经史、婚育史、有

考点提示

卵巢肿瘤的处理。

无基础疾病或明显致癌诱因。并询问有无特别的饮食嗜好，如高胆固醇饮食、霉变食物嗜好等。

（二）身体评估

1. 临床表现

（1）良性卵巢肿瘤　常见的有浆液性瘤、黏液性瘤、成熟畸胎瘤等，其主要表现为盆腔包块和（或）其压迫症状等，当肿瘤增大超出盆腔时，可在腹部扪及。

（2）恶性卵巢肿瘤　早期常无症状。肿瘤包块在很小时就有侵犯行为，发现时常常已是晚期，其主要症状为腹胀、腹部肿块、腹腔积液及消化道症状，进一步表现为下腹痛或下肢痛、消瘦贫血等恶病质（表15-5）。

表15-5　良、恶性卵巢肿瘤的鉴别

	良性肿瘤	恶性肿瘤
病史	病程长，肿瘤生长缓慢	病程短，肿瘤生长迅速
体征	单侧、囊性、活动、表面光滑，一般无腹水，盆腔无转移结节	双侧、实性或囊实性、固定、表面呈结节状，常伴血性腹水，盆腔可触及转移结节
一般情况	良好	逐渐出现恶病质
B型超声	液性暗区，可多房、边界清晰	液性暗区内有杂乱光团、光点、边界不清

2. 并发症

（1）蒂扭转　最常见，为常见妇科急腹症。

1）好发于瘤蒂较长、中等大小、活动度良好、重心偏于一侧的肿瘤，如成熟畸胎瘤（图15-5）。

2）常在体位突然改变，或妊娠期、产褥期子宫大小、位置改变时发生。

3）典型症状　体位改变后突然发生一侧下腹剧痛，常伴恶心、呕吐甚至休克。检查时宫旁可扪及肿块，张力大、有压痛，以蒂部最明显。有时不全扭转可自然复位，腹痛随之缓解。

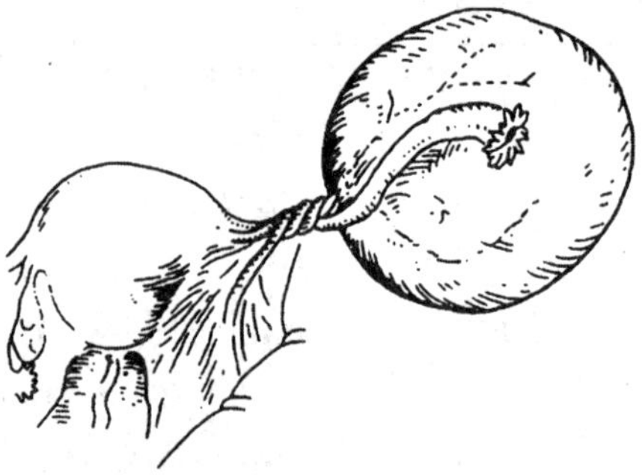

图15-5　卵巢肿瘤蒂扭转

4）处理原则　确诊后尽快手术治疗。

（2）破裂

1）分自发性和外伤性破裂。

2）典型症状　剧烈腹痛伴恶心、呕吐，肛门坠胀；检查时肿物突然缩小或消失，出现腹水征。

3）处理原则　立即剖腹探查。

（3）感染　较少见，多继发于蒂扭转或破裂。

1）可有发热、腹痛、腹部肿块、压痛及反跳痛、肌紧张及白细胞升高等。

2）处理原则　抗感染治疗后，手术切除肿瘤。感染严重者，应尽快手术去除感染灶。

（4）恶变

1）肿瘤生长迅速，尤其为双侧，或出现了难以解释的胃肠道症状等应考虑有恶变可能。

考点提示

1. 卵巢肿瘤最常见的并发症。

2. 蒂扭转和破裂的处理原则。

2）处理原则　尽早手术。

3. 辅助检查

（1）影像学检查　①B 型超声检查：可探及盆腔肿块，临床诊断符合率 >90%，但直径 <1cm 的实性肿瘤不易测出。②彩色多普勒超声扫描：可测及卵巢内新生组织血流变化，有助于诊断。③腹部 X 线摄片：可显示畸胎瘤的骨质阴影。④MRI：较好显示肿块与周围的关系。⑤CT：可判断周围侵犯及远处转移情况。

（2）肿瘤标志物　①血清 CA125：80% 卵巢上皮性癌升高，早期可不升高。②血清 AFP：对卵黄囊成分的肿瘤（内胚窦瘤）有特异性诊断价值。③血清 hCG：对非妊娠性卵巢绒癌有特异性。④性激素：颗粒细胞瘤、卵泡膜细胞瘤产生较高水平雌激素；浆液性、黏液性囊腺瘤或勃勒纳瘤分泌一定量雌激素。⑤血清 HE_4（人睾丸分泌蛋白 4）：是继 CA125 后被高度认可的卵巢上皮性癌标志物，近年来与 CA125 联合应用来判断盆腔肿块的良、恶性。

（3）腹腔镜检查　直接观察肿块外观和盆腔、腹腔、横膈等部位，并可作多点活检，及抽取腹腔积液行细胞学检查。

（4）细胞学检查　抽取腹腔积液或腹腔冲洗液、胸腔积液，行细胞学检查。

考点提示

1. 卵巢肿瘤首选的辅助检查。

2. 卵巢上皮性癌：CA125↑；内胚窦瘤：AFP↑；颗粒细胞瘤、卵泡膜细胞瘤：E↑。

（三）心理－社会评估

患者及家属对良性肿瘤常常忽视，可误认为妊娠，或害怕手术而不到医院检查治疗；恶性肿瘤患者及家属可因肿瘤危及健康及生命、害怕手术及化疗、晚期疼痛等原因，而产生焦虑甚至恐惧。

【护理问题/诊断】

1. 恐惧　与恶性肿瘤危及健康及生命、害怕手术及化疗等有关。

2. 疼痛　与肿瘤蒂扭转、恶性肿瘤晚期扩散及手术化疗等有关。

3. 有感染的危险　与肿瘤扩散、手术范围大、化疗致机体抵抗力下降等有关。

4. 自尊紊乱　与病灶在生殖系统及手术切除部分组织有关。

【护理措施】

1. 心理护理　注意环境及病室的整洁和舒适，观察患者及家属的精神反应，给予理解和安慰，鼓励患者积极配合，坚持完成各项检查及手术等治疗。

2. 一般护理　保持安静，保证患者充足的休息；指导患者进食高能量、低胆固醇、足够蛋白质、维生素等含渣少的饮食；化疗时，鼓励患者多饮水，增加尿量，保护肾功能；保持大便通畅，预防便秘。

3. 治疗配合　随访观察患者，嘱其按时复诊；卵巢肿瘤手术及化疗的护理参见本章第一节宫颈癌的护理；腹腔区域性化疗护理，需遵医嘱静脉水化，每小时尿量达 200ml，预防肾功能损害。

4. 健康指导　注意营养与休息，良性卵巢肿瘤（直径）<5cm 时，每隔 3～6 个月复查 1 次；手术患者术后 1 个月复查，禁止盆浴及性生活 1 个月。指导恶性卵巢肿瘤患者手术后化疗，术后 1 个月、3 个月复查，禁止盆浴及性生活 3 个月。

目标检测

选择题

A1/A2 型题

1. 妇女最常见的生殖器恶性肿瘤是

A. 宫颈癌　B. 卵巢癌

C. 子宫内膜癌　D. 外阴癌

E. 输卵管癌

2. 子宫肌瘤临床表现月经过多时，与下述哪项关系特别密切

A. 肌瘤大小　B. 肌瘤生长部位

C. 肌瘤多少　D. 患者体质

E. 有无并发症

3. 女性生殖器中，最常见的良性肿瘤为

A. 卵巢囊肿　B. 子宫肌瘤

C. 畸胎瘤　D. 卵巢纤维瘤

E. 浆液性卵巢肿瘤

4. 最常见于儿童及少女的卵巢肿瘤是

A. 黏液性囊腺瘤　B. 内胚窦瘤

C. 颗粒细胞瘤　D. 纤维瘤

E. 滤泡囊肿

5. 女性生殖器恶性肿瘤中死亡率最高的是

A. 宫颈癌　B. 子宫内膜癌

C. 卵巢癌　D. 输卵管癌

E. 绒癌

6. 下列哪项不是卵巢肿瘤并发症

A. 破裂　B. 瘤蒂扭转

C. 感染　D. 恶变

E. 红色变性

7. 女，35 岁，出现接触性出血半年，早期发现该患者宫颈癌的有效方法是

A. 阴道分泌物悬滴检查　B. 阴道侧壁涂片检查

C. 宫颈细胞学检查　D. 诊断性刮宫

E. B 型超声检查

8. 宫颈癌根治术后，可以拔除尿管的时间是术后

A. 1～2 天　B. 3～4 天

C. 5～6 天　D. 7～14 天

E. 10～20 天

9. 李女士，45 岁，因患子宫肌瘤拟行腹部全子宫切除术，术前 3 天应做的护理准备是

A. 皮肤准备　　B. 阴道准备
C. 进少量软食　　D. 清洁灌肠
E. 留置导尿管

10. 女，40 岁，因月经异常就诊。入院诊断为“子宫肌瘤”。护士在询问病史时，应着重询问
A. 性生活史　　B. 孕产史
C. 家族中是否有类似病例　　D. 饮食习惯
E. 是否长期使用雌激素

11. 某妇女出现绝经后阴道流血，首先考虑的疾病是
A. 宫颈癌　　B. 子宫肌瘤
C. 子宫内膜癌　　D. 卵巢肿瘤
E. 妊娠

12. 某妇女患有子宫内膜癌，其发病可能的相关因素下列哪项除外
A. 绝经延迟　　B. 高血压，糖尿病，肥胖
C. 雌激素持续刺激　　D. 未婚不孕
E. 早婚早育，性生活紊乱

13. 女，36 岁，诊断左侧卵巢囊肿，拟行手术治疗。患者晚上在解大便后，突然感左下腹持续疼痛，随后肿块逐渐增大，这一征象可能是
A. 囊肿破裂　　B. 瘤蒂扭转
C. 囊内出血　　D. 囊内感染
E. 恶变

14. 某妇女体检时发现盆腔包块，需排除恶性肿瘤，下列哪项辅助检查除外
A. 癌胚抗原血清检查　　B. B 型超声检查
C. 血 hCG 检查　　D. 血 AFP 检查
E. 子宫输卵管碘油造影

15. 某卵巢囊肿患者，何种情况时应考虑手术
A. 囊肿直径 4cm　　B. 囊肿直径大于 5cm 或有扭转、破裂时
C. 滤泡囊肿　　D. 黄体囊肿
E. 巧克力囊肿

（龚若金）

扫码“练一练”

第十六章

妊娠滋养细胞疾病妇女的护理

扫码“学一学”

学习目标

知识要点

1. 掌握葡萄胎、侵蚀性葡萄胎和绒毛膜癌的临床表现、辅助检查、处理原则及护理措施。
2. 熟悉葡萄胎、侵蚀性葡萄胎和绒毛膜癌的病理。
3. 了解葡萄胎的病因；妊娠滋养细胞肿瘤的临床分期。

技能要点

1. 能识别葡萄胎，能进行葡萄胎清宫术的术前准备并配合医生进行清宫手术，术后指导葡萄胎患者随访。
2. 能鉴别侵蚀性葡萄胎与绒毛膜癌，能对化疗病人进行整体护理。
3. 能说出妊娠滋养细胞疾病的主要护理问题/诊断并实施护理措施。

妊娠滋养细胞疾病（gestational trophoblastic disease，GTD）是一组由胎盘绒毛滋养细胞过度增生导致的疾病。主要包括葡萄胎、侵蚀性葡萄胎、绒毛膜癌及胎盘部位滋养细胞肿瘤。葡萄胎仅在宫腔内蜕膜层生长，不侵犯子宫肌层，不发生远处转移，为良性滋养细胞疾病。侵蚀性葡萄胎、绒毛膜癌和胎盘部位滋养细胞肿瘤具有侵蚀性，故统称为妊娠滋养细胞肿瘤（gestational trophoblastic neoplasia，GTN）。

第一节　葡萄胎

案例

张女士，33岁，G_1P_0，孕2^+月，因阴道少量流血就诊。

妇科检查：阴道、宫颈充血呈紫蓝色，宫颈及子宫软，子宫约3个月妊娠大小。

B型超声检查：宫腔增大，呈“暴风雪”改变，未见胎心搏动。尿妊娠试验阳性。肺部X线检查：正常。

思考题：

1. 该妇女患了何种疾病？
2. 拟采取的处理原则是什么？
3. 请写出主要的护理问题/诊断和护理措施。

葡萄胎（hydatidiform mole）是指妊娠后胎盘绒毛滋养细胞增生、间质水肿，形成大小不一的水泡，借细蒂相连成串形如葡萄而得名，祖国医学又称"水泡状胎块"。该病主要发生于育龄期妇女，40岁以上的高龄妇女发病率明显升高。另外欧美国家的发病率低于亚洲，东南亚各国较多见。

【病因】

迄今不明，但大量资料显示其发生与营养状况、种族、病毒感染、内分泌失调、孕卵缺损、年龄及遗传因素等有关。

【病理】

分为完全性和部分性葡萄胎。

完全性葡萄胎是指整个宫腔内充满了大小不等的水泡，部分性葡萄胎还存在部分胚胎或胎体，但发育到一定阶段后会死亡、液化吸收，不会足月成熟。镜下所见：①滋养细胞呈不同程度增生。②绒毛间质水肿。③间质内血管稀少或消失。

由于葡萄胎滋养细胞增生，产生了大量的hCG，刺激卵巢卵泡内膜细胞发生黄素化囊肿。

【处理】

处理原则：确诊后及时清宫。

> **考点提示**
>
> 葡萄胎的处理原则。

1. 清宫术　应在手术室内进行，在输液、备血准备下，充分扩张宫颈管，选用大号吸管吸引，手术操作需轻柔，以减少出血和预防子宫穿孔，有多量出血时可使用缩宫素止血。子宫大于孕12周或术中感到一次刮净有困难时，可于1周后行第2次刮宫。选择近宫壁种植部位的刮出物送病理检查。

2. 卵巢黄素化囊肿的处理　葡萄胎清宫术后2～4个月会自然消失，一般不需处理。若出现急性蒂扭转，可在B型超声或腹腔镜下作穿刺吸液，囊肿多能自然复位；若扭转时间过长发生坏死，则需作患侧附件手术切除。

3. 预防性化疗　仅适用于有高危因素和随访困难的完全性葡萄胎患者，在葡萄胎排空前或排空时实施，选用甲氨蝶呤、氟尿嘧啶或放线菌素D等单一用药，多疗程至hCG阴性。部分性葡萄胎不作预防性化疗。

4. 子宫切除术　因不能预防子宫外转移，故不作为常规处理。年龄接近绝经、无生育要求者可行全子宫切除术，可以保留双侧卵巢；当子宫小于孕14周大小时，可直接切除子宫。手术后需定期随访。

【护理评估】

（一）健康史

评估患者的年龄，营养状态，有无病毒感染及其他高危因素（如生活地区、种族、家族史等）。

（二）身体评估

1. 临床表现

（1）完全性葡萄胎

1）停经后阴道流血　为最常见症状，一般停经8～12周出现不规则阴道流血，量多少不定。如果大血管破裂可出现大出血导致休克或死亡；在阴道流血中见水泡状物，可以确诊；长期反复出血可致贫血。

2）子宫异常增大　因葡萄胎滋养细胞生长迅速，多数患者的子宫大于停经月份，质地变软、hCG 异常升高。另有少数患者子宫小于或等于停经月份，可能与水泡退行性变有关。

3）妊娠剧吐和妊娠期高血压疾病　多发生于子宫异常增大和 hCG 异常升高者，早期即可出现妊娠剧吐和妊娠期高血压疾病，甚至发生子痫。

> **考点提示**
> 葡萄胎的典型临床表现。

4）腹痛　因葡萄胎组织生长迅速导致子宫快速扩张所致，表现为阵发性下腹痛，不剧烈、能耐受，常发生于阴道流血之前。如果出现卵巢黄素化囊肿蒂扭转或破裂，则出现急性腹痛。

5）卵巢黄素化囊肿　常为双侧，最大直径 20cm 以上，多房，表面光滑，活动度好，囊壁薄，囊液清亮或琥珀色，B 型超声可做出诊断。

6）甲状腺功能亢进　约 7% 患者出现轻度甲亢，表现为心动过速、皮肤潮湿和震颤，血清 T_3、T_4 升高，突眼少见。

（2）部分性葡萄胎　大多没有典型症状，可有阴道流血、子宫多数与停经月份相符或更小，程度较轻。

2. 辅助检查

（1）超声检查　B 型超声（尤其经阴道彩色多普勒）是诊断葡萄胎的一项可靠和敏感的辅助检查，完全性葡萄胎的典型图像为子宫大于相应孕周，无妊娠囊或胎心搏动，宫腔内充满不均质密集状或短条状回声，呈“落雪状”，水泡较大时呈“蜂窝状”，常可探及卵巢囊肿，彩色多普勒超声检查示子宫肌层内无血流或稀疏血流信号；部分性葡萄胎可在胎盘处见到局灶性水泡状胎块，有时还可探及胎儿或羊膜腔，胎儿通常畸形。

> **考点提示**
> 葡萄胎患者重要的辅助检查是：B 型超声（尤其阴道超声）、血清 hCG 测定。

（2）hCG 测定　常明显高于正常孕周的相应值，而且在停经 8～10 周以后继续持续上升。超过 8 万 U/L 支持诊断，但也有少数葡萄胎因绒毛退行性变，hCG 升高不明显。

（3）其他　DNA 倍体分析、母源表达印迹基因检测、X 线胸片、血细胞和血小板计数、肝肾功能检查等。

（三）心理－社会评估

葡萄胎患者及家属因知识缺乏，患者需手术，而出现紧张、焦虑等心理，因葡萄胎为非正常妊娠而出现自尊紊乱。

【护理问题/诊断】

1. 知识缺乏　缺乏疾病的信息及葡萄胎随访的知识。

2. 焦虑　与葡萄胎对健康的威胁及将要接受清宫手术有关。

3. 有感染的危险　与患者贫血、手术等有关。

4. 自尊紊乱　与分娩的期望得不到满足及对将来妊娠担心有关。

【护理措施】

1. 心理护理　主动向患者及家属介绍葡萄胎的相关知识，观察他们的反应，耐心解答疑问，鼓励他们采取积极的治疗，配合完成清宫术及术后的定期随访。

2. 一般护理　保持安静，保证患者的休息；注意合理膳食，保证营养；保持外阴清洁干燥，预防感染；定时测生命体征并观察阴道流血情况，如果出现大出血、体温升高、剧烈腹痛等异常，需及时报告医生处理。

3. 治疗配合

（1）协助医生完成清宫术　清宫前护理人员应做好输液、备血准备，术前静脉穿刺时应用粗针头，以便在有大出血时能及时补充血容量；备好缩宫素，必要时使用以促进子宫收缩减少出血。术中应密切观察患者的生命体征及末梢循环，出现异常及时报告医生。术后将近宫壁刮出物送病理检查。在两次清宫术期间，注意保持外阴清洁，预防感染。

（2）其他治疗的护理　向患者耐心解释卵巢黄素化囊肿为良性变，多在葡萄胎清宫术后2～4个月会自然消失，不需处理；葡萄胎为良性病变，发生恶变的概率为10%～25%不需常规预防性化疗；也无须常规切除子宫，因不能预防子宫外转移，但应定期随访。

4. 健康指导

（1）注意营养及休息，保持外阴清洁，禁止盆浴及性生活4～6周。

（2）注意避孕：葡萄胎清宫术后应可靠避孕1年以上。避孕方法首选避孕套，不选宫内节育器，以免混淆子宫出血原因或造成子宫穿孔。

> **考点提示**
>
> 葡萄胎清宫术后的健康指导及葡萄胎患者随访内容。

（3）定期随访：葡萄胎患者清宫术后，有10%～25%患者发生恶变，因此，必须定期随访，以便尽早发现葡萄胎恶变并及时处理。随访内容包括①询问病史，包括月经状况，有无不规则阴道流血、咳嗽、咯血、头痛等症状。②妇科检查，注意子宫复旧情况及黄素囊肿大小变化。③hCG测定：葡萄胎清宫术后每周1次，直至连续3次阴性；以后每月一次，共6个月；然后每2月一次，共6个月，自第一次阴性后共计1年。④必要时做B型超声、X线胸片或CT检查等，及时发现转移灶。

第二节　妊娠滋养细胞肿瘤

本节主要介绍侵蚀性葡萄胎和绒毛膜癌。

案例

王女士，33岁，葡萄胎2次清宫术后3个月，阴道仍有不规则流血。

辅助检查：尿妊娠试验持续阳性，B型超声检查见子宫肌层有蜂窝灶。

思考题：

1. 正常情况下，葡萄胎清宫术后尿妊娠试验何时转为阴性？此患者清宫术后3个月为阳性，结合临床表现，首先考虑什么？

2. 处理原则是什么？

3. 请写出主要的护理问题/诊断及护理措施。

侵蚀性葡萄胎（invasive mole）是指葡萄胎组织侵入子宫肌层或发生子宫外转移。常发生于良性葡萄胎清宫术后半年内，有阴道不规则流血或肺转移等远处转移灶，其病理检查见滋养细胞及绒毛结构，血清hCG升高。

绒毛膜癌（choriocarcinoma）简称绒癌，是高度恶性的滋养细胞肿瘤，有60%可来源于良性葡萄胎1年以后，另外还可来自于正常或非正常妊娠，如流产、宫外孕、早产、足月产、产褥期或足月产20余年后发病，其绒毛滋养细胞可浸润子宫肌层或远处转移，但病理检查未见绒毛结构，这是与侵蚀性葡萄胎根本的鉴别点，多数患者血清hCG升高。

考点提示

1. 侵蚀性葡萄胎与绒癌的鉴别要点。

2. 绒癌与侵蚀性葡萄胎鉴别要点。

【临床分期】

采用国际妇产科联盟（FIGO，2000年）制定的临床分期，按解剖学分期（表16－1）。

表16－1　妊娠滋养细胞肿瘤解剖学分期（FIGO，2000年）

分期	病灶部位
Ⅰ期	病变局限于子宫
Ⅱ期	病变扩散，局限于生殖器官（附件、阴道、阔韧带）
Ⅲ期	病变转移至肺，有或无生殖器官病变
Ⅳ期	所有其他转移

【处理】

以化疗为主，手术和放疗为辅的综合治疗。一般主张先化疗1～2个疗程，待病情基本控制后再考虑手术，对有肝、脑转移的患者除上述治疗外，可加用放射治疗。

知识拓展

绒癌治疗进展

20世纪60年代以前，全球绒癌死亡率极高，达100%，被称为“癌中之王”。北京协和医院妇产科副主任、教授、中国工程院院士宋鸿钊于五十年代即致力于绒毛膜上皮癌的研究，创造了用大剂量化疗药物治疗恶性滋养细胞肿瘤的方法，取得了根治性效果（绒癌患者90%以上治愈），而且还有生育的希望。目前我国治疗绒癌处于世界领先地位，氟尿嘧啶（5－Fu）、放线菌素D即更生霉素（KSM）疗效较好、副作用轻，为首选化疗药物。

【护理评估】

（一）健康史

评估患者的年龄、月经史、生育史，有无葡萄胎及清宫术后的时间，有无正常或异常妊娠，有无基础疾病及明显原因。

（二）身体评估

1. 临床表现　侵蚀性葡萄胎及绒癌均为恶性滋养细胞肿瘤，其临床表现几乎相同。

（1）原发灶表现

1）不规则阴道流血　葡萄胎清宫术后或流产、宫外孕、早产、足月产后出现不规则的阴道流血，与病变侵入子宫肌层或阴道转移有关，出血量大时可致患者贫血甚至休克。

2）腹痛　病变穿破子宫发生腹腔转移，患者会出现急性腹痛及腹腔内出血的表现，甚至休克；当卵巢黄素化囊肿蒂扭转或破裂时也可出现急性腹痛。

3）黄素囊肿持续存在。

（2）转移灶表现　恶性滋养细胞肿瘤主要经血行播散，最常见的部位是肺（80%），其次是阴道、盆腔、肝、脑等。

1）肺转移　患者可表现为咳嗽、咯血、胸痛和呼吸困难，可因大咯血而发生窒息死亡。

2）阴道转移　患者可出现不规则阴道流血，妇科检查见阴道壁有紫蓝色结节，破溃后可发生大出血，导致休克。

3）脑转移　为主要死亡原因。根据病情，可分为三期。①瘤栓期：瘤细胞阻塞脑血管或致附近脑血管痉挛，为一过性脑缺血症状，患者出现头痛、一过性跌倒、失语、失明等。②脑瘤期：瘤组织穿破血管进入脑组织，形成脑瘤，引起脑水肿、颅内压升高，表现为剧烈头痛、喷射性呕吐、抽搐、偏瘫、昏迷等。③脑疝期：颅内压不断升高，最终引起脑疝，最常见为小脑扁桃体疝，直接压迫延髓呼吸中枢，致患者突然呼吸停止而死亡。

> **考点提示**
>
> 恶性滋养细胞肿瘤的常见转移部位。

2. 辅助检查

（1）血清、尿 hCG 测定　是诊断妊娠滋养细胞肿瘤的主要依据。葡萄胎清宫术后 9 周以上，或流产、异位妊娠、足月产后 4 周以上，血清 hCG 测定持续高水平或一度下降后又上升（尿妊娠试验阳性），此时已排除妊娠物残留或再次妊娠，均可诊断为滋养细胞肿瘤恶变。

（2）超声检查　是诊断子宫原发灶最常用的方法。子宫正常大或不均匀增大，肌层内可见高回声团，边界清楚，无包膜。

（3）胸部 X 线摄片　见双肺有棉球状或粟粒状阴影。

（4）CT 和磁共振检查　CT 对肺部较小病灶和脑部的转移灶有较高的诊断价值，磁共振检查主要用于脑、肝和盆腔病灶的诊断。

（5）组织病理学检查　在子宫肌层或转移灶中见到绒毛结构为侵蚀性葡萄胎；如果仅见大量滋养细胞浸润和坏死出血，无绒毛结构者为绒癌。

（三）心理－社会评估

滋养细胞肿瘤患者及家属因知识缺乏和病变为恶性而出现紧张及恐惧，患者因有不规则的阴道流血甚至大出血而出现紧张和焦虑，并担心疾病预后和化疗的副反应危害患者的健康和生命。

【护理问题/诊断】

1. 组织灌注量不足　与不规则阴道流血甚至大出血有关。

2. 恐惧　与担心疾病预后不良和化疗副作用有关。

3. 潜在并发症　肺转移、阴道转移、脑转移。

【护理措施】

1. 一般护理　指导患者卧床休息，严密观察生命体征，有无阴道流血、腹痛及转移灶表现，并记录出血量。如果有大量阴道流血或发现转移灶表现，应立即报告医生，并做好抢救和手术的准备。

2. 心理护理 护理人员应观察患者及家属的心理反应，给予及时的疏导和帮助，告知患者及家属化疗恶性滋养细胞肿瘤具有根治性效果，而且还有生育的希望。给予患者精神鼓励，达到配合治疗的目的。

3. 化疗患者的护理

（1）准确测量并记录体重　化疗时应根据体重来正确计算和调整药量。一般在每个疗程用药前和用药中各测一次体重，应在早上、空腹、排空大小便后进行，酌情减去衣服重量。如果体重不准确，用药剂量过大，可发生中毒反应；用药剂量过小，达不到治疗效果。

> **考点提示**
> 化疗药物应现配现用，一般常温下不超过：1小时。

（2）正确使用药物　根据医嘱严格“三查、七对、一核实”，正确溶解和稀释药物，做到现配现用，一般常温下不超过1小时。如果联合用药应根据药物的性质排出先后顺序。放线菌素D、顺铂等需要避光；环磷酰胺等药物需快速给入，应选择静脉推注；氟尿嘧啶、阿霉素等药物需慢速给入，最好使用静脉注射泵或输液泵给药；依托泊苷类药物对肾脏损害严重，需在给药前后给予静脉水化，同时鼓励患者多饮水并检测尿量，保持每天尿量>2500ml。腹腔内化疗时应注意变动体位以增强效果。

> **考点提示**
> 化疗最常见的副反应：造血功能障碍、消化道反应。

（3）合理使用并保护静脉血管　遵循长期补液保护血管的原则，从远端开始，有计划地穿刺，用药前先注入少量生理盐水，确认针头在静脉中后再注入化疗药物。怀疑或发现药物外渗应重新穿刺，遇到局部刺激较强的药物，如氮芥、长春新碱、放线菌素D等外渗，需立即停止滴入并给予局部冷敷，同时用生理盐水4ml+2%普鲁卡因1ml局部封闭，以后可用金黄散外敷，防止局部组织坏死、减轻疼痛和肿胀。

化疗结束前用生理盐水冲管，以降低穿刺部位拔针后的残留浓度，保护血管。如果经济条件允许建议患者使用经外周穿刺置入中心静脉导管（PICC）及输液港等给药，以保护静脉，减少反复穿刺的痛苦。

（4）观察病情　经常巡视患者，观察体温以判断有无感染；观察有无牙龈出血、鼻出血、皮下出血或阴道活动性出血倾向；观察有无上腹疼痛、恶心、腹泻等肝脏损害的表现，如有腹痛、腹泻，要严密观察大便次数和性状，并送大便标本化验检查；观察有无皮疹等皮肤反应，有无肢体麻木、肌肉软弱、偏瘫等神经系统的副作用。如果发现异常，应立即报告医生处理。

（5）化疗药物毒副反应护理

1）口腔护理　指导患者进食营养丰富少渣软食、少量多餐，在化疗前或结束后进行，餐后用温开水漱口或软毛牙刷刷牙，以保持清洁、避免损伤、预防炎症。如果口腔黏膜出现充血肿胀，可局部喷射西瓜霜粉剂处理。黏膜溃疡，可做溃疡面分泌物培养，根据药敏结果选用抗生素和维生素B_{12}液混合涂于溃疡面促进愈合；进食前后可用消毒液漱口；疼痛进食困难时可在进食前15分钟给予丁卡因（地卡因）溶液涂敷溃疡面，进食后漱口并用1%甲紫、锡类散或冰硼散等局部涂抹。鼓励患者进食促进咽部活动，减少咽部溃疡引起的充血肿胀结痂。

2）止吐护理 合理安排用药时间以减少化疗所致的恶心、呕吐，提供患者喜欢的清淡饮食，少量多餐，分散注意力，创造良好的就餐环境，遵医嘱必要时在化疗前后给予镇吐剂，呕吐严重者应补充液体，以防电解质紊乱。

3）骨髓抑制的护理 定期测定白细胞计数，如低于 $3.0\times10^9/L$ 应报告医生考虑停药。对于白细胞计数低于正常的患者需采取预防感染的措施，严格无菌操作。当白细胞低于 $1.0\times10^9/L$，患者几乎没有自身免疫力，极易因轻微的感染导致败血症威胁生命，需要进行保护性隔离、尽量谢绝探视、禁止带菌者入室、净化空气，遵医嘱使用抗生素、输入新鲜血或白细胞浓缩液、血小板浓缩液等。

> **考点提示**
>
> 化疗停药指征是：WBC < $3.0\times10^9/L$。

④动脉化疗并发症的护理：患者可出现穿刺部位血肿甚至大出血，主要因动脉壁受损或凝血机制异常所致。术后应密切观察穿刺点有无渗血及皮下淤血或大出血，用沙袋压迫穿刺部位 6 小时、肢体制动 8 小时、卧床休息 24 小时。如有渗血应及时更换敷料，出现血肿或大出血时立即止血处理。

> **考点提示**
>
> 保护性隔离患者的指征是：WBC < $1.0\times10^9/L$。

（6）疗效评估 每一疗程化疗结束后，应每周测定血清 hCG，并结合妇科检查和影像学检查评估疗效。

4. 转移灶患者的护理

（1）肺转移患者的护理 ①卧床休息，有呼吸困难者给予半卧位并吸氧。②遵医嘱给予镇静剂和化疗药物。③大咯血时，立即让患者取头低患侧卧位，轻击背部，排出积血，保持呼吸道通畅；报告医生并配合医生采取止血、抗休克等治疗。

（2）阴道转移患者的护理 ①指导患者卧床休息、禁止做阴道检查和阴道冲洗，避免转移结节破溃导致大出血。②保持外阴清洁，配血备用，并准备好抢救物品。③观察阴道流血量及生命体征，如果出现阴道大出血时，及时报告医生，并积极配合医生采取抢救及手术措施，可用阴道纱条填塞法压迫止血，24 ~ 48 小时内取出纱条并记录，避免异物刺激导致感染。④协助医生行瘤内注射化疗药物。

（3）脑转移患者的护理 ①尽量卧床休息，起床时要有人陪伴，以防跌倒等一过性症状造成意外伤害。②有颅内压增高，患者抽搐、呕吐时，立即报告医生，去枕平卧头偏向一侧，保持呼吸道通畅，观察生命体征、记录出入量。③遵医嘱静脉补液，使用止血剂、脱水剂、吸氧、化疗等，严格控制补液总量和速度，防止颅内压升高。④采取必要的护理措施预防跌倒、咬伤、吸入性肺炎、角膜炎、压疮等；昏迷、偏瘫者按相应护理常规实施护理，提供舒适环境，预防并发症。⑤协助做好 hCG 测定、腰穿等检查及髓鞘内给药等。

5. 健康指导

（1）加强营养 鼓励患者进食高蛋白、高维生素、易消化的饮食，以增强机体的抵抗力。

（2）注意休息 不要过分劳累，有转移灶症状出现时应卧床休息，待病情缓解后再适度活动。

（3）预防感染　保持外阴清洁，节制性生活，做好避孕。

（4）严密随访　患者出院后3个月为第1次随访，以后每半年1次至3年，此后每年1次，直至5年，随访内容同葡萄胎。随访期间严格避孕，应于化疗停止12个月以上方可妊娠。

目标检测

选择题

A1/A2型题

1. 诊断葡萄胎最有价值的是

A. 停经及不规则阴道流血　　B. 子宫异常增大

C. 腹痛　　D. 尿hCG呈高值

E. 妇科检查于附件区触到囊性肿物

2. 葡萄胎患者清宫术后，护士对其健康指导错误的是

A. 定期复查hCG　　B. 注意月经是否规律

C. 观察有无阴道流血　　D. 注意有无咳嗽、咯血等

E. 行安全期避孕

3. 化疗时患者的白细胞计数低于多少时，应该考虑停药

A. $1.0\times10^9/L$　　B. $2.0\times10^9/L$

C. $3.0\times10^9/L$　　D. $4.0\times10^9/L$

E. $3.5\times10^9/L$

4. 有关化疗护理，当药液外渗时，下列哪项处理不妥

A. 停药　　B. 冷敷

C. 热敷　　D. 生理盐水稀释

E. 2%普鲁卡因1ml局部封闭

5. 侵蚀性葡萄胎发生肺转移患者大量咯血，应立即使患者取何种体位有利排出积血

A. 头低患侧卧位　　B. 头高脚低位

C. 左侧卧位　　D. 平卧位

E. 半卧位

6. 有关化疗护理，用药前及用药中每日清晨称体重的主要目的是

A. 准确计算药物剂量　　B. 了解患者的营养状况

C. 提醒患者减肥　　D. 观察治疗效果

E. 避免患者体重过轻

7. 女，19岁，停经3月，出现不规则阴道流血2周伴腹痛，检查子宫增大如孕5个月大小，B型超声示宫腔内充满弥漫分布的光点和小囊样无回声区似暴风雪图像，无胎体胎心。本案例主要考虑疾病是什么

A. 妊娠　　B. 流产

C. 子宫肌瘤　　D. 巨大儿

E. 葡萄胎

8. 某患者葡萄胎清宫术后3个月出现咯血，阴道不规则流血，妇检子宫增大如孕2个月大小，质软，双侧卵巢囊性增大，尿妊娠试验阳性，应首先考虑

A. 葡萄胎清宫不全　　B. 侵蚀性葡萄胎

C. 绒癌　　D. 妊娠

E. 流产

9. 某葡萄胎患者清宫术后需随访，若发生侵蚀性葡萄胎或绒癌，最常见的转移部位是

A. 脑　　B. 肾

C. 肺　　D. 肝

E. 阴道

10. 崔某，42岁，人工流产后2个月，阴道中等量流血2周，尿妊娠试验阳性，子宫稍软，胸部平片双肺散在粟粒状阴影。首先考虑的诊断是

A. 葡萄胎　　B. 恶性葡萄胎

C. 绒毛膜癌　　D. 吸宫不全合并肺结核

E. 侵蚀性葡萄胎

（龚若金）

扫码“练一练”

第十七章

子宫内膜异位症和子宫腺肌病妇女的护理

扫码"学一学"

学习目标

知识要点

1. 掌握子宫内膜异位症和子宫腺肌病的临床表现及护理措施。
2. 熟悉子宫内膜异位症和子宫腺肌病的辅助检查及处理原则。
3. 了解子宫内膜异位症的发病机制和病理；子宫腺肌病的病因和病理。

技能要点

1. 能识别子宫内膜异位症和子宫腺肌病。
2. 能宣教子宫内膜异位症和子宫腺肌病的病因及防治措施。
3. 能说出子宫内膜异位症和子宫腺肌病的主要护理问题/诊断并实施护理措施。

子宫内膜异位症（endometriosis，EM）和子宫腺肌病（adenomyosis）同为异位子宫内膜引起的疾病，临床上可合并存在，但发病机制及组织学发生不尽相同，临床表现也有差异。

案例

李女士，26岁，未婚，平素月经规律，近半年出现经期腹痛，并进行性加重，3个月前诊断为子宫内膜异位症，未做治疗。最近症状明显加重，月经量增多为过去的2倍。因为痛经已经严重影响到了她的生活和工作，为了寻求进一步治疗，李女士到医院进行咨询。

思考题：

1. 该患者目前主要的护理问题/诊断是什么？
2. 经检查，医生建议她进行药物治疗，作为门诊护士应该对她进行哪些宣教？

第一节　子宫内膜异位症

子宫内膜异位症（简称内异症）是指具有生长功能的子宫内膜组织（腺体和间质）出现在子宫腔被覆黏膜以外的其他部位。好发于生育年龄妇女，以25～45岁居多。据统计，在妇科剖腹手术中，发病率为10%～15%，近年有明显增高的趋势，是目前常见妇科疾病之一。

【常见发病部位】

子宫内膜异位症临床表现多样，组织学上虽然是良性病变，但具有类似恶性肿瘤远处转移和种植生长的能力，可出现在身体不同部位（图 17－1）。最常见的种植部位为盆腔脏器和腹膜，其中以侵犯卵巢者最常见（占 80%），其次是宫骶韧带、直肠子宫陷凹，也可出现在脐、膀胱、肾、肺、乳腺等部位，但罕见。

【发病机制】

本病的发病机制尚未完全清楚，目前主要有三种学说。

1. 子宫内膜种植学说

（1）经血逆流　月经期脱落的子宫内膜碎片，随着经血逆流，通过输卵管进入腹腔种植于卵巢表面或盆腔其他部位，形成盆腔内异症。剖宫产手术时子宫内膜可被带至切口种植。

（2）淋巴及静脉播散　有的学者认为子宫内膜可通过淋巴或静脉播散至肺、手、大腿等处，导致远离盆腔部位的内异症。

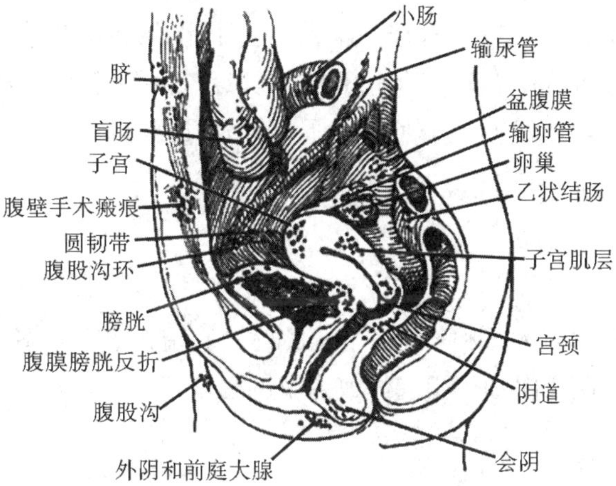

图 17－1　子宫内膜异位症的发生部位

2. 体腔上皮化生学说　卵巢表面生发上皮、盆腔腹膜是由具有高度化生潜能的体腔上皮分化而来，在反复受到慢性炎症、经血、持续卵巢激素刺激后，可衍化为子宫内膜样组织而形成内异症。

3. 诱导学说　在内源性生化因素诱导下，未分化的腹膜组织可发展成为子宫内膜组织。另外，子宫内膜异位症的形成还可能与遗传因素、炎症及免疫因素等有关。

【病理】

异位子宫内膜受卵巢激素影响而发生周期性出血，刺激周围纤维组织增生、粘连，在病变区内形成紫褐色斑点或小泡，进一步发展为大小不等的紫蓝色实质性结节或包块。根据异位内膜发生部位临床病理类型可分为腹膜型、卵巢型、阴道直肠隔型和其他部位子宫内膜异位症四种。

1. 腹膜型或腹膜子宫内膜异位症　指盆腔腹膜的各种子宫内膜异位种植，主要包括红色病变（早期病变）、棕色病变（典型病变）以及白色病变（陈旧病变）。

2. 卵巢型或卵巢子宫内膜异位症　子宫内膜异位症最易发生的部位是在卵巢。生长于卵巢内的异位内膜可因反复出血而形成单个或多个囊肿，内含暗褐色糊状陈旧血液，状似巧克力液体，称卵巢子宫内膜异位囊肿，又称卵巢巧克力囊肿。

3. 阴道直肠隔型或阴道直肠隔宫内膜异位症 病灶位于宫骶韧带、直肠子宫陷凹和子宫后壁下段，处于盆腔后部较低位置，易与经血中内膜碎屑接触，是内异症的好发部位。

4. 其他部位的子宫内膜异位症 包括肠道、泌尿道、肺、瘢痕（腹壁切口及会阴切口）子宫内膜异位症以及其他少见的子宫内膜异位症。

在显微镜下，病灶中见到子宫内膜上皮、内膜腺体或腺样结构、内膜间质及出血；但异位内膜反复出血后，上述典型的组织结构可能被破坏，异位内膜的组织病理特征极少，出现临床表现和病理不一致的现象。

【处理】

可采取药物和（或）手术治疗。除根治性手术外，其他治疗均有相当高的复发率。因此，应根据患者年龄、症状、病变部位、病变分期、病变情况及对生育的要求，制定个体化治疗方案。

（1）未合并不孕及无附件包块者，首选药物治疗。药物治疗无效考虑手术。

（2）合并不孕或附件包块者，首选手术治疗。手术治疗指征包括：卵巢子宫内膜异位囊肿≥4cm；痛经经药物治疗无效；合并不孕。以腹腔镜手术为首选。手术后应辅助药物治疗并长期管理或期待自然妊娠6个月，给予生育指导。有高危因素不孕患者应积极行辅助生殖技术助孕。

【护理评估】

（一）健康史

了解有无痛经、性生活不适和不孕，有无剖宫产、流产、多次妊娠分娩或过度刮宫史；评估是否有宫颈狭窄、阴道闭锁等引起经血潴留的因素。

（二）身体评估

1. 临床表现

（1）症状 子宫内膜异位症病变广泛，临床表现多样，视病变部位不同出现不同症状，一般为周期性发作。约1/4患者无自觉症状。

1）疼痛 是最主要的症状。①痛经和慢性盆腔痛：继发性痛经、进行性加重为典型症状。疼痛多位于下腹、腰骶及盆腔中部，有时会放射至会阴、肛门及大腿。疼痛严重程度与病灶大小不一定成正比，卵巢子宫内膜异位囊肿患者可能并无疼痛，而盆腔内小的散在病灶却可以引起剧烈疼痛。常于月经前1～2天开始，月经第1天最剧烈，持续至整个月经期。偶有周期性腹痛出现较晚与月经不同步。少数患者长期下腹疼痛，形成慢性盆腔痛，至经期加剧。②性交痛：多见于直肠子宫陷凹有异位病灶或因局部粘连使子宫后倾固定的患者。性交时碰撞或子宫收缩上提而引起疼痛，一般表现为深部性交痛，月经来潮前最明显。

> **考点提示**
> 内异症最常见的症状。

2）不孕 发病率高达40%。导致不孕的原因可能有：①盆腔微环境影响精卵结合及运送。②免疫功能异常。③卵巢排卵功能障碍和黄体形成不良。④卵巢、输卵管周围粘连影响受精卵运输等。

3）月经失调 表现为经量增多、经期延长，少数患者可有经前点滴出血。月经失调可能与卵巢无排卵、黄体功能不足或同时合并有子宫腺肌病或子宫肌瘤有关。

4）其他特殊症状　肠道内异症患者可出现腹痛、腹泻或便秘，甚至有周期性少量便血。当异位内膜侵犯膀胱时，可在经期出现尿痛和尿频。侵犯输尿管时，可出现一侧腰痛和经期血尿。当其他组织有内膜异位种植和生长时，可在病变部位出现周期性疼痛、出血或块状物增大。子宫内膜异位囊肿破裂时刺激腹膜而引起恶心、呕吐、肛门坠胀。

（2）体征　子宫多后倾固定，直肠子宫陷凹、宫骶韧带或子宫后壁下段等部位扪及触痛性结节，在子宫一侧或双侧附件处扪及与子宫相连的囊性偏实不活动包块，多有轻压痛。病变累及直肠阴道隔者，可于阴道后穹隆见到紫蓝色斑点，扪及隆起的小结节或包块。

2. 辅助检查

（1）B 型超声检查　可确定卵巢子宫内膜异位囊肿的位置、大小和形状。

（2）CA125 值测定　血清 CA125 值可增高，重症患者更明显，但变化范围很大，临床上多用于重度内异症和疑有深部异位病灶者。在诊断早期内异症时，腹腔液 CA125 值较血清值更有意义。CA125 诊断内异症的敏感性和特异性均较低，但用于动态监测内异症的病变活动、治疗效果和复发情况有临床价值。

（3）腹腔镜检查　是内异症诊断的最佳方法。腹腔镜下对可疑病变进行活检可确定诊断，特别是有不孕或腹痛而盆腔检查和 B 型超声检查无阳性发现者可明确诊断。

（三）心理－社会评估

由于痛经逐渐加剧，影响日常生活、工作及性生活，使患者感到恐惧、烦躁，缺乏治愈疾病的信心。尚未生育的患者，因担心不能生育而焦虑。

【护理问题/诊断】

1. 疼痛　与经血潴留、痛经、下腹部疼痛有关。

2. 焦虑　与长期不孕、周期性痛经、担心治疗效果有关。

3. 性生活型态改变　与性交痛和不孕有关。

4. 营养失调　与月经失调有关。

【护理措施】

1. 用药指导及护理　药物治疗目的是抑制卵巢功能，阻止异位内膜的生长，减少内异症病灶的活性以及减少粘连的形成。药物治疗使患者出现较长时间闭经，是内异症常用的临床治疗方法，但对较大的卵巢子宫内膜异位囊肿不宜采用。

（1）临床常用药物

1）口服避孕药　6～12 个月连续或周期性用药。副作用较少，主要表现为恶心、呕吐，并警惕有血栓形成的风险。

2）甲羟孕酮　为合成高效孕激素。用法为每天 20～30mg，分 2～3 次口服，连用 6 个月。由于孕激素诱导的卵巢功能抑制通常是不稳定的，雌激素水平波动和突破性出血经常发生。为控制突破性出血，常需配合应用少量雌激素。

以上两种药物治疗是由雌、孕激素联合或大剂量孕激素连续使用诱导的一种高激素状态的闭经以及其他一些类似正常妊娠的状况，故又称为假孕疗法。

3）达那唑　是一种雄激素类衍生物。用法为每天 400～600mg，分 2～3 次口服，共 6 个月。达那唑治疗又称为假绝经疗法，适用于轻、中度内异症以及痛经明显或不孕者。常见副作用包括：闭经、男性化、痤疮、多毛、萎缩性阴道炎、潮热和声音变粗。已有肝功能损害、高血压、心力衰竭、肾功能不全及妊娠者不宜服用。

4）孕三烯酮　是合成的19－去甲睾酮衍生物。用法为2.5mg，于月经第1天开始服药，2～3次/周，连续6个月。副作用基本同达那唑，但较轻。

5）促性腺激素释放激素激动剂（GnRH－a）　目前可用的药物为：醋酸亮丙瑞林缓释剂，肌内注射3.75mg，1次/月，共6个月；奈法瑞林鼻喷剂，每次200μg，2次/天，持续6个月；戈舍瑞林缓释剂，皮下埋置3.6mg，1次/月，共6个月。不良反应主要表现为与低雌激素水平相关的潮热、阴道干涩、性欲减退、骨质丢失等绝经期症状。

知识拓展

促性腺激素释放激素激动剂（GnRH－a）

GnRH－a治疗内异症的原理：长期应用可下调GnRH受体，抑制垂体功能，导致卵巢分泌的激素显著下降，出现暂时性闭经，称为“药物性卵巢切除”或“假绝经”。

GnRH－a＋反向添加（add－back）方案：不同组织对雌激素的敏感性不一样，将体内雌激素的水平维持在30pg/ml，这样既不刺激异位内膜生长，又不引起围绝经期症状及骨质丢失。反向添加的方案有①雌孕激素联合方案：每日结合雌激素（倍美力）0.3～0.625mg＋甲羟孕酮（MAP）2.5～5mg或醋酸炔诺酮5mg；②替勃龙（利维爱）疗法：每日替勃龙1.25mg。应用GnRH－a 3个月以上，必须应用反向添加方案，有人主张在第2个月开始应用。

6）非甾体类抗炎药　是一类不含糖皮质激素的抗炎、解热、镇痛药物，是治疗子宫内膜异位症的一线药。可以通过抑制异位内膜合成前列腺素而缓解疼痛。根据需要应用，间隔不少于6小时。副作用主要为胃肠道反应，偶有肝肾功能异常。长期应用要警惕胃溃疡的可能。

（2）用药护理

1）激素治疗时间一般需要6个月以上，治疗过程中常出现一些不良反应，应嘱患者坚持用药，不良反应会在停药后消失。

> **考点提示**
>
> 假孕疗法、假绝经疗法治疗内异症有效。

2）由于药物大部分在肝脏代谢，部分患者会出现不同程度的肝细胞损害，嘱患者定期复查肝功能，如有异常应停药。

3）特别强调治疗中途不能停药，否则可能出现子宫出血、月经紊乱等问题。

> **考点提示**
>
> 目前诊断和治疗内异症的主要手段。

2. 手术治疗及护理　适用于药物治疗后症状不缓解、局部病变加剧，或生育功能未恢复、较大的卵巢内膜异位囊肿者。腹腔镜手术是首选的手术方法，目前认为腹腔镜确诊、手术＋药物为内异症的“金标准”治疗。

（1）常用手术方式

1）保留患者生育功能手术　切净或破坏所有肉眼可见的异位病灶，分离粘连、恢复正常的解剖结构，保留子宫、一侧或双侧卵巢，至少保留部分卵巢组织。适用

> **考点提示**
>
> 卵巢子宫内膜异位囊肿直径＞5cm者，应选择手术治疗。

于药物治疗无效、年轻和有生育要求的患者。术后复发率约40%，术后宜尽早妊娠或使用药物以减少复发。

2）保留卵巢功能手术　切除子宫和病灶，保留至少一侧或部分卵巢。适用于经手术治疗复发或药物治疗无效、症状明显且无生育要求的45岁以下患者。术后复发率约5%。

3）根治性手术　切除全子宫和双附件以及所有肉眼可见的病灶。适合45岁以上重症患者。术后不用雌激素补充治疗者，几乎不复发。

4）辅助性手术　如宫骶韧带切除以及骶前神经切除术，适合中位线部位的疼痛；介入治疗指在超声引导下行卵巢巧克力囊肿穿刺，不仅诊断率可达80%左右，而且可在囊内注射无水乙醇及高效孕酮，取得较好的治疗作用。

（2）手术患者的护理

1）术前护理

①术前进行血常规、肝、肾功能以及出凝血时间测定，做好血型、交叉配血的准备，完善心电图、胸片等相关检查；②认真倾听患者述说内心感受，进行疾病的知识宣教，说明手术的必要性，打消患者疑虑，保持良好的情绪，积极主动配合医护工作，争取早日恢复健康；③术前评估患者的身心情况，根据治疗方案制定护理计划和护理重点。

2）术后护理

①腹腔镜术后常规禁食禁饮，去枕平卧6小时，保持呼吸道通畅，予心电监护、低流量吸氧，监测生命体征至平稳；②注意尿管和腹腔引流管及腹部伤口的护理；③术后鼓励患者尽早下床活动，以防止粘连和促进腹腔残留气体尽快通过腹膜和肠系膜吸收入血；④子宫内膜异位症易复发，除行根治手术外，术后需要用药物治疗以减少复发。告知患者出院后坚持药物治疗，定期门诊复查。术后1个月禁性生活，1个月后门诊复查。

3. 卵巢子宫内膜异位囊肿的护理　对有卵巢子宫内膜异位囊肿患者注意观察有无扭转和破裂迹象。临床常见的是破裂，表现为急腹症，腹膜刺激征显著伴不同程度的休克，需要立即手术。护士要及时通知医生并作好剖腹探查的术前准备工作。

4. 疼痛的护理

（1）痛经剧烈者，月经期卧床休息，保持心情愉快，注意保暖，可用热水袋外敷下腹部；子宫后倾者俯卧位可以减轻疼痛；按摩、穴位疗法等物理治疗也有缓解疼痛作用；可遵医嘱给予前列腺素合成酶抑制剂或其他止痛剂以缓解疼痛。

（2）对于尚未生育者，鼓励其尽早妊娠，使异位内膜组织萎缩，分娩后痛经症状可缓解甚至消失。

5. 心理护理　耐心倾听患者的述说，向患者介绍疾病的相关知识，要坚持规范治疗，增强其治愈疾病的信心。向患者详细说明治疗经过，了解本病治疗时间较长，药物治疗的副作用等问题，使其有耐心并积极配合治疗与护理。

6. 健康指导　根据子宫内膜异位症发病机制学说，可采取以下方面的预防措施。

（1）防止经血逆流　月经期避免剧烈运动、避免性生活；先天性生殖道畸形如阴道横隔、残角子宫、无孔处女膜、宫颈闭锁或后天性炎性阴道狭窄、宫颈管粘连等引起的经血潴留，应及时手术治疗，以免经血逆流入腹腔。

（2）避免医源性异位内膜种植　月经期避免盆腔检查，若有必要，应避免重力挤压子宫；月经来潮前禁作输卵管通畅检查和宫颈及阴道手术等；人工流产术时，动作轻柔，避免造成宫颈损伤；负压吸宫时，宫腔内负压不宜过高，避免突然将吸管拔出，使宫腔血液和内膜碎片随负压被吸入腹腔。切开子宫的手术注意保护好腹壁切口。

（3）适龄婚育和药物避孕　妊娠可延缓子宫内膜异位症的发生发展；已有子女者可口服避孕药抑制排卵，促使内膜萎缩和经量减少，使子宫内膜异位症发生机会相应减少。

第二节　子宫腺肌病

当子宫内膜腺体和间质侵入子宫肌层时，称为子宫腺肌病。子宫腺肌病多发生于30～50岁的经产妇，约50%合并子宫肌瘤，15%合并盆腔子宫内膜异位症。

【病因】

一般认为多次妊娠和分娩时子宫壁的创伤和慢性子宫内膜炎可能是导致此病的主要原因。此外，由于子宫内膜基底层下缺乏黏膜下层，且子宫腺肌病常合并有子宫肌瘤和子宫内膜增生过长，故有人认为基底层子宫内膜侵入肌层可能与高雌激素的刺激有关。

【病理】

分为弥漫型和局限型两种。弥漫型常见，子宫多呈均匀性增大。子宫内病灶一般为弥漫性生长，但后壁更加明显。剖开子宫壁可见其肌层明显增厚变硬，增厚的肌纤维内常见黄褐色或蓝色小囊腔，腔内为咖啡色稀薄液体。局限型指异位子宫内膜在局部肌层中生长形成肿块，又称为子宫腺肌瘤。腺肌瘤不同于肌瘤之处在于其周围无假包膜存在，因而难以将其自肌层剥出。镜检见肌层内有呈岛状分布的子宫内膜腺体与间质。由于岛状异位内膜细胞属基底层内膜，对孕激素不敏感，故异位腺体常处于增生期，仅偶尔见到局部区域有分泌期改变。

【处理】

目前尚无根治本病的有效药物。应视患者年龄、生育要求和症状而定。

【护理评估】

（一）健康史

评估患者的年龄，特别注意30～50岁经产妇的月经周期与月经量有无改变，痛经存在的时间与程度变化，通过妇科检查了解子宫的大小、有无改变等。

（二）身体评估

1. 临床表现

（1）症状

1）痛经　是子宫肌腺病的主要症状。一般随病灶的增生长大，痛经呈进行性加剧。

2）月经过多　约50%患者主诉月经过多。原因可能是：子宫内膜面积增大；肌层存在子宫内膜影响子宫正常收缩；子宫内膜功能失调。

3）不孕　少数病灶较大的患者可引起继发不孕。

（2）体征　子宫多呈均匀性增大，一般不超过12周妊娠子宫大小，质地较硬，可有压痛。少数子宫表面不规则，呈结节状突起，可能为局限型腺肌瘤或伴子宫肌瘤所致。月经期由于病灶充血、水肿及出血，子宫可增大，质地变软，有压痛或压痛较平时明显。

2. 辅助检查

（1）B 型超声检查　子宫均匀增大，边界清楚，可见肌层中种植内膜所引起的不规则回声增强。

（2）腹腔镜或宫腔镜检查　可作为辅助诊断的方法。

（3）活组织病理检查　在腹腔镜下对可疑子宫肌层病变进行活检，可确诊。

（三）心理－社会评估

患者的心理问题表现在对痛经的恐惧和月经失调的担忧，以及由此带来生活质量下降的问题。由于病情严重和药物治疗效果差者需进行手术治疗，患者会出现抉择冲突。

【护理问题/诊断】

1. 疼痛　与异位内膜经期出血和炎性刺激有关。

2. 焦虑　与痛经、不孕、害怕手术和担心预后有关。

3. 营养失调　与经期延长、经量增多有关。

【护理措施】

1. 对症护理

（1）对年轻有生育要求或近绝经期者，可试用达那唑、孕三烯酮或 GnRH－a 等进行治疗。如有生育要求，停药后应指导尽快受孕或实施辅助生殖技术。

（2）因为子宫腺肌病对孕激素反应不敏感，宫腔放置左炔诺孕酮宫内节育器（LNG－IUS，商品名：曼月乐），可直接减少病灶中的雌二醇（E_2）受体，使 E_2 作用减弱导致子宫内膜萎缩，减少经血量；另外通过减少子宫内膜中前列腺素（PG_3）的产生，缓解痛经症状。可指导年轻不生育需要保留子宫的患者使用。

2. 手术治疗和护理

（1）若患者药物治疗无效且长期有剧烈痛经则应行全子宫切除术，卵巢是否保留取决于患者年龄和卵巢有无病变。

（2）对年轻、要求保留生育功能的子宫腺肌瘤患者可行病灶切除术，可明显改善症状但术后易复发。

（3）手术前后的护理同子宫内膜异位症。

3. 心理护理　倾听并引导患者表达真实感受，通过介绍与疾病相关的治疗和护理措施，帮助患者缓解或消除焦虑和恐惧。

目标检测

选择题

A1/A2 型题

1. 子宫内膜异位病灶最常发生在

A. 腹腔腹膜　　B. 子宫浆膜

C. 卵巢　　D. 直肠子宫陷凹

E. 宫骶韧带

2. 关于盆腔子宫内膜异位症，下列说法错误的是

A. 痛经呈渐进性加剧
B. 痛经程度与病灶大小成正比
C. 40%患者不孕
D. 周期性痛不一定与月经同步
E. 病变累及直肠陷凹及骶骨韧带时可有性生活痛

3. 子宫内膜异位症最典型的症状是
A. 不孕
B. 经期肛门坠胀感
C. 经量增多
D. 性交不适
E. 继发性痛经，进行性加重

4. 确诊子宫内膜异位症的方法是
A. 病史及妇科检查
B. B型超声检查
C. 血CA125测定
D. 抗子宫内膜抗体检测
E. 腹腔镜检查

5. 预防子宫内膜异位症的发生错误的是
A. 经期可做妇科检查
B. 人流吸宫时，宫腔内负压不宜过高
C. 剖宫产时注意保护腹壁切口
D. 及时处理宫颈粘连
E. 口服避孕药避孕

6. 随访监测子宫内膜异位症病变活动及治疗效果的有效方法是
A. B型超声检查
B. CA125测定
C. 腹腔镜检查
D. 盆腔检查
E. 抗子宫内膜抗体检测

7. 关于子宫腺肌病正确的是
A. 多数合并外在性子宫内膜异位症
B. 多发生在初产妇
C. 病灶中子宫内膜对卵巢激素敏感
D. 假孕疗法有效
E. 月经量增多，经期延长，继发痛经，子宫均匀增大和病灶较硬

8. 女性，40岁，经产妇，继发性痛经1年余，逐渐加重。妇科检查：子宫后倾，球形增大，质硬，附件未见异常。最可能的诊断是
A. 妊娠子宫
B. 子宫肌炎
C. 子宫腺肌病
D. 畸形子宫
E. 子宫肌瘤

9. 女性，28岁，G_0P_0，痛经2年，进行性加重。妇科检查：宫颈光滑，子宫大小正常，后倾，活动欠佳，峡部后壁可触及米粒大小的结节，触痛明显。最可能的诊断是
A. 子宫颈癌
B. 慢性盆腔炎
C. 子宫内膜异位症
D. 盆腔结核
E. 痛经

10. 女性，25岁，G_1P_0，痛经1年，腹腔镜检查发现右侧卵巢有直径8cm×6cm×5cm囊肿，粘连，盆腔有多处紫蓝色结节。最佳治疗方案为
A. 手术治疗
B. 达那唑或GnRH-a治疗
C. 期待疗法
D. 假孕治疗
E. 抗感染治疗

扫码“练一练”

（杨小玉）

第十八章

子宫脱垂与尿瘘妇女的护理

扫码“学一学”

学习目标

知识要点

1. 掌握子宫脱垂的临床分度和护理措施；尿瘘的临床表现和护理措施。
2. 熟悉子宫脱垂的病因、处理和预防；尿瘘的分类、病因、辅助检查、处理和预防。

技能要点

1. 能识别子宫脱垂并进行临床分度；能判断尿瘘的发生部位。
2. 能宣教子宫脱垂、尿瘘的防治知识。
3. 能说出子宫脱垂、尿瘘的护理问题/诊断并实施护理措施。

第一节　子宫脱垂

案　例

女，65 岁，G_4P_4，3 年来阴道口脱出一肿物，逐渐增大，咳嗽时伴尿液流出，患者感到非常烦恼。自诉 4 胎均在家顺产，一般产后 20 多天即下地劳动。

妇科检查：外阴Ⅱ度陈旧性裂伤，阴道前后壁膨出，阴道口外见一肿物约 12cm × 8cm × 8cm 大小，表面已角化，无异常分泌物。用力时见清亮尿液溢出，子宫萎缩，双附件未扪及。

思考题：

1. 该患者最可能的诊断是什么？
2. 处理原则是什么？
3. 请写出主要的护理问题/诊断和护理措施。

扫码“看一看”

子宫从正常位置沿阴道下降，宫颈外口达坐骨棘水平以下，甚至子宫全部脱出于阴道口以外，称子宫脱垂（uterine prolapse）（图 18－1），常伴有阴道脱垂。

考点提示

子宫脱垂的定义。

【临床分度】

我国常以患者平卧用力向下屏气时子宫下降的最低点为分度标准，将子宫脱垂分为三度（图 18－2）。

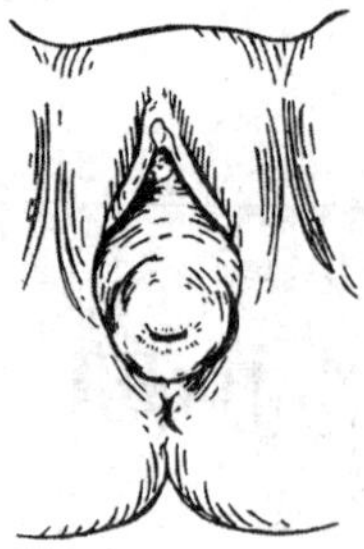

图 18－1　子宫脱垂

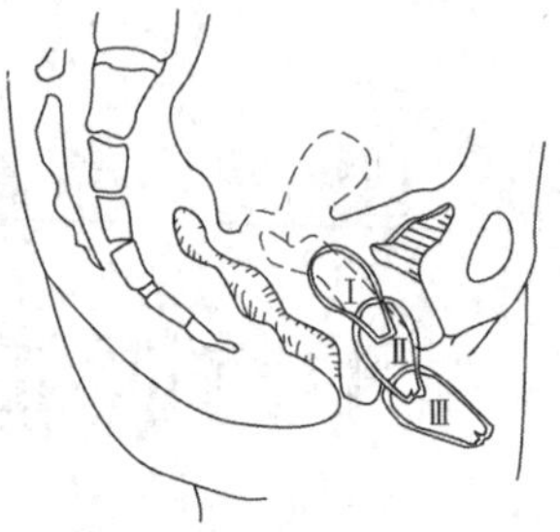

图 18－2　子宫脱垂分度

Ⅰ度　轻型：宫颈外口距处女膜缘 <4cm，但未达处女膜缘。

　　　重型：宫颈外口已达处女膜缘，在阴道口可见到宫颈。

Ⅱ度　轻型：宫颈已脱出阴道口外，但宫体仍在阴道内。

　　　重型：宫颈及部分宫体已脱出于阴道口外。

Ⅲ度　宫颈及宫体全部脱出至阴道口外。

考点提示

子宫脱垂的分度。

目前国外多采用 Bump 提出的盆腔器官脱垂定量分度法（pelvic organ prolapse quantitation，POP－Q），采用阴道上 6 个指示点（阴道前壁 Aa、Ba；后壁 Ap、Bp；中间 C、D）与处女膜之间距离描述器官脱垂程度。指示点位于阴道内，以负数记录；位于处女膜外，以正数记录；处女膜部位为0。另外还有 3 个衡量指标①生殖道缝隙（genital hiatus，gh）：尿道外口中点至阴唇后联合之间的距离。②会阴体（perineal body，pb）：阴唇后联合至肛门中点的距离。③阴道总长度（total vaginal length，TVL）：将阴道顶端复位后的阴道深度。除 TVL 外，其他指标以用力屏气时为标准（表 18－1，18－2）。

表 18－1　盆腔器官脱垂评估指示点（POP－Q 分度）

指示点	内容描述	范围（cm）
Aa	阴道前壁中线距处女膜 3cm 处，相当于尿道膀胱沟处	－3～＋3
Ba	阴道顶端或前穹隆到 Aa 点之间阴道前壁上段中的最远点	－3～＋TVL
C	宫颈或子宫切除后阴道顶端所处的最远端	－TVL～＋TVL
D	后穹隆（未切除子宫者）	－TVL～＋TVL 或空缺（子宫切除后）
Ap	阴道后壁中线距处女膜 3cm 处，与 Aa 点相对应	－3～＋3
Bp	阴道顶端或后穹隆到 Ap 点之间阴道后壁上段中的最远点，与 Ba 点相对应	－3～＋TVL

表 18－2　盆腔器官脱垂分度（POP－Q 分度）

分度	内容
0	无脱垂。Aa、Ap、Ba、Bp，均为－3cm。C、D 点在 TVL 和 TVL－2cm 之间，即 C 或 D 点量化值 <（TVL－2cm）
Ⅰ	脱垂最远处在处女膜平面上超过 1cm，即量化值 < －1cm
Ⅱ	脱垂最远处在处女膜平面上不足 1cm，即量化值 > －1cm，但 < ＋1cm
Ⅲ	脱垂最远处超过处女膜平面超过 1cm，但小于（TVL－2cm），即量化值 > ＋1cm，但小于（TVL－2cm）
Ⅳ	阴道完全或几乎完全脱垂。脱垂最远处大于（TVL－2cm），即量化值 >（TVL－2cm）

【病因】

1. 分娩损伤　为最主要的病因。在分娩过程中，盆底肌、筋膜以及子宫韧带过度伸展，张力降低，甚至出现撕裂。若产妇过早参加重体力劳动，此时损伤的组织尚未修复，过高的腹压可将子宫推向阴道以致发生脱垂。

2. 腹压增加　长期慢性咳嗽、习惯性便秘、经常超重负荷、盆腔内巨大肿瘤或大量腹水等，均可使腹压增加，迫使子宫向下移位。

3. 盆底组织发育不良或退行性变　青年未孕妇女子宫脱垂主要为先天性盆底组织发育不良所致，常合并有其他脏器如胃下垂。绝经后妇女因雌激素水平下降，盆底组织萎缩退化或多次分娩使支持组织削弱，均可发生子宫脱垂或使脱垂程度加重。

> **考点提示**
>
> 子宫脱垂最主要的病因。

4. 医源性因素　手术所造成的盆腔支持结构缺损。

【处理】

处理原则：加强或恢复盆底组织及子宫周围韧带的支持作用。

无症状者不需治疗，有症状者可采用非手术治疗或手术治疗。

1. 非手术治疗

（1）加强盆底肌肉锻炼。

（2）中药治疗　补中益气汤。

（3）子宫托　是治疗子宫脱垂的常用方法，疗效可靠，方法简单、安全。重度子宫脱垂伴盆底肌明显萎缩以及宫颈或阴道壁有炎症和溃疡者不宜使用，经期和妊娠期停用。

2. 手术治疗

（1）阴道前后壁修补术　适用于Ⅰ、Ⅱ度阴道壁脱垂患者。

（2）曼氏（Manchester）手术　阴道前后壁修补、主韧带缩短及宫颈部分切除术，适用于年轻、宫颈延长、希望保留子宫的Ⅱ、Ⅲ度子宫脱垂伴阴道壁脱垂患者。

（3）经阴道子宫全切除及阴道前后壁修补术　适用于Ⅱ、Ⅲ度子宫脱垂伴阴道壁脱垂、年龄较大、无须保留子宫的患者。

（4）阴道封闭术　分阴道半封闭术（又称 LeFort 手术）和阴道全封闭术。适用于年老体弱不能耐受较大手术、无须保留性生活功能者。

> **考点提示**
>
> 宫颈延长、希望保留子宫的Ⅱ、Ⅲ度子宫脱垂患者选用：曼氏手术。

（5）经腹壁子宫悬吊术　适用于需要保留子宫的轻度患者。

【预防】

（1）提倡计划生育，防止生育过多、过密。

（2）正确处理产程，提高助产技术　①避免产程延长。②指导产妇正确使用腹压。③保护好会阴，及时行会阴切开术。④会阴撕裂应仔细缝合。⑤避免困难阴道助产，有指征者应及时行剖宫产术。

（3）加强产褥期保健　①避免产后过早参加重体力劳动或能增加腹压的劳动。②提倡做产后保健操。

（4）积极防治慢性咳嗽、习惯性便秘等腹压增加的疾病。

【护理评估】

（一）健康史

评估患者生育史、手术史及产褥期活动情况，了解有无导致子宫脱垂的原因如分娩损伤和腹压增加等。

（二）身体评估

1. 临床表现

（1）症状　腰骶部疼痛或下坠感及阴道肿物脱出。

1）Ⅰ度患者多无自觉症状。

2）Ⅱ、Ⅲ度患者常有程度不等的腰骶部疼痛或下坠感。Ⅱ度患者在腹压增加时，有块状物自阴道口脱出，平卧休息时可变小或消失。严重者需用手推送才能将其还纳至阴道内。若脱出的子宫及阴道黏膜高度水肿，则难以回纳，使患者行动不便，长期摩擦可导致宫颈溃疡、出血甚至有脓血性分泌物渗出。

3）伴随症状　Ⅲ度患者多伴有阴道壁膨出及泌尿系统症状。一般不影响月经，子宫若能还纳通常不影响受孕。

（2）体征　宫颈及阴道黏膜增厚、宫颈肥大、宫颈显著延长。妇科检查时还应明确以下几点，以决定治疗方案：①子宫脱垂分度。②阴道壁脱垂程度及会阴陈旧性裂伤程度。③有无压力性尿失禁。④宫颈细胞学检查。

知识拓展

压力性尿失禁

压力性尿失禁指腹压突然增加导致的尿液不自主流出。

Ⅰ级尿失禁：只有发生在剧烈压力下，如咳嗽，打喷嚏或慢跑。

Ⅱ级尿失禁：发生在中度压力下，如快速运动或上下楼梯。

Ⅲ级尿失禁：发生在轻度压力下，如站立时，但仰卧位时可控制尿液。

（三）心理－社会评估

患者因长期腰骶部酸痛和子宫脱出而行动不便、排便异常，影响工作和生活，常表现为焦虑和情绪低落。

【护理问题/诊断】

1. 疼痛　与子宫下垂牵拉韧带、宫颈及阴道壁溃疡有关。

2. 排便型态异常　与阴道前后壁膨出有关。

3. 焦虑　与长期子宫脱出影响生活和工作有关。

【护理措施】

1. 指导患者配合治疗，缓解疼痛

（1）加强营养，增强体质，多卧床休息，避免重体力劳动，勿长时间站立，积极治疗慢性咳嗽。

（2）保持大便通畅，每次便后应清洗外阴和肛门，必要时可行坐浴。

（3）加强盆底肌肉锻炼：指导患者做收缩肛门运动，用力收缩盆底肌肉 3 秒以上后放松，每次 10 ~15 分钟，每日 2 ~3 次。

（4）教会患者放取子宫托（图 18 –3）。

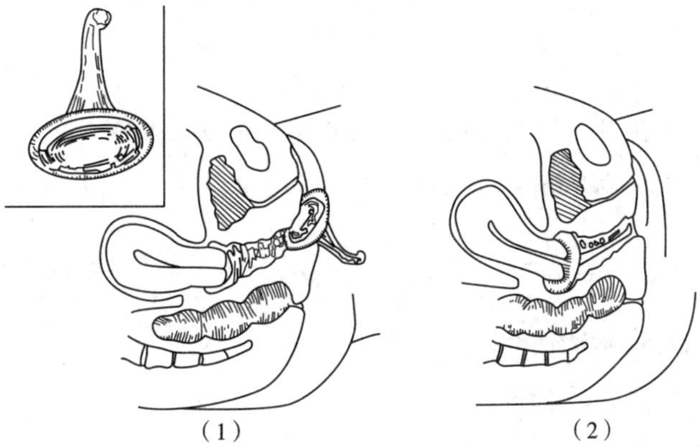

图 18 –3　子宫托的放置

1）放托　排尿、排便后，洗手，蹲下并两腿分开，一手握托柄，使托盘呈倾斜位进入阴道口内，然后将托柄边向内推、边向前旋转，直至托盘达宫颈。放妥后，托柄弯度朝前，对正耻骨弓后面。

考点提示

外阴、阴道手术的备皮范围。

2）取托　手指捏住托柄，上、下、左、右轻轻摇动，待负压消除后，向后外方牵拉，子宫托可自阴道内滑出。

3）注意事项　①在放托之前阴道应有一定水平的雌激素作用。②放置前选好子宫托的大小，以放置后不脱出又无不适感为宜。③每天早上起床后放入，睡前取出消毒后备用。④放托后应每 3 ~6 个月复查一次。

（5）手术治疗的护理　除按一般阴道手术的护理外，特殊的护理如下。

1）术前准备　①皮肤准备的范围为：上至耻骨联合上 10cm，下包括外阴部、肛门周围、臀部及大腿内侧上 1/3。②术前 3 天开始用 1∶5000 的高锰酸钾或 0.5% 的碘附液坐浴或阴道冲洗，2 次/天。③还纳子宫后嘱患者平卧于床上 30 分钟。

考点提示

子宫脱垂患者局部坐浴液常用药物及术后体位。

2）术后护理　①卧床休息 7 ~10 天。②尿管留置 10 ~14 天。③预防便秘、避免增加腹压的动作如咳嗽、下蹲等。④注意观察阴道分泌物性质、颜色和量。

2. 心理护理　向患者及家属介绍子宫脱垂的防治方法和预后，以缓解患者的焦虑和情绪低落，提供必要的帮助，促使患者早日康复。

3. 健康指导

（1）消除子宫脱垂的诱因，如提倡计划生育，加强产褥期保健，积极防治慢性咳嗽、习惯性便秘等腹压增加的疾病。

考点提示

子宫脱垂患者术后尿管留置时间。

（2）注意休息，避免重体力劳动，加强营养，增强体质。

(3) 保持外阴清洁，术后1个月复诊。

(4) 放置子宫托者应每3~6个月到门诊复查一次。

第二节 尿 瘘

☞案 例

29岁初产妇，在山区足月分娩，因第二产程延长而送上级医院。体格检查：胎膜已破，产瘤大，先露平坐骨棘，胎心消失，遂行穿颅术，手术顺利。产后第6天，诉阴道内有尿液流出，量不多。

思考题：

1. 该患者最可能的诊断是什么？

2. 发病的原因是什么？应如何预防？

3. 处理原则是什么？

4. 请写出主要的护理问题/诊断和护理措施。

生殖道与邻近器官之间形成异常通道称为生殖道瘘（图18－4）。临床上以尿瘘最多见。尿瘘（urinary fistula）是指生殖道与泌尿道之间形成的异常通道。

【分类】

根据尿瘘的发生部位，可分为如下几类。

1. 尿道瘘 尿道阴道瘘。

2. 膀胱瘘 膀胱阴道瘘、膀胱宫颈瘘、膀胱尿道阴道瘘、膀胱宫颈阴道瘘。

3. 输尿管瘘 输尿管阴道瘘、输尿管宫颈阴道瘘。

4. 复杂尿瘘 两种或多种类型的尿瘘。

5. 混合瘘 尿瘘与粪瘘同时并存。

临床上以膀胱阴道瘘和输尿管阴道瘘最多见。

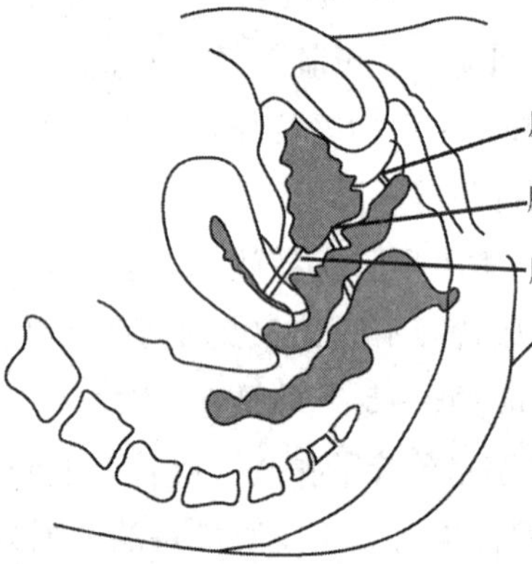

图18－4 生殖器官瘘

【病因】

1. 产伤 产伤曾经是引起尿瘘的主要原因，现仅发生在医疗条件落后的地区，多因难产处理不当所致。①创伤型尿瘘：是助产手术操作不当直接损伤所致，多见。②坏死型尿瘘：是由于骨盆狭窄或头盆不称，产程过长，阴道前壁、膀胱和尿道长时间被胎先露部压迫，以致局部缺血、坏死脱落所致。

2. 妇科手术损伤 是由于手术时分离组织粘连，伤及膀胱、输尿管或因输尿管末端游离过度，术后输尿管血供减少引发迟发性缺血性坏死，造成膀胱阴道瘘和输尿管阴道瘘。

3. 其他 外伤、膀胱结核、宫颈癌放射治疗后、晚期生殖泌尿道肿瘤、宫旁或尿道旁注射硬化剂、长期放置子宫托等，均能导致尿瘘。

【处理】

处理原则：手术治疗为主。漏尿不严重或年老体弱不能耐受手术者可采取保守治疗。

（1）结核、癌肿所致尿瘘者，应先针对病因进行治疗。

（2）产后和妇科手术后7天内发生的尿瘘，经放置导尿管或（和）输尿管导管后，偶有自愈的可能。若为膀胱阴道瘘可行耻骨上膀胱造瘘。

（3）手术治疗

1）手术时间　月经干净后3～7天。

①器械损伤的新鲜清洁瘘孔：立即修补。

②坏死型尿瘘、瘘孔伴感染、瘘管修补失败：3～6个月后待炎症消除、瘢痕软化、局部血供恢复正常再行手术。

2）手术途径　有经阴道、经腹和经阴道－腹部联合手术。

【预防】

（1）提高产科质量，正确处理产程，防止第二产程延长和滞产。

（2）经阴道手术助产时，术前应先导尿，正确使用手术器械，术后常规检查生殖泌尿道有无损伤。

（3）对产程长、膀胱及阴道受压过久、疑有损伤可能者，产后应留置尿管持续开放10～14天。

（4）妇科手术中应防止损伤膀胱和输尿管，若术时发现有损伤，应及时修补。

（5）正确使用子宫托。

（6）放射治疗时剂量不能过大。

【护理评估】

（一）健康史

评估患者有无难产史、盆腔手术史、生殖器结核及肿瘤史等，了解有无导致尿瘘的病因存在。

（二）身体评估

1. 临床表现

（1）漏尿　产后或盆腔手术后出现阴道无痛性持续性流液，是最常见、最典型的临床症状。

1）发生的时间与原因有关　①坏死型尿瘘多在产后或手术后3～7天开始漏尿。②手术损伤者术后立即开始漏尿。③腹腔镜下子宫切除中使用能量器械所致的尿瘘常在术后1～2周发生。④根治性子宫切除的患者常在术后10～21天发生尿瘘，多为输尿管阴道瘘。⑤放射损伤所致漏尿发生时间晚且常合并粪瘘。

2）漏尿的程度与瘘孔的部位、大小有关　①尿道阴道瘘：若尿道括约肌未损伤则仅在膀胱充盈或自动排尿时才漏尿。②膀胱阴道瘘或膀胱宫颈瘘：瘘孔较大，则尿液失控；瘘孔极小或瘘道弯曲则在某种体位可能不漏尿，膀胱充盈或体位改变时出现漏尿。③单侧输尿管阴道瘘：因健侧尿液仍可进入膀胱，在漏尿同时仍有自控排尿。

（2）外阴皮炎　由于尿液长期浸渍刺激，可引起外阴瘙痒和灼痛，行动不便。

（3）尿路感染　伴有膀胱结石者多有尿路感染，出现尿频、尿急、尿痛及下腹部不适等症状。

（4）闭经和不孕　可能与精神创伤或尿性皮炎合并细菌感染有关。

2. 辅助检查

（1）亚甲蓝试验

1）目的　鉴别膀胱阴道瘘、膀胱宫颈瘘或输尿管阴道瘘，协助辨认位置不明的极小瘘孔。

2）方法　将200ml稀释亚甲蓝溶液经尿道注入膀胱。

3）结果判断　①蓝色液体经阴道壁小孔溢出者为膀胱阴道瘘。②蓝色液体自宫颈外口流出者为膀胱宫颈瘘。③阴道内流出清亮尿液，说明流出的尿液来自肾脏，属输尿管阴道瘘。

（2）靛胭脂试验

1）目的　适用于亚甲蓝试验阴道流出清亮尿液的患者，诊断输尿管阴道瘘。

2）方法　靛胭脂5ml，静脉推注。

3）结果判断　10分钟内见到瘘孔流出蓝色尿液，为输尿管阴道瘘。

（3）膀胱、输尿管镜检查

1）膀胱镜检查　能了解膀胱内有无炎症、结石、憩室，明确膀胱瘘孔的位置、数目、大小、瘘孔与输尿管口和尿道内口的关系等。

2）双侧输尿管逆行插管及输尿管镜检查　可确定输尿管瘘的位置。

（4）排泄性尿路造影　了解双侧肾功能及输尿管有无异常，诊断输尿管阴道瘘、结核性尿瘘和先天性输尿管异位。

（5）肾图　了解肾功能和输尿管功能。

（三）心理-社会评估

由于漏尿，影响患者的生活和工作，表现为不愿意出门、不愿意与他人交往，社会活动减少，常伴无助感；家人和周围人群的不理解，更加重了患者的自卑和失落感。

【护理问题/诊断】

1. 排尿异常　与漏尿有关。

2. 皮肤完整性受损　与长期漏尿所致外阴皮炎有关。

3. 社交孤独　与长期漏尿不愿与他人交往有关。

4. 自尊紊乱　与长期漏尿和消极的自我评价有关。

【护理措施】

1. 制止漏尿，防治外阴皮炎

（1）保守治疗的护理　①留置尿管，卧床休息，并保持正确的体位。②每天饮水不少于3000ml。③保持外阴清洁、干燥，每天擦洗外阴2～3次。④遵医嘱用药，如雌激素制剂、氧化锌软膏等。

（2）手术治疗的护理

1）术前准备　①1∶5000高锰酸钾液，坐浴，1次/天，3～5天。有外阴湿疹者在坐浴后局部涂擦氧化锌油膏，待痊愈后再行手术。②老年妇女或闭经患者，口服雌激素制剂，可促进阴道上皮增生，有利于伤口愈合。③尿常规检查、尿培养加药敏试验，以便术后选用抗生素。④有尿路感染者先控制感染，再行手术。⑤术前数小时开始应用抗生素预防感染。⑥必要时术前给予地塞米松，促使瘢痕软化。

2）术后护理　是手术能否成功的重要环节。①尽量取俯卧位或侧卧位，以减少尿液浸泡瘘孔。②留置导尿管或耻骨上膀胱造瘘 7～14 天，保证膀胱引流通畅。③补液量不少于 3000ml/天，以增加尿量起到冲洗膀胱的作用，防止发生尿路感染。④保持外阴部清洁。⑤术后给予广谱抗生素预防感染。⑥控制饮食，以减少大便充盈，注意保持大便通畅。⑦已服用雌激素制剂者，术后继续服用一个月。⑧术后 3 个月内禁止性生活及阴道检查。⑨再次妊娠应准备行剖宫产术，如不需要再生育的，应于术后 3 个月内施行绝育手术。

2. 心理护理

（1）关心体贴患者，了解其内心的感受，多鼓励和陪伴。

（2）向患者及家属介绍疾病相关知识，告知治疗方案和护理措施，使其积极配合。

（3）鼓励患者增强治愈信心，消除自卑心理，逐渐恢复社交活动，重新获得自尊。

3. 健康指导

（1）注意休息，保持外阴清洁、干燥，加强营养，增强体质。

（2）术前服用雌激素者术后继续服用 1 个月。

（3）术后 3 个月内禁止性生活和重体力劳动。

（4）术后再次妊娠者应加强监护，剖宫产分娩。

（5）术后 1 个月复诊，如有异常情况及时复诊。

目标检测

选择题

A1/A2 型题

1. 子宫脱垂的主要原因是

A. 先天性发育异常　　B. 长期便秘
C. 多产　　D. 反复性咳嗽
E. 分娩损伤未修复和产后过早参加重体力劳动

2. 下列哪项不是子宫脱垂患者的临床特点

A. 自觉外阴有块状物脱出　　B. 尿潴留，常伴张力性尿失禁
C. 腰骶部酸痛和下坠感　　D. 常伴有月经失调
E. 不影响受孕，可经阴道分娩

3. 有关子宫脱垂使用子宫托的原则，下列哪项是错误的

A. 生殖道急、慢性炎症或宫颈有恶变可疑者禁用
B. 重度子宫脱垂者适用于子宫托
C. 子宫托的大小应适宜
D. 子宫托应在每天起床后放入，在每晚睡前取出
E. 上托后定期复查

4. 尿瘘的预防措施不包括

A. 早期诊断和治疗泌尿生殖道恶性肿瘤
B. 子宫脱垂者尽可能手术治疗，不采用子宫托

C. 手术时解剖清楚，严防误伤

D. 正确处理产程，严防第二产程延长，软产道受压过久

E. 放射治疗时剂量不能过大

5. 下列哪项症状与尿瘘无关

A. 自某次产后出现尿瘘

B. 当咳嗽时出现尿失禁，平时能自控

C. 外阴尿性皮炎

D. 尿失禁伴有闭经

E. 向一侧睡卧时，能短时自控小便，起立时则尿失禁

6. 产伤或手术引起缺血坏死型尿瘘的发生时间是产后或术后

A. 立即发生

B. 2 周发生

C. 3～7 天发生

D. 10 天发生

E. 1 个月发生

7. 膀胱阴道瘘修补术的术后护理措施，下列哪项是错误的

A. 保持尿管通畅

B. 日进液量不少于 3000ml

C. 术后应给予抗生素预防感染

D. 保持外阴清洁

E. 常规应用雌激素

8. 女性，45 岁，诉有下坠感，有尿液漏出。妇科检查：宫颈已脱出阴道口外，宫体尚在阴道内，阴道前壁显露于阴道口外。该患者属于

A. 子宫脱垂Ⅰ度轻伴膀胱膨出

B. 子宫脱垂Ⅰ度重伴膀胱膨出

C. 子宫脱垂Ⅱ度轻伴膀胱膨出

D. 子宫脱垂Ⅱ度重伴膀胱膨出

E. 子宫脱垂Ⅲ度伴膀胱膨出

9. 37 岁妇女，因“阴部有块物脱出”就诊。妇科检查见部分宫体与宫颈外露于阴道口，宫颈较长。本例恰当处理应是

A. 阴道前后壁修补术

B. 曼氏（Manchester）手术

C. 阴道纵隔形成术

D. 阴道子宫全切除及阴道前后壁修补术

E. 经腹子宫全切除术

10. 患者 45 岁，10 年前因子宫肌瘤做子宫次全切除术。现宫颈部长有手拳大肌瘤而手术。术中膀胱与宫颈部粘连紧密，手术困难。术后 6 天，诉在某一特定体位时，阴道内有尿液流出，量不多，拟诊尿瘘。应采取下列哪项措施

A. 目前尚属新鲜伤口，立即开腹行修补术

B. 留导尿管、抗炎、支持疗法，有自然愈合可能

C. 支持疗法到术后 6 个月血供正常后再行修补

D. 等下次月经干净后 3 天内行修补术

E. 不需要治疗

扫码“练一练”

（尹　红）

第十九章

不孕症妇女的护理

学习目标

知识要点

1. 掌握不孕症的病因和护理措施。
2. 熟悉不孕症的分类、检查方法和处理原则；常用辅助生殖技术的分类、适应证、常见并发症及护理措施。

技能要点

1. 能宣教不孕症的原因。
2. 能指导不孕症患者进行诊断和治疗。
3. 能说出不孕症、辅助生殖技术的护理问题/诊断并实施护理措施。

扫码“学一学”

第一节　不孕症妇女的护理

案 例

女，36岁，事业单位公务员。结婚10年来一直未孕，平时有轻微腰酸、腹痛，月经周期不规律，经量不定，有痛经，多年诊治，一直未孕。

妇科检查：子宫正常大小，双附件区有轻压痛，诊断为原发性不孕症，轻度附件炎。

思考题：

1. 该患者不孕的原因可能是什么？
2. 需要做哪些辅助检查？
3. 请写出主要的护理问题/诊断并制订相应的护理措施。

凡婚后未避孕、有正常性生活1年而未曾受孕者，称为不孕症（infertility），在男性则称为不育症。

考点提示

不孕症的定义。

【分类】

1. 根据曾否受孕分

（1）原发性不孕　婚后未避孕而从未妊娠者。

（2）继发性不孕　曾有过妊娠而后未避孕连续1年不孕者。

2. 根据不孕是否可以纠正分

（1）绝对不孕　指夫妇一方有先天或后天解剖生理方面的缺陷，无法纠正而不能妊娠者。

（2）相对不孕　指夫妇一方因某种因素阻碍受孕，导致暂时不孕，一旦得到纠正仍能受孕者。

【病因】

受孕是一个复杂的生理过程，必须具备下列条件：①卵巢排出正常卵子；②精液正常并含有正常的精子；③卵子和精子能够在输卵管内相遇并结合成为受精卵，受精卵顺利地被输送进入子宫腔；④子宫内膜已充分准备适合于受精卵着床。这些环节中有任何一个异常便能导致不孕。

不孕的病因包括女方因素、男方因素和不明原因。据调查，不孕原因中女性因素占40%～55%，男性因素占25%～40%，男女双方因素占20%～30%，不明原因占10%。

1. 女性不孕因素

（1）输卵管因素　是不孕症最常见的因素。任何影响输卵管功能的病变都可能导致不孕，如输卵管粘连、堵塞和积水，输卵管先天性发育不良、纤毛运动及管壁蠕动功能丧失，子宫内膜异位症等。

（2）卵巢因素　无排卵是最严重的导致不孕的原因。引起卵巢功能紊乱导致持续不排卵的因素有：①卵巢病变，如先天性卵巢发育不全、多囊卵巢综合征、卵巢功能早衰、功能性卵巢肿瘤、卵巢子宫内膜异位囊肿等。②下丘脑－垂体－卵巢轴功能紊乱。③全身性因素，如营养不良、压力、肥胖、甲状腺功能亢进、药物副作用等。

> **考点提示**
>
> 女性不孕症最常见和最严重的因素。

（3）子宫因素　子宫先天性畸形、子宫黏膜下肌瘤、子宫内膜分泌反应不良、子宫内膜炎、子宫腺肌症、宫腔粘连等可造成不孕或流产。

（4）宫颈因素　宫颈狭窄或先天性宫颈发育异常可以影响精子进入宫颈。宫颈炎时宫颈黏液变稠，含有大量白细胞，不利于精子的活动和穿透，可影响正常受孕。宫颈松弛可致晚期流产。

（5）阴道因素　先天性无阴道和粘连瘢痕性狭窄可影响性生活并阻碍精子进入。严重阴道炎时，阴道 pH 值发生改变，降低了精子的活力，缩短其存活时间甚至吞噬精子而影响受孕。

2. 男性不育因素　主要有生精障碍和输精障碍。

（1）精液异常　如少精，无精，弱精，畸精、死精等。许多因素可以影响精子数量、结构和功能，有些因素是永久性的，如先天发育异常；有些因素是暂时性的，如急性炎症。影响正常精子产生的因素有①先天性发育异常：如先天性发育异常（睾丸发育不全、双侧隐睾）。②生殖器感染：如睾丸炎，睾丸结核等。③其他原因：如精索静脉曲张、阴囊局部温度过高、长期接触某些有害化学物质、酗酒、吸毒等。

（2）输精管道阻塞及精子运送受阻　主要原因有生殖管道感染和创伤。①生殖管道感染：附睾及输精管结核。②外伤和手术损伤：尿道球部、尿道腹部损伤造成尿道狭窄和梗阻，精液不能排出；误伤输精管或精索，导致输精管道阻塞。③其他原因：尿道畸形如尿道下裂、尿道上裂，阳痿或早泄患者往往不能使精子进入阴道。

3. 男女双方因素

（1）缺乏性生活的基本知识　夫妇双方因为不了解生殖系统的解剖和生理结构而导致不正确的性生活。

（2）精神因素　夫妇双方过分期盼妊娠，性生活紧张而出现心理压力。此外，工作压力、经济负担、家人患病、抑郁、疲乏等都可以导致不孕。

（3）免疫因素　①同种免疫：精子、精浆或受精卵是抗原物质，被阴道或子宫内膜吸收后，通过免疫反应产生抗体物质，使精子和卵子不能结合或受精卵不能着床。②自身免疫：不孕妇女血清中存在透明带自身抗体，与透明带起反应后可阻止精子穿透卵子，因而影响受精。

4. 不明原因　指经过不孕症的详细检查，依靠现今检查方法尚未发现明确病因的不孕症。

【处理】

处理原则：针对病因进行处理；必要时可采用辅助生殖技术。

【护理评估】

（一）健康史

从家庭、社会、性生殖等方面进行全面评估。

1. 男方病史　询问既往有无影响生育的疾病史，如睾丸炎、腮腺炎、前列腺炎、结核病等；有无外生殖器损伤及手术史，如疝修补术、输精管切除术等。了解个人生活习惯、嗜好以及工作、生活环境。

2. 女方病史　询问不孕年限、性生活频率、有无避孕及方式、既往史（有无结核、内分泌疾病、手术史等）、月经史、家族史。对继发不孕者，应了解以往流产或分娩经过，有无感染史等。

3. 男女双方的相关资料　结婚年龄、婚育史、是否两地分居、性生活情况等。

（二）身体评估

1. 男方检查

（1）全身检查　重点应检查外生殖器有无畸形或病变。

（2）辅助检查　精液常规检查是不孕症夫妇首选的检查项目。正常情况下每次排出精液量为2～6ml，平均为3～4ml，不足1.5 ml为异常；pH为7.0～7.8，在室温中放置30分钟内完全液化，总精子数≥40×10^{6}，精子密度为（20～200）$\times10^{9}$/L；射精1小时内前向运动活动数（精子活率）≥50%；正常精子形态占60%～88%。

2. 女方检查

> **考点提示**
>
> 不孕症夫妇首选的检查项目。

（1）全身检查　评估体格发育及营养状况。

（2）妇科检查　了解有无处女膜过厚或较坚韧。有无阴道痉挛或横隔、纵隔、瘢痕或狭窄，有无宫颈或子宫异常，有无子宫附件压痛、增厚或肿块。

（3）特殊检查

1）卵巢功能检查　包括基础体温测定、宫颈黏液结晶检查、阴道脱落细胞涂片检查、B型超声监测卵泡发育情况、月经来潮前子宫内膜活组织检查、女性激素测定等，了解卵巢有无排卵及黄体功能。

2）输卵管功能检查　常用的方法有输卵管通液术、子宫输卵管碘油造影、输卵管镜及B型超声下输卵管过氧化氢溶液通液术等。输卵管通液术虽简便价廉但准确性不高；新型的光纤显微输卵管镜能直视整条输卵管是否有解剖结构的改变、黏膜是否有粘连和损坏，并可进行活检及粘连分离等，能显著提高输卵管性不孕的诊治。

3）性交后精子穿透力试验　上述检查未见异常时进行。根据基础体温选择在预测的排卵期进行。在试验前3天禁止性生活，避免阴道用药或冲洗。在性交后2～8小时内就诊，取阴道后穹隆液检查有无活动精子，验证性生活是否成功，再取宫颈黏液观察，有20个/HP活动精子为正常。

4）免疫检查　判断免疫性不孕的因素是男方的自身抗体因素还是女方的抗精子抗体因素。

5）宫腔镜检查　了解子宫情况，能发现宫腔粘连、黏膜下肌瘤、内膜息肉、子宫畸形等。

6）腹腔镜检查　可直接观察子宫、输卵管、卵巢有无病变或粘连，并可结合输卵管通液术，直视下确定输卵管是否畅通，必要时在病变处取活检。

（三）心理-社会评估

在中国，由于受儒家思想的长期影响，不孕症直接影响到了家庭和社会的稳定。生育被看作是妇女基本的社会职能之一，具有生育和养育能力是女性成功的标志之一，是自我实现的具体体现。不孕的诊断及其治疗也会给女性带来生理和心理上的不安。生理方面的不适包括激素治疗、试管婴儿等的干预措施，同时，不孕夫妇在希望和失望之中反复受到波折而影响心理健康。与男性比较而言，女性更容易出现心理问题。

【护理问题/诊断】

1. 知识缺乏　缺乏解剖知识和性生活知识，缺乏性技巧。

2. 自尊紊乱　与不孕症诊治过程中复杂的检查、无效的治疗效果有关。

3. 焦虑　与不知道检查和治疗结果有关。

4. 社交孤立　与缺乏家人的支持、不愿与他人沟通有关。

【护理措施】

1. 一般护理　针对不孕症的病因进行护理，积极治疗器质性疾病。

2. 指导用药　若服用氯米酚类促排卵药物，应告知此类药物的不良反应。较多见的不良反应有经间期下腹一侧疼痛、卵巢囊肿、血管收缩征兆（如潮热）等；少见的不良反应如乏力、头昏、抑郁、恶心、呕吐、体重增加、多胎妊娠、乳房不适等。采取的护理措施包括：①教会妇女在月经周期的正确时间服药。②说明药物的作用及副作用；如出现不良反应应及时就诊。③指导妇女在妊娠后立即停药。

3. 教会妇女提高妊娠的技巧　①保持健康状态，如注重营养、减轻压力、增强体质等。②与伴侣进行沟通，可以谈论自己的希望和感受。③不要把性生活单纯看作是为了妊娠而进行。④在性生活前、中、后勿使用阴道润滑剂或进行阴道灌洗。⑤不要在性生活后立即如厕，而应该卧床，并抬高臀部，持续20～30分钟，以使精子进入宫颈。⑥在排卵期增加性生活次数。

4. 心理护理　不孕症对于不孕夫妇来说是一个生活危机，不孕的时间越长，夫妇对生活的控制感越差，因此应帮助他们尽快度过悲伤期。首先应提高妇女的自我控制感，了解不孕妇女过去处理压力的有效方法，可以把这些措施应用于对待不孕带来的压力。指导妇女可以采用放松的方式如适当的锻炼、加强营养、提出疑惑等减轻压力；其次，降低妇女的孤独感，鼓励多参加社会活动，多与家人进行沟通，提高自我评价。最后，帮助夫妇进行交流，提高妇女的自我形象。

5. 健康指导　①保持愉快的心情：若心情紧张干扰神经内分泌功能，影响到卵泡的发育，从而影响受孕。②注意自我保护：如果经常接触放射线、电离辐射或者是某些有毒物质等，要注意做好防护措施，重视自我保护，使不孕的因素降低。③减少人流手术：要注意做好避孕措施，尽量避免人流手术，以免由于术后感染导致不孕。④定期体检：如果发现自己有异常的症状，要尽快到医院进行检查和治疗，以免病情加重，对生育造成影响。

知识拓展

不孕症的治疗

清除焦虑戒烟酒，生活规律增体质。性生活选排卵期，子宫后位臀抬起。宫口狭窄扩宫颈，发育不良调周期。畸形闭锁施手术，炎症粘连对因治。氯米芬促排卵，促性腺素高效剂。溴隐亭抑催乳素，高乳素者较适宜。

第二节　辅助生殖技术

案例

女，32岁，原发不孕、继发性闭经，对其进行IVF－ET的评估，其配偶精液分析正常。

思考题：

1. 建议该患者做哪些检查？
2. 对该患者应进行哪些信息的告知？

辅助生殖技术（assisted reproductive techniques，ART）指在体外对配子和胚胎采用显微操作技术，帮助不孕夫妇受孕的一组方法。包括人工授精、体外受精和胚胎移植及其衍生技术等。

【分类】

1. 人工授精（Artificial Insemination，AI）　是将精液通过非性生活方式注入女性生殖道内，使其受孕的一种技术。按精液来源不同分两类：①丈夫精液人工授精（artificial insemination with husband，AIH）。②供精者精液人工授精（artificial insemination with Donor，AID）。

（1）适应证

1）AIH 适应证　①男方患性功能障碍（阳痿、早泄、尿道下裂、性生活后实验异常经治疗仍无显效者，但精液正常或轻度异常）。②女方先天或后天生殖道畸形。③宫颈性不孕（宫颈管狭窄、宫颈黏液异常、抗精子抗体阳性等）。

2）AID 适应证　①不可逆的无精子症，严重的少精症、弱精症和畸精症。②射精障碍。③男方家族有不宜生育的遗传性疾病。④输精管复通失败。⑤母儿血型不合。

（2）禁忌证　①患有严重全身性疾病或传染病。②严重生殖器官发育不全或畸形。③重度宫颈柱状上皮异位。④输卵管梗阻。⑤无排卵。

（3）AID 供精者的选择　①智商高，身体素质好，五官端正，体格健壮，已婚已育的青壮年志愿者。②无遗传性疾病和遗传性疾病家族史。③供受精者双方互相不认识。④供受精者双方血型最好相同。

（4）AID 的管理　按国家法规，目前 AID 精子来源一律由国家卫生健康委员会认定的人类精子库提供和管理。具体要求是：①建立供精者档案。②人工授精前对采集的供精者精液进行常规检查。③取精前禁欲 5～7 天，要求 24 小时内禁饮含酒精饮料。④供精者泌尿生殖道性病检查。⑤已使受精者受孕达 5 人次时，不能再使用此供精者的精液。

（5）AID 的安全性　AID 最危险的是性传播疾病。沙眼衣原体可以通过 AI 传给受精者而造成许多不良后果，如盆腔炎或输卵管梗阻性不孕等，因此，必须对供精者进行沙眼衣原体检查；而 HIV 感染后 3 个月其血清才呈阳性反应，故美国生殖学会禁止用新鲜精液而必须采用冷冻精子进行 AI 技术。

（6）AI 主要步骤

1）收集及处理精液　用干净无毒取精杯经手淫法取精。根据 WHO 的标准，在 Makler 精子计数器上计算精子的浓度和活动度。

2）促进排卵或预测自然排卵的规律。

①促进排卵　排卵障碍者可促排卵治疗，单用或联合用药。

②预测排卵　可通过月经周期推算、基础体温测定、宫颈黏液检查、B 型超声监测、实验室检查 E_2 和 LH 预测排卵。

3）选择 AI 时间　受孕的最佳时间是排卵前后的3～4 天，于排卵前后各注射 1 次精液。

4）方法　人工授精的妇女取膀胱截石位，臀部略抬高，妇科检查确定子宫位置，以阴道窥器暴露宫颈，无菌棉球拭净子宫外口周围黏液，然后用 1ml 干燥无菌注射器接于人工授精的塑料管，吸取精液 0.3～0.5ml，通过插入宫腔的导管注入宫腔内受精。

> **考点提示**
>
> 1. 供精者精液人工授精可使受精者的人数。
>
> 2. 女性受孕的最佳时间。

2. 体外受精与胚胎移植　体外受精与胚胎移植（in vitro fertilization and embryo transfer, IVF－ET），即试管婴儿。体外受精指从妇女体内取出卵子，放入试管内培养一个阶段与精子受精后发育成早期胚泡。胚胎移植指将胚泡移植到妇女宫腔内使其着床发育成胎儿的全过程。

（1）适应证　①输卵管堵塞性不孕症，为最主要的适应证。②原因不明的不孕症。③子宫内膜异位症经治疗长期不孕者。④输卵管结扎术后子女发生意外或输卵管吻合术失败者。⑤多囊卵巢综合征经保守治疗长期不孕者。⑥其他，如免疫因素不孕者、男性因素不孕者。

（2）术前准备　详细了解和记载月经史及近期月经情况、妇科常规检查，进行 B 型超声检查、诊断性刮宫、输卵管造影、基础体温测定、女性内分泌激素测定、自身抗体检查及抗精子抗体检查、男方精液检查、男女双方染色体检查以及肝肾功能检查、血尿常规检查等。

3. IVF－ET 的主要步骤　见图 19－1。

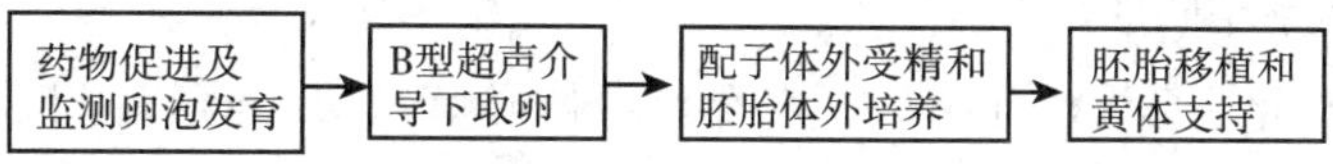

图 19－1　IVF－ET 步骤

【常见并发症】

> **考点提示**
>
> 辅助生殖技术常见的并发症。

1. 卵巢过度刺激综合征（ovarian hyperstimulation syndrome，OHSS）　是一种由于诱发超排卵所引起的医源性并发症。其发生原因与超排卵药物的种类、剂量，治疗方案，不孕症妇女的内分泌状态等诸多因素有关。轻度表现为腹胀，伴食欲减退、乏力、卵巢增大；中度有明显腹痛，伴有腹围增大、双侧卵巢明显增大；重度腹胀痛加剧，大量腹水、胸水可导致血液浓缩、肝肾功能损害、电解质紊乱。

2. 流产　可能与下列因素有关：女方的年龄偏大，其卵细胞的染色体畸变率较高；多胎妊娠；诱发超排卵后的内分泌激素环境对胎盘发育的影响；黄体功能不全及胚胎自身发育异常等。

3. 多胎妊娠　多胎妊娠是诱发超排卵常见的并发症。

4. 卵巢或乳腺肿瘤　由于使用大剂量的促性腺激素，使不孕症妇女反复大量排卵及较长时期处于高雌激素和孕激素的内分泌环境，有可能导致卵巢和乳腺肿瘤的机会增多。

【护理评估】

评估不孕症夫妇年龄、身体情况，不孕症诊断、治疗过程以及疗效等方面的内容。在选择实施辅助生育技术治疗前，检查相关生育许可证明、签署知情同意书，评估并完善治疗前全部检查。在治疗前、治疗中和治疗后评估不孕症夫妇的心理问题。

【护理问题/诊断】

1. 焦虑　与人工授精或试管婴儿治疗是否成功以及药物对自身和孩子的影响以及治疗费用等因素有关。

2. 疼痛　与手术操作和反复药物注射引起身体创伤有关。

3. 知识缺乏　与缺乏辅助生殖技术治疗和护理的相关知识有关。

4. 抑郁　与治疗效果差、治疗中断、治疗失败以及家人、周围人的歧视有关。

5. 潜在并发症　卵巢过度刺激综合征。

【护理措施】

1. 治疗前的准备

（1）寻求不孕症治疗的夫妻，行为必须符合国家有关计划生育政策。做人工授精及做试管婴儿的不孕夫妻需准备好夫妻双方的身份证（护照）原件、夫妻双方的结婚证原件、符合国家当地人口与计划生育法规和条例、由县或区级计划生育部门审批的二胎指标证明或相关部门开具的未生育证明，交医护人员查验并保留复印件。港澳台、涉外婚姻及外籍人士应出示当地身份证或护照及婚姻证明并交复印件保存备案。

（2）治疗前应耐心解答他们提出的疑问，详细讲解各项辅助生殖技术的特点、适应证、所需费用等问题，使不孕症夫妻在知情的状态下谨慎选择适合的助孕技术，并能够正确看待和理解治疗成功率等问题。

（3）治疗前3个月及治疗开始后，夫妻要保持心情愉快，避免过于劳累，避免发生身体的各种不适如感冒、牙痛、发烧、咽炎、扁桃体炎发作等，不用对卵子和精子可能有不良影响的药物。丈夫前6个月最好不要有高于38℃的发热，戒除烟酒。

2. 用药过程的护理

（1）严格遵守促排卵药物应用的个体化原则和适时调整的要求，协助医生严密监测卵泡发育并配合取卵。

（2）对有OHSS倾向者，遵医嘱于采卵当日给予静脉滴注白蛋白，必要时可以放弃该周期，将取出卵细胞进行体外受精，所获早期胚胎冷冻保存，待自然周期再进行胚胎移植。

（3）对中、重度卵巢刺激综合征的患者，注意观察病情变化，每4小时测一次血压、脉搏、体温、呼吸，记录每日液体出入量；每天测量体重、腹围，监测血细胞比容、白细胞计数、血电解质、肾功能情况等，并遵医嘱给予静脉滴注白蛋白、低分子右旋糖酐、前列腺素拮抗剂等。

3. 实施取卵和移植术时的监护及术后护理

（1）实施人工授精、卵巢取卵、胚胎移植、配子移植时，注意观察患者血压、脉搏、呼吸、心率等变化，发现异常及时采取应对措施。

（2）术后护理

1）患者术后应卧床休息24小时，限制活动3～5天。

2）胚胎移植后遵医嘱给予黄体酮或hCG保胎。

3）移植后14天做尿妊娠试验或血β-hCG检测，判断是否妊娠；移植后4～5周做阴道超声检查，了解宫内胚胎情况（有无胎囊、胎芽及胎心、有无多胎）；确定宫内妊娠者，按高危妊娠监护。

4. 心理护理 辅助生殖技术是不孕症妇女最后的希望，一旦失败后常感到不解与失望，对治疗过程的艰辛、所付出的心力感到不公平，对不孕的结果深感无奈，自我贬低，感到绝望。此时应帮助不孕症夫妻面对现实，鼓励他们过正常的生活并投入到公益活动中，有助于肯定自我，建立正向自我概念。对放弃治疗考虑领养孩子的选择给予支持。

5. 健康指导

（1）胚胎移植受孕的妇女可从胚胎移植往前推14天作为计算预产期日期。一旦发现3胎及3胎以上妊娠必须减胎。因胎儿为珍贵儿，分娩建议行剖宫产。

（2）采用辅助生殖技术妊娠者，流产和异位妊娠发生率高，如发现疑似症状应及时就诊。

（3）胚胎移植失败的妇女，应进一步分析病情，2～3个月后可考虑第二次治疗。

目标检测

选择题

A1/A2 型题

1. 绝对不孕是指

   A. 凡婚后未避孕，有正常性生活，同居 1 年以上而未妊娠者

   B. 婚后未避孕且从未妊娠者

   C. 曾有过妊娠而后未避孕而连续 1 年不孕者

   D. 夫妇一方在先天或后天解剖生理方面的缺陷，无法纠正而不能妊娠者

   E. 夫妇一方因某种原因阻碍受孕，导致短暂不孕，一旦得到纠正仍能受孕者

2. 女性不孕最常见的病因是

   A. 输卵管因素　　B. 宫颈炎

   C. 子宫黏膜下肌瘤　　D. 阴道炎

   E. 子宫内膜异位症

3. 下列哪项不属于辅助生殖医学技术

   A. AIH　　B. AID

   C. 人工周期　　D. IVF - ET

   E. AI

4. 胚胎移植后的护理哪项正确

   A. 卧床休息 2 小时后可自由活动　　B. 卧床休息 24 小时，限制活动 3 ~ 5 天

   C. 第 7 天，检验血、尿 hCG　　D. 第 21 天，检验血、尿 hCG

   E. 按正常妊娠护理

5. 女性，30 岁，月经规律，未避孕 1 年不孕，3 年前药物流产时因不全流产行清宫术，术后出现高热、腹痛，抗生素治疗后好转。男方精液检查正常。对该妇女首要的检查是

   A. 腹腔镜检查　　B. 宫腔镜检查

   C. 卵巢功能检查　　D. 子宫输卵管造影检查

   E. 结核菌素试验

6. 女性，32 岁，原发不孕 3 年，月经规律，基础体温双相型，基础内分泌检查正常，子宫输卵管造影示双侧输卵管峡部不通。丈夫精液检查正常。治疗应选择

   A. 监测排卵　　B. AIH

   C. IVF - ET　　D. AID

   E. 再次复查输卵管是否通畅

A3/A4 型题

（7 ~ 8 题共用题干）

女，28 岁，婚后 4 年未孕，月经 $18\frac{3\sim4\text{天}}{1\sim3\text{月}}$，量中等，无痛经。妇科检查：阴道通畅，宫体后位、正常大小、活动，附件未扪及异常。基础体温测定呈单相型。男方精液检查正常。

7. 该妇女不孕的原因可能是

A. 子宫后位
B. 宫颈炎
C. 无排卵
D. 子宫内膜不规则脱落
E. 黄体发育不全

8. 应采取的治疗手段是

A. 月经后半期应用孕激素
B. 应用氯米酚
C. 应用维生素 E
D. 应用雌激素
E. 应用 E－P 序贯疗法

扫码“练一练”

（王爱梅）

第五篇

计划生育

第二十章

计划生育

扫码“学一学”

学习目标

知识要点

掌握计划生育的内容；避孕方法的种类；放置与取出宫内节育器的适应证、禁忌证；女性常用的绝育方法和术后并发症；各种终止妊娠方法的适应证、禁忌证、并发症及处理。

技能要点

1. 能指导妇女正确服用短效避孕药，指导妇女放置与取出宫内节育器正确的手术时间，能对各种计划生育手术妇女的术后进行健康指导。
2. 能实施计划生育的宣传、咨询和健康指导。

第一节 概 述

> **考点提示**
>
> 1. 计划生育的具体内容。
> 2. 节育方法。

计划生育是通过采用科学的方法实施生育调节。实行计划生育是我国的一项基本国策。科学地控制人口数量，提高人口素质，使人口增长与经济、资源、环境和社会发展计划相适应。根据我国国情，计划生育的具体内容包括①晚婚：按法定年龄推迟 3 年以上结婚。②晚育：按国家法定年龄推迟 3 年以上生育。③节育：提倡一对夫妇生育一个子女，及时采取安全、有效、合适的避孕措施。④优生优育：避免先天性缺陷代代相传，防止后天因素影响后天发育，目的是提高人口素质，包括提高身体健康素质、思想道德品质和科学文化水平。

节育包括避孕和绝育，以避孕为主。

避孕是暂时不受孕。做好避孕方法知情选择，是实现计划生育优质服务的根本。我国目前常用的女性避孕方法有工具避孕、药物避孕及外用避孕法；男性避孕的主要方法为阴茎套避孕法。绝育是永久不生育。女性常用输卵管结扎或粘堵术；男性选用输精管结扎术。

节育一旦失败所采取的补救措施为终止妊娠，早期妊娠可以进行人工流产，中期妊娠则需行引产术。

本篇主要介绍采取避孕、绝育及避孕失败补救措施妇女的护理。

第二节　避孕方法

案例

女，34岁，因停经60天行人工流产术。既往体健，月经规律，15岁初潮，月经周期为26～28天，持续3～7天，量中，经期无不适。5年前足月顺产一女婴，产后曾采用避孕套、安全期避孕法，但失败率高，为此曾两次人工流产，此次又因避孕措施失败再次接受人工流产术，因此感到非常烦恼，希望能落实一种较为可靠的避孕措施。

思考题：

1. 避孕方法有哪几种？
2. 请您根据该妇女的实际情况，结合所学知识提出合理的建议。
3. 如果该妇女选择宫内节育器避孕，请指导其放置时间和术后的注意事项。

避孕是通过采用药物、器具以及利用妇女的生殖生理自然规律，使妇女暂时不受孕。常用的避孕方法有工具避孕和药物避孕。

一、工具避孕

工具避孕是利用器具阻止精子和卵子结合或通过改变宫腔内环境达到避孕目的的方法。常用的避孕器具有阴茎套、阴道套及宫内节育器。

（一）阴茎套

阴茎套也称避孕套，性生活前将其套在阴茎上，作为屏障阻止精子进入阴道而达到避孕的目的。避孕套为筒状优质薄乳胶制品，筒径有29、31、33、35mm 4种，顶端呈小囊状，容量为1.8ml，射精时精液储留在小囊内。使用前选择合适型号的阴茎套，吹气检验证实其无漏孔后，排去贮精囊内空气后使用。射精后在阴茎尚未软缩时即捏住套口与阴茎一起取出。每次性生活均应更换新的阴茎套。正确使用避孕率高，达93%～95%。阴茎套还具有防止性传播疾病和帮助治疗自身免疫不孕的作用，故应用广泛。

> **考点提示**
>
> 阴茎套既可避孕，又可防止性传播疾病的避孕方法。

（二）阴道套

阴道套也称女用避孕套（female condom）既能避孕，又能防止艾滋病等性传播疾病。目前我国尚无供应。

（三）宫内节育器

宫内节育器（intrauterine device，IUD）是一种安全、有效、简便、经济、可逆的避孕工具，为目前我国育龄妇女的主要避孕措施。

> **考点提示**
>
> 目前我国应用最广泛的避孕方法。

1. 种类　宫内节育器分为两大类（图20－1）。

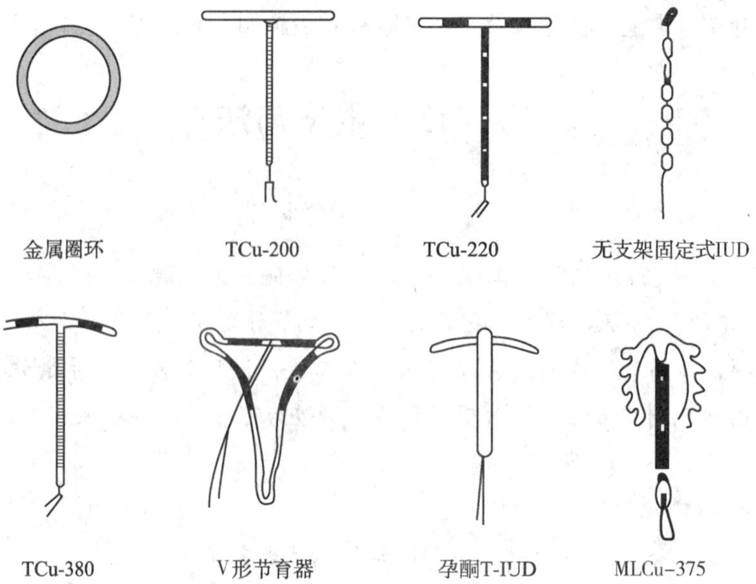

图 20－1　常用宫内节育器

（1）惰性宫内节育器（第一代 IUD）　由惰性材料如金属、硅胶、塑料等制成。由于不锈钢圆环带器妊娠率和脱落率高，自 1993 年起已停止生产使用。

（2）活性宫内节育器（第二代 IUD）　其内含有活性物质如金属铜、孕激素、药物等，可以提高避孕效果并减少副作用。分为带铜 IUD 和含药 IUD 两大类。

1）带铜 IUD　是我国目前临床首选的宫内节育器，在宫内持续释放具有生物活性、有较强抗生育能力的铜离子。从形态上分为 T 形、V 形、宫形等多种形态，不同形态的 IUD，根据含铜的表面积，有 TCu－220（T 形、含铜表面积 200mm^2）、TCu－380A、VCu－200 等，均带有尾丝，便于检查及取出。①带铜 T 形宫内节育器（TCu－IUD）：是我国临床最常用的宫内节育器，一般放置 5～7 年，含铜套 IUD 放置时间可达 10～15 年。②带铜 V 形宫内节育器（VCu－IUD）：是我国常用的宫内节育器之一，可放置 5～7 年。其带器妊娠率及脱落率低，但因症取出率较高。③母体乐（MLCu－375）：可放置 5～8 年。④含铜无支架 IUD：又称吉妮 IUD，一根尼龙线上串有 6 个铜套串，顶端有小结固定在子宫肌层，使 IUD 悬挂在宫腔，放置时间可达 10 年。

2）含药 IUD　将药物储存于节育器内，通过每日微量释放提高避孕效果，降低副作用。目前我国临床主要应用含孕激素 IUD 和含吲哚美辛 IUD，有效期为 5 年。

2. 避孕原理　目前，作用机制尚不完全清楚。

（1）对精子和胚胎的毒性作用　①IUD 引起宫腔内局部炎性反应，分泌的炎性细胞对胚胎有毒性作用。同时产生大量巨噬细胞覆盖于子宫内膜，影响受精卵着床，并能吞噬精子及影响胚胎发育。②铜离子具有使精子头尾分离的毒性作用，使精子不能获能。

（2）干扰受精卵着床　IUD 使宫内膜细胞雌激素受体停留在胞质内，导致宫内膜生物学变化，干扰受精卵着床。IUD 机械性压迫使宫内膜缺血、间质萎缩、腺上皮变性和坏死。含铜 IUD 释放的铜离子进入细胞核和线粒体，干扰细胞正常代谢。含孕激素的 IUD 抑制宫内膜增生，使内膜超前转化，干扰受精卵着床。

（3）左炔诺孕酮 IUD 的避孕作用　①使腺体萎缩，间质蜕膜化，间质炎性细胞浸润，不利于受精卵着床。②改变宫颈黏液性状，使宫颈黏液稠厚，不利于精子穿透。

3. 宫内节育器放置术

（1）适应证　凡育龄妇女无禁忌证、要求放置 IUD 者。

（2）禁忌证　①生殖器官急、慢性炎症或生殖器官肿瘤。②近 3 个月内有月经失调、不规则阴道流血。③妊娠或可疑妊娠。④子宫畸形。⑤人工流产术后子宫收缩不良，疑有妊娠组织残留或感染。⑥宫颈内口过松，重度宫颈裂伤或Ⅲ度子宫脱垂。⑦严重全身性疾病。⑧有铜过敏史者，禁止放置含铜 IUD。⑨宫腔 < 5.5cm 或大于 9.0cm 者。

> **考点提示**
>
> 宫内节育器放置时间。

（3）放置时间　①月经干净后 3 ~ 7 天无性生活，含孕激素 IUD 在月经第 4 ~ 7 天放置。②产后 42 天子宫恢复正常大小，恶露已净，会阴切口已愈合。③剖宫产术后半年。④哺乳期闭经排除早孕后。⑤自然流产于转经后放置，药物流产 2 次正常月经后放置，人工流产术后宫腔深度 < 10cm 可放置。⑥紧急避孕在性生活后 5 日内放置。

（4）放置方法　受术者排尿后取膀胱截石位，常规消毒外阴、阴道，铺巾。双合诊检查子宫位置、大小、形状及附件情况。阴道窥器暴露宫颈后消毒，以宫颈钳钳夹宫颈前唇，用子宫探针顺子宫位置探测宫腔深度，选择大小合适的节育器。用放置器将节育器推送入宫腔底部，若带有尾丝的节育器，应在距宫颈外口 2cm 处将尾丝剪断。观察无出血，即可取出宫颈钳和阴道窥器。

（5）术后健康指导　①术后休息 3 日，避免重体力劳动 1 周。②术后 2 周内禁止性生活及盆浴，保持外阴清洁。③术后 3 月内每次经期或大便时注意观察有无 IUD 脱落。④术后第一年 1、3、6、12 个月进行随访，以后每年复查 1 次，直至取出，特殊情况及时就诊。

4. 宫内节育器取出术

（1）适应证　①计划再生育者或已无性生活不在需避孕者。②放置期限已满需要更换者。③改用其他避孕措施或绝育者。④绝经过渡期停经 1 年内。⑤带器妊娠者，包括宫内和宫外妊娠。⑥有并发症及副作用，经治疗无效者。

（2）取器时间　①一般于月经干净后 3 ~ 7 天。②出血多者随时取出。③带器妊娠者于人工流产同时取出。④带器异位妊娠者，术前行诊断性刮宫时取出或在术后出院前取出。

（3）取器方法　①取器前需通过查看尾丝、B 型超声、X 线检查，确定宫腔内节育器及其类型。②常规消毒和检查。③有尾丝者，用血管钳夹住后轻轻牵引取出，无尾丝者，先用子宫探针查清 IUD 的位置，再用取环钩或长钳牵引取出。如遇困难，可在 B 型超声、X 线监视下或借助宫腔镜取器。

（4）术后健康指导　术后休息 1 天，禁止性生活及盆浴 2 周。

5. 宫内节育器的副作用及护理

（1）不规则阴道流血　最常见。表现为经期延长，经量过增多或少量点滴出血。若出血时间过长应给予抗生素，同时给予前列腺素合成酶抑制剂如氟芬那酸 0.2g，每天 3 次，共 3 ~ 5 天。抗纤溶蛋白制剂 6 - 氨基己酸 2g，每天 3 次，共 3 ~ 5 天；或氨甲环酸 1 ~ 2g，每天 3 次，共 3 ~ 5 天。

（2）白带增多或下腹胀痛　应根据具体情况明确诊断后对症处理。

6. 宫内节育器的并发症及护理

（1）感染　常因放置节育器时无菌操作不严或节育器尾丝导致上行感染而并发盆腔炎

症，特别是生殖器本身存在感染灶时，易形成急性或亚急性发作。一旦发生感染，应用抗生素积极治疗并取出节育器。

（2）节育器嵌顿　多因节育器放置时损伤宫壁或带器时间过长，致部分器体嵌入子宫肌壁，应立即取出。

（3）节育器异位　原因有：①子宫穿孔，操作不当将节育器放置于宫腔外。②节育器过大、过硬或子宫壁薄而软，子宫收缩造成节育器逐渐移位至宫腔外。确诊节育器异位后，应经腹或腹腔镜下将节育器取出。对有子女者，建议在手术同时行输卵管结扎术。

（4）宫内节育器下移或脱落　原因有：①操作不规范，未将节育器放至子宫底部。②节育器与宫腔大小、形态不符。③宫颈内口过松及子宫过度敏感。④月经过多。

（5）带器妊娠　多见于 IUD 下移、脱落或移位。一经确诊，行人工流产同时取出 IUD。

二、药物避孕

药物避孕也称为激素避孕（hormonal contraception），是指女性使用甾体类激素达到避孕效果，是一种高效的避孕方法。甾体类避孕药的激素成分是由雌激素和孕激素配伍组成。

（一）甾体类激素避孕药的作用机制

考点提示

药物避孕的原理。

1. 抑制排卵　通过干扰下丘脑－垂体－卵巢轴的正常功能，抑制下丘脑释放 GnRH，使垂体分泌 FSH 和 LH 减少；同时影响垂体对 GnRH 的反应，不出现排卵前 LH 高峰，因此不发生排卵。

2. 干扰受精和着床　①孕激素可增加宫颈黏液黏稠度，降低拉丝度，不利于精子穿透，阻碍受精。②雌、孕激素持续作用，使输卵管的正常分泌和蠕动频率发生改变，从而影响受精卵正常的运行速度，干扰受精卵着床。③避孕药抑制子宫内膜增殖变化，使子宫内膜与胚胎发育不同步，不适于受精卵着床。

（二）适应证与禁忌证

1. 适应证　健康育龄妇女。

2. 禁忌证　①严重心血管疾病。②急、慢性肝炎或肾炎等。③血液病或血栓性疾病。④内分泌疾病，如需胰岛素控制的糖尿病患者、甲状腺功能亢进者。⑤恶性肿瘤、癌前病变、子宫或乳房肿块者。⑥哺乳期，产后未满 6 个月或月经未来潮者。⑦月经稀少或年龄 >45 岁者。⑧精神病生活不能自理者。另外年龄 >35 岁的吸烟妇女，不宜长期服用避孕药，以免引起卵巢功能早衰。

（三）避孕药种类、用法及注意事项

包括口服避孕药、长效避孕针、探亲避孕药、缓释系统避孕药和避孕贴剂。

1. 口服避孕药（oral contraceptive，OC）

（1）复方短效口服避孕药　以孕激素为主，雌激素为辅构成的复方避孕药。用法及注意事项①单相片：自月经周期第 5 天起，每晚 1 片，连服 22 天。若漏服必须于次晨补服。一般于停药后 2～3 天出现撤药性出血，类似月经来潮，于月经第 5 天，开始下一个周期用药。若停药 7 天尚无阴道流血，于当晚或开始服用第 2 周期药物。②三相片：于月经周期第 3 天开始服药，每天 1 片，先服黄色片 6 片，再服白色片 5 片，最后服棕色片 10 片，连服 21 天不间断。若停药 7 天尚无撤药性出血，于当晚开始服下一个周期三相片。

（2）长效口服避孕药 主要由长效雌激素和人工合成的孕激素配伍制成。胃肠道吸收长效的炔雌醇后，储存在脂肪组织内缓慢释放起长效避孕作用，因副作用较多，已较少应用，将被淘汰。

2. 长效避孕针 目前有单孕激素制剂和雌、孕激素复合制剂两种。

（1）单孕激素制剂 醋酸甲羟孕酮避孕针，每隔 3 个月肌内注射 1 针；庚炔诺酮避孕针，每隔 2 个月肌内注射 1 针。适用于哺乳期妇女避孕。

（2）雌、孕激素复合制剂 首次于月经周期第 5 天和第 12 天各肌内注射 1 支，以后在每次月经周期第 10 ~ 12 天肌内注射 1 支，一般于注射后 12 ~ 16 天行经。每月肌内注射 1 次，避孕一个月。

3. 探亲避孕药 适用于短期探亲夫妇。探亲避孕药不受月经周期时间的限制，在任何一日开始服用均发挥避孕作用。但因用药剂量较大，已经很少使用。

4. 缓释系统避孕药 是将避孕药（主要是孕激素）与具备缓释性能的高分子化合物制成多种制剂型，一次给药，避孕药在体内缓慢释放，以维持恒定的血药浓度，达到长效避孕效果。

（1）皮下埋植剂 含左炔诺孕酮，商品名为 Norplant，有Ⅰ型和Ⅱ型。埋植后，Norplant 硅胶囊（棒）恒定缓慢地向血液循环中释放左炔诺孕酮。皮下埋植剂不含雌激素，可用于哺乳期妇女。因能随时取出，使用方便，取出后恢复生育功能迅速。皮下埋植剂避孕时间为 5 年，有效率为 99% 以上。用法及注意事项：月经周期第 7 天在上臂内侧做皮下扇形插入，埋植后 24 小时即可发挥避孕作用。

（2）缓释阴道避孕环 以硅胶为载体含孕激素的阴道环，国产的阴道环内含甲地孕酮，称为甲地孕酮硅胶环，一次放置避孕 1 年，经期不需取出。避孕有效率达 99.4%。

（3）避孕贴剂 贴剂中含有人工合成的雌激素及孕激素储药区，粘贴于皮肤后，可按一定的药物浓度和比例释放，通过皮肤吸收，发挥避孕作用。月经周期第 1 天使用，每周 1 贴，连用 3 周，停药 1 周，效果同口服避孕药。

5. 外用避孕药 通过阴道给药杀精或改变精子功能起到避孕作用。目前广泛使用的为非离子型表面活性剂，如以壬苯醇醚为主药制成避孕药膜，具有快速高效杀精能力。将药膜揉成团状，于性生活前 10 分钟放入阴道深处，待其溶解后即可性生活。若正确使用，避孕率可达 95% 以上。

（四）药物副作用及处理

1. 类早孕反应 雌激素刺激胃黏膜可引起头晕、乏力、恶心、食欲减退，严重者发生呕吐。轻症无须处理，坚持服药数日后常自行缓解，症状严重者可服维生素 B_6 20mg、维生素 C 100mg 或甲氧氯普胺 10mg，每天 3 次，连服 7 天，可缓解症状。

2. 阴道流血 服药期间出现不规则少量阴道流血，多因漏服、迟服（不定时服药）引起突破性出血。若点滴出血，则无须处理；若在月经周期的前半期发生少量阴道流血，提示雌激素不足，可每晚加服炔雌醇 1 片，与避孕药同时服至 22 天停药；若在月经周期的后半期发生少量阴道流血，提示孕激素不足，可加服 1/2 ~ 1 片避孕药；若阴道流血量如月经量，或流血时间接近月经期者，应停止用药，作为一次月经来潮，在流血第 5 天再开始下一周期用药，或更换避孕药。

3. 月经过少或停经 月经过少者可以每日加服炔雌醇 1 ~ 2 片。绝大多数在停药后月经能恢复。若停药后月经仍不来潮，应在停药第7天后继续服药。若连续停经2个月，需停药观察等待月经复潮，也可遵医嘱肌内注射黄体酮，每日20mg，连续5日，或口服甲羟孕酮，每天10mg，连续5天。

4. 体重增加 其原因可能与避孕药中炔诺酮兼有弱雄激素活性有关，能促进体内合成代谢，加之雌激素使水钠潴留所致，但不影响健康。

5. 色素沉着 少数妇女颜面皮肤出现蝶形淡褐色色素沉着，犹如妊娠色素沉着。停药后多数可自行消退或减轻。

考点提示

口服避孕药使体重增加的原因。

6. 其他 偶尔出现皮疹、皮肤瘙痒、头痛、乳房胀痛等，可对症处理。

三、其他避孕方法

（一）紧急避孕

紧急避孕（emergency contraception）也称房事后避孕，是指在无防护性生活后或避孕失败后的几小时或几日内，妇女为防止非意愿性妊娠的发生而采用的补救避孕法。此种方法只能对一次性无防护性生活起保护作用，故不应作为常规避孕。其避孕机制是阻止或延迟排卵，干扰受精或阻止受精卵着床。

1. 适应证

（1）避孕失败者。

（2）未采取任何避孕措施者。

（3）遭到性强暴者。

2. 禁忌证 已确定为妊娠的妇女。

3. 方法

（1）宫内节育器 带铜IUD，在无防护性生活后5天（120小时）内放置，有效率达95%以上。适合希望长期避孕，并无放置IUD禁忌证的妇女。

（2）紧急避孕药 在无防护性生活后3天（72小时）内服用紧急避孕药，主要有①激素类：如左炔诺孕酮片，首剂1片，12小时后再服1片。②非激素类：如米非司酮（Mifepristone），在无防护性生活后120小时内服用，单次口服10mg。

（二）自然避孕

自然避孕（natural family planning，NFP）也称安全期避孕，是根据女性生殖生理的知识推测排卵日期，在判断周期中的易受孕期进行禁欲而达到避孕目的。

考点提示

避孕方法中最不可靠的方法。

推测排卵日期的方法包括日历表法、基础体温法、宫颈黏液观察法。日历表法适用于周期规则者，排卵多在下次月经前14天左右，据此推算出排卵前后4～5天为易受孕期，其余时间为安全期；基础体温法是根据其曲线变化与排卵时间的关系来判断排卵日期，但其曲线变化与关系并不恒定；宫颈黏液观察法需要培训才能掌握排卵日期。因此自然避孕法并不十分可靠，不宜推广。

第三节 女性绝育方法

案 例

女，35岁，现有子女2个，采用宫内节育器避孕因出血较多取出，后采取其他方法避孕失败率较高，曾3次人工流产，因无生育要求，希望实施绝育手术。平素月经规律，周期为28~30天，来诊时正处于月经周期第23天。

思考题：

1. 该妇女此时是否可以实施手术，为什么？
2. 说出输卵管结扎术的适应证、禁忌证及手术时间的选择。
3. 若行输卵管结扎术，术后应如何护理？

绝育是指通过手术或药物，达到永久不生育的目的。女性绝育方法主要有经腹输卵管绝育术、经腹腔镜输卵管绝育术和经阴道穹隆输卵管绝育术，经阴道穹隆绝育术极少开展，本节重点介绍前两种方法。

一、经腹输卵管绝育术

经腹输卵管绝育术（tubal sterilization operation）通过切断、结扎、电凝、钳夹、环套输卵管或用药粘堵、栓堵输卵管管腔，以阻止精子和卵子相遇而达到绝育目的。目前常规开展的是输卵管结扎术，是一种安全、永久性节育措施，不影响受术者机体生理功能。若受术者要求生育时，可行输卵管吻合术，可逆性高。

> 考点提示
> 女性绝育最常用的方法。

（一）适应证

（1）要求接受绝育手术且无禁忌证者。

（2）患有严重的全身性疾病不宜生育者。

（二）禁忌证

（1）24小时内两次T≥37.5℃。

（2）全身状况不良不能胜任手术者。

（3）严重的神经官能症。

（4）各种疾病急性期。

（5）腹部皮肤有感染灶或急、慢性盆腔炎。

（三）术前准备

（1）手术时间选择 ①非孕妇女以月经干净后3~4天内为宜。②人工流产或分娩后宜在48小时内。③哺乳期或闭经妇女需先排除妊娠。

> 考点提示
> 经腹输卵管绝育术非孕妇女手术时间。

（2）做好受术者的思想工作，解除其顾虑。

（3）详细询问病史，通过全身体格检查、妇科检查、血常规、尿常规、出凝血时间、肝功能以及白带常规等检查全面评估受术者。

(4) 按妇科腹部手术前常规准备。

(四) 麻醉方式

以局部浸润麻醉为主，也可采用硬膜外麻醉。

(五) 手术步骤

1. 准备 排空膀胱，取仰卧位，留置导尿管，常规消毒手术野，铺无菌巾。

2. 切口 取下腹正中耻骨联合上两横指（3～4cm）行2cm长纵切口，产后则在宫底下2～3cm处行纵切口。

3. 寻找提取输卵管 术者先用左手示指伸入腹腔，沿宫底后方宫角处滑向一侧，到达卵巢或输卵管后，右手持弯头无齿卵圆钳或指板或输卵管钩，提取输卵管。用鼠齿钳夹持输卵管系膜，再以两把短无齿镊交替使用依次夹取输卵管直至暴露出其伞端，确认输卵管无误，同时检查卵巢。

4. 结扎输卵管 主要有抽心近端包埋法和压挫结扎切断法两种方法。抽心近端包埋法具有血管损伤少、并发症少、成功率高等优点，目前广泛应用。选择输卵管峡部背侧浆膜下注入0.5%利多卡因液1ml，使其浆膜膨胀，再将浆膜层纵行切开，用弯蚊钳游离出该段输卵管，剪除输卵管约1cm长，用4号丝线分别结扎两断端，1号丝线连续缝合浆膜，将近端包埋于输卵管系膜内，远端留在系膜外。同法结扎对侧输卵管。

5. 关腹 检查无出血，清点纱布、器械无误后，按层缝合腹壁关腹，术后送受术者回病房休息。

(六) 术后并发症

1. 出血或血肿 过度牵拉损伤输卵管或其系膜血管，可引起腹腔内出血或血肿。

2. 感染 包括局部感染或全身感染。体内原有感染灶尚未控制可致术后发生内源性感染；术中操作无菌观念不强、手术器械及敷料消毒不严可致术后发生外源性感染。

3. 脏器损伤 解剖关系辨认不清或操作粗暴可致膀胱及肠管损伤。

4. 绝育失败 绝育术后再孕的情况偶有发生，主要是由于绝育方法本身缺陷、手术操作技术的误差所引起。

(七) 术后护理

(1) 局部浸润麻醉，无须禁食，静卧数小时后可下床活动。

(2) 密切观察生命体征及有无腹痛、内出血或脏器损伤征象等。

(3) 保持腹部切口敷料干燥、清洁，防止感染。

(4) 鼓励受术者及早排尿。

(5) 术后休息3～4周，禁止性生活2周。

(6) 若为流产或产后绝育，应按流产后或产后注意事项处理。

二、经腹腔镜输卵管绝育术

经腹腔镜输卵管绝育术包括热损坏输卵管绝育术、内套圈结扎输卵管术、输卵管夹绝育术和输卵管硅胶圈绝育术。经腹腔镜输卵管绝育术方法简单、安全、创伤性小，手术时间短，术后恢复快，但需要设备，费用较高。

(一) 适应证

同经腹输卵管绝育术。

（二）禁忌证

患有腹腔粘连、心肺功能不全、膈疝等禁忌。余同经腹输卵管绝育术。

（三）术前准备

同经腹输卵管绝育术。

（四）麻醉方式

采用局麻、硬膜外麻醉或静脉全身麻醉。

（五）手术步骤

常规消毒腹部皮肤，于脐孔下缘行1cm横弧形切口，将气腹针插入腹腔，充CO_2 2～3L，然后放置腹腔镜。在腹腔镜直视下用弹簧夹钳夹或硅胶环套于输卵管峡部，使输卵管通道中断。也可采用双极电凝烧灼输卵管峡部1～2cm，双极电凝比单极电凝造成的组织损伤范围明显小。经统计各法绝育术的失败率，电凝术最低为1.9‰，硅胶环为3.3‰，弹簧夹高达27.1‰。但机械性绝育与电凝术相比，具有损毁组织少、输卵管再通术的成功率较高的特点。

（六）术后护理

（1）术后静卧4～6小时后可下床活动。

（2）严密观察生命体征、或脏器损伤等征象。

第四节 终止妊娠方法

☞**案例**

女，24岁，停经53天，尿妊娠试验阳性，B型超声示：宫内孕50^{+}天，由于本次属计划外妊娠，要求终止妊娠。

思考题：

1. 该孕妇是否可以采用药物流产，为什么？
2. 请说出终止妊娠的其他方法及适应证。

一、早期妊娠终止方法

避孕失败后妊娠早期的补救措施有药物流产和手术流产，统称人工流产（artificial abortion）。

（一）药物流产

药物流产是指应用药物终止早期妊娠的一种避孕失败的补救措施。目前临床常用药物为米非司酮（Mifepristone）与米索前列醇（Misoprostol）配伍。米非司酮是一种类固醇类的抗孕激素制剂，具有抗孕激素及糖皮质激素作用。米索前列醇是前列腺素类似物，具有兴奋子宫肌、扩张和软化宫颈的作用。两者协同作用既提高流产成功率，又可减少用药剂量，终止早孕完全流产率达90%以上。

1. 适应证

（1）停经49天内经B型超声证实为宫内妊娠，本人自愿要求使用药物终止妊娠的健康妇女。

（2）手术流产的高危对象，如瘢痕子宫、哺乳期、宫颈发育不良、严重骨盆畸形、多次流产手术等。

考点提示
药物流产的时间。

（3）对手术流产有疑虑或恐惧心理者。

2. 禁忌证

（1）有使用米非司酮和前列腺素药物禁忌证者，如肾上腺及其他内分泌疾病、心血管疾病、青光眼、哮喘等。

（2）带器妊娠、异位妊娠者。

（3）其他 过敏体质、妊娠剧吐、长期服用抗结核、抗癫痫、抗抑郁、抗前列腺素药物者。

3. 用药方法 每次服药前后至少空腹1小时。

（1）米非司酮 ①顿服法：200mg，一次口服。②分服法：第1日晨口服50mg，8～12小时后再服25mg；第2日早晚各服25mg；第3日上午7时再服25mg。

（2）米索前列醇 第3日上午8时服0.6mg。

4. 注意事项

（1）药物流产必须在有正规抢救条件的医疗机构进行。

（2）服药过程中应严密观察，若出血量多，疑为不全流产时应及时进行刮宫术；出血时间长，应用抗生素预防感染。

（二）手术流产

是采用手术方法终止妊娠，包括负压吸引术和钳刮术。

1. 负压吸引术 是利用负压吸引原理，将妊娠物从宫腔内吸出的手术。

（1）适应证 ①妊娠10周内要求终止妊娠而无禁忌证者。②患有某种严重疾病不宜继续妊娠者。

考点提示
负压吸引术的时间。

（2）禁忌证 ①生殖道急性炎症。②各种疾病的急性期。③全身状况不良，不能耐受手术者。④术前两次体温均在37.5℃以上者。

（3）术前准备 ①详细询问病史，进行全身检查及妇科检查。②进行血或尿hCG测定、超声检查确诊妊娠；③实验室检查包括阴道分泌物常规、血常规及凝血功能检查；④术前测量体温、脉搏、血压；⑤解除孕妇的思想顾虑。

（4）麻醉方式 一般不需要麻醉，但为了减轻受术者痛苦也可在麻醉下进行。常用麻醉方法有：①依托咪酯（Etomidate）静脉注射法，是目前手术流产较为常用的麻醉方法。②宫旁神经阻滞麻醉。③宫腔、宫颈表面麻醉。④氧化亚氮吸入麻醉。

（5）手术步骤

1）体位及消毒 受术者排空膀胱后取膀胱截石位，常规消毒外阴、阴道，铺无菌巾。行双合诊复查子宫位置大小及附件情况。用窥器暴露宫颈并消毒。

2）探测宫腔及扩张宫颈 宫颈钳钳夹宫颈前唇，用子宫探针顺子宫方向进入宫腔，探测宫腔深度。用宫颈扩张器扩张宫颈，自5号起逐渐扩至大于准备用的吸管半号或1号。扩张时注意用力均匀，切忌强行进入宫腔，以免发生宫颈内口损伤或用力过猛造成子宫穿孔。

3）负压吸引 根据孕周选择吸管及负压大小，所用负压一般控制在400～500mmHg。吸引前，将吸管末端与消毒橡皮管相连，并连接到负压吸引器橡皮管前端接头上，进行负压吸引试验，无误后，将吸管头部缓慢送入宫底，按顺时针方向吸引宫腔1～2周，当感觉子宫缩小、子宫壁有粗糙感、吸管头部移动受阻时，表示妊娠产物已被吸净，此时可捏紧橡皮管阻断负压后缓慢取出吸管。再用小刮匙轻刮宫腔一周，特别注意宫角和宫底处，确认已吸净，取下宫颈钳，用纱布擦拭宫颈及阴道血液，观察无异常后取出阴道窥器，结束手术。

4）检查吸出物 用纱布过滤全部吸出物，仔细检查有无绒毛、胚胎组织或水泡状物，所吸出量是否与孕周相符，若未见绒毛或有水泡状物，需送病理检查。

（6）术后护理

1）应在观察室卧床休息1小时，注意观察腹痛及阴道流血情况。

2）嘱受术者保持外阴清洁，1个月内禁止性生活及盆浴，预防感染。

3）吸宫术后休息2周（钳刮术后休息2～4周）。若有腹痛及阴道流血增多，应随时就诊。

2. 钳刮术

（1）适应证 ①妊娠10～14周要求终止妊娠而无禁忌证者。②有某种严重疾病不宜继续妊娠者。

> 考点提示
>
> 钳刮术的时间。

（2）禁忌证、术前准备、麻醉方式 同负压吸引术。

（3）手术步骤 由于胎儿较大，为保证钳刮术顺利进行，应先做扩张宫颈准备。可用橡皮导尿管扩张宫颈管，将无菌16号或18号导尿管于术前12小时插入宫颈管内，于手术前取出；也可于术前口服、肌内注射或阴道放置扩张宫颈药物，术中用宫颈扩张器扩张宫颈管。先夹破胎膜，使羊水流尽，再用卵圆钳钳夹胎盘与胎儿组织，吸管吸尽残余组织，必要时用刮匙轻刮宫腔一周，观察有无出血，若有出血，加用缩宫素。术后注意预防出血与感染。

（4）术后护理 同负压吸引术。

3. 人工流产术并发症及处理

（1）子宫穿孔 发生率与术者操作技术以及子宫本身情况（如哺乳期子宫、剖宫产后瘢痕子宫等）有关。手术时突然感到无宫底感觉，或手术器械进入宫腔深度明显超过检查时宫腔深度，提示子宫穿孔，此时应立即停止手术，给予静脉点滴缩宫素和抗生素，并密切观察受术者的生命体征，有无腹痛及腹腔内出血征象。子宫穿孔后，若患者情况稳定，确认胚胎组织尚未吸净，可在B型超声或腹腔镜监护下完成手术。破口大、有内出血或脏器损伤时，应立即剖腹探查，根据情况做相应处理。

（2）人工流产综合反应 是指在手术时，受术者出现心动过缓、心律不齐、血压下降、面色苍白、头晕、胸闷、大汗，甚至出现昏厥和抽搐等迷走神经兴奋症状。一旦发生，停止操作，吸氧，静脉注射阿托品0.5～1mg即可迅速缓解症状。人工流产综合反应与受术者的情绪、身体状况及手术操作有关。术前做好受术者的心理护理，扩张宫颈时动作轻柔，顺号扩宫，吸宫时注意掌握适度负压等可

> 考点提示
>
> 引起人工流产综合反应的主要原因及其主要表现。

有效预防其发生。

(3) 吸宫不全　指手术流产后宫腔内有部分妊娠产物残留，是手术流产常见并发症，与术者技术不熟练或子宫位置异常有关。术后阴道流血超过10天，血量过多，或流血停止又有多量流血，应考虑为吸宫不全，B型超声检查有助于诊断。若无明显感染征象，应行刮宫术，刮出物送病理检查，术后用抗生素预防感染，若同时伴有感染，应在控制感染后再彻底刮宫。

考点提示

若人工流产术后阴道流血超过10日应考虑为：吸宫不全。

(4) 漏吸　已确诊为宫内妊娠，但术时未能吸出胚胎或胎盘绒毛称为漏吸。与孕周过小、子宫畸形、子宫过度屈曲以及术者技术不熟练等有关，应复查子宫位置、大小及形状，并重新探查宫腔，再行吸宫术。若仍未见胚胎组织，将吸出组织送病理检查，排除宫外孕可能。

(5) 术中出血　多发生在妊娠月份较大，子宫收缩欠佳，妊娠产物不能迅速排出所致。可在扩张宫颈管后注射缩宫素，并尽快钳取吸出妊娠产物。

(6) 术后感染　多因吸宫不全、术后过早性生活、敷料和器械消毒不严以及术中无菌观念不强所致。初起为急性子宫内膜炎，治疗不及时扩散至子宫肌层、附件及盆腔腹膜，严重时可导致败血症。妇科检查时子宫或附件区有压痛。治疗为半卧位休息，全身支持疗法，应用广谱抗生素。

(7) 羊水栓塞　少见，主要由扩宫引起宫颈裂伤、胎盘剥离使血窦开放，羊水进入母体血液循环而发生。妊娠早、中期时羊水中有形成分极少，即使发生羊水栓塞，其症状和严重性也不如晚期妊娠发病凶险，经积极抢救多可好转。

(8) 远期并发症　有宫颈粘连、宫腔粘连、慢性盆腔炎、月经失调、继发性不孕等。

知识拓展

宫颈管与宫腔粘连（Asherman综合征）

1. 原因　①吸管或刮匙损伤颈管黏膜。②过度吸刮宫腔损伤内膜基底层。
2. 表现　人流后周期性下腹坠痛，闭经或经量少；宫颈举痛，宫体稍大、压痛。
3. 处理　①子宫探针或小号扩宫器分离粘连。②术后放置IUD。③人工周期。

二、中期妊娠终止方法

(一) 依沙吖啶引产

1. 适应证　①妊娠13周至不足28周患有严重疾病不宜继续妊娠者。②妊娠早期接触导致胎儿畸形因素，检查发现胚胎异常者。

2. 禁忌证　①急慢性肝、肾疾病及严重心脏病、高血压、血液病。②各种急性感染性疾病，慢性疾病急性发作期及生殖器官急性炎症。③剖宫产术或肌瘤剔除术2年内。子宫壁有瘢痕、宫颈有陈旧性裂伤者慎用。④术前24小时内体温两次超过37.5℃。⑤胎盘前置状态或局部皮肤感染者。

3. 引产原理 依沙吖啶是一种强力杀菌剂，可使胎盘组织变性坏死；能损害胎儿主要生命器官，使胎儿中毒死亡；能增加前列腺素的合成，促进宫颈软化扩张，引起子宫收缩。

4. 引产方法 临床常用依沙吖啶羊膜腔内注入法，常用量为 50 ~ 100mg，可用注射用水或穿刺抽出羊水稀释，禁用生理盐水稀释。引产成功率达 90% ~100%。

5. 注意事项

（1）严格无菌操作，掌握用药剂量与适应证。

（2）注药后 24 小时内体温、白细胞可轻度升高，超过 24 小时应考虑感染可能。

（3）出现规律宫缩后，应严密监护。

（4）正确处理胎盘娩出，妊娠 20 周内主张常规清宫。

考点提示

中期妊娠引产常用的药物、剂量及给药方法。

（二）水囊引产

水囊引产是将消毒水囊放置在子宫壁和胎膜之间。囊内注入一定量生理盐水，以增加宫腔压力和机械性刺激宫颈管，诱发子宫收缩，促使胎儿和胎盘排出。

1. 适应证 ①妊娠 13 周至不足 28 周需中止妊娠者。②因患各种疾病不宜妊娠者。

2. 禁忌证 ①各种疾病的急性期和严重期。②急性生殖器官炎症。③子宫有手术瘢痕。④妊娠期反复阴道流血。⑤宫颈发育不良或子宫发育畸形。

3. 手术步骤 孕妇排尿后取膀胱截石位，常规消毒、铺菌。用宫颈钳钳夹宫颈前唇，用宫颈扩张器依顺序扩宫颈口至 8 ~ 10 号。再用卵圆钳将准备好的水囊逐渐全部送入子宫腔内，使其置于子宫壁和胎膜之间，缓慢向水囊内注入无菌的生理盐水300 ~ 500ml，并加入数滴亚甲蓝以利于识别羊水或注入液。折叠导尿管，扎紧后放入阴道穹隆部。

4. 注意事项

（1）水囊注水量不超过 500ml。

（2）放置水囊后出现规律宫缩时应取出水囊。若出现宫缩乏力、取出水囊无宫缩或有较多阴道流血，应静脉点滴缩宫素。

（3）放置水囊不得超过 2 次。再次放置，应在前次取出水囊 72 小时后且无感染征象时。

（4）放置水囊时间不应超过 24 小时。若宫缩过强，出血较多或体温超过 38℃，应提前取出水囊。

（5）放置水囊后定时测量体温，特别注意观察有无寒战、发热等感染征象。

第五节 计划生育妇女的一般护理

案 例

女，26 岁，产后 42 日来院复查，各系统恢复正常。目前乳汁分泌量充足，能够满足孩子的需要。

思考题：

1. 请问哺乳期是否需要避孕，为什么？

2. 请你利用所学知识为该妇女进行计划生育措施指导。

【护理评估】

（一）健康史

详细询问欲采取计划生育措施妇女现病史、既往史、婚育史、月经状况等。了解有无各种计划生育措施的禁忌证，如对欲采用宫内节育器者，应了解其有无月经过多或过频、有无带器脱落史；对欲采用药物避孕者，应了解其有无严重心血管、内分泌、肿瘤及血栓性疾病等；对欲行输卵管结扎术者，应了解其有无神经官能症及盆腔炎后遗症等。

（二）身体评估

1. 评估 要全面评估欲采取计划生育措施妇女的身体状况，如有无体温升高及急、慢性疾病体征。

2. 妇科检查 了解内外生殖器情况，排除禁忌证。

3. 辅助检查 可根据每位妇女的检查情况，选择相应的辅助检查项目。常用的方法如下。

（1）血、尿常规和出凝血时间检查。

（2）阴道分泌物常规检查、心电图、肝肾功能及腹部B型超声检查。

（三）心理－社会评估

由于缺乏相关知识，妇女对采取计划生育措施会存在一定的思想顾虑，如：采用药物避孕者可能担心月经异常或增加肿瘤的发生率等，尚未生育的妇女会担心药物避孕影响以后的正常生育；采用宫内节育器避孕者害怕节育器脱落、移位以及带器妊娠等；采用避孕套者担心影响性生活质量等；接受输卵管结扎术的妇女常担心术中疼痛、术后出现后遗症及影响性生活等。因此，护士必须全面评估拟实施计划生育妇女的生理及心理状况，按照个体化原则，及时为她们提供正确的个性化健康指导，使其无顾虑、自愿的采取相应有效的计划生育措施。

【护理问题/诊断】

1. 知识缺乏 缺乏计划生育的医学知识。

2. 有感染的危险 与腹部手术切口及子宫腔创面有关。

【护理措施】

1. 计划生育措施的选择 为了落实计划生育措施，医护人员应根据每对育龄夫妇的具体情况和需求，协助其选择最佳的节育措施。

（1）短期内不想生育的新婚夫妇 可采用男用避孕套，也可采用口服短效避孕药或女性外用避孕药。

扫码“看一看”

（2）有一子/女的夫妇 宫内节育器是首选方法，也可采用口服避孕药、皮下埋植避孕及适用于新婚夫妇的各种方法，一般不实施绝育手术。

（3）有两个及两个以上子女的夫妇 最好采用绝育措施。

（4）哺乳期妇女 宜选用宫内节育器、男用避孕套，不宜选用药物避孕。

（5）围绝经期妇女 可选用避孕套或外用避孕药。年龄超过45岁的妇女一般不用口服避孕药。

2. 减轻疼痛、预防感染

（1）医患共同讨论、分析引起疼痛的原因，并寻找缓解疼痛的方法。

（2）术后为其提供安静舒适、光线柔和的休息环境。可卧床休息12～24小时，适时下地活动，渐进性增加活动量。

（3）密切观察受术者的阴道流血、腹部切口和腹痛等情况。住院期间定时测量受术者的生命体征，注意观察腹部伤口有无感染征象。

（4）遵医嘱给予镇静、止痛、抗生素等药物，以缓解疼痛、预防感染，促进康复。

（5）对于放置宫内节育器后出现的疼痛，建议其就医，要认真了解宫内节育器的位置及大小是否合适，指导其服用抗炎及解痉药物，并督促其保持外阴部清洁。

3. 健康指导

（1）宫内节育器的放置、取出术与人工流产手术均可在门诊进行，术后稍加休息受术者便可回家休养。若出现阴道流血量多、持续时间长、腹部疼痛加重等情况应及时就诊。

（2）拟行输卵管结扎术，受术者需住院，术后休息3～4周，禁止性生活1个月。经腹腔镜手术者，术后静卧数小时后即可下床活动，注意观察有无腹痛、腹腔内出血或脏器损伤征象。

（3）钳刮术需住院进行，早孕行钳刮术后的受术者应休息2～4周，注意保持外阴部清洁，禁止性生活及盆浴1个月。术后一个月到门诊复查，若有腹痛、阴道流血多者，应随时就诊。

（4）采用其他工具避孕和药物避孕者，要教会其正确的使用方法，及如何观察其副作用及一般应对措施。

（5）定期随访。

目标检测

选择题

A1/A2型题

1. 应用口服避孕药的妇女，应该停药的情况是
   A. 阴道出现点滴样流血　　B. 体重增加
   C. 再次出现闭经　　D. 经量减少
   E. 恶心、呕吐
2. 在下列避孕方法中，失败率最高的是
   A. 使用避孕套　　B. 使用阴道隔膜
   C. 利用安全期避孕　　D. 放置宫内节育器
   E. 口服避孕药
3. 我国已婚育龄妇女最常用的节育方法是
   A. 药物避孕　　B. 宫内节育器
   C. 阴茎套　　D. 阴道隔膜
   E. 安全期避孕

4. 放置宫内节育器适合的时间是

A. 月经前 3 ~7 天

B. 月经干净后 3 ~7 天

C. 排卵前

D. 排卵后

E. 月经期第 3 ~7 天

5. 采用阴茎套避孕的原理是

A. 阻止精子进入阴道

B. 改变宫腔内环境

C. 抑制排卵

D. 杀死精子

E. 杀死卵子

6. 放置宫内节育器的禁忌证是

A. 经产妇

B. 经量过多者

C. 糖尿病使用胰岛素治疗者

D. 习惯性流产者

E. 心脏病患者

7. 最适合行输卵管结扎术的时间是

A. 月经干净后 3 ~4 天

B. 人工流产后 2 周

C. 正常产后 2 周

D. 月经周期第 3 ~4 天

E. 哺乳期妇女任何时候

8. 关于人工流产术，正确的做法是

A. 妊娠 10 周以内行钳刮术

B. 妊娠 14 周以内行吸宫术

C. 子宫过软，术前应肌内注射宫缩剂

D. 术后应检查吸出物中有无妊娠物，是否与孕周相符

E. 吸宫过程出血过多，应立即停止操作，使用止血药

9. 人工流产术后 12 日仍有较多量阴道流血，应首先考虑的是

A. 子宫穿孔

B. 子宫复旧不良

C. 吸宫不全

D. 子宫内膜炎

E. 人工流产综合反应

10. 吸宫术适合的孕周为

A. 妊娠的任何时期

B. 早孕时

C. 妊娠 10 周以内

D. 妊娠 >12 周

E. 妊娠 <15 周

A3/A4 型题

（11 ~12 题共用题干）

女，27 岁，足月顺产 3 个月，全母乳喂养，月经尚未复潮，无慢性肝、肾病史。要求指导避孕措施

11. 下列哪项避孕措施对该患者不适用

A. 阴茎套

B. 安全期避孕法

C. 口服复方避孕药

D. 宫内节育器

E. 阴道隔膜

12. 该妇女假如采用宫内节育器避孕，下列哪种情况不会发生

A. 感染 B. 带器妊娠
C. 子宫穿孔 D. 乳汁分泌减少
E. 节育环异位

（13～15 题共用题干）

女，孕 50 天，行人工流产吸宫术时出现面色苍白，出冷汗，头晕，胸闷，Bp 70/50mmHg，P 50 次/分。

13. 该妇女的诊断首先考虑
A. 心衰 B. 人工流产大出血
C. 羊水栓塞 D. 人工流产综合反应
E. 子宫穿孔

14. 上述情况发生的主要原因是
A. 精神过度紧张 B. 迷走神经兴奋
C. 疼痛刺激 D. 吸宫时负压过大
E. 操作者原因

15. 首要的处理应是
A. 立即输液 B. 强心剂
C. 静脉注射阿托品 D. 升压药
E. 剖腹探查

扫码“练一练”

（王爱梅）

第六篇

妇女保健

第二十一章

妇女保健

扫码"学一学"

学习目标

知识要点

熟悉妇女保健工作的工作内容；妇女一生的七个阶段及其特点；不同时期女性的心理特点；女性性卫生的主要内容。

技能要点

1. 能对妇女保健工作相关统计指标进行计算。
2. 能指导妇女各期的保健，能对不同时期的女性进行性健康指导。

案例

女性，28岁，在医院放射科工作。婚后两年，平时坚持用避孕套，于1月28日套破，造成精神紧张，害怕意外怀孕。末次月经1月12日，现已停经43天，尿妊娠试验阳性，要求行人工流产术。丈夫体健，酗酒。

思考题：

1. 国家对女职工行人工流产术后，有何保护措施？
2. 我们能给予该女士哪些保健指导？
3. 若该女士打算再孕，应给予哪些医学指导？

第一节　总　论

一、概述

妇女保健工作是我国卫生工作的重要组成部分，受到政府及各级医疗部门的重视。做好妇女保健工作，直接关系到子孙后代的健康、家庭幸福、民族素质提高和计划生育基本国策的贯彻落实。

妇女保健工作以预防为主，以保健为中心，以基层为重点，以生殖健康为核心。通过积极的预防、普查、监护和保健措施，降低患病率、消灭和控制某些疾病及遗传病的发生，控制性传播疾病的传播，降低孕产妇和围生儿死亡率，落实计划生育政策，从而促进妇女身心健康。

二、组织机构

1. 行政机构 妇幼保健的行政机构包括：卫生部设妇幼保健与社会卫生司，省级（直辖市、自治区）卫生厅设妇幼保健与社会卫生处，市（地）级卫生局设妇幼卫生科或防保科，县卫生局有的设防保股，有的设业务股，少数县由专人分管。

2. 专业机构 妇幼保健专业机构包括各级妇幼保健机构，各级妇产科医院，儿童医院，综合医院妇产科、计划生育科、预防保健科、儿科，中医医疗机构中的妇科、儿科等。

国外一些发达国家，较早开始采用划区分级的围产保健网来进行系统管理，如美国在1976年由美国医学会、美国儿科学会、美国妇产科学会和美国家庭医生学会联合成立了围产期保健委员会，提出规划，将全国划分为若干个地区，每一地区有一、二、三级医疗机构，分工负责围产期各项医疗工作。

为做好妇女保健工作，党和政府在卫生行政组织和卫生业务部门内建立了各级妇女保健机构，形成了妇女保健工作网。省、市一级为三级机构，区县一级为二级机构，区县以下为一级机构。各级妇幼保健机构情况如下：国家级目前尚无国家级妇幼保健机构，各项业务工作由几所部属院校妇幼系、妇产科或省级（直辖市、自治区）妇幼保健院（所）牵头，市（地）级有妇幼保健所（院），县级设县妇幼保健所（院）。各级妇幼保健机构都接受同级卫生行政部门的领导，接受上一级妇幼保健专业机构的业务指导。

三、工作内容

1. 做好妇女各期保健 妇女保健工作涉及妇女的一生，研究各期的特点和保健要求，以及影响妇女健康的自然环境、社会环境、卫生服务和遗传等方面的因素，制定保健对策和管理方法，是妇女保健工作的重要内容。

2. 妇女常见疾病和恶性肿瘤的普查和普治 健全妇女防癌保健网，定期进行妇女病及恶性肿瘤的普查普治工作。普查对象以35岁以上的已婚妇女为主，每1~2年普查一次，做到早发现、早诊断、早治疗。制定预防措施，降低发病率，提高治愈率。

3. 计划生育指导 积极开展计划生育技术咨询，普及节育科学知识，推广以避孕为主的综合节育措施。指导育龄夫妇选择和实施安全有效的节育方法，降低人工流产率及中期妊娠引产率。保证和提高节育手术质量，减少和防止手术并发症的发生，确保手术者安全与健康。

4. 妇女劳动保护 运用法律手段，贯彻预防为主的方针，注意女性职业特点，确保女职工在劳动工作中的安全与健康。目前我国已建立较为完善的妇女劳动保护和保健的法规，对妇女各期的有关规定如下。

（1）月经期 女职工在月经期不得从事装卸、搬运等重体力劳动及高空、低温、冷水、野外作业。

（2）妊娠期 妊娠妇女在劳动时间进行产前检查，可按劳动工时计算；孕期不得加班、加点，妊娠满7个月后不得安排夜班劳动；不得在女职工怀孕期、产期、哺乳期降低基本工资，或者解除劳动合同；对有过两次以上自然流产史，现又无子女的女职工，应暂时调离有可能直接或间接导致流产的作业岗位。

（3）分娩及流产的休假　女职工产假为98天。其中产前休息15天，难产增加产假15天，多胎生育每多生一个婴儿增加产假15天；女职工怀孕不满4个月流产者，享受15天产假；怀孕满4个月流产者，享受42天产假；女职工执行计划生育者可按本地区本部门规定延长产假。

（4）哺乳期　哺乳时间为1年，每班工作应给予两次授乳时间，每次纯授乳时间，单胎为30分钟；有未满1周岁婴儿的女职工，不得安排夜班及加班、加点。生育多胞胎的妇女，每增加一个子女增加1小时哺乳时间。

（5）围绝经期　经医疗保健机构诊断为绝经综合征者，经治疗效果不佳，已不适应现任工作时，应暂时安排其他适宜的工作。

（6）其他　妇女应遵守国家计划生育法规，但也有不育的自由。各单位对妇女应定期进行以防癌为主的妇女病普查、普治；女职工的劳动负荷，单人负重一般不得超过25kg，两人抬运总重量不得超过50kg等。

5. 生殖健康促进　WHO对生殖健康的定义为，在生命所有各个阶段的生殖功能和生命的全过程中，身体、心理和社会适应的完好状态，而不仅仅是没有疾病和虚弱。生殖健康强调以人为中心，以服务对象的需求为评价标准，强调满意和安全的性生活，强调社会参与和政府责任，涉及学科极广。生殖健康把妇女健康提高到人权水平，妇女保健工作也不再是通过单纯的生物医学技术手段，而是通过增加妇女权利和提高妇女地位，最终达到降低死亡率和人口出生率的目标。

6. 心理卫生保健　随着医学模式向社会－心理－生物医学新模式的转变，妇女保健除身体保健外，还包括心理社会方面保健。尤其对女性月经期、妊娠期、分娩期、产褥期、绝经过渡期几个特殊时期更加重要。

四、相关统计指标

妇女保健统计资料的收集与分析，可以客观地反映妇幼保健工作的水平，评价工作的质量和效果，为制定妇幼保健工作计划和规划，指导妇幼保健工作的开展和科研提供科学依据。现将相关指标分类介绍如下。

（一）妇女病普查普治相关指标

1. $\text{妇女病普查率}=\dfrac{\text{期内(次)实查人数}}{\text{期内(次)应查人数}}\times 100\%$

2. $\text{妇女病患病率}=\dfrac{\text{期内患妇女病人数}}{\text{期内受检查妇女人数}}\times 10\text{万}/10\text{万}$

3. $\text{总治愈率}=\dfrac{\text{治愈病例数}}{\text{患妇女病总例数}}\times 100\%$

（二）孕产妇相关指标

1. 孕产妇保健相关指标

（1）$\text{孕产妇系统保健率}=\dfrac{\text{期内接受孕产妇系统保健的产妇数}}{\text{同期产妇总数}}\times 100\%$

（2）孕产妇产前检查覆盖率 $= \dfrac{\text{期内接受一次及以上产前检查的产妇数}}{\text{期内孕妇总数}} \times 100\%$

（3）产前检查人均次数 $= \dfrac{\text{期内产前检查总人数}}{\text{期内产妇总数}} \times 100\%$

（4）产后访视率 $= \dfrac{\text{期内产后访视的产妇数}}{\text{期内分娩的产妇数}} \times 100\%$

（5）住院分娩率 $= \dfrac{\text{期内住院分娩的产妇数}}{\text{期内分娩产妇数}} \times 100\%$

2. 孕产期保健质量指标

（1）高危孕妇发生率 $= \dfrac{\text{期内高危孕妇数}}{\text{期内孕(产)妇总人数}} \times 100\%$

（2）妊娠期高血压疾病发病率 $= \dfrac{\text{期内患病人数}}{\text{同期产妇总人数}} \times 100\%$

（3）产后出血率 $= \dfrac{\text{期内产后出血人数}}{\text{同期产妇总人数}} \times 100\%$

（4）产褥感染率 $= \dfrac{\text{期内产褥感染人数}}{\text{期内产妇总人数}} \times 100\%$

（5）死产率 $= \dfrac{\text{某地某时期孕 28 周以上死产率}}{\text{该地同时期孕 28 周以上死产数} + \text{活产数}} \times 100\%$

3. 孕产期保健效果指标

（1）围生儿死亡率 $= \dfrac{\text{孕 28 足周以上死胎、死产数} + \text{生后 7 日内新生儿死亡数}}{\text{孕 28 足周以上死胎、死产数} + \text{活产数}} \times 100\%$

（2）孕产妇死亡率 $= \dfrac{\text{年内孕产妇死亡数}}{\text{年内孕产妇总数}} \times 100\%$

（3）新生儿死亡率 $= \dfrac{\text{期内生后 28 日内新生儿死亡数}}{\text{同期活产数}} \times 100\%$

（4）早期新生儿死亡率 $= \dfrac{\text{期内生后 7 日内新生儿死亡数}}{\text{同期活产数}} \times 100\%$

（5）晚期新生儿死亡率 $= \dfrac{\text{期内生后 8 日到 28 日内新生儿死亡数}}{\text{同期活产数}} \times 100\%$

（三）计划生育统计指标

（1）人口出生率 $= \dfrac{\text{某年出生人数}}{\text{该年平均人口数}} \times 100\%$

（2）人口死亡率 $= \dfrac{\text{某年内总死亡数}}{\text{该年平均人口数}} \times 100\%$

（3）人口自然增长率 $= \dfrac{\text{年内人口自然增长率}}{\text{年平均人口数}} \times 100\%$

（4）晚婚率 $= \dfrac{\text{初婚中符合晚婚年龄的人数(男/女)}}{\text{全年初婚人数(男/女)}} \times 100\%$

（5）节育率 $= \dfrac{\text{落实节育措施的已婚育龄妇女人数(夫妇任一方)}}{\text{已婚有生育能力的育龄妇女数}} \times 100\%$

（6）绝育率 $= \dfrac{\text{男和女绝育数}}{\text{已婚有生育能力的育龄妇女数}} \times 100\%$

第二节　妇女各期保健

根据女性的年龄和生理特点，将女性一生分为7个阶段，但由于女性从出生到衰老是一个渐进的生理过程，各期无明显分界，也可因环境、气候、遗传、营养的影响而出现个体差异。做好各期妇女保健是妇女保健工作中最重要的部分。

一、妇女一生的七个阶段

（一）胎儿期（fetal period）

在精子和卵子结合时已决定了胎儿的性别，XX合子发育为女性，XY合子发育为男性。胚胎6周后原始性腺开始分化，胚胎8周以后出现卵巢结构，16周后可辨别出胎儿性别。不同孕龄胎儿发育特征见第四章第一节。

（二）新生儿期（neonatal period）

出生后4周内称新生儿期。女性胎儿在母体内受到胎盘及母体性腺所产生的女性激素影响，乳房和子宫内膜均有一定程度的发育。出生后脱离母体，血液中女性激素水平迅速下降，可有少量血性分泌物排出，即假月经；乳房可略隆起或有少许泌乳，这些均属于生理现象，数日后自然消退。正常新生儿的生理特征见第五章第二节。

（三）儿童期（childhood）

从出生4周到12岁左右称儿童期。8岁以前，体格持续生长和发育，但生殖器官和性腺为幼稚型，生殖系统抗感染能力差。8岁起，卵巢内少量卵泡开始发育并分泌少量雌激素，但不成熟也不排卵；女性特征开始呈现，胸、髋、肩及耻骨前等处皮下脂肪逐渐增多，子宫、输卵管及卵巢逐渐向骨盆腔内下降，乳房开始发育。

（四）青春期（adolescence or puberty）

从月经初潮到生殖器官逐渐发育成熟的时期称青春期。WHO规定此期为10～19岁。这一时期女孩在体格和心理方面将发生很大变化。主要变化如下。

1. 第一性征发育　伴随着体格迅速增长，第一性征及生殖器官开始发育。在促性腺激素的作用下，卵巢增大，卵泡开始发育和分泌雌激素，生殖器从幼稚型逐渐发育变为成人型。阴阜隆起，大小阴唇变肥厚并有色素沉着；阴道长度及宽度增加，黏膜变厚并出现皱襞；子宫增大，输卵管变粗。

> **考点提示**
>
> 女婴出生后可有少量血性分泌物排出（假月经）；乳房可略隆起或有少许泌乳，这些均属于生理现象。

2. 第二性征出现　包括音调变高，乳房丰满，出现阴毛和腋毛，肩、胸和髋部皮下脂肪增多，骨盆横径大于前后径，形成女性特有的体态。其中乳房发育是第二性征的最初特征。

3. 月经来潮　女性第一次月经来潮称为月经初潮，一般出现在11～15岁，是青春期开始的重要标志。随着卵巢的发育，性激素水平逐渐上升，当达到一定高度而下降时，引起子宫内膜脱落、出血即月经来潮。由于青春期卵巢功能尚不健全，初潮后月经周期尚不规律且多为无排卵性，经过5～7年建立规律的周期性排卵后，月经逐渐正常。

(五) 性成熟期 (sexual maturity period)

性成熟期又称生育期，自 18 岁开始持续约 30 岁，是卵巢生殖功能和内分泌功能最旺盛的时期。此期卵巢有周期性排卵和分泌性激素，生殖器官在卵巢性激素作用下发生周期性变化。

> **考点提示**
> WHO 规定青春期年龄。

(六) 绝经过渡期 (menopausal tansition period)

从卵巢功能开始衰退至最后一次月经称绝经过渡期。此期长短不一，因人而异，一般始于 40 岁，历时短为 1 ~ 2 年，长达 10 ~ 20 年。此期由于卵巢功能衰退，卵泡不能成熟及排卵，常出现无排卵性月经。又由于激素水平较低，易出现绝经综合征。

绝经指月经完全停止 1 年以上，绝经平均年龄为 50 岁。WHO 将卵巢功能开始衰退直至绝经后 1 年内的时期称为围绝经期。

(七) 绝经后期 (postmenopausal period)

绝经后的生命时期称绝经后期。65 岁以后进入老年期，此期妇女卵巢功能衰退，体内雌激素水平迅速下降，生殖器官逐渐萎缩老化，易发生萎缩性阴道炎。脂代谢异常易肥胖，导致动脉硬化性心血管疾病。骨代谢失常易引起骨质疏松，发生骨折。

二、妇女各期保健

(一) 青春期保健

青春期保健主要是针对青春期女性生理、心理及社会特点对有关健康行为问题提供保健指导。目前实行的是三级预防制度。

1. 一级预防

(1) 加强自我保健　加强健康指导，使其了解自己生理、心理上的特点，懂得自爱，学会保护自己，培养良好的个人生活习惯，合理安排生活与工作，注意劳逸结合。加强对不良习惯如吸烟、酗酒、吸毒危害性的教育，帮助养成健康的生活方式。

(2) 营养指导　青春期是生长发育的第二个高峰期，脑力劳动和体力劳动耗能大，必须注意营养成分的搭配，提供足够的热量，实时定量，三餐有度。

(3) 体育锻炼　合理的体育锻炼对身体健康十分重要，但要注意运动负荷量，不宜过量，经期应避免剧烈运动。

(4) 卫生指导　青春期少女要注意外阴部卫生，每天用清水清洗外阴，备专用的盆和毛巾，避免使用各种外阴洗液。经期注意个人卫生和预防感染，保持生活规律，避免受凉和剧烈运动，避免坐浴等。

(5) 性教育　通过交谈、宣传手册、生理卫生课帮助少女了解基本性生理、性心理以及性道德，正确对待和处理性发育过程中的各种问题，充分认识婚前性行为和少女妊娠可能带来的巨大危害，加强自我保护，预防性传播疾病，减少非意愿妊娠。

(6) 乳房保健　青春期少女在乳房发育之后应适时佩戴胸罩，佩戴时间应视乳房发育情况而定。佩戴时选择合适的罩杯，避免太小压迫胸廓，影响发育，过大起不到承托作用。睡前应取下胸罩，以保证正常的乳腺血液循环和胸部正常呼吸。

(7) 心理指导　大部分少女能顺利度过青春期，但也有部分少女在此阶段产生心理问题。学校、家长应根据此期少女心理特点，分析问题根源，针对问题进行教育引导，为其提供可以倾诉、咨询的场所。

2. 二级预防 通过学校保健等普及对青少年的体格检查，及早筛查出健康和行为问题，并减少危险因素。

3. 三级预防 主要包括青春期女性疾病的治疗和康复。

（二）婚前保健

婚前保健是指为即将婚配的男女双方在结婚登记前，为保障婚配双方及其下一代健康所进行的保健服务，其内容包括婚前医学检查、婚前卫生指导和婚前卫生咨询。

1. 婚前医学检查 指对准备结婚的男女双方可能患有的影响结婚和生育的疾病进行医学检查。并对筛查中疾病给予及时治疗，并提出有利于健康和下一代素质的医学意见。

常见医学意见如下：对双方为直系血亲、三代以内旁系血亲，或患有医学上认为不宜结婚的疾病，应“建议不宜结婚”；对患有医学上认为不宜生育的疾病者，应“建议不宜生育”；指定传染病在传染期内、有关精神病在发作期内或患有其他医学上认为应暂缓结婚的疾病时，应“建议暂缓结婚”。对于婚检发现的可能会终生传染的不在发病期的传染病患者或病原体携带者，若受检者坚持结婚，应充分尊重受检双方的意愿，提出预防、治疗及采取医学措施的意见。

2. 婚前卫生指导 指对准备结婚的男女双方进行的以生殖健康为核心，与结婚和生育有关的保健知识的宣传教育。使其掌握性保健、生育保健和新婚避孕相关知识。

3. 婚前卫生咨询 指帮助服务对象改变不利于健康的行为，对促进健康、保障健康生育起到积极的保护作用。对服务对象提出的具体问题进行解答、交换意见、提供信息，帮助受检对象在知情的基础上做出适宜的决定。

（三）生育期保健

生育期保健主要以孕产期保健和计划生育技术指导为重点，同时开展妇科疾病和肿瘤的筛查，维护生殖功能的正常，保证母婴安全，保障妇女健康。

1. 孕产期保健 详见本节围生期保健。

2. 计划生育指导 通过开展咨询，使生育期妇女了解各种计划生育措施的有效性与安全性，指导其正确选择适宜自己的措施，减少因节育措施产生的不良影响，降低人工流产和中期引产率。同时对于妇女因孕育或节育导致的各种疾病，能做到早发现、早防治。

3. 妇科疾病与肿瘤的普查 普查内容包括妇科检查、阴道分泌物检查、宫颈细胞学检查、超声检查等。普查对象为已婚妇女，时间为每 1～2 年一次。如普查中发现异常，应行宫颈活组织检查、分段诊断性刮宫、CT 等进一步检查确诊。

（四）围生期保健

围生期保健是指从妊娠前、妊娠期、产时、产褥期、哺乳期、新生儿期为孕母和胎、婴儿的健康所进行的一系列保健措施。

1. 孕前期保健 指导其选择最佳的受孕时机，包括选择适当的生育年龄，健康的身心及社会环境，积极治疗对妊娠有影响的疾病，戒除对妊娠结局有影响的烟酒嗜好，避免接触毒物和放射线。对接触致畸物质或患有严重疾病，妊娠可能危及孕妇生命安全或者可能严重影响母儿健康和胎儿正常发育的应当予以医学指导。对发现或怀疑患有严重遗传性疾病的育龄夫妇，应提出医学意见。若有不良孕产史，应指导其进行产前咨询，做好孕前准备，以减少高危妊娠和高危儿的发生。采用药物避孕者需改为工具避孕一段时间，口服避孕药时间较长者应停药，改用工具避孕半年后再怀孕。

2. 妊娠期保健　孕妇接受定期的产前检查，同时做好健康指导工作，保护孕妇和胎儿在妊娠期安全、健康，妊娠足月顺利娩出身体健康、智力发育良好的新生儿。

（1）孕早期　易受外界因素及孕妇疾病的影响导致胎儿畸形或发生流产，应注意防病、防致畸。应尽早确诊妊娠，建立孕期保健手册，确定基础血压、基础体重，注意营养、保证充足的睡眠和心情愉悦。积极进行高危初筛，及时治疗内科合并症，避免接触有害化学制剂和放射线，避免病毒感染，避免精神刺激，遵医嘱用药。

（2）孕中期　定期监护胎儿宫内生长发育，做好高危妊娠的各项筛查，继续预防胎儿发育异常，预防妊娠并发症，指导孕妇营养。对高龄孕妇、经产前检查发现或怀疑胎儿异常时应当进行产前诊断。

（3）孕晚期　注意补充营养、定期行产前检查，及时发现并矫正异常胎位，注意防治妊娠并发症。加强自我监护，注意胎盘功能和胎儿宫内安危，及时纠正胎儿缺氧。做好分娩前心理准备，指导孕妇做好乳房准备以利于产后哺乳。

3. 分娩期保健　我国卫生健康委员会针对分娩期保健提出“五防、一加强”。“五防”是防滞产、防感染、防产伤、防出血、防窒息；“一加强”是加强对高危妊娠的产时监护和产程处理。

4. 产褥期保健　产褥期保健主要包括产后外阴、皮肤和乳房的清洁护理；指导产妇饮食营养和生活起居；指导计划生育、进行产后访视和产后健康检查。

5. 哺乳期保健　哺乳期是指产后产妇用自己乳汁喂养婴儿的时期，通常为 10 ~ 12 个月。哺乳期保健的主要任务是保护、促进和支持纯母乳喂养。

WHO 提出促进母乳喂养成功的十点措施是：①向所有卫生保健人员传达母乳喂养政策。②对所有保健人员进行必要的技术培训。③向所有孕妇宣传母乳喂养优点。④帮助新生儿在产后半小时内开始吸吮乳头。⑤指导母亲如何喂奶，以及在必须与其婴儿分开的情况下如何保持泌乳。⑥除母乳外，禁止给新生婴儿吃任何食物和饮料，除非有医学指征。⑦实行母婴同室。⑧鼓励按需哺乳。⑨不给母乳喂养的婴儿吸吮橡皮奶头。⑩促进母乳喂养支持组织的建立，并将出院的母亲转给妇幼保健组织，以便对母婴进行家庭访视，解决母乳喂养中遇到的问题。

哺乳期保健人员访视内容：①母乳喂养状况，询问母亲饮食、休息，婴儿睡眠、大小便情况，重点了解日夜哺乳次数，鼓励按需哺乳并亲自观察哺乳姿势，进行具体指导。②教会产妇母乳喂养知识和哺乳技巧，教会产妇判断婴儿是否获得足够奶量。③指导婴儿服饰，包裹婴儿时应放开婴儿手脚，采用连衣衫裤。④指导哺乳产妇合理用药。⑤指导避孕。

（五）绝经过渡期保健

以促进妇女身心健康为目标。

（1）宣传绝经期知识，合理安排生活，保持心情舒畅，注意锻炼身体，重视蛋白质、维生素及微量元素的摄入。

（2）保持外阴部清洁，预防萎缩的生殖器发生感染。

（3）积极防治绝经过渡期月经失调。

（4）围绝经期是妇科肿瘤的好发年龄，鼓励定期体检及进行妇女病及肿瘤普查，重视绝经后出血的诊治。

（5）鼓励进行肛提肌锻炼（用力做收缩肛门的动作），以加强盆底组织的支持力。每天2次，每次15分钟。

（6）遵医嘱合理补充激素或钙剂等，防治围绝经期综合征及骨质疏松的发生。

（7）带宫内节育器者，应于绝经一年后取出。

（六）老年期保健

国际老年学会规定60～65岁为老年前期，65岁以后为老年期。老年期的保健主要有以下几点。

（1）全面、均衡、适量的摄入营养。饮食以高蛋白、低脂肪、高维生素为宜，多食水果、蔬菜。食物宜软、暖，戒烟、限酒，少饮茶。

（2）保持生活规律，注意劳逸结合，保障睡眠。

（3）量力而行，从事力所能及的工作，循序渐进适度锻炼。

（4）应定期体格检查。

第三节　妇女心理保健

在社会－心理－生物医学的新模式下，妇女保健除身体保健外，更应注重心理社会方面保健。女性一生各个阶段内分泌尤其是性激素有多次较大的波动，如月经期、孕产期、围绝经期等，生理的变化必然会带来心理的变化，在这些时期做好心理保健，对预防身心疾病是非常重要的。

一、月经期心理卫生

1. 心理特点　月经来潮前，身体发生的巨大变化会给少女带来困惑、焦虑和烦躁。月经周期中激素水平变化引起相应情绪的变化，经前期雌激素水平低时，情绪常消极；经期前后常见乏力、烦躁不安、嗜睡、少动等心理行为症状。

2. 心理保健　对于月经来潮前和月经期少女应进行适当的性生理和性心理教育，使其了解月经是女性的正常生理现象，情绪的低落与激素水平的变化有关，情绪障碍也可造成月经周期的混乱和闭经。指导其正确认识性生理现象，掌握基本的卫生保健知识。为其提供倾诉和咨询的场所，指导其适当运动、放松、缓解经期前后的不良情绪，避免不良情绪影响月经周期。

二、孕产期心理卫生

1. 心理特点

（1）妊娠期　妊娠期的心理状态分为较难忍受期、适应期和过度负荷期三个时期。孕妇最常见的心理问题为焦虑和抑郁。孕妇会对胎儿的安危产生焦虑，对分娩过程的疼痛产生恐惧，对产后的生活变化产生不安。

（2）分娩期　分娩期最常见的心理问题是不适应、紧张、焦虑、恐惧和依赖心理。产室的陌生环境、频繁叫嚷的噪声和分娩的紧张都会使产妇不适应，对孩子安危、分娩过程的担心会使产妇紧张、焦虑，甚至恐惧分娩的疼痛，而这种不良情绪会加剧分娩的疼痛，影响宫缩，导致产程延长甚至难产。

（3）产褥期　产妇在产后2周内特别敏感，情绪不稳定，易受暗示且依赖性强。常见的心理问题是焦虑和产后抑郁症。产妇的心理变化可直接反馈到大脑皮层，刺激或抑制催乳素和缩宫素的释放，影响乳汁的产生和子宫的复旧，造成母乳喂养不畅和产后恢复不利。

2. 心理保健

（1）妊娠期　定期进行产前检查，监测胎儿发育情况，并对孕期保健、分娩保健、产后保健相关知识进行宣教。使孕妇认识到妊娠和分娩是自然的生理现象，为其提供心理咨询和心理疏导。

（2）分娩期　进行分娩相关知识的健康宣教，使孕妇认识到分娩过程中可能出现的感受，消除其恐惧心理。在分娩过程中耐心安慰产妇，倡导家庭式产房，有丈夫或家人陪伴，消除环境的陌生感和不适应感，缓解产妇的紧张、焦虑情绪。

（3）产褥期　社区妇幼保健人员定期访视，了解产妇的心理需要和心理问题。进行母乳喂养和产褥期保健相关知识的宣教，为其提供咨询和倾诉的途径，使其能够得到正确、有效的信息。产妇家属及时观察产妇，给予生活和心理上的支持，协助其度过敏感期。

三、绝经过渡期及老年期心理卫生

1. 心理特点　绝经过渡期妇女体内雌激素水平显著降低，引起神经体液调节紊乱，导致绝经前后的心理障碍。主要表现为情绪不稳定、易激惹、焦虑、抑郁、失眠及性功能障碍，该期妇女的心理反应个体差异很大，随着机体的逐步适应，内分泌环境重新建立平衡，这些心理反应也会逐渐消失。

停经对于女性而言，在心理上也较难以接受，一般女性认为生殖繁衍下一代是其自我价值感的体现。若不能在停经后重新定位自身角色，易感到挫折感、失败感，甚至对生活的厌倦感，产生不同的心理障碍。

2. 心理保健　对绝经过渡期妇女加强心理咨询，鼓励其表达自身感受和忧虑，给予绝经过渡期和绝经后相关知识指导。鼓励从事力所能及的工作，增加社会活动，体现其自身价值。对症状不能缓解者可建议其就医，遵医嘱行激素替代疗法；对激素治疗不能缓解者可建议其至精神科咨询。

四、不孕症妇女心理卫生

1. 心理特点　不孕症对于大多数夫妻来说是心理创伤，是生活中最有压力的事件之一。不孕的女性就诊时承受着暴露隐私、生殖系统与性能力的被评估、检查中身体的不适与风险等巨大压力。这些持续的压力以及每次月经来潮的挫败感会使女性丧失自信、自我怀疑、安全感降低、焦虑、抑郁、敏感，甚至造成性关系或婚姻满意度下降。对于家庭而言，不孕症的妇女会有强烈的负罪感，如果男方父母不予理解，易造成双方家庭关系紧张。

2. 心理保健

（1）向不孕症夫妻宣教不孕症检查、治疗和预后相关知识，使其认识到不良情绪对妊娠的影响，缓解不孕症带来的压力。

（2）给予心理疏导和支持，帮助其树立健康的生活观和生育观，鼓励不孕的妇女参与社会工作和服务，增加自信，实现自身价值。

（3）发挥家庭作用，向不孕症妇女及家属宣教辅助生殖技术、国家政策等，帮助其实现为人父母或祖父母的愿望。

五、与妇产科手术相关的心理卫生

1. 心理特点

（1）行子宫切除、卵巢切除手术的妇女　由于受术者对卵巢、子宫的功能认识不足，当因病需行子宫和（或）卵巢切除时容易产生许多顾虑，如误认为切除子宫、卵巢会失去女性特征、影响性功能等。患者往往会表现出情绪低落、顾虑重重，甚至影响夫妻感情。

（2）行输卵管结扎术的妇女　行绝育术的女性，绝大多数为健康个体，本无通过手术解除病痛的需要，因而更容易产生怕痛、怕出现手术后遗症、怕失去女性特征等心理。

2. 心理保健　对于需手术治疗的妇女，术前应宣教手术的原理、方式和可能造成的影响等相关知识。通过专业知识解答问题，消除疑虑。研究资料表明，手术切除卵巢或子宫，对有较长时间性生活的受术女性的性欲并无明显影响。绝育手术仅是结扎输卵管，使卵子与精子无法相遇，达到永久性避孕的目的，并不影响卵巢功能和女性性征。应为手术妇女提供相关专业咨询和心理咨询的途径，做好家属的健康指导，给其生理和心理的支持。

第四节　女性性卫生和性健康指导

一、女性性卫生

女性性卫生是指通过性卫生保健而最终实现性健康和达到提高生活质量的目的。包括性生理卫生和性心理卫生。

（一）性生理卫生

1. 保持良好的生活习惯　女性应有良好的起居习惯，合理饮食，适当锻炼身体。吸烟能够抑制卵巢功能；酒精能够抑制性功能，且酒精浓度越高、剂量越大，对性功能的影响越大；毒品对性功能的影响更大。故女性应不吸烟、不酗酒、远离毒品。

2. 性器官卫生　女性外生殖器解剖结构较为特殊，阴道口前与尿道毗邻，后与肛门口临近，易受到各种病原体的污染。因此，要注意外阴的清洁卫生，勤换内衣裤，备专用的盆和毛巾，每次性生活前注意外生殖器的清洁，预防女性泌尿生殖系统感染。此外，男性包皮过长者应行手术治疗。

3. 性生活卫生　夫妻双方应根据自身具体情况，合理安排性生活的时间、频率和时机。月经期、妊娠期前 3 个月和后 2 个月、产褥期禁止性生活。性生活之前双方要排空小便、清洁生殖器，性生活之后女性要排尿，减少膀胱刺激症状，冲洗尿道口，防止逆行感染。

性生活需要消耗大量体力，伴随呼吸、心率加快，血压升高，肌张力增加，新陈代谢加快，必然增加肺和心脏负担。动脉硬化，心肌供血不足，心、肺、肝、肾等重要脏器有功能不全者，应在医师指导下进行性生活。

4. 避孕　对暂时不希望生育或不再有生育要求的育龄夫妇，指导其选用合理有效、适合夫妻双方的避孕措施，指导其正确进行避孕，避免意外妊娠。

5. 预防性传播疾病　广泛的进行各种性传播疾病的危害性和使用避孕套的教育，使其认识到预防性传播疾病的最有效措施是杜绝不洁性生活和性滥交。夫妻双方若有一方已患性传播疾病，应积极治疗，治疗期间应暂停性生活，必要时使用避孕套，防止再次感染。

（二）性心理卫生

健康性生活的基础和前提是健康的性心理。它要求夫妻双方首先清楚性生活是人类生理的需求，是人体性功能的正常表现。性欲从儿童时期起贯穿于青年、中年和老年的整个生命过程。性生活是家庭生活的重要组成部分。夫妻双方不要为自身的欲望而内疚和羞愧，不应为对方有性的要求而厌烦、反感和恐惧。女性要消除在性生活中的被动态度和自卑感。

夫妻双方要充分认识并接受男女性反应的差异。男性性反应模式较为固定。女性性反应个体差异较大，甚至在个体之间，在个体的不同时间、不同条件下性反应模式变化不一。女性性敏感区分布广泛，对听觉和嗅觉较为敏感，尤其是触觉最敏感，性高潮体验较男性强烈，且具有连续性高潮的能力。但女性性唤起较慢，达到性高潮和性消退期都相对缓慢。在性生活中充分了解女性的性反应特点，要给予女方更多的爱抚和温情。若不顾条件的追求女性性高潮，对着书本行事或过度刺激只能妨碍性高潮的出现，甚至导致双方性功能障碍。

二、性健康指导

19 世纪后期，欧美开始出现有关性教育的论著，但是将性教育引入学校教育课程是在 20 世纪初期。美国的 C. A. 摩洛医生促使美国于 1905 年成立了美国卫生与道德防疫协会。1914 年，美国国家教育协会呼吁重视性卫生教育的重要价值，要求在公立学校讲授性卫生知识。1957 年，瑞典率先在公立学校设置性教育课。从 20 世纪 60 年代起，欧美国家普遍开始重视学校性教育。

中国在抗日战争前就有潘公展、张竞生等学者提倡过性教育。中华人民共和国成立后，周恩来总理十分重视青少年的性教育，但是在当时的历史条件下，没有可能实施性教育。在改革开放后的 80 年代，中国著名医学家吴阶平教授撰文系统地阐明了性教育的重要意义，他非常重视全社会的性健康指导，为在中国普遍开展性健康指导做出了多方面的贡献。进入 90 年代后，国家教育行政部门肯定了上海在中等学校开展性教育的成功经验，并发文指令在全国中等学校开设青春期教育课。计划生育机构也越来越重视群众性的性健康指导。1994 年，中国性学会成立，普及性健康指导作为该学会的一项重要工作内容，为在中国普遍开展性健康指导创造了条件。

性健康指导是指通过有计划、有组织、有目标的系统教育活动。进行关于性知识和性道德的教育，使受教育者具有科学的性知识、正确的性观念、高尚的性道德和健康的性行为。性健康指导的目的在于普及性生理和心理知识，树立正确的性态度和性观念，培育健康的生活方式，防止性传播疾病、消除性犯罪。性健康指导的内容包括性医学知识、性心理与保健、计划生育、性病的预防教育、性道德教育、性法学教育等。

性健康关系到人的一生，不同的年龄阶段、不同生活状况的人均应接受针对性的性健康指导。

（一）儿童期性健康指导

性唤起能力始于出生，因此，性健康指导应从 0 岁开始。儿童期的性教育重点在于指导小朋友树立正确的性态度、培养正确的性别自认和性别角色意识。北欧一些国家性教育起步较早，其重要的经验之一就是性教育从小做起。我国受传统观念影响，对儿童的性教育较少。儿童的性别自认是在生物学基础上通过后天学习得来的，因此父母应该适时的教孩子认识自己的性别，认识自己的身体，特别是自我保护意识，不能让外人触摸外生殖器。此外，家长还要避免在看到孩子玩弄生殖器时，训斥打骂，或者拒绝回答甚至责骂孩子询问有关性方面的问题，造成孩子在幼儿时期就受到“性抑制”，应多加诱导，耐心教育，正确引导孩子认识自己。

（二）青春期性健康指导

青春期的性健康指导是性健康指导的关键阶段，意义重大。青春期的性健康指导主要是传授科学的性知识，纠正与性有关的性认识和行为偏差，树立健康的性观念。包括正确认识月经初潮、性欲和性冲动、自慰等。青春期的性健康指导在普及性知识的基础之上，重点突出性道德教育，促进青少年正确地认识自我，理智地对待身心的变化。这对于预防过早的不安全性行为和保护青少年的健康成长，具有重大意义。

（三）成年期性健康指导

成年期的性健康指导主要是帮助成年人建立幸福和谐的夫妻生活，并在普及知识的同时教育他们必须遵守道德规范，并指导其对子女进行性健康指导。

（四）老年期性健康指导

进入老年期后，女性生殖器官逐渐萎缩，雌激素水平急剧下降，但是女性角色并未改变，依然有对性的自然需求。但是由于性教育的落后，老年人在性问题上存在很多错误观点，多数认为随着衰老性生活应该停止，甚至认为性需求是不合理的。故很多老年妇女经常为自己出现性欲感到羞耻、恐惧，并因此抑郁，甚至影响健康。因此，老年的性教育重点是让他们认识到身体老化、生殖器官的退化甚至性反应能力减弱并不代表性欲和性生活能力的消失，保持有规律的性生活是有助于身体健康的。并指导老年人建立适合自己生理特点的性生活习惯和性行为方式，从而维护女性的性健康。

目标检测

选择题

A1/A2 型题

1. 生理情况下，10～19 岁应属于下述哪期
   A. 儿童期　B. 青春期
   C. 性成熟期　D. 围绝经期
   E. 老年期
2. 青春期开始的重要标志是
   A. 子宫及卵巢增大　B. 乳房丰满
   C. 月经初潮　D. 全身生长迅速
   E. 第二性征发育
3. 关于青春期心理卫生，下列说法错误的是
   A. 学校没有必要对青春期的少女进行健康指导

B. 青春期心理卫生保健目的在于使人体在青春期迅速发育过程中，得到健康的心理和性格成长
C. 青春期少女会产生对异性的兴趣
D. 心理卫生指人的内心世界与外界环境能保持平衡和协调
E. 女性的性心理卫生指青春期女性由于性生理的巨大变化而产生的心理变化

4. 关于婚前卫生咨询，下列说法错误的是
A. 婚前卫生咨询是面对面的个人咨询
B. 与咨询的方法、技巧关系不大
C. 对服务对象提出的具体问题进行解答
D. 包括个人、家庭个别医学问题的咨询
E. 对服务对象做好保密工作

5. 孕期保健不包括以下哪项
A. 孕早期、孕中期、孕晚期的保健
B. 性知识教育
C. 母乳喂养的宣传教育
D. 孕期心理准备
E. 了解影响孕期保健的社会因素及其预防方法

6. 青春期的生长发育特点不包括
A. 生殖系统迅速发育
B. 体格生长明显加速
C. 神经内分泌调节功能稳定
D. 第二性征出现
E. 容易出现心理问题

7. 生殖能力最旺盛的时期是
A. 青春前期
B. 青春期
C. 性成熟期
D. 绝经过渡期
E. 老年期

8. 某女婴出生时，Apgar 评分 9 分，身体健康，出生 5 天查体时发现阴道有白带及少量血性分泌物似月经样，这种现象是
A. 出生时阴道损伤
B. 假月经
C. 月经
D. 阴道感染
E. 发育异常

9. 某妇女，50 岁，6 个月前开始月经紊乱，并且出现潮热潮红，易于激动，推测她目前处在其生命中的
A. 青春期
B. 生育期
C. 性成熟期
D. 绝经过渡期
E. 老年期

扫码“练一练”

（王博巧）

第七篇

妇产科常用诊疗技术及护理

扫码“学一学”

扫码“看一看”

第二十二章 产科常用技术及护理

学习目标

知识要点

1. 熟悉会阴切开的目的和适应证；胎头吸引术的适应证和必备条件；产钳术、臀位助产术和剖宫产术的适应证。
2. 了解会阴切开缝合术、胎头吸引术、产钳术、臀位助产术和剖宫产术的手术步骤。

技能要点

能对会阴切开缝合术、胎头吸引术、产钳术、臀位助产术、剖宫产术实施护理配合。

第一节 阴道助产术

案例

29岁初产妇，妊娠39周，规律宫缩10小时，阴道流水2小时，第一产程进展顺利，现宫口开全1小时，胎心率100次/分，胎头双顶径达坐骨棘水平，骨产道未见异常。

思考题：

1. 胎心率是否正常？此时应如何处理？
2. 请说出护理配合。

一、会阴切开缝合术

会阴切开缝合术为产科最常用的手术。其目的是避免严重会阴裂伤，减少会阴阻力以利于胎儿娩出，多用于初产妇。常用的方式有会阴侧斜切开及正中切开两种（图22－1）。

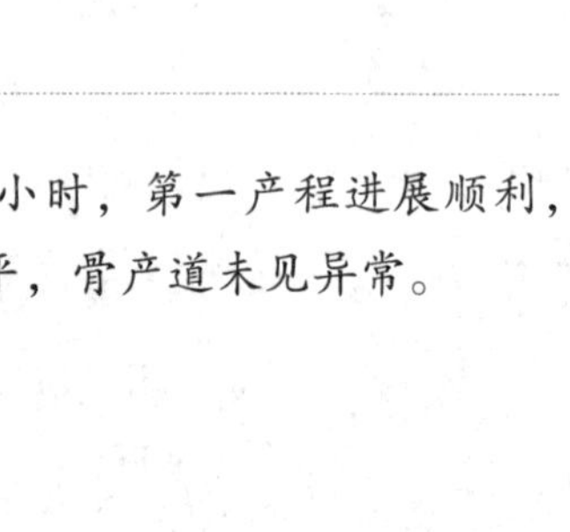

图22－1 会阴切开的种类

（一）适应证

（1）初产妇实行胎头吸引术、产钳助产术、臀位分娩术前。

（2）缩短第二产程 如并发妊娠期高血压疾病，妊娠合并心脏病，第一、二产程过长，胎儿窘迫等。

（3）可能引起会阴严重裂伤 如会阴坚韧、胎儿过大等。

（二）手术步骤

1. 体位　膀胱截石或仰卧屈膝位。

2. 消毒铺巾　按常规外阴冲洗、消毒并铺巾。

3. 麻醉　阴部神经阻滞及局部浸润麻醉（图22－2）。

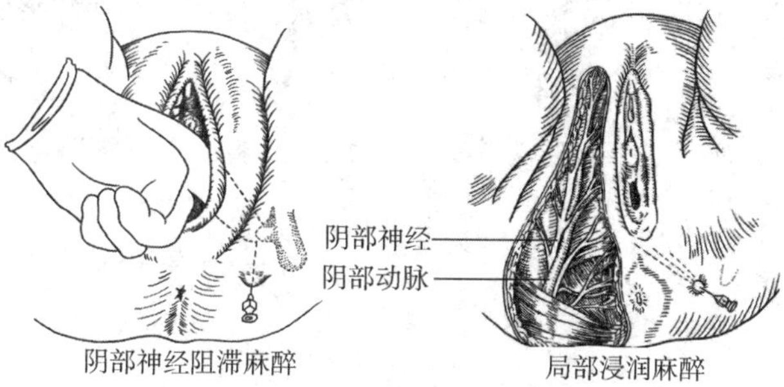

图22－2　会阴麻醉法

4. 方法

（1）切开时机　估计会阴切开后5～10分钟内胎儿可娩出时或行胎头吸引、产钳、臀位助产准备就绪时。

（2）切开步骤　①会阴侧斜切开术：切口起点在阴道口5点处，切线与正中线成45°，会阴高度膨隆时成60°～70°，当宫缩时，将阴道黏膜、黏膜下组织、球海绵体肌、耻尾肌束等全层一次剪开，长4～5cm（图22－3）。②会阴正中切开术：沿会阴后联合中间向下垂直剪开，长2～3cm（图22－4），注意不要损伤肛门括约肌。

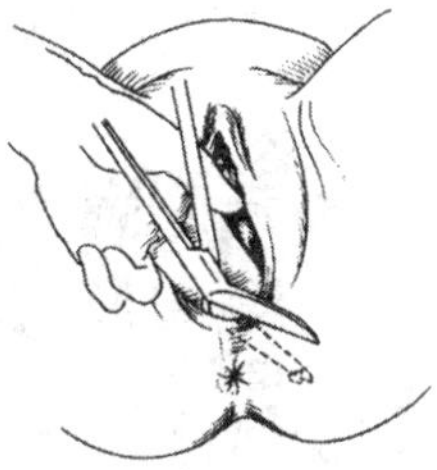

图22－3　会阴侧斜切开

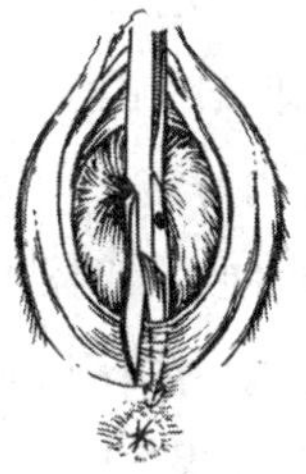

图22－4　会阴正中切开

（3）缝合　胎盘娩出后，阴道内填塞一带尾纱布卷以免宫腔血液下流，妨碍视野，缝毕后取出。缝合前仔细检查伤口有无延伸，缝合时主要解剖组织要对合好（图22－5，22－6），注意结不可打的过紧，以免术后伤口肿胀、疼痛。清点纱布，阴道检查，触诊有无漏缝及血肿。做肛诊，检查有无缝线穿透直肠黏膜，如有，应将穿过的缝线拆除，重新缝合。

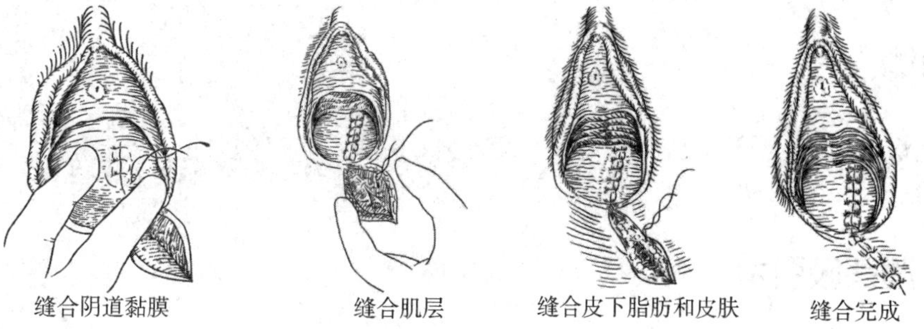

图22－5　会阴侧切缝合

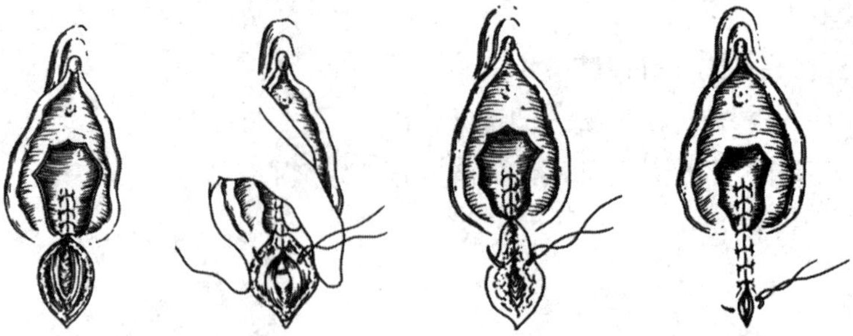

图 22-6 会阴正中切开缝合

（三）护理配合

1. 术前准备

（1）与产妇及家属沟通，解释会阴切开的目的，取得知情同意并签字。

（2）用物准备 会阴切开缝合手术包、麻醉药品及注射器、缝合线、络合碘及纱布等。

（3）协助产妇摆好体位，再次消毒外阴并铺无菌巾。

2. 术时配合

（1）陪伴产妇，指导产妇使用腹压，消除其紧张心理。

（2）密切观察产程进展，监测胎心。

（3）为手术者提供需要的物品，配合手术操作。

3. 术后护理

（1）产妇在产房留观 2 小时，无异常送回病房休息。

（2）嘱产妇向健侧卧位，以免恶露浸渍伤口。

（3）保持外阴清洁、干燥，勤换会阴垫。每日擦洗会阴 2 次，每次大小便后及时清洗会阴。

（4）每日检查会阴伤口有无渗血、红肿、硬结及脓性分泌物，如已化脓应报告医生，立即拆除缝线，撑开伤口彻底引流、换药，并可于产后 7~10 天后行坐浴治疗。

（5）会阴伤口肿胀疼痛者，可用 95% 乙醇湿敷或 50% 硫酸镁湿热敷，产后 24 小时后配合切口局部理疗，如红外线照射外阴，可减轻症状并有利于切口愈合。

（6）会阴侧斜切开切口术后 5 天拆线，会阴正中切开切口术后 3 天拆线。可吸收线缝合者不需拆线。

> **考点提示**
> 会阴侧切术后体位。

> **考点提示**
> 会阴伤口肿胀疼痛的处理。

护理应用

> 会阴切口愈合欠佳：可于产后 7~10 天后行坐浴治疗。

二、胎头吸引术

胎头吸引术系用胎头吸引器置于胎头上，形成一定负压区吸住胎头，通过牵引借以协助娩出胎儿的手术。包括锥形金属空筒（直形或牛角形）（图 22-7）和硅橡胶吸引器（图 22-8）。

（一）适应证

（1）缩短第二产程　如产科并发症、合并症、子宫有瘢痕、胎儿窘迫等，需尽快结束分娩者。

（2）宫缩乏力，第二产程延长者。

（3）持续性枕后位或枕横位需协助旋转胎头并牵引助产者。

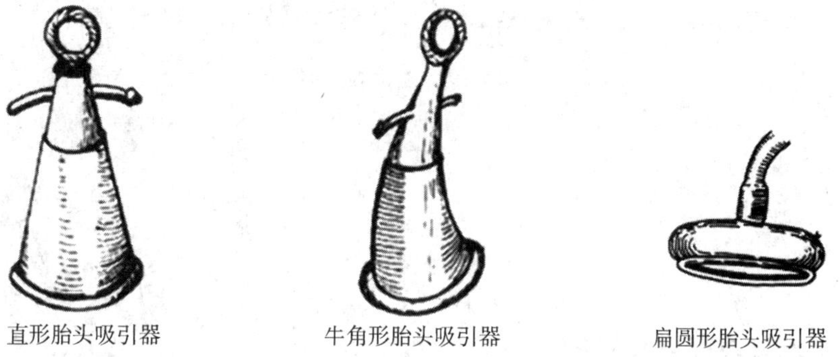

图 22－7　金属空筒胎头吸引器

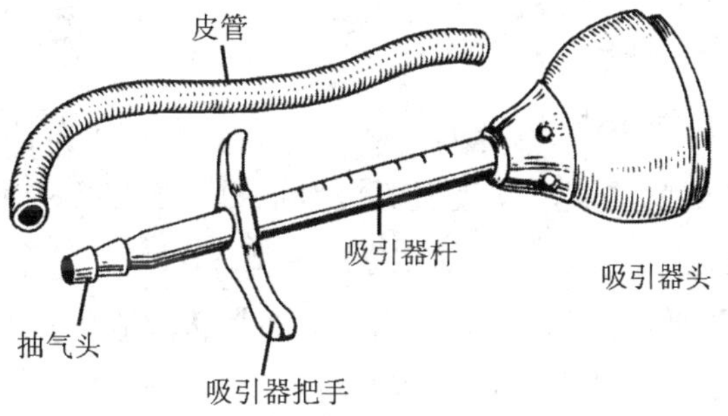

图 22－8　硅橡胶吸引器

（二）禁忌证

（1）异常胎先露，如面先露、臀位后出胎头等。

（2）宫口未开全或胎膜未破。

（3）胎头位置高，双顶径达坐骨棘水平以上。

（4）胎儿不能或不宜从阴道分娩，如产道阻塞、尿瘘修补术后等。

（三）手术条件

（1）顶先露，活胎。

（2）宫口开全。

（3）胎膜已破。

（4）胎头双顶径达坐骨棘水平及以下。

（四）手术步骤

1. 一般准备　①取膀胱截石位。②常规消毒外阴。③铺无菌巾。④阴道检查核实手术条件，了解胎方位及内骨盆情况。⑤常规导尿。⑥会阴侧切。

2. 放置吸引器　将吸引器开口端涂以滑润油后，放入阴道使其与胎头顶部紧贴并避开囟门（图 22－9）。检查吸引器是否与开口端紧密连接，有无阴道壁或宫颈夹于其中（图 22－10），同时调整吸引器牵引横柄与胎头矢状缝一致，以作为旋转胎头标记，吸引器杯口在后囟前3cm，牵拉时能使胎头俯屈良好，有利于胎头娩出。

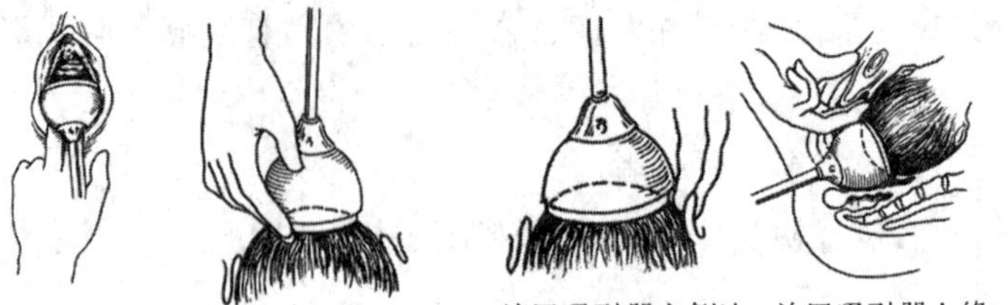

放置吸引器后缘　放置吸引器右侧边　放置吸引器左侧边　放置吸引器上缘

图22－9　放置吸引器

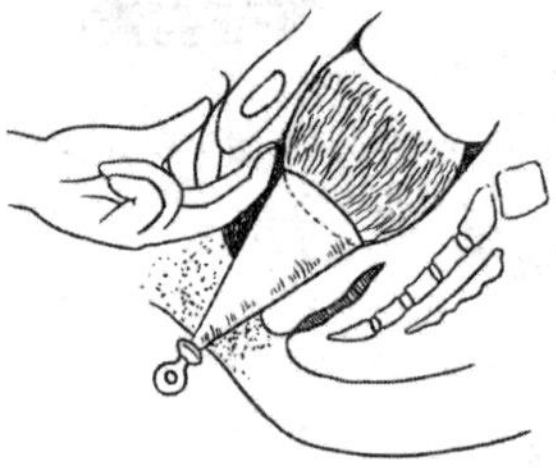

图22－10　检查吸引器

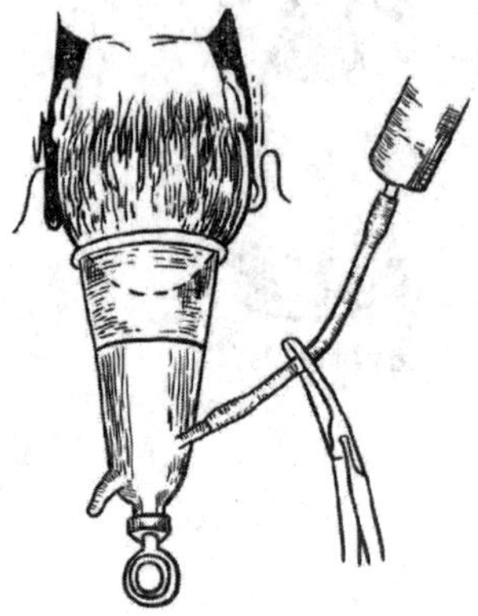

图22－11　抽吸负压

3. 抽吸负压　用空注射器或电动吸引器缓慢抽吸空气150～180ml，形成300mmHg负压，使吸引器牢固固定在胎头上，钳夹橡皮管（图22－11）。

4. 牵引胎头　抽吸负压后宜等待2～3分钟，待胎头形成产瘤后，宫缩时按分娩机制牵引胎头娩出（图22－12）。胎头矢状缝如未与骨盆前后径一致，在牵引过程可边牵引边旋转胎头使矢状缝向中线移动，同时鼓励产妇向下屏气配合，必要时助手可在腹部适当加压。若牵引时吸引器脱落者，可重新放置，不宜超过2次，总牵引时间不超过10分钟，牵引次数不超过3次。如果牵引失败，应立即行产钳助产术。

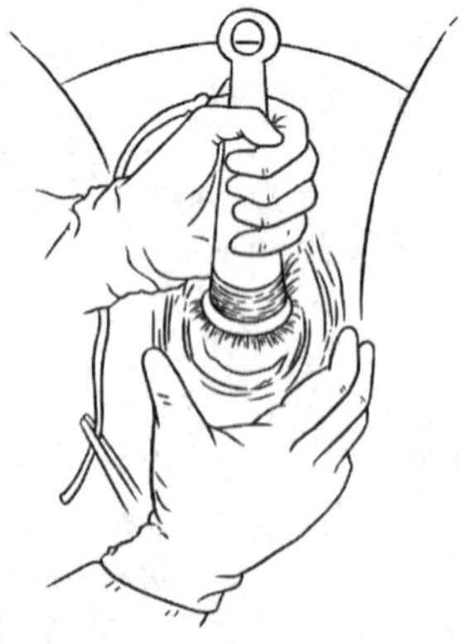

图22－12　牵引胎头

考点提示

胎头吸引器重新放置不宜超过2次；总牵引时间不超过10分钟；牵引次数不超过3次。

5. 取下胎头吸引器　当胎头仰伸后，迅速放开维持负压的止血钳，吸引器会自动脱落。清理呼吸道，协助前、后肩及躯干等娩出，完成胎头吸引术。

（五）护理配合

1. 术前准备

（1）与产妇及家属沟通，解释胎头吸引术的必要性和可能发生的并发症，取得知情同意并签字。

（2）用物准备　胎头吸引器、50ml注射器、电动吸引器、血管钳、液体石蜡、导尿管、会阴侧切缝合术及新生儿窒息复苏用品等。

（3）协助产妇摆好体位，再次消毒外阴、铺无菌巾并导尿。

（4）协助医生阴道检查，核实手术条件，了解胎方位及内骨盆情况，排除禁忌证。

2. 术时配合　同会阴切开缝合术。

3. 术后护理

（1）产妇　按会阴切开缝合术术后护理。

（2）新生儿　①密切观察新生儿面色、哭声、呼吸、心率、神志等，注意有无呕吐、抽搐等情况，发现异常应及时报告医生。②注意保护新生儿头部，头偏向一侧，动作要轻柔。③新生儿出生后3天内不沐浴，可在床上擦浴。④新生儿常规使用维生素K_1及青霉素，预防颅内出血及感染。

三、产钳助产术

产钳助产术是用产钳牵拉胎头协助胎儿娩出的手术。根据放置产钳时胎头的位置分为高位、中位、低位及出口产钳4种类型。胎头位置愈高，产钳术对母儿危害愈大，故目前高、中位产钳已被剖宫产替代，低位及出口产钳是良好的助产手段。低位产钳是指胎头骨质部已达盆底，双顶径已达坐骨棘水平及以下；出口产钳是指胎头着冠或近乎着冠。本小节仅介绍低位产钳。

（一）产钳的构造

产钳（图22－13）由左右两叶构成，每叶又分叶（匙）、胫、锁和柄4个部分。有短弯型和臀位后出头型产钳。

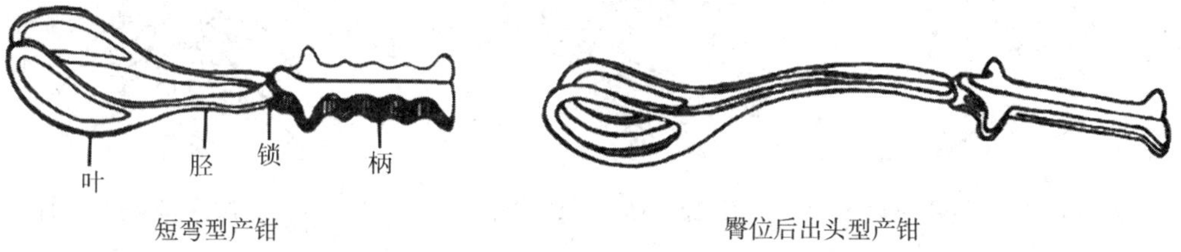

图22－13　产钳

知识拓展

产钳的起源

英国张伯伦（Chamberlain）家族于1600年左右发明了产钳。在最初的一百年，产钳一直为张伯伦家族的家传秘密。直到1728年家族中最后一位成员去世前的几年，才公开了这项秘密。1733年，埃德蒙·查普曼发表了第一篇详细描述产钳的文章。

（二）适应证

（1）同胎头吸引术。

（2）胎头吸引术失败者。

（3）臀位后出头或颏前位娩出困难者。

（三）手术条件

（1）同胎头吸引术。

（2）臀位后出头或颏前位。

（四）手术步骤

1. 一般准备 同胎头吸引术。

2. 放置产钳 在钳叶上涂抹润滑剂，左叶产钳置入阴道左后方、胎头左侧处，钳叶置于胎儿左耳前（图22－14），右叶产钳置于胎头右侧（图22－15）。右钳在上，左钳在下，两钳叶柄平行交叉，自然对合（图22－16），如不能扣合则表示产钳位置不当，应重新放置。检查钳叶是否置于胎耳前，钳叶与胎头之间有无组织夹入，胎头矢状缝是否位于两钳叶的中间。

3. 牵引产钳 宫缩时合拢钳柄，一手中指放在锁扣前面，双手握钳柄向外向下牵引（图22－17）。宫缩间歇时，应将钳锁稍放松，以缓解产钳对胎头的压力。当胎头枕部达耻骨弓下时，逐渐抬高钳柄向上向外牵引，使胎头仰伸娩出。牵引过程中，助手应注意保护会阴。若牵引失败，胎心尚好，应迅速施行剖宫产术。

4. 取下产钳 胎头额部娩出后，松解钳锁，先取下右上钳，再取下左下钳（图22－18）。

5. 娩出胎肩及胎体。

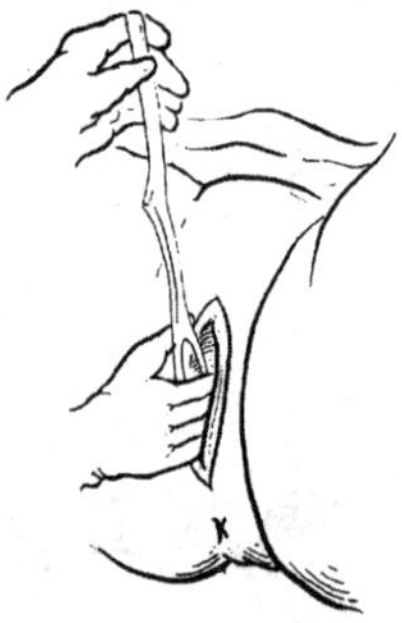

图22－14 放置左叶产钳

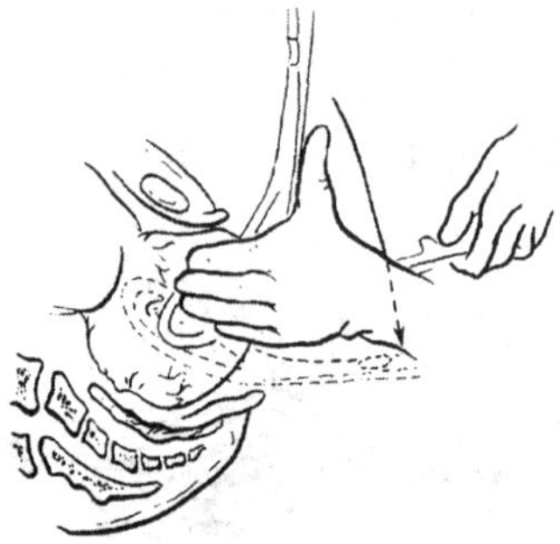

图22－15 放置右叶产钳

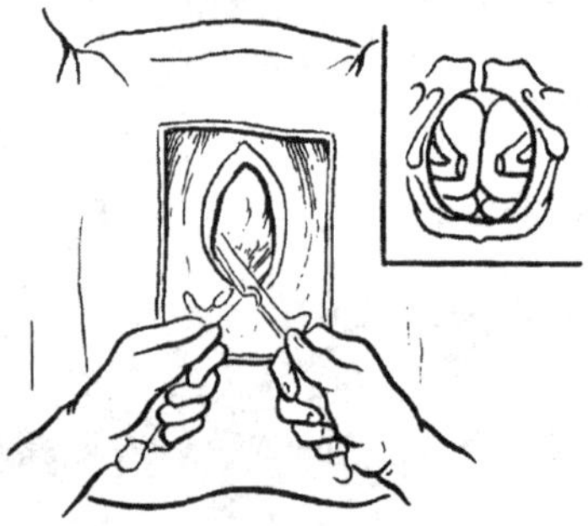

图22－16 扣合钳锁

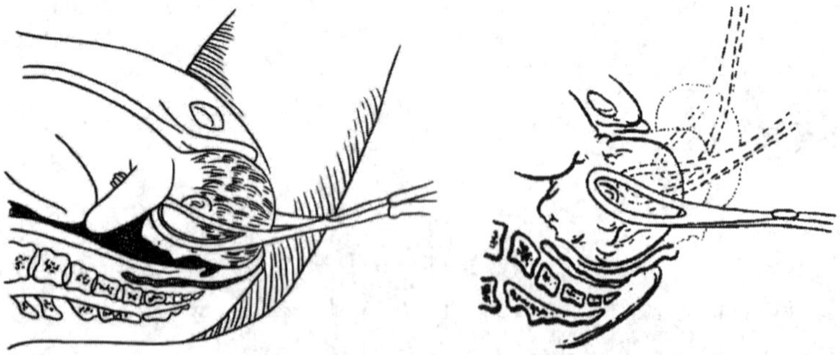

图22－17 牵引产钳

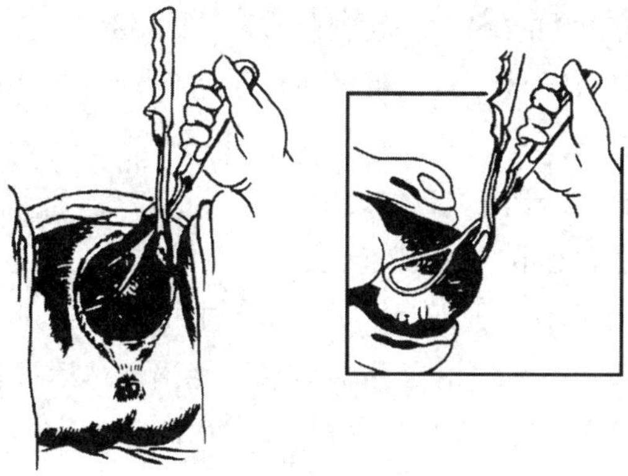

图 22－18　取下产钳

（五）护理配合

同胎头吸引术。

> 考点提示
> 臀牵引术目前已被剖宫产术取代。

> 考点提示
> 臀位助产术的适应证。

四、臀位助产术

臀位助产术是指胎儿下肢及臀部自然娩出，仅在脐以上部分由手法牵引娩出。臀牵引术是指臀位分娩时，胎儿全部由手法牵引娩出，因臀牵引术操作难度较大，新生儿死亡率及损伤率较高，目前已被剖宫产术取代。本小节仅介绍臀位助产术。

（一）适应证

（1）经产妇单臀位和完全臀位，初产妇单臀位。

（2）胎儿体重小于3500g。

（3）胎心良好。

（4）产道正常。

（5）宫缩良好，产程进展正常。

（6）产妇无并发症和合并症。

（二）手术步骤

1. 一般准备　①取膀胱截石位。②常规消毒外阴。③铺无菌巾。④导尿。⑤准备好后出头产钳。⑥做好新生儿窒息复苏准备。

2. 麻醉　双侧阴部神经阻滞麻醉。

3. 方法

（1）堵臀　当胎儿下肢或臀部显露于阴道口时，用一块消毒巾盖住阴道口，宫缩时用手掌抵住（图 22－19），宫缩间歇放松，但手不离开会阴，以防止胎足或胎臀过早脱出，有利于充分扩张软产道，使宫口开全，为后出胎头做好准备。当堵至产妇向下屏气用力，手掌感到很大的冲力时，行阴道检查，确诊宫

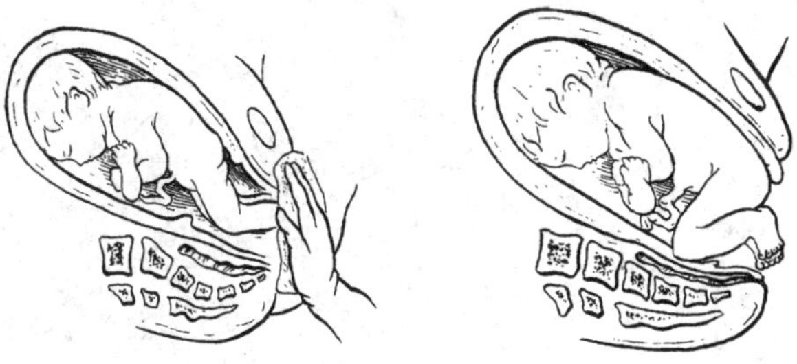

(a)　(b)

图 22－19　堵臀

口开全后，初产妇或会阴较紧的经产妇做会阴切开，准备接产。

（2）娩出臀部　当宫口开全，胎儿粗隆间径已达坐骨棘以下，宫缩时嘱产妇尽量向下用力，术者放开手，胎臀及下肢即可顺利娩出，躯干随之自然娩出。

（3）娩出胎肩及上肢　有滑脱法和旋转法。

1）滑脱法　术者一手握住胎儿双足，另手示、中指伸入阴道，勾住胎儿肘部，使前肩沿胎儿胸前滑下娩出；然后握住胎儿双踝，上提胎体，暴露会阴后联合，同法协助胎儿后肩娩出（图 22－20A）。

考点提示

臀位分娩时，当在阴道口看见胎足或胎臀时应：堵阴道口而不是立即牵引娩出。

2）旋转法　双手握住胎臀，将胎背逆时针方向旋转 180°，同时向下牵拉，使前肩及其上肢从耻骨弓下娩出；同法将胎背顺时针方向旋转娩出后肩及其上肢（图 22－20B）。

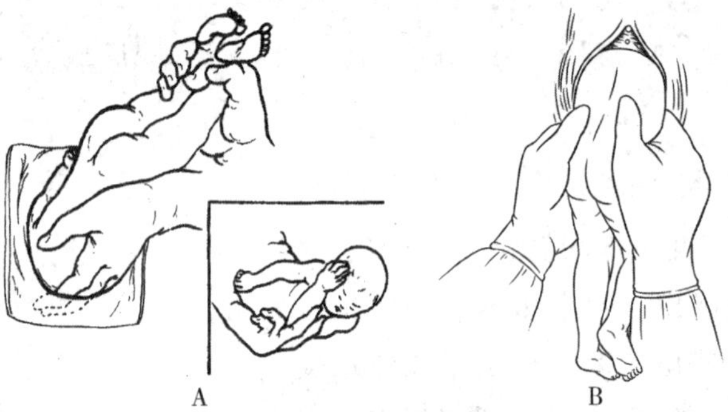

图 22－20　胎肩及上肢助产

A. 滑脱法　B. 旋转法

（4）牵出胎头　助手在耻骨联合上向骨盆轴方向下压胎头，使胎头俯屈，术者将胎体骑跨在左前臂上，左手中指伸入胎儿口内压住下颌，示指和无名指扶于两侧上颌骨部，使胎头俯屈；右手中指抵住胎头枕部使其俯屈，示指及无名指置于胎儿双肩及锁骨上（不可放于锁骨上窝，以免损伤臂丛神经）。两手协同用力，沿产轴牵引胎头娩出（图 22－21）。若胎头娩出困难，可用后出头产钳助产（图 22－22）。脐部娩出后，一般应在 2～3 分钟娩出胎儿，最长不超过 8 分钟，否则胎儿可因缺氧时间过长而致脑损伤或死亡。

考点提示

臀位助产胎儿脐部娩出后，应在 8 分钟内娩出胎儿。

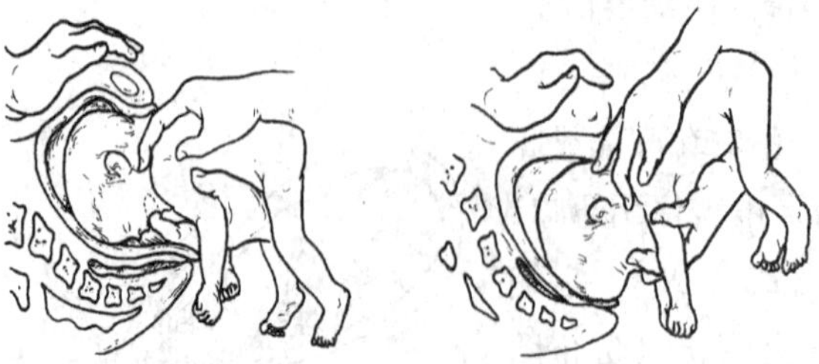

图 22－21　骑跨式牵出胎头

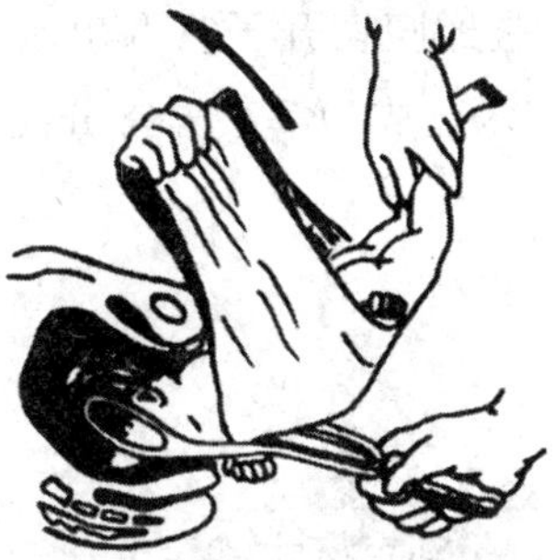

图 22－22　后出头产钳助产

（三）护理配合

1. 术前准备

（1）术前应充分考虑适应证，权衡利弊，如估计臀位分娩有困难时，应及早行剖宫产术。

（2）与产妇及家属沟通，解释臀位助产术的过程，可能发生的并发症，取得知情同意并签字。

（3）用物准备　产包、器械包、会阴切开缝合包、新生儿处理包、臀位后出头型产钳、导尿管、液体石蜡、络合碘、新生儿窒息复苏用品等。

（4）协助产妇摆好体位，再次消毒外阴、铺无菌巾并导尿。

2. 术时配合

（1）陪伴产妇，消除其紧张心理。第一产程要让产妇充分休息，多吃高能量、高蛋白汤类食物；第二产程指导产妇正确使用腹压。

（2）严密监护产妇产程进展和胎心情况，注意有无宫缩异常及脐带脱垂，防止子宫破裂和胎儿窘迫。

（3）为手术者提供需要的物品，配合手术操作。

3. 术后护理

（1）密切观察新生儿四肢活动情况，及早发现骨折或神经损伤等产伤。

（2）其他同胎头吸引术。

第二节　剖宫产术

案例

初产妇，停经 38 周，规律宫缩 8 小时。查：一般状态良好，宫缩 40 秒/4 分，强度中，胎位 LOA，胎心 156 次/分，胎头跨耻征阳性。骨盆测量：骶耻外径 17cm，坐骨棘间径 8cm，坐骨结节间径 7cm。内诊：宫颈展平，宫口开大 3cm，先露头 S－3。

思考题：

1. 该产妇能否自然分娩？为什么？

2. 应如何处理？

3. 请说出护理配合。

剖宫产术（cesarean section）是经腹切开子宫取出胎儿胎盘的手术。由于麻醉学、输血、抗感染等措施的进步，剖宫产术已成为解决异常分娩和某些产科并发症、合并症，挽救母儿生命的有效手段。

知识拓展

剖宫产术的定义

德国狄索普（Desopo）认为"凡剖腹切开子宫，取出体重达到或超过500g的胎儿者称为剖宫产术；而体重在500g以下者为子宫切开术"。

世界卫生组织建议：剖腹产率不应超过15%。

剖宫产术式有子宫下段式、子宫体式、腹膜外式及剖宫产子宫切除术四种，目前最常用的术式是子宫下段剖宫产术。

知识链接

剖宫产术的发展历程

尸体剖宫产→不缝合子宫的剖宫产→Porro剖宫产子宫切除术→古典式剖宫产→经腹腔腹膜外剖宫产→腹膜外剖宫产→子宫下段剖宫产→新式剖宫产

（一）适应证

1. 难产

（1）产力异常、滞产、产妇衰竭，经药物治疗无效者。

（2）产道异常　骨盆狭窄、头盆不称、生殖道修补术后、阴道瘢痕狭窄、生殖道畸形或肿瘤阻塞产道等。

（3）胎位异常　不完全臀位、横位、异常头位。

（4）胎儿异常　胎儿窘迫、巨大儿、脐带脱垂等。

2. 妊娠并发症　如重度子痫前期、子痫、前置胎盘、胎盘早剥等。

3. 妊娠合并症　如子宫肌瘤、卵巢肿瘤、宫颈癌、心脏病（心功能Ⅲ～Ⅳ级）、糖尿病合并巨大儿等。

4. 分娩并发症　先兆子宫破裂、子宫破裂等。

5. 其他　高龄初产或珍贵儿。

（二）手术步骤

1. 体位　仰卧或左侧倾斜10°～15°卧位。

2. 常规　消毒、铺巾。

3. 麻醉　连续硬膜外麻醉为主，急诊情况下则用局部浸润麻醉，特殊情况下全身麻醉，也有人主张采用联合蛛网膜下腔和硬膜外麻醉。

4. 方法　子宫下段剖宫产术。

（1）切开腹壁　取脐下至耻骨联合上缘正中纵切口或耻骨联合上自然横沟处横切口约

14cm（图 22－23）。

（2）探查腹腔　探查子宫旋转方向及程度、子宫下段形成情况、胎头大小、先露部高低，以估计子宫切口的位置及大小、手术的难易，以备做相应措施。

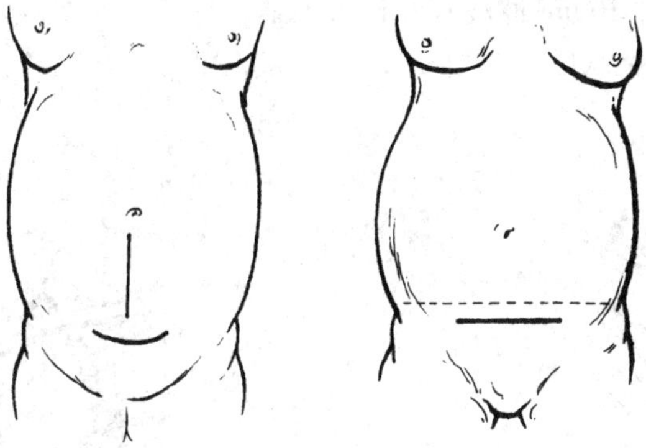

图 22－23　腹壁切口

（3）剪开膀胱子宫返折腹膜　弧形剪开膀胱子宫返折腹膜约 12cm，两侧各达圆韧带内侧。分离下推膀胱，充分暴露子宫下段（图 22－24）。

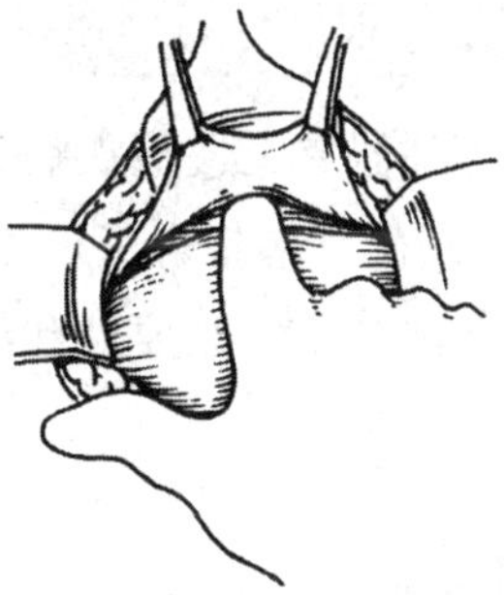

图 22－24　分离下推膀胱

（4）切开子宫　常规取子宫下段横切口，在子宫下段正中横行切开 2～3cm，然后用两手示指向左、右两侧钝性撕开延长切口 10～12cm，尽量避免刺破羊膜囊（图22－25）。

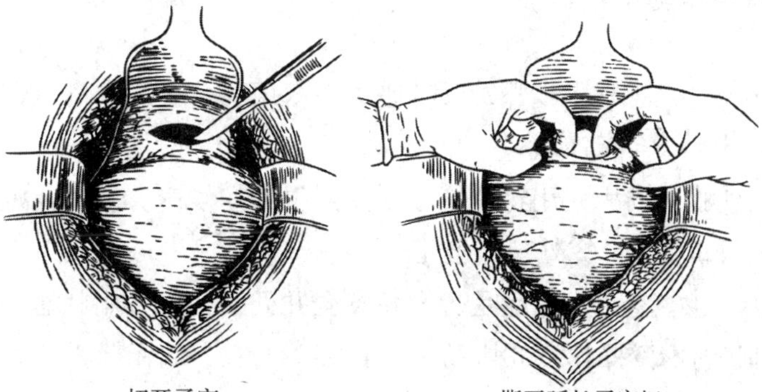

图 22－25　切开子宫

（5）娩出胎儿　破膜并吸净羊水后，按分娩机制向子宫切口处提捞旋转胎头，同时助手在子宫底加压，协助娩出胎儿（图 22－26），新生儿断脐后交台下处理。如为臀位，按臀牵引步骤娩出胎儿。

（6）娩出胎盘　胎儿娩出后，向宫体注入缩宫素20U，等待子宫收缩胎盘自然剥离后，牵拉脐带娩出胎盘及胎膜（图22－27）。如子宫收缩后胎盘仍不剥离，可徒手剥离胎盘娩出。胎盘娩出后用甲硝唑100ml冲洗宫腔预防感染。

（7）缝合子宫切口及关腹。

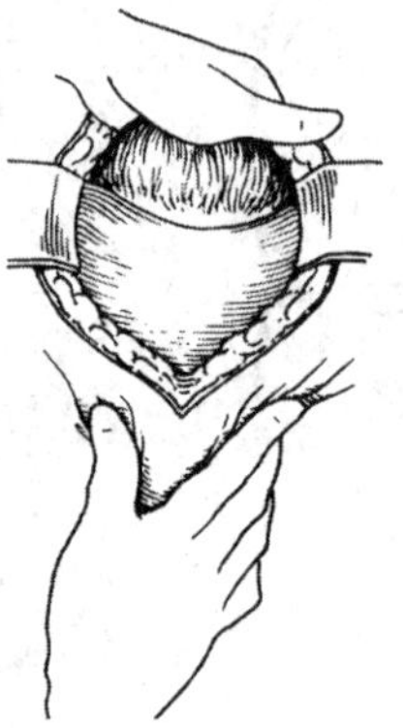

图22－26　娩出胎儿

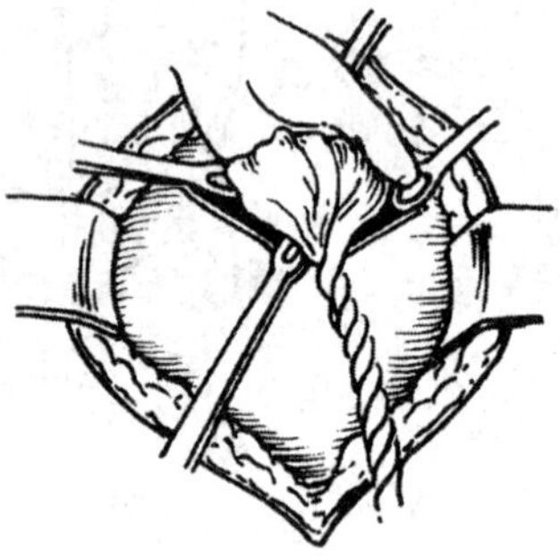

图22－27　娩出胎盘

（三）护理配合

1. 术前准备

（1）详细询问病史，了解全身各脏器有无慢性疾病；进行全身检查和产科检查；完善相关化验，全面评价孕妇体质，如发现异常应报告医生并在术前加以纠正。

（2）与产妇及家属沟通，介绍剖宫产术的必要性和简单过程，可能发生的并发症，取得知情同意并签字。

（3）做好输血准备。

（4）择期手术禁食6～8小时；急诊手术立即禁食、禁饮。

（5）备皮，留置尿管。

（6）术前30分钟肌内注射苯巴比妥0.1g，胎心率慢时肌内注射阿托品0.5mg。术前禁用呼吸抑制药物。

（7）做好新生儿窒息复苏准备。

2. 术时配合

（1）器械护士　①熟悉手术步骤，及时递送手术用品。②认真清点器械、敷料，确保对数无误。

（2）助产士　①携带新生儿用物及抢救用品到手术室候产。②胎儿娩出后及时清理呼吸道并协助医生抢救新生儿。③处理新生儿。

（3）巡回护士　①核查手术物品是否准备齐全并处于完好备用状态，保证手术物品供应。②协助麻醉师进行麻醉操作。③协助手术者穿手术衣，戴无菌手套。④注意观察产妇生命体征。⑤做好输血准备，必要时输血。⑥协助助产士处理新生儿。

3. 术后护理

（1）床旁交接班　产妇被送回病房时，病房值班护士应与手术室护士和麻醉师交接班并做好详细记录。

（2）安置体位　①术后当天：全麻未清醒者去枕平卧，头偏一侧；硬膜外麻醉者去枕平卧 6 小时。②术后第 2 天：取半卧位，协助产妇床上活动；拔除尿管者，应下床活动，有利于恶露排出，减少术后并发症的发生。

（3）饮食及输液　术后 6 小时可进流食，肛门排气后可进普食。无异常出血者术后第 1 天补足手术消耗及禁食的生理需要量；第 2～3 天除输注抗生素需要量外，不予额外补液。

考点提示

剖宫产术后去枕平卧 6 小时，第 2 天取半卧位。

（4）观察病情　①定时监测生命体征。②观察伤口有无红肿、渗血。③观察子宫收缩和阴道流血情况。④保持引流管通畅，常规保留尿管 24～48 小时。⑤观察肠道功能恢复情况：一般术后 48 小时排气。

（5）缓解疼痛　①做好心理护理。②保持病室安静，环境舒适。③帮助产妇取半卧位。④术后 6 小时后用腹带固定切口。⑤遵医嘱使用止痛药或指导其使用自控镇痛装置。

（6）其他　保持外阴清洁，做好乳房护理。

4. 健康指导

（1）注意休息，坚持做产后健身操，产后 3 个月内禁止重体力劳动。

（2）加强营养，补充高热量、高蛋白、高维生素和含铁丰富、水分充足的食物。

考点提示

剖宫产术后应严格避孕：2 年。

（3）保持外阴清洁、干燥，产后 6 周内禁止性生活，流血未净前禁止盆浴。

（4）坚持母乳喂养，正确护理新生儿。

（5）术后 6 周复诊，指导避孕方法，术后至少避孕 2 年。

目标检测

选择题

A1/A2 型题

1. 会阴侧斜切开缝合术的产妇，术后宜采取的体位是

A. 平卧位　B. 半卧位　C. 健侧卧位　D. 伤口侧卧位　E. 俯卧位

2. 行胎头吸引术时，形成的负压一般为

A. 30mmHg　B. 100mmHg　C. 200mmHg　D. 300mmHg　E. 500mmHg

3. 比较胎头吸引和产钳助产的手术条件，只有产钳助产可以使用的是

A. 枕先露　B. 宫口开全　C. S＋3　D. 臀位　E. 胎膜已破

4. 关于臀位阴道分娩，下列哪项不对

A. 一旦破水应立即听胎心　　B. 破膜后应绝对卧床休息，取头低臀高位
C. 禁止灌肠，少做肛查　　D. 阴道口见胎足应立即消毒牵引
E. 保持体力补充热量

5. 下列哪项不是剖宫产术的指征
A. 肩先露　　B. 前不均倾位
C. 足先露　　D. 协调性宫缩乏力
E. 巨大儿

6. 剖宫产术后至少应避孕
A. 半年　　B. 1 年
C. 2 年　　D. 3 年
E. 5 年

7. 会阴侧斜切开产妇，术后 5 天拆线，伤口感染裂开，行 1∶5000 高锰酸钾坐浴何时开始为宜
A. 拆线当时　　B. 产后 7～10 天
C. 拆线后 14 天　　D. 产后 2 周
E. 拆线后 1 个月

8. 28 岁初产妇临产 16 小时，肛诊宫口开全 2 小时，先露头 S＋3，骨产道正常，枕后位，胎心 122 次/分，此时最恰当的分娩方式是
A. 立即剖宫产术　　B. 行会阴侧切、胎头吸引术助娩
C. 静脉点滴缩宫素　　D. 等待胎头自然旋转后阴道助产
E. 静脉高营养等待阴道自娩

9. 上例产妇行胎头吸引术牵引时 2 次吸引器滑脱，此时应
A. 检查吸引器滑脱原因，再次放置吸引器助娩
B. 剖宫产术
C. 静脉点滴缩宫素
D. 产钳助产术
E. 等待阴道自娩

10. 初产妇，妊娠足月，阴道流液 12 小时，下腹阵痛 8 小时，查胎心 140 次/分，LSA，估计胎儿体重 3000g，宫缩 35 秒/5 分，骨盆正常。肛查：宫口开大 8cm，胎臀显露于阴道口。此时恰当的处理是
A. 堵阴道口　　B. 立即剖宫产
C. 立即行外转胎位术　　D. 缩宫素静滴
E. 立即牵引胎臀娩出

扫码“练一练”

（尹　红）

第二十三章

妇科常用诊疗技术及护理

扫码“学一学”

学习目标

知识要点

1. 熟悉女性生殖道细胞学检查、女性生殖器官活组织检查、输卵管通畅检查和妇产科内镜检查的常用方法、适应证、禁忌证及临床意义。
2. 了解女性生殖道细胞学检查、女性生殖器官活组织检查、输卵管通畅检查和妇产科内镜检查的操作步骤。

技能要点

能对使用女性生殖道细胞学检查、女性生殖器官活组织检查、输卵管通畅检查和妇产科内镜检查的妇女实施护理配合。

案例

女性，32 岁，0-0-1-0，结婚5 年，计划怀孕2 年未孕。

月经 $12\frac{4\sim5}{28\sim30}$，经量适中，伴轻度痛经。丈夫体健。3 年前做过一次人工流产。近 2 年来未采取任何避孕措施，性生活正常，未怀孕。

思考题：

1. 患者不孕的原因可能有哪些？
2. 应选择哪些诊疗技术协助诊断？

第一节　生殖道细胞学检查

女性生殖道细胞包括来自阴道、宫颈、子宫和输卵管的上皮细胞。女性生殖道脱落细胞包括阴道上段、宫颈阴道部、子宫、输卵管及腹腔的上皮细胞，其中以阴道上段、宫颈阴道部的上皮细胞为主。女性生殖道细胞受卵巢激素的影响出现周期性变化。因此，临床上常通过生殖道脱落细胞学检查，了解卵巢功能，此外，此项检查还可以协助进行生殖器官肿瘤的筛查。这是一种简便、实用的辅助检查方法，尤其适宜做群体性防癌普查，对宫颈癌的早期发现、早期诊断有重要价值。

（一）适应证

（1）卵巢功能检查，如卵巢功能低下、月经紊乱、性早熟等患者。

（2）宫颈炎症需排除癌变者。

（3）筛查早期宫颈癌。

（4）怀疑颈管、宫腔内恶性病变者。

（5）胎盘功能检查，如疑似妊娠期间胎盘功能减退的孕妇。

（二）禁忌证

（1）月经期。

（2）急性生殖器炎症。

（三）方法和步骤

1. 阴道涂片

（1）阴道侧壁刮片法　用于已婚妇女。受检者取膀胱截石位，用阴道窥器扩张阴道，用刮片在阴道侧壁上1/3处轻轻刮取分泌物少许，再将分泌物薄而均匀地涂于玻片上，干燥后放入95%乙醇中固定后送检。

（2）棉签采取法　用于未婚女性。方法是将卷紧的无菌棉签蘸少许生理盐水浸湿后伸入阴道，在其侧壁的上1/3处轻卷后缓慢取出，横放在玻片上往一个方向滚涂再放入95%乙醇中固定后送检。

考点提示

宫颈刮片是筛查早期宫颈癌的重要方法。

2. 宫颈刮片　阴道窥器暴露宫颈，用无菌干棉签轻轻拭去宫颈表面黏液，在宫颈外口鳞柱状上皮交界处，将宫颈刮板以外口为中心轻轻旋刮一周，将刮取物涂片检查。应注意取材全面，忌过度用力而致组织损伤出血（图23－1）。

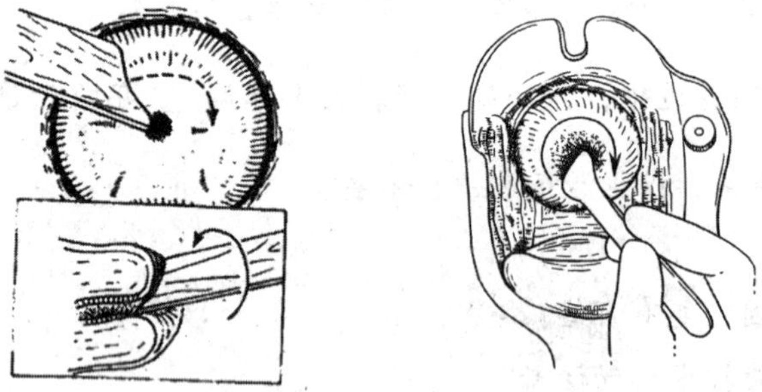

图23－1　宫颈刮片检查

3. 宫颈管涂片　先将宫颈表面分泌物拭净，用小型刮板进入宫颈管内，轻轻刮取一周做涂片。有条件者使用特制的“宫颈采样拭子”或“细胞刷”置于宫颈管内1.0cm左右，旋转360°，刷取宫颈管上皮后取出，旋转细胞刷，将附于小刷上的标本均匀涂布于玻片上，立即固定或洗脱于保存液中。

4. 宫腔吸片　对疑有颈管癌或子宫内膜癌者，消毒外阴、阴道及宫颈，选择直径1～5mm不同型号塑料管，一端连于干燥无菌注射器，用大镊子将塑料管另一端送入宫腔内达宫底部，上下左右移动，轻轻抽吸注射器以吸取分泌物后将吸得的标本涂片、固定、送检。

知识拓展

TCT 检查

TCT 是液基薄层细胞检测的简称，是采用液基薄层细胞检测系统检测宫颈细胞并进行细胞学分类诊断，它是目前国际上最先进的一种宫颈癌细胞学检查技术，与传统的宫颈刮片巴氏涂片检查相比明显提高了标本的满意度及宫颈异常细胞检出率。TCT 宫颈防癌细胞学检查对宫颈癌细胞的检出率为 100%，同时还能发现部分癌前病变，微生物感染如真菌、滴虫、病毒、衣原体等。所以 TCT 技术是应用于妇女宫颈癌筛查最先进的技术。

（四）护理配合

（1）取材前 24 小时避免阴道冲洗、检查、上药、性交。向受检者说明检查的意义和步骤，消除思想顾虑以取得其配合。

（2）准备无菌干燥的阴道窥器、刮板、吸管、宫腔探针、长棉签、脱脂处理的玻片、干棉球、固定液（95% 乙醇或 10% 甲醛溶液）。

（3）协助受检者取膀胱截石位，取材时动作应轻巧，避免出血。如白带过多可先用无菌干棉球轻拭后再行取材。进行宫腔吸片，取出吸管时应停止抽吸，以免将宫颈管内容物吸入。

（4）涂片应薄而均匀，禁止来回涂抹损伤细胞，涂片标记后用 95% 乙醇或 10% 甲醛溶液固定，及时送检并收集结果。载玻片应做好标记，以免混淆受检者姓名和取材部位。

（5）向受检者说明检查结果的临床意义，嘱其及时取回病理报告并反馈给医生，以免贻误诊疗。卵巢功能检查者，要制订 1 个月经周期的检查计划，并进行预约。

（6）查到可疑癌或癌细胞，应嘱受检者进行组织病理学检查。

（五）检查结果和意义

1. 内分泌诊断方面的意义 阴道鳞状上皮细胞的成熟度与体内雌激素水平成正比。雌激素水平越高，阴道上皮细胞越成熟。因此，观察阴道鳞状上皮细胞各层细胞的比例，可反映体内雌激素水平。

成熟指数（maturation index，MI）是阴道细胞学卵巢功能检查中最常用的一种。计算阴道上皮三层细胞百分比。按底层/中层/表层顺序表述。如底层是 5%、中层是 60%、表层是 35%，则 MI 应写成 5/60/35。通常是在低倍显微镜下观察计算 300 个鳞状上皮细胞，算出各层细胞的百分率。若底层细胞百分率高称为左移，提示不成熟细胞增多，即雌激素水平下降。若表层细胞百分率高则称为右移，提示雌激素水平升高。雌激素轻度影响者表层细胞 $<20\%$，高度影响者表层细胞 $>60\%$。一般有雌激素影响的涂片，基本上无底层细胞。在卵巢功能低落时则出现底层细胞：轻度低落底层细胞 $<20\%$；中度低落底层细胞占 20% ~40%；高度低落底层细胞 $>40\%$。

2. 妇科医疗诊断方面的意义 生殖道细胞学检查有助于诊断闭经、功能失调性子宫出血、流产及生殖道感染等疾病。如根据细胞有无周期性变化、MI 结果等推断闭经病变的部位、功血的类型以及流产疗效评价；也可以根据细胞形态特征推断生殖道感染的病原体种类，如 HPV 感染可见典型的挖空细胞、不典型角化不全细胞及反应性外底层细胞。

3. 宫颈细胞学诊断标准及临床意义

（1）巴氏分类法　主要观察细胞核的改变。临床常用巴氏五级分类法，其阴道细胞学诊断标准如下。

Ⅰ级　正常，细胞形态及核浆比例正常。

Ⅱ级　炎症，细胞核普遍增大。

Ⅲ级　可疑癌，细胞核增大（核异质）。

Ⅳ级　高度可疑癌，细胞具有恶性改变。

Ⅴ级　癌。

目前，因巴氏五级分类法主观因素较多，各级之间无严格的客观标准，正逐渐被 TBS 分类法替代，后者比较准确，灵敏度高，使检查结果更为客观、准确。

（2）TBS（the bethesda system）分类法及其描述性诊断　为使细胞学报告与组织病理学术语一致，并与临床处理密切结合，1988 年美国制订阴道细胞 TBS 命名系统。1991 年被国际癌症协会正式采用。TBS 分类法包括标本满意度的评估和对细胞形态特征的描述性诊断。

（3）PAPNET 电脑抹片系统　即计算机辅助细胞检测系统（computer - assisted cytology test，CCT），近年在宫颈癌早期筛选中取得广泛应用。其原理是 PAPNET 系统将电脑及神经网络软件结合，可以识别特定图案，识别方法与人脑近似，即通过经验来鉴别正常与不正常的巴氏涂片。由计算机检出异常可疑细胞后再由细胞学专职人员做出最后诊断，省时省力，大大提高了诊断效率和准确性。

第二节　女性生殖器官活组织检查

生殖器官活组织检查是自生殖器官病变处或可疑部位取部分组织做病理检查，简称活检。常用的有外阴、阴道局部活组织检查，宫颈活组织检查，诊断性刮宫等。本节重点介绍宫颈活组织检查和诊断性刮宫。

一、宫颈活组织检查术

> **考点提示**
>
> 活检可以作为诊断的最可靠依据。

宫颈活体组织检查简称宫颈活检，是取部分宫颈组织做病理学检查，以确定病变性质。临床上又分为点切法、宫颈管搔刮术及宫颈锥切术。

（一）适应证

1. 宫颈点切法

（1）宫颈脱落细胞学涂片检查巴氏Ⅲ级或Ⅲ级以上者；巴氏Ⅱ级经抗感染治疗后仍为Ⅱ级者；TBS 分类鳞状细胞异常者。

（2）疑有宫颈癌或慢性特异性炎症，需进一步明确诊断者。

2. 宫颈管搔刮术　早期发现宫颈上皮内瘤样病变及早期宫颈癌患者。

3. 宫颈锥切术

（1）宫颈脱落细胞检查多次见到恶性细胞，而宫颈多点活检及分段刮宫均未发现病灶者。

（2）宫颈活检为原位癌或镜下早期浸润癌，而临床可疑为浸润癌，为明确病变累及程度及决定手术范围者。

（3）作为宫颈上皮内瘤样病变或重度宫颈柱状上皮异位患者的治疗手段。

（二）禁忌证

（1）急性、亚急性生殖道炎症。

（2）血液病有出血倾向。

（3）妊娠期或月经期。

（三）方法和步骤

1. 宫颈点切法

（1）嘱受检者排空膀胱后，取膀胱截石位。

（2）用阴道窥器暴露宫颈，拭净分泌物，消毒宫颈和阴道。

（3）用活检钳钳取小块病变组织（通常在宫颈外口鳞柱状上皮交界处或肉眼糜烂较深处取材），如疑为宫颈癌者在宫颈3、6、9、12点钟处用活检钳各钳取一块组织；也可在阴道镜指引下于可疑处定点取材，或在宫颈阴道部涂以碘溶液，选择不着色区取材（图23－2）。

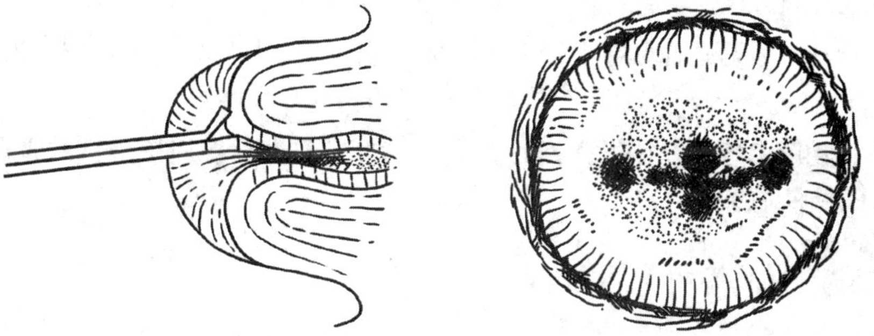

图23－2　宫颈活组织检查

（4）将钳取的组织分别放入盛有固定液的标本瓶中，并标注钳取部位。

（5）术后用带尾线的棉球压迫钳取部位止血，并将尾端留在阴道口外。

2. 宫颈管搔刮术　用细小刮匙伸入宫颈管全面搔刮1～2圈。所得组织送病理检查。也可使用宫颈管刷代替宫颈刮匙。

3. 宫颈锥形切除法

（1）腰麻或硬膜外麻醉下，患者取膀胱截石位，消毒外阴和阴道，戴无菌手套，铺无菌巾。

（2）导尿后，用阴道窥器暴露宫颈，消毒宫颈及宫颈管。

（3）用宫颈钳夹住宫颈前唇，用手术刀在宫颈病灶外0.5cm处做环形切口，根据不同的手术指征，可深入1～2cm做锥形切除（图23－3）。用无菌纱布卷填塞创面，压迫止血。

（4）切除的标本用10%甲醛固定，送病理检查。

也可采用环行电切除术（LEEP）行锥形切除治疗。

（四）护理配合

1. 术前准备

（1）讲解宫颈活检的临床意义、目的及操作过程，以取得配合。

（2）指导正确的施术时间：①因各种原因引起的阴道炎，均应在治疗后再取活检。②妊娠期不做活检，避免流产、早产。③不在月经前1周内做活检，以防感染。④锥形切除用于治疗者，应在月经干净后3～7天内施行。

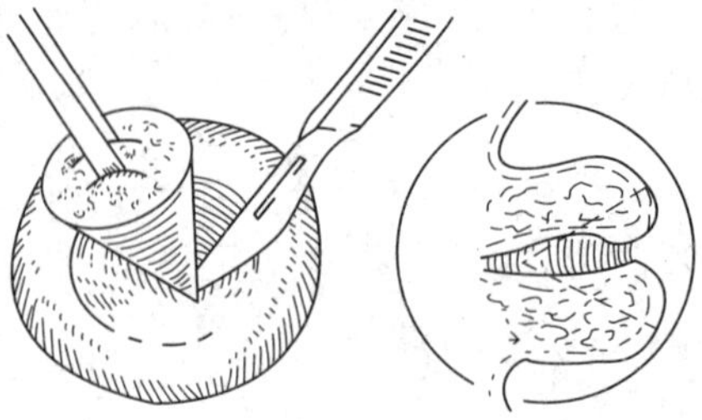

图23－3 宫颈锥形切除法

2. 术中配合

（1）术中护理人员应陪伴在受检者身边，给予心理支持。

（2）对多点钳取的组织标本瓶上应注明取材部位。

3. 术后指导

（1）术后保持外阴清洁，1个月内避免性生活和盆浴，防止感染。

（2）点切法术后嘱患者观察阴道流血情况，12～24小时后自行取出阴道内纱条，如出血多，应及时就诊。

（3）锥形切除术后留置导尿管24小时，持续开放。术后6周探查宫颈管有无狭窄，2个月内禁盆浴和性生活。

二、诊断性刮宫术

诊断性刮宫术简称诊刮，是诊断宫腔疾病采用的重要方法之一。目的是刮取宫腔内容物（子宫内膜或其他组织）做病理检查协助诊断，并指导治疗。若疑有宫颈管病变，需对宫颈管及宫腔分段进行诊刮，简称分段诊刮。

（一）适应证

1. 子宫异常出血或阴道排液 需证实或排除子宫内膜癌、宫颈管癌或其他病变者。

2. 月经失调 需要了解子宫内膜变化及其对性激素的反应（刮宫不仅有助于诊断，还有助于止血）。

3. 不孕症 需了解有无排卵或子宫内膜病变者。

（二）禁忌证

（1）急性阴道炎、宫颈炎、急性或亚急性盆腔炎。

（2）术前体温＞37.5℃。

（三）方法和步骤

（1）嘱患者排空膀胱，取膀胱截石位，一般不需麻醉，常规消毒外阴和阴道，铺无菌巾。

（2）行双合诊检查，了解子宫的屈向、大小及附件的情况。

（3）暴露宫颈，清除阴道分泌物，再次消毒宫颈及宫颈管，用宫颈钳夹住宫颈下唇，固定宫颈，用探针探查子宫腔。

（4）按子宫的屈向，用宫颈扩张器逐号扩张宫颈管，直至能进入中号刮匙。

（5）将刮匙顺子宫屈向送入至子宫底部，从子宫前壁、侧壁、后壁、子宫底部依次刮取组织。

（6）不同的刮宫目的，其刮宫部位和侧重点不同：①功能失调性子宫出血者，应将增厚的内膜全面、彻底刮干净。②疑为结核性子宫内膜炎闭经者，应刮取两侧子宫角部组织。③分段诊刮：先用小刮匙刮取宫颈管内组织（不探测宫腔，以免将宫颈管组织带入宫腔而混淆诊断），然后再刮取子宫腔组织，将刮取组织分别送检。④不孕症者，应选择月经来潮前或来潮6小时内进行。⑤怀疑癌变异常出血者，随时行诊刮，刮宫时应小心轻刮，若刮出物经肉眼检查，高度疑为癌组织时，只要刮出部分组织够病理检查即可，不必全面刮宫，以免子宫穿孔、出血或癌组织扩散。若未见明显癌组织，则应全面刮宫，防止漏诊。

（7）将刮出物放入盛有10%甲醛溶液或95%乙醇的固定液标本瓶中送病理检查。

（四）护理配合

1. 术前准备

（1）评估患者全身情况，测量生命体征，询问阴道流血的时间和量。

（2）向患者说明诊断性刮宫的目的和意义，手术步骤、方法、时间以及配合要点。

（3）核对好病理检查申请单，并准备好固定标本的小瓶。

（4）指导选择合适的检查时间。术前禁用激素类药物。预约时应告知患者术前5天禁止性生活；对不孕或功能失调性子宫出血内膜增生者，应选择月经前1~2天或月经来潮6小时内进行；疑为子宫内膜不规则脱落时，则于月经第5~6天取材。

（5）诊断性刮宫的主要并发症有出血、子宫穿孔、感染。术前应备好各种抢救用物，以便出现紧急情况时进行抢救。

2. 术中配合

（1）术中做好患者心理护理，协助医生完成手术，观察患者血压、脉搏、呼吸及腹痛情况。

（2）提供给医生术中所需物品，并协助将组织放入已做好标记、装有固定液的小瓶内，立即送病理科检查，记录患者术中情况。

3. 术后护理

（1）术后留观1小时，注意腹痛和阴道流血征象，确认无异常后方可回家休息。

（2）术后2周内禁盆浴及性生活，保持外阴清洁，遵医嘱口服抗生素3~5天预防感染。

（3）嘱患者1周后到门诊复查恢复情况及了解病理检查结果。

第三节　输卵管通畅检查

输卵管通畅检查的主要目的是检查输卵管是否通畅，了解子宫和输卵管腔的形态及输卵管的阻塞部位。常用方法有输卵管通液术和子宫输卵管碘油造影术。

（一）适应证

（1）原发或继发性不孕症，男方精液正常，疑有输卵管阻塞者。

（2）检验或评价各种绝育手术、输卵管再通术或输卵管成形术的手术效果。

（3）对轻度粘连的输卵管有通畅作用。

（二）禁忌证

（1）生殖器官急性炎症或慢性盆腔炎急性或亚急性发作者。

（2）月经期或有不规则阴道流血者。

（3）有严重的心、肺疾病患者。

（4）碘过敏者不能做输卵管造影术。

（三）方法和步骤

1. 输卵管通液术（hydrotubation） 是检查输卵管是否通畅的一种方法，并具有一定的治疗功效。具体操作步骤如下。

（1）嘱患者排尿后取膀胱截石位，常规消毒外阴、阴道后铺无菌孔巾，双合诊检查了解子宫位置及大小。

（2）放置阴道窥器充分暴露宫颈，再次消毒阴道穹隆部及宫颈；用宫颈钳夹宫颈前唇，沿宫腔的方向置入通液器，并使其与宫颈外口紧密相贴。用Y形管通液器、压力表与注射器相连，将压力表高于Y形管水平。

（3）排出空气后，向宫腔内缓慢注入生理盐水及抗生素溶液（生理盐水20ml、庆大霉素8万U、地塞米松5mg、透明质酸酶1500U，可加用0.5%利多卡因2ml减少输卵管痉挛），压力不超过160mmHg（图23－4）。

（4）观察推注时阻力大小、推注的液体是否回流、受检者下腹部是否疼痛等。

（5）术毕取出通液器及宫颈钳，再次消毒宫颈、阴道后取出阴道窥器。

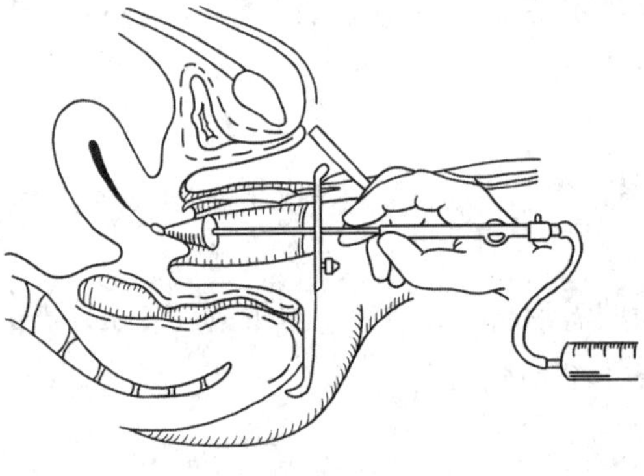

图23－4　输卵管通液术

2. 子宫输卵管造影术（hysterosalpingography，HSG） 是通过导管向子宫腔及输卵管内注入造影剂，再行X线透视及摄片，根据注入造影剂的显影情况了解输卵管是否通畅、阻塞的部位及子宫腔的形态寻找病变部位。该检查损伤小，对输卵管阻塞诊断准确率高达80%，且具有一定的治疗作用。具体操作步骤如下。

（1）受检者排尿后取膀胱截石位，外阴、阴道常规消毒后铺无菌孔巾，双合诊检查了解子宫大小及位置。

（2）放置阴道窥器充分暴露宫颈，再次消毒阴道穹隆部及宫颈；然后用宫颈钳钳夹宫颈前唇，用探针探查宫腔。

（3）将造影剂充入宫颈导管，排出空气后，沿宫腔方向将其放入宫颈管内，缓慢注入碘化油。

（4）在X线透视下观察碘化油流经输卵管及宫腔情况并摄片。24小时后再次拍盆腔平片，以观察腹腔内有无游离碘化油（若用泛影葡胺进行造影，应在注射后立即摄片，10～20分钟后第二次摄片）。

（5）注入造影剂后若子宫角圆钝且输卵管不显影，应考虑是否为输卵管痉挛，可保持原位，肌内注射阿托品0.5mg，20分钟后再进行透视、摄片；也可暂停操作，下次摄片前先使用解痉药物。

（四）结果评价

1. 输卵管通液术

（1）输卵管通畅　可顺利推注20ml液体且无阻力，压力维持在60mmHg以下；或开始推注时稍有阻力，随后阻力消失，无液体回流，患者也无不适感。

（2）输卵管阻塞　勉强注入10ml液体即感有阻力，压力表见压力值持续上升，患者感觉下腹胀痛，停止推注后液体又回流至注射器内。

（3）输卵管通而不畅　推注液体时感有阻力，但经加压注入又能推进，说明轻度粘连已被分离，患者感轻微腹痛。

2. 输卵管碘油造影术

（1）正常子宫、输卵管　宫腔显影呈倒三角形，双侧输卵管显影形态柔软，24小时后摄片盆腔内可见散在造影剂。

（2）宫腔异常　若为宫腔结核，子宫失去原有的倒三角形，内膜呈锯齿状不平；若为子宫黏膜下肌瘤，可见宫腔充盈缺损；子宫畸形时也有相应的显示。

（3）输卵管异常　若为输卵管结核，其显示的形态不规则、僵直或呈串珠状，有时可见钙化点；输卵管有积水见输卵管远端呈气囊状扩张；若输卵管发育异常，可见输卵管过长或过短、异常扩张、憩室等。如24小时后摄片未见盆腔内散在的造影剂，提示输卵管不通。

（五）护理配合

1. 术前准备

（1）耐心向受检者解释检查的意义和方法，消除其思想顾虑并取得其配合。

（2）行造影术前，应询问有无过敏史并做碘过敏试验。便秘者应行清洁灌肠，以保持子宫正常位置。

（3）指导受检者选择在月经干净后3～7天进行检查。术前3天禁性生活。

（4）术前30分钟遵医嘱肌内注射阿托品0.5mg解痉。

（5）嘱受检者自解小便，以排空膀胱。

2. 术中配合

（1）为医生提供手术所需用物。

（2）操作过程中观察受检者的表现，一旦出现咳嗽，应警惕发生油栓，立即停止操作，使受检者采取头低足高位，并严密观察。

（3）输卵管通液所用无菌生理盐水温度以接近体温为宜，以免液体过冷造成输卵管痉挛。

3. 术后护理

（1）术后留观1小时。

（2）术后2周内禁性生活和盆浴，嘱其遵医嘱使用抗生素预防感染。

第四节　妇产科内镜检查

内镜检查（endoscopy）是用连接于摄像系统和冷光源的腔镜（telescope）探寻人体体腔及脏器内部的一种检查手段。可利用内镜在直视下对管腔或体腔内组织、器官进行检查和手术，该技术已成为妇科诊断和治疗的常用方法，妇科常用的内镜有阴道镜、宫腔镜和腹腔镜。

一、阴道镜检查

阴道镜检查（colposcopy）是利用阴道镜在强光源照射下将宫颈阴道上皮放大10～40倍，以观察肉眼看不到的阴道、宫颈异常上皮细胞、异型血管及早期癌变，还可在可疑部位行定位活检，以提高准确率。

临床应用

宫颈刮片细胞学检查和阴道镜检查的联合应用，对指导宫颈活检，早期诊断宫颈癌有重要的临床价值。

（一）适应证

（1）宫颈脱落细胞检查巴氏Ⅱ级以上，或TBS提示上皮细胞异常者。

（2）有接触性出血，肉眼观察宫颈无明显病变者。

（3）肉眼观察宫颈、阴道壁可疑癌变者，行可疑病灶活组织检查。

（5）宫颈、阴道及外阴病变治疗后复查和评估。

（6）可疑下生殖道尖锐湿疣者。

（二）方法和步骤

嘱受检者排空膀胱，取膀胱截石位。用阴道窥器充分暴露宫颈阴道部，用生理盐水棉球轻轻擦净宫颈分泌物。接通光源，调好焦距，一般物镜距离宫颈15～20cm，距外阴5～10cm，先用低倍镜观察，再增大倍数进行检查。也可行醋酸白试验或碘试验等发现可疑部位，取活组织送病理学检查。

（三）护理配合

1. 检查前准备

（1）月经期和阴道流血者不宜检查，检查前应先行妇科检查，排除阴道毛滴虫、假丝酵母菌、淋菌等感染。检查前24小时内避免阴道、宫颈操作及治疗（如阴道冲洗、妇科检查、性生活等），以减少对检查部位的刺激和干扰。

（2）向受检者讲解检查的目的、方法、简要过程及所需时间，以消除其顾虑。

2. 术中配合　帮助医生调整光源，递送所需物品；并给予受检者心理支持。

3. 术后护理　安置受检者休息，如有活检标本协助填写申请单并及时送检。

二、宫腔镜检查

宫腔镜检查（hysteroscopy）是应用膨宫介质扩张宫腔，通过纤维导光束和透镜将冷光源经宫腔镜导入宫腔，直视下观察宫颈管、宫颈内口、子宫内膜及输卵管开口，以指导诊刮、取材病检及进行治疗等。

（一）适应证

（1）子宫异常出血的探查。

（2）原发性或继发性不孕症的子宫腔内病因诊断。

（3）宫内节育器的定位与取出，宫腔内异物取出，输卵管粘连的治疗，疑难的人工流产术等。

（二）禁忌证

1. 绝对禁忌证

（1）急性或亚急性生殖道炎症。

（2）严重心、肺功能不全。

2. 相对禁忌证

（1）月经期及活动性子宫出血。

（2）宫颈恶性肿瘤。

（3）近期有子宫穿孔或子宫手术史者。

（三）方法和步骤

嘱受检者排空膀胱，取膀胱截石位；常规消毒外阴及阴道；铺巾后放置阴道窥器充分暴露宫颈，再次消毒阴道和宫颈；用宫颈钳钳夹宫颈前唇，用探针探查宫腔的屈度和深度后适当扩张宫颈至大于镜体外鞘直径半号；将镜管顺宫腔方向送入宫颈内口，在100mmHg左右的压力下将5%葡萄糖液注入，行宫腔冲洗至洗出液清亮。再继续注入5%葡萄糖液50～100ml，待宫腔充分扩展，子宫内壁清晰可见时，移动镜管依次观察宫腔各部；最后观察宫颈管，缓慢取出镜管。

（四）护理配合

1. 检查前准备

（1）一般选择月经干净后5天内进行检查。

（2）术前评估受检者身体情况，排除禁忌证。

2. 术中配合

（1）术中注意受检者的情绪反应，关心受检者，消除其紧张、恐惧心理。

（2）配合医生进行操作，密切观察有无宫颈裂伤、子宫穿孔、感染等并发症的表现，发现异常及时报告医生。

3. 术后护理

（1）术后嘱受检者卧床休息30分钟，严密观察其生命体征、有无腹痛等。

（2）告知受检者检查后2～7天阴道可能有少量血性分泌物，需保持外阴清洁。2周内禁性生活和盆浴。

（3）遵医嘱使用抗生素3～5天。

三、腹腔镜检查

腹腔镜检查（laparoscopy）是将腹腔镜经腹壁插入腹腔，通过视屏观察盆、腹腔内脏的形态、有无病变，必要时取活组织送病理检查，以明确诊断的方法。

（一）适应证

（1）怀疑子宫内膜异位症，腹腔镜是确诊的金标准方法。

（2）治疗无效及不明原因的急、慢性腹痛和盆腔痛。

（3）明确或排除引起不孕的盆腔疾病。

（4）了解盆腹腔肿块性质、部位或活检诊断。

（二）禁忌证

（1）患有严重心、肺疾病，凝血功能障碍及呼吸系统疾病不能耐受麻醉者。

（2）身体衰弱，精神病或癔症以及有膈疝者。

（3）结核性腹膜炎等盆腹腔严重粘连者。

（三）方法和步骤

（1）诊断腹腔镜行局麻或硬膜外麻醉，手术腹腔镜行全身麻醉。

（2）常规消毒腹部及外阴、阴道后留置导尿管和举宫器（无性生活史者不用）。

（3）人工气腹　距脐孔旁2cm处用布巾钳向上提起腹壁，用气腹针于脐孔正中处与腹部皮肤呈90°穿刺进入腹腔，连接自动CO_2气腹机，以CO_2充气流量1～2L/min的速度充入CO_2，充气1L调整患者体位至头低臀高位，继续充气，使腹腔压力达15mmHg，机器停止充气，拔去气腹针。

（4）放置腹腔镜　布巾钳提起腹壁，与腹部皮肤呈90°用套管针从切开处穿刺进入腹腔，去除套管针针芯，连接好CO_2气腹机，将腹腔镜自套管针鞘进入腹腔，打开冷光源，即可见盆腔内脏器。

（5）腹腔镜观察　按顺序常规检查盆腔。检查后根据盆腔情况进行输卵管通液、病灶活检等进一步检查。

（6）腹腔镜手术　在腹腔镜的指导下，避开腹壁血管，特别是腹壁下动脉，选择左、右下腹部相当于麦氏切口位置的上下位置进行第二、三穿刺。根据需要还可以在耻骨联合上方正中2～4cm进行第四穿刺。再插入必要的器械操作。

（7）手术结束　用生理盐水冲洗盆腔，检查无出血，无内脏损伤，停止充入CO_2气体，并放尽腹腔内CO_2，再取出腹腔镜及各穿刺点的套管针鞘，缝合穿刺口。

（四）护理配合

1. 术前准备

（1）完善各项检查，并向患者讲解相关注意事项。

（2）术前一日晚肥皂水灌肠，或口服20%甘露醇250ml、2000ml生理盐水或聚乙二醇电解质溶液清洁肠道。

（3）手术当日禁食。术前留置尿管。腹部常规消毒，范围与一般腹部手术相同，尤其注意脐孔的清洁消毒。

2. 术中配合

（1）实施检查时改为臀高头低位，将患者臀部抬高15°，并按医生要求及时更换所需体位。

（2）严密观察患者生命体征，如有异常及时处理。

（3）陪伴患者，并指导患者与医生配合。

3. 术后护理

（1）术后卧床休息半小时后即可下床活动，以尽快排除腹腔气体，缓解因腹腔残留气体而感肩痛及上肢不适等症状。

（2）术后当日可进半流食，次日可摄入正常饮食。

（3）注意观察患者生命体征及穿刺口有无红肿、渗出。

（4）遵医嘱给予抗生素。

（5）嘱患者按时复查，如有发热、出血、腹痛等应及时到医院就诊。2 周内禁性生活和盆浴。

目标检测

选择题

A1/A2 型题

1. 确诊宫颈癌的可靠方法是
   A. 宫颈刮片
   B. 宫颈和颈管活检
   C. 阴道脱落细胞检查
   D. 宫颈锥形切除送病检
   E. 阴道镜检查

2. 宫颈刮片的标本应放入
   A. 0.9% 氯化钠溶液中
   B. 1% 氢氧化钠溶液中
   C. 10% 氢氧化钠溶液中
   D. 75% 乙醇溶液中
   E. 95% 乙醇溶液中

3. 宫颈刮片细胞学诊断巴氏Ⅲ级属
   A. 炎症
   B. 可疑癌
   C. 高度可疑癌
   D. 癌症
   E. 正常

4. 下列不能测定卵巢排卵功能的检查项目是
   A. 宫颈黏液检查
   B. 宫颈刮片检查
   C. 诊断性刮宫
   D. 基础体温测定
   E. 性激素的测定

5. 关于输卵管通液术不正确的说法是
   A. 术前 30 分钟注射阿托品 0.5mg 解痉
   B. 在月经前 3 ~7 天进行
   C. 操作完毕后观察 1 小时
   D. 术后 2 周内禁止盆浴和性生活
   E. 用 20ml 温热无菌生理盐水或加入抗炎药物进行通液

6. 既有诊断又有治疗作用的辅助检查方法是
   A. 输卵管通液检查
   B. 宫颈刮片细胞学检查
   C. B 型超声检查
   D. 白带常规检查

E. 阴道脱落细胞检查

7. 女性，36 岁，阴道分泌物增多已半年，近来出现血性白带，检查宫颈中度糜烂，触之易出血，子宫正常大小，附件（-）。为排除宫颈癌，首先应做的检查项目是

A. 宫颈刮片
B. 宫颈活检
C. 宫颈黏膜检查
D. 诊刮
E. 阴道镜检查

8. 患者，女性，35 岁，因“继发性进行性痛经 2 年”入院。下列可协助确诊的检查项目是

A. 子宫输卵管造影术
B. 阴道镜检查
C. 腹腔镜检查
D. 宫腔镜检查
E. 阴道后穹隆穿刺

扫码“练一练”

（杨小玉）

第八篇

妇产科常用护理操作技术

第二十四章

妇产科常用护理操作技术

扫码“学一学”

学习目标

知识要点

掌握妇产科常用护理操作技术的目的和注意事项。

技能要点

能熟练实施妇产科各项常用护理操作技术。

妇产科护理工作者除了具备基础护理的护理技术以外，同时还应掌握本专科常用护理操作技术，本篇主要介绍产时外阴冲洗、消毒、新生儿沐浴与抚触、会阴擦洗、阴道灌洗和擦洗、会阴湿热敷、阴道或宫颈上药、坐浴等护理操作技术。

扫码“看一看”

项目一　产时外阴冲洗、消毒

【任务导入】

产妇，25 岁，G_1P_0，妊娠 39 周，规律宫缩 8 小时。目前宫口已开全，产妇向下屏气用力，外阴部有较多血性黏液，护士将其送入产房，准备进行外阴冲洗、消毒后接产。

【任务描述】

外阴冲洗、消毒是妇产科常用的护理操作技术，其目的是进行外阴清洁，消毒外阴皮肤，防止发生感染。常用于自然分娩接产、妇产科外阴、阴道手术前准备。

【知识平台】

1. 外阴冲洗、消毒的范围　上至阴阜，下至肛门，两侧至大腿内上 1/3。

2. 外阴冲洗的顺序　肥皂水和温开水冲洗的顺序为由外至内、由上至下；肥皂水棉球或纱布擦洗的顺序为由内至外、由上至下。

3. 外阴消毒的顺序　由内至外、由上至下。

【任务实施】

（一）准备工作

1. 护士准备　①评估产妇病史、产程进展、胎心和羊水情况；会阴冲洗、消毒的时机、外阴清洁状况。②衣帽着装整洁，洗手、戴口罩。

2. 环境准备　关好门窗，调节室温至26～28℃，湿度50%～60%，光线柔和，环境安静、舒适，请无关人员回避。

3. 用物准备　治疗推车，有盖方盘（内备消毒弯盘2个、消毒长镊子或卵圆钳数把），冲洗水壶（内备39～41℃温开水1000ml），有盖无菌杯3个（分别装20%肥皂液纱布、0.5%碘附液纱布、干纱布），无菌持物筒1个，持物钳1把，一次性会阴垫及消毒治疗巾各1块，便盆，医用垃圾桶和器械浸泡桶。

（二）实施步骤

（1）护士备齐并检查物品是否在有效期内，物品均放在推车，推至产床旁。

（2）核对产妇信息，告知操作目的，指导其配合操作。

（3）铺一次性会阴垫于臀下，协助产妇脱去裤子，取膀胱截石位，暴露外阴部，臀下放置便盆。

（4）肥皂液纱布擦洗外阴　用无菌卵圆钳夹取肥皂液纱布擦洗大小阴唇、腹股沟、阴阜、两侧大腿内上1/3、会阴体、肛周及肛门。

（5）温开水冲洗　先将水倒在手腕部测试水温（已测试过水温的可省略），然后夹取干纱布1块堵住阴道口，左手持冲洗壶，将温开水对准产妇会阴部缓慢倒下，询问水温是否适宜，先冲洗中间，后两边，再中间，取出阴道口纱布。

（6）擦干　换卵圆钳夹取消毒干纱布擦干水渍，顺序为尿道口、阴道口→小阴唇、大阴唇→腹股沟→阴阜→两侧大腿内上1/3→会阴体→肛周→肛门。

（7）外阴消毒　夹取0.5%碘附液纱布按照擦干顺序进行外阴部消毒。

（8）消毒完毕，撤去便盆，铺消毒治疗巾于臀下。

（9）整理用物。

【拓展提升】

（1）操作过程中应设屏风遮挡，保护产妇的隐私。注意保暖，冲洗水温要适宜。

（2）严格无菌操作　消毒范围不超出温水冲洗范围，每次消毒范围不超出上一次消毒范围；擦洗和消毒时应呈叠瓦式，皮肤不能留有空隙；擦过肛门后的纱布和钳子不能再用；操作过程中请产妇配合，不要污染已消毒的区域。

项目二　新生儿沐浴

扫码“看一看”

【任务导入】

男婴，自然分娩出生，出生时体重3000g，身长50cm，出生1分钟Apgar评分8分。现出生后第二天，各项生命体征正常，产后胎便已排，小便数次。护士准备给新生儿进行沐浴，更换衣物，保持清洁。

【任务描述】

新生儿沐浴是利用温水清洁新生儿皮肤，预防皮肤感染，增进新生儿舒适；通过温水刺激促进血液循环，加速新陈代谢；同时评估身体状况，观察新生儿有无异常。一般医院均有新生儿沐浴间，采用淋浴法，使新生儿平躺于沐浴台上，采用流动水清洗；在家中多采用盆内放水进行洗浴，称之为盆浴法。下面以淋浴法介绍新生儿沐浴。

【知识平台】

1. 沐浴时间 选在两次哺乳中间，新生儿清醒时，防止溢乳窒息。

2. 沐浴顺序 头面部→颈部→上肢及腋下→胸部→腹部→下肢→会阴→背部→臀部。

【任务实施】

（一）准备工作

1. 护士准备 衣帽、着装整洁，系好围裙，修平指甲，取下手表等饰物，衣服口袋内无锐利物品，洗手、戴口罩。

2. 环境准备 关闭门窗，避免对流风，光线柔和，调节室温至26～28℃，沐浴水温调节至38～42℃，可用手腕试水温。

3. 用物准备 ①沐浴池中放置好沐浴垫（左高右低），上面铺消毒治疗巾一块。②洗浴物品：大浴巾、小毛巾、换洗衣服、尿不湿、婴儿专用的沐浴露、润肤露、爽身粉、护臀膏、眼药水、电子秤。③脐带护理盘：消毒棉签、消毒纱布、75%乙醇、灭菌脐带卷、持物钳、持物筒等。

（二）实施步骤

1. 与产妇及家属沟通 护士向新生儿的家人进行自我介绍，简介沐浴过程及离开母亲时间，取得家长配合。

2. 检查并核对、评估新生儿 ①核对新生儿胸牌、腕带信息与母亲信息是否一致（包括产妇姓名、床号、住院号、新生儿性别），了解新生儿日龄。②评估新生儿一般情况：T、HR、R、哺乳、睡眠、大小便等。③询问产妇新生儿吃奶时间、有无异常表现等。

3. 准备工作 将新生儿抱至沐浴室，置于操作台上，松解衣物，检查身体，重点在于皮肤、脐带、有无红臀，肢体活动情况。脱去衣物，去除尿片，称量体重。

4. 沐浴过程 护士再次测试水温，温热沐浴垫，将新生儿抱至沐浴垫上，按顺序开始清洗。

（1）洗面 用小毛巾浸湿后拧干擦洗面部，顺序为：眼→鼻→嘴→额头→面颊→下颌→耳郭。清洗眼部时由内眦洗向外眦，小毛巾翻面清洗不同的地方。

（2）洗头 用左手掌托住新生儿头颈部，左拇指与中指分别将新生儿耳郭压向前盖住外耳道口，右手将小毛巾打湿，先浸湿头发，挤出少量沐浴液于操作者右手搓出泡沫，再清洗头部及耳后，然后冲净，擦干头发。

（3）洗颈部 用左手将新生儿下颏稍上抬，暴露颈部皮肤，右手拿毛巾清洗颈部皱褶。

（4）洗躯干和四肢 洗浴顺序为：上肢（先对侧后近侧）→前胸→腋下→腹部→下肢（先对侧后近侧）→会阴→后颈→背部→臀部。

（5）洗毕将新生儿抱回擦浴台上，用大毛巾包裹并吸干水分。

5. 沐浴后处理

（1）脐部护理 用干棉签蘸干脐窝，用75%乙醇消毒脐轮和脐带残端，脐带残端愈合好不用包扎。

（2）耳、鼻、眼处理 分别用无菌干棉签卷净鼻孔及外耳道的水，滴眼药水。

（3）在新生儿颈、腋和腹股沟等处扑婴儿爽身粉或涂以护臀油，兜好尿不湿，穿好衣服，裹好包被。

（4）再次检查腕带、胸牌，核对新生儿信息。

6. 健康宣教　将新生儿送回母婴同室病房交给产妇，核对产妇信息和腕带信息是否一致，指导母乳喂养及新生儿日常护理。

7. 整理、记录　分类整理用物。洗手后记录新生儿（皮肤、脐带、臀部等）情况。

【拓展提升】

（1）沐浴前后做好评估、核对工作，有疾病的新生儿可暂缓沐浴；操作过程中注意新生儿安全，防止发生意外。

（2）沐浴时，动作轻柔利落，时间不宜过长，注意保暖，防止新生儿受凉；清洗面部时用清水，洗头部时勿使水注入耳鼻内，防止吸入气管引起吸入性肺炎，浴水不能直接冲在脐部上，注意清洗干净皮肤皱褶处，特别是颈部、腋下、臀部及腹股沟的清洗。

（3）在医院内多个新生儿沐浴时要防止交叉感染，每个新生儿沐浴时均应更换沐浴垫或消毒治疗巾，每天沐浴结束后要清洗并消毒沐浴用物。

（4）注意亲子互动。

项目三　新生儿抚触

扫码“看一看”

【任务导入】

男婴，自然分娩出生，出生时体重3000g，身长50cm，出生1分钟Apgar评分8分。现出生后第二天，各项生命体征正常，母乳喂养，护士已给予沐浴，现准备行新生儿抚触。

【任务描述】

新生儿抚触是通过抚触者的双手触摸新生儿的皮肤和机体，刺激新生儿感觉器官的发育，增进其生理成长和神经系统反应，提高机体的免疫力，增进肠功能，改善睡眠状况，并增加新生儿对外在环境的认知。如果母亲每天给孩子进行抚触，一边按摩一边与之说话，保持眼神的交流，可增进母子感情，满足新生儿情感需求。

【知识平台】

1. 新生儿抚触时间　在两次哺乳中间，新生儿清醒时进行。沐浴后为最佳时间。

2. 新生儿抚触的顺序　头面部→胸部→腹部→上肢→下肢→背部。

【任务实施】

（一）准备工作

1. 护士准备　衣帽、着装整洁，修平指甲，取下手表等饰物，衣服口袋内无锐利物品，洗手。

2. 环境准备　关闭门窗，避免对流风，光线柔和，调节室温至26～28℃，播放轻音乐。

3. 用物准备　大浴巾、婴儿润肤油、尿布、更换的衣服等。

（二）实施步骤

（1）与产妇及家属沟通　护士向新生儿的家人进行自我介绍，介绍抚触的目的、离开母亲的时间，以取得家长的配合，可邀请家长一同去观看、学习。

（2）检查并核对、评估新生儿　①核对新生儿胸牌、腕带信息与母亲信息是否一致，了解新生儿的性别、日龄。②评估新生儿一般情况：T、HR、R、哺乳、睡眠、大小便等。③询问产妇新生儿吃奶时间、有无异常表现，是否已经沐浴。

（3）将新生儿抱至抚触室，将新生儿安全放置在抚触台上，脱去衣物（冬天可按需要暴露新生儿身体部位），检查全身皮肤及脐部情况。

（4）将润肤油倒入手心温热并润滑双手掌心及指腹，依次给新生儿按摩。每个部位抚触4～6次，（1）～（5）步新生儿取仰卧位，（6）步新生儿取俯卧位。

1）头面部

第一节：用两手拇指指腹从前额中央沿眉骨向外侧滑动，止于太阳穴，依次向上推压至发际。

第二节：用两手拇指指腹从下颌中央向外、向上推压，止于耳前，划出一个微笑状。

第三节：一手托住儿头偏向一侧，另一手四指并拢，用指腹从前额中央发际插入，向上、向后经枕骨隆突至耳后，以中指轻轻按压后止于耳垂。同法抚触另一侧。亦可双手同时操作。

2）胸部　示指、中指并拢，用两指腹或手掌外缘（小鱼际）由肋缘下端腋中线部位经胸前向对侧肩部中点滑动，两手交替进行，在新生儿胸部画出一个X形交叉。

3）腹部

第一节：双手指腹分别从右下腹→右上腹→左上腹→左下腹，按顺时针方向抚触新生儿脐部周围，相当于在新生儿腹部划一个半圆或倒写的“U”。

第二节：右手指腹分别从左上腹→左下腹（似“I”）；自右上腹→左上腹→左下腹（似倒写的“L”）；右下腹→右上腹→左上腹→左下腹（似倒写的“U”），重复一次。做这个动作的时候要对新生儿说：“宝宝，我爱你（I love you）”。

4）上肢

第一节：一手握住新生儿的手腕，另一手从上臂至腕部轻轻地挤捏，两手交替进行。

第二节：双手挟着新生儿的手臂，上下轻轻搓滚肌肉群至手腕。

第三节：双手拇指分开手掌，交替按摩掌心。

第四节：双手拇指仍放于新生儿掌心，其余四指交替抚摩手背。

第五节：用拇指、示指和中指从新生儿手指根部开始逐指提捏各手指至指尖并轻拉，重复一次。

5）下肢

第一节：一手握住新生儿脚踝，另一手从大腿根部至踝部轻轻挤捏，两手交替进行。

第二节：双手挟着新生儿的大腿，上下轻轻搓滚肌肉群至踝部。

第三节：四指放在脚面，两拇指指腹沿着足跟交替按摩脚掌。

第四节：双手拇指仍放于新生儿脚掌，其余四指交替抚摩足背。

第五节：用拇指、示指和中指从新生儿足趾根部开始逐指提捏各足趾至末端并轻拉，重复一次。

6）背部

第一节：以脊椎为中分线，双手拇指指腹从颈部向下轻轻触摸两侧肌肉，至骶尾部。

第二节：以臀裂为中心，双手拇指指腹在两侧臀部同时做环形抚触。

第三节：用手掌从顶部、枕部、颈部向下抚摸至臀部，重复一次。

（5）抚触完毕，为新生儿穿好衣服，换好尿布，裹好包被。

（6）将新生儿送回母婴同室病房交给产妇，核对产妇信息和腕带信息是否一致，指导母乳喂养及新生儿日常护理。

（7）整理用物，洗手后记录新生儿情况。

【拓展提升】

（1）新生儿病情危重、全身有皮疹或脓疱疮、腹泻等禁止抚触，脐带未脱落时暂不做腹部抚触。

（2）抚触前须温暖双手，将润肤油倒在掌心温热，不要直接倒在新生儿身上。

（3）抚触刚开始时力度要轻，根据新生儿的反应慢慢增加力度，以新生儿舒适合作为宜，每日 2～3 次，时间从每次 5 分钟开始，渐增至每次 15～20 分钟。

（4）抚触时不要强迫新生儿保持固定姿势，要避开囟门、乳头和脐部，注意观察新生儿的反应，如有哭闹不休、肤色异常、呕吐时需停止操作，了解可能存在的原因并做相应处理。

（5）环境要温暖舒适，边抚触边用目光、语言等与新生儿进行情感交流。

项目四　会阴擦洗

扫码"看一看"

【任务导入】

产妇，28 岁，G_1P_0，孕 40 周临产，规律宫缩 12 小时宫口开全，因胎儿较大，行会阴左侧切开，自然分娩一女婴。产后医嘱：会阴擦洗，2 次/日。

【任务描述】

会阴擦洗是用含有消毒溶液的棉球擦拭会阴局部，其目的是保持会阴及肛门部位清洁，促进舒适和会阴伤口的愈合，防止生殖系统、泌尿系统的逆行感染，常用于产后、会阴有伤口、长期卧床、急性外阴炎、术后留置尿管者。

【知识平台】

（1）会阴擦洗时要防止伤口、阴道口、尿道口被污染，最后擦洗肛周及肛门。

（2）会阴擦洗一般 3 遍：第一遍自上而下，由外向内擦去外阴的血迹、分泌物和污垢。第二、三遍自内向外，由上到下或以伤口、阴道口为中心。

（3）为多个患者行会阴擦洗时，应最后擦洗有伤口感染的患者，以避免交叉感染。

【任务实施】

（一）准备工作

1. 护士及产妇准备　①评估产妇会阴伤口情况，告知产妇会阴擦洗时间，排空膀胱，避开产妇睡眠、哺乳时间进行操作。②操作者衣帽整洁，洗手、戴口罩。

2. 环境准备　环境安静、清洁、舒适，请无关人员回避，拉上隔帘，保护产妇隐私。能下床者也可带至治疗室进行操作。

3. 用物准备　治疗车、无菌持物筒（内放无菌持物钳）、会阴擦洗盘 1 只、消毒弯盘 2 只、无菌镊子 4 把、无菌治疗碗内放 0.5% 碘附棉球若干、无菌纱布罐（内放无菌纱布若干）、一次性会阴垫一块、产妇自备卫生巾 1 片。

（二）实施步骤

（1）核对、解释　核对产妇姓名、床位及一般资料，了解会阴切口及产后恶露情况，讲解会阴擦洗目的和方法，请其配合操作。

（2）携用物至床边，协助产妇脱一侧裤腿，取膀胱截石位，暴露外阴，臀下垫一次性会阴垫，注意保暖。

（3）将会阴擦洗盘放至床边，用一把镊子夹取碘附棉球，另一把用于擦洗。第一遍擦洗顺序为：阴阜、大腿内上1/3、腹股沟、大阴唇、小阴唇、尿道口和阴道口、会阴、肛周及肛门。第二遍擦洗顺序为：会阴伤口、尿道口和阴道口、小阴唇、大阴唇、腹股沟、阴阜、大腿内上1/3、会阴、肛周及肛门。第三遍擦洗顺序同第二遍。最后用干纱布擦干。

（4）撤去污染的会阴垫，协助产妇换上干净卫生巾，穿好裤子，整理床单位。

（5）用物分类处置，洗手、记录会阴擦洗过程及会阴伤口情况。

【拓展提升】

（1）注意保暖，防止受凉，注意保护隐私。

（2）产后会阴擦洗时要观察产妇会阴伤口情况，有无水肿、红肿，分泌物性质和伤口的愈合情况，及早发现异常。

（3）会阴污垢或血迹较多时，可酌情增加擦洗次数，直至擦净。有留置尿管者，擦洗时应注意导尿管是否通畅，避免打结或脱落。

（4）按顺序擦洗每一个部位，不留空隙。每一遍擦洗过肛门的镊子应更换，每个棉球限用1次，严格无菌操作。

项目五　阴道灌洗和擦洗

【任务导入】

女，35岁，已婚，阴道分泌多，有臭味，伴有外阴瘙痒，妇科门诊诊断为阴道炎。医嘱：1%乳酸溶液行阴道灌洗。

【任务描述】

阴道灌洗是将一定量的温度适宜的消毒溶液装于容器中置于一定高度，通过连接管使消毒液体由高处流下，行外阴及阴道冲洗。阴道擦洗是指用阴道窥器扩开阴道，在直视下用浸有消毒液的棉球擦拭阴道壁及宫颈。两种方法的目的都是清洁阴道，抑制病原菌的生长，减少阴道分泌物，促进阴道血液循环，缓解局部充血，促进患者舒适。常用于各种阴道炎、宫颈炎的治疗，也是妇科手术前阴道准备的内容之一。下面重点介绍阴道灌洗。

【知识平台】

（1）对宫颈癌活动性出血、月经期、妊娠期、产褥期、人工流产术后宫颈口未闭及不规则阴道流血者不宜做阴道灌洗；未婚妇女一般不做阴道灌洗，必要时用小号灌洗头或导尿管代替。

（2）一次灌洗量为500～1000ml，温度41～43℃，灌洗袋距床面高度60～70cm。

（3）针对不同病因选择合适的灌洗液　滴虫性阴道炎、细菌性阴道病、萎缩性阴道炎可选用0.1%～0.5%醋酸、1%乳酸或1∶5000的高锰酸钾等酸性溶液；外阴阴道假丝酵母菌病选用2%～4%碳酸氢钠溶液；非特异性炎症患者则用一般溶液或生理盐水灌洗。另外，生理盐水也适用于细菌性阴道炎、萎缩性阴道炎者。

【任务实施】

（一）准备工作

1. 护士准备　①评估患者一般情况、对阴道灌洗的认知程度以及配合情况。嘱其排空膀胱。②衣帽整洁，洗手、戴口罩。

2. 环境准备　环境安静、清洁、舒适，请无关人员回避，拉上隔帘，保护患者隐私。

3. 用物准备　①一般物品：一次性会阴垫、带调节夹的一次性灌洗袋1个、灌洗头1个、弯盘1只、一次性手套1副、阴道窥器1只、水温计1支、卵圆钳1把、消毒棉球若干、污物桶1个、输液架1个。②根据医嘱备好灌洗液。

（二）实施步骤

（1）核对、解释　核对患者姓名及一般资料；告知操作过程，使其了解阴道灌洗的目的、方法、效果，如水温不适及时告知，请患者配合操作。

（2）患者排尿后，褪一侧裤腿，仰卧在铺好一次性会阴垫的妇科检查床上，取膀胱截石位，暴露会阴部，注意保暖。放置好污物桶。

（3）将配制好浓度和温度的消毒溶液注入灌洗袋内，挂在高于床沿60～70cm处，排去管内空气。

（4）操作者戴一次性手套，右手持灌洗头先冲洗外阴部，然后用左手分开小阴唇，将冲洗头沿阴道侧壁方向插入阴道后穹隆部。冲洗时将灌洗头轻轻上下左右转动，使之能到达阴道各部，当液体剩下100ml时，拔出灌洗头，再次冲洗外阴部。扶患者坐起，使阴道内液体流出。也可用阴道窥器扩开阴道，暴露宫颈后再冲洗，左手持阴道窥器轻轻转动，暴露阴道黏膜，右手持灌洗头冲净阴道前、后、侧壁。结束时用消毒干棉球吸净阴道内液体，或轻轻下压阴道窥器，使阴道液体流出，取出阴道窥器。用干纱布擦干外阴。

（5）灌洗完毕，协助患者穿好衣裤。

（6）整理用物，洗手、记录阴道灌洗过程。

【拓展提升】

（1）灌洗袋距床面高度不得超过70cm，以免冲洗压力过大灌洗液进入子宫腔，引起上行感染；避免水流出过快，以免溶液在阴道内停留时间过短，阴道穹隆部及阴道壁的某些皱折处未能洗净，影响治疗效果。若对术后阴道伤口愈合不良、宫颈癌患者行灌洗，灌洗袋与床沿距离不超过30cm，行低压灌洗。

（2）灌洗过程中要询问患者溶液温度是否适宜，温度过低患者感觉不舒适，温度过高可能烫伤阴道黏膜；灌洗头插入不宜过深，灌洗时动作要轻柔，防止损伤阴道壁或宫颈组织；防止灌洗过程中溶液浸湿患者衣物。

项目六　会阴湿热敷

【任务导入】

产妇，30岁，G_2P_1，孕38周自然分娩。分娩时因胎头压迫外阴软组织时间较长导致左侧大阴唇及会阴切口水肿。产后第二天，会阴伤口疼痛、水肿明显。医嘱：硫酸镁会阴湿热敷，2次/日。

【任务描述】

会阴湿热敷常用于会阴水肿、血肿、伤口硬结等患者。用消毒干纱布蘸加热后的硫酸镁溶液敷于患处，借助热力及药液的作用，改善会阴局部血液循环，使水肿组织尽快消退，血肿部位慢慢吸收；同时热敷能增强白细胞的吞噬作用和组织活力，有助于局部脓肿吸收，促进组织的生长和修复。

【知识平台】

（1）会阴湿热敷的温度一般为41～48℃，时间为15～30分钟，湿热敷面积为病灶范围的2倍。

（2）常用会阴湿热敷的药物包括50%硫酸镁、95%乙醇湿敷、10%氯化钠等。

【任务实施】

（一）准备工作

1. 护士准备 ①评估患者一般情况，会阴水肿部位及程度，切口愈合情况。②衣帽整洁，洗手、戴口罩。

2. 环境准备 环境安静、清洁、舒适，请无关人员回避，拉上隔帘，保护患者隐私。

3. 用物准备 ①会阴擦洗物品1套。②另备干纱布数块、医用凡士林、有盖搪瓷罐（内盛加热的50%硫酸镁溶液及纱布若干）。棉垫1块、热源袋1只（内装水温为60～70℃水的热水袋或电热宝）、红外线治疗灯、产妇自备卫生巾1片。

（二）实施步骤

（1）护士备齐用物来到患者床边，再次核对患者、做好解释工作，告知操作过程，会阴湿热敷的目的、方法、效果及注意事项，请患者配合操作。

（2）患者排尿后，协助其脱去对侧裤腿盖在近侧腿上，取仰卧屈膝位，双腿外展，臀下垫一次性会阴垫。检查会阴伤口情况，先行会阴擦洗，清洁局部伤口。

（3）热敷部位用棉签涂一薄层的凡士林，盖上无菌纱布，用镊子取出热敷溶液中的湿热纱布，拧至不滴水，再轻轻敷于水肿部位，外面盖上棉垫保温。

（4）每隔3～5分钟更换热敷垫一次，亦可将热源袋放在棉垫外，或用红外线治疗灯照射，延长更换敷料时间，一次热敷15～30分钟。

（5）湿热敷过程中询问患者感觉，出现异常情况及时处理，防止局部烫伤。

（6）湿热敷完毕，撤去敷料，观察热敷部位皮肤，擦干净皮肤上的凡士林，更换卫生巾，穿好裤子。

（7）整理床单位。

（8）处理用物，洗手、记录。

【拓展提升】

（1）对于休克、昏迷、虚脱及术后感觉不灵敏的患者应随时观察，防止烫伤。

（2）湿热敷过程中注意观察，评价其效果。

项目七　阴道或宫颈上药

【任务导入】

女，35 岁，已婚，因“下腹不适，白带增多伴有血丝 1 周”来院就诊，各项检查后诊断为“急性宫颈炎伴出血”。医嘱：给予宫颈上药治疗。

【任务描述】

阴道或宫颈上药是通过阴道窥器撑开患者阴道，将药物放置于阴道后穹隆或宫颈表面处发挥局部治疗作用，常用于阴道炎、宫颈炎及手术后阴道残端炎症的治疗。阴道上药也可教会患者在家自己放置。

【知识平台】

（1）根据不同病情选用不同的药物　甲硝唑可用于治疗滴虫性阴道炎；外阴阴道假丝酵母菌病可选用抗真菌类药物；细菌性阴道病、萎缩性阴道炎可选用抗生素粉剂；硝酸银溶液或铬酸银溶液治疗慢性宫颈炎现已少用。

（2）上药期间禁止性生活；月经期、阴道流血时不宜上药；未婚妇女不建议阴道上药，有必要时可用长棉签涂抹或用手指将药片推入阴道，不用窥器。

（3）治疗宫颈炎的腐蚀性药物只能涂在宫颈病灶处，不得涂于病灶以外的正常宫颈、阴道组织。

【任务实施】

（一）准备工作

1. 护士准备　①评估患者一般情况，各项检查结果，行此操作的疾病。②衣帽整洁，洗手、戴口罩。

2. 环境准备　环境安静、清洁、舒适，请无关人员回避，拉上隔帘，保护患者隐私。

3. 用物准备　①一般物品：阴道灌洗物品 1 套、阴道窥器 1 只、长镊子 1 把、带尾线棉球或喷撒器 1 个、干棉球若干或干纱布数块、消毒长棉签 1 包、一次性手套 1 副。②药品：根据病情选用，常用的药品有甲硝唑、抗真菌药物、消炎粉、消炎膏等。

（二）实施步骤

（1）核对、解释　使患者了解阴道或宫颈上药的目的、方法、注意事项，请其配合操作。

（2）患者排尿后，协助其躺在妇科检查床上，臀下铺一次性会阴垫，脱去一侧裤子，取膀胱截石位，暴露外阴，注意保暖。

（3）行阴道灌洗后，擦干阴道内液体。

（4）根据选用药物剂型的不同，采用以下合适方法行阴道或宫颈上药。

1）涂擦法　适用于药液、药膏。用长棉签蘸取药物，均匀涂擦阴道和宫颈病变处。涂擦非腐蚀性药物时应转动阴道窥器，使阴道四壁都涂满药物。腐蚀性药物治疗宫颈炎时用长棉签蘸取少许药液，涂抹宫颈病变处，深入宫颈管内 0.5cm，用生理盐水棉球洗去表面残留的药液，然后用干棉球吸干。

2）纳入法　适用于药片、药丸、栓剂。在阴道窥器暴露下操作者用长镊子夹取药片放入阴道后穹隆或紧贴宫颈处，可用带尾线棉球塞于阴道内，线尾留在阴道口外，嘱患者12~24h后牵拉线尾自行取出棉球。如需连续治疗可教会患者回家自己操作放入药物。

3）喷撒法　适用于药粉和无腐蚀性的药液。

①宫颈棉球上药　适用于宫颈急性炎症或伴有出血者，如本例患者。将药粉撒于带尾线的大棉球上，用卵圆钳将棉球塞于宫颈部，线尾置于阴阜侧上方并用胶布固定，嘱患者12~24小时后牵拉线尾自行取出棉球。

②喷撒器上药　用阴道窥器暴露宫颈后，用喷撒器将药粉均匀地喷撒于病变处。

（5）上药毕，协助患者擦净外阴，穿好衣裤。

（6）整理用物，洗手，记录。

【拓展提升】

1. 阴道后穹隆自行塞药法

（1）适用于需连续使用甲硝唑、制霉菌素等片剂、丸剂或栓剂治疗滴虫性阴道炎、外阴阴道假丝酵母菌病、萎缩性阴道炎、慢性宫颈炎患者。

（2）方法　清洗外阴，坐浴后，洗净双手或戴一次性手套，采取下蹲位用示指、中指夹住药物放入阴道内，向阴道后壁推进至手指完全伸入为止，注意尽可能地把药物送入后穹隆处。

（3）阴道塞药时间应选在晚上或休息时，以免起床后脱落，影响治疗效果。

2. 指导患者进行复诊。

项目八　坐　浴

【任务导入】

女，28岁，已婚。5天前接触某品牌卫生巾过敏，外阴皮肤痒、有红疹，因搔抓左侧会阴体部皮肤破溃，有渗出。月经期已结束，会阴部红肿疼痛。医嘱：给予1:5000的高锰酸钾坐浴，2次/日。

【任务描述】

坐浴是通过水温及药液的作用，促进会阴局部组织血液循环，减轻或消除外阴水肿、充血、炎症和疼痛，促进组织修复。是各种外阴炎、阴道炎的常用辅助治疗方法；也可清洁外阴部，用于外阴、阴道手术前的准备。

【知识平台】

（1）坐浴的方法分为三种　①热水浴：水温41~43℃，适用于渗出性病变及炎性病变。②温水浴：水温35~37℃，适用于慢性盆腔炎、术前准备等。③冷水浴：水温14~15℃，适用于膀胱阴道松弛、性无能及功能性无月经者，坐浴时间2~5分钟，原理是利用低温冷刺激肌肉神经，使其张力增加。临床常用的是热水浴。

（2）月经期妇女、阴道流血者、孕妇、产后7天内的产妇禁止坐浴。

【任务实施】

（一）准备工作

1. 护士准备　①评估患者一般身体状况，会阴局部情况，行此操作的疾病。②衣帽整洁，洗手、戴口罩。

2. 环境准备　环境安静、清洁、舒适，请无关人员回避，拉上隔帘，保护患者隐私。

3. 用物准备　①坐浴盆1个、30cm高坐浴架1个、水温计1支、无菌小毛巾1块。②配制坐浴液：准备溶液2000ml，温度41～43℃。滴虫性阴道炎和萎缩性阴道炎可用1:5000的高锰酸钾溶液、0.1%～0.5%醋酸、1%乳酸溶液；外阴阴道假丝酵母菌病用2%～4%碳酸氢钠溶液；非特异性阴道炎、外阴阴道手术前的准备选用1:5000的高锰酸钾溶液、1:2000苯扎溴铵溶液、0.5%碘附溶液。

（二）实施步骤

（1）核对患者，向患者解释，让其了解坐浴的目的、方法，取得配合。

（2）嘱患者排尿后，将外阴及肛周清洗干净。

（3）根据病情配制合适的坐浴溶液2000ml，根据不同治疗目的调节好水温，将坐浴盆放在坐浴架上，指导患者将臀部及外阴部浸泡在溶液中，持续20～30分钟。

（4）坐浴过程中观察患者有无不适，水温下降后应及时调节。

（5）坐浴结束，用小毛巾擦干外阴部，穿好裤子。

（6）处理用物。

【拓展提升】

（1）按疾病治疗要求配制坐浴液，防止温度过高烫伤皮肤黏膜，浓度按比例配制，浓度太高易烧伤黏膜组织，浓度太低影响治疗效果；坐浴时告知患者将臀部及外阴部全部浸入药液中；坐浴过程中要随时观察患者反应，对年老者尤应注意，如主诉头晕、乏力、面色苍白出汗，应立即停止坐浴。

（2）教会患者配制坐浴液的方法，以便回家继续治疗。

目标检测

选择题

A1/A2型题

1. 初产妇什么时候应做接生准备
   A. 宫口开全
   B. 胎头拨露
   C. 胎头着冠
   D. 胎头仰伸
   E. 宫口开4cm

2. 接产准备时，对外阴部消毒的顺序应是
   A. 肛门→肛周→会阴体→尿道口、阴道口→小阴唇→大阴唇→腹股沟→阴阜→大腿内上1/3
   B. 阴阜→大腿内上1/3→腹股沟→大阴唇→小阴唇→会阴体→尿道口、阴道口→肛周→肛门
   C. 尿道口、阴道口→大阴唇→小阴唇→阴阜→大腿内上1/3→腹股沟→会阴体→肛周→肛门
   D. 尿道口、阴道口→小阴唇→大阴唇→腹股沟→阴阜→大腿内上1/3→会阴体→肛周→肛门

E. 尿道口、阴道口→小阴唇→大阴唇→阴阜→腹股沟→大腿内上 1/3→肛周→会阴体→肛门

3. 会阴湿热敷的温度下列哪项最适宜

A. 41 ~43℃

B. 41 ~48℃

C. 60 ~70℃

D. 20 ~50℃

E. 50 ~60℃

4. 有关阴道灌洗，内容不正确的是

A. 灌洗液温度 41 ~43℃

B. 灌洗袋挂在高于 70cm 处

C. 萎缩性阴道炎可选用 0.1% ~0.5% 醋酸、1% 乳酸溶液

D. 外阴阴道假丝酵母菌病选用 2% ~4% 碳酸氢钠溶液

E. 一次灌洗量为 500 ~1000ml

5. 经产妇，32 岁，G_2P_1，妊娠 39 周，见红 3 小时，腹部阵痛 6 小时。先露头 LOA，胎心 126 次/分，宫缩 40 ~45 秒/1 ~3 分，宫口开大 4cm，前羊水囊明显。首选的护理措施是

A. 待产室待产

B. 送入产房准备接生

C. 人工破膜

D. 肥皂水灌肠

E. 胎心电子监护

A3/A4 型题

（6 ~7 题共用题干）

男婴，出生后第 2 天，出生时体重 3500g，Apgar 评分 10 分。今晨测 T 36.2℃，P 110 次/分，一般情况好，母乳喂养，大小便均已排。现宝宝哺乳后 1 小时，清醒状态，护士准备给其沐浴并进行抚触。

6. 护士进行新生儿沐浴过程中下列哪项不妥

A. 在两次哺乳中间沐浴

B. 沐浴过程中注意保暖，防止受凉

C. 沐浴前要检查身体情况

D. 水温 35 ~38℃

E. 清洗头部时防止外耳道进水

7. 新生儿抚触的顺序下列哪项正确

A. 头面部→胸部→上肢→腹部→下肢→背部

B. 头面部→胸部→腹部→上肢→下肢→背部

C. 背部→头面部→胸部→腹部→上肢→下肢

D. 背部→头面部→胸部→上肢→腹部→下肢

E. 头面部→胸部→腹部→背部→上肢→下肢

（8 ~10 题共用题干）

女，35 岁，已婚，外阴瘙痒伴白带增多 1 周。检查：外阴部皮肤红肿，阴道黏膜充血，内有较多稀薄样白带，取白带化验检查滴虫（+）。

8. 下面哪种溶液不适合患者坐浴

A. 1∶5000 的高锰酸钾溶液

B. 0.1% ~0.5% 醋酸

C. 2% ~4% 碳酸氢钠溶液

D. 1% 乳酸溶液

E. 1∶2000 苯扎溴铵溶液

9. 护士指导患者回家坐浴，下列说法错误的是

A. 坐浴盆应较大，臀位及外阴能浸入坐浴液中

B. 坐浴液温度保持在 41 ~43℃为宜

C. 月经期不宜坐浴

D. 先坐浴，结束后再进行阴道上药

E. 坐浴时间越长越好

10. 护士指导患者自行阴道塞药治疗阴道炎，下列哪项不妥

A. 指导患者洗净双手，戴一次性手套操作

B. 用示指、中指夹住药物放入阴道内，向阴道后壁推进至后穹隆部位

C. 晚上睡觉前清洗外阴后进行阴道塞药

D. 按疗程进行治疗，月经期也可以阴道塞药

E. 用药结束后复查

（盛夕曼）

参考答案

第一章

1. C　2. B　3. C　4. E　5. E　6. A　7. A　8. A　9. B　10. A

第二章

1. D　2. C　3. E　4. D　5. E　6. E　7. D　8. E　9. C

第三章

1. D　2. C　3. A　4. C　5. C　6. D　7. C　8. A　9. D　10. E
11. E　12. A

第四章

1. D　2. A　3. B　4. A　5. A　6. B　7. A　8. C　9. C　10. D
11. D　12. A　13. B　14. C　15. D　16. B　17. E　18. A

第五章

1. B　2. D　3. B　4. C　5. D　6. D　7. A　8. B　9. D　10. B
11. E　12. B　13. E　14. C　15. C　16. E　17. A　18. B　19. E

第六章

第一节

1. D　2. C　3. D　4. D　5. E　6. B　7. E　8. A　9. B　10. D
11. E　12. C

第二节

1. A　2. E　3. B　4. B　5. D　6. C　7. E　8. C　9. C　10. C
11. E　12. B

第三至七节

1. E　2. B　3. C　4. C　5. A　6. C　7. E　8. A

第七章

1. E　2. D　3. E　4. E　5. C　6. D　7. C　8. A　9. B

第八章

1. B　2. A　3. B　4. C　5. D　6. E　7. C　8. E　9. C　10. A

第九章

1. A　2. E　3. C　4. B　5. D　6. A　7. B　8. C　9. B　10. B
11. C　12. B　13. A

第十章

1. A　2. C　3. A　4. C　5. E　6. D　7. D　8. A　9. A　10. D

第十一章

1. B　2. C　3. C　4. E　5. C　6. B　7. C　8. D　9. D　10. E

第十二章

1. B　2. E　3. B　4. C　5. D　6. C　7. A　8. A

第十三章

1. B　2. C　3. B　4. D　5. A　6. E　7. A　8. A　9. D　10. C

11. B　12. B　13. B

第十四章

1. A　2. E　3. C　4. C　5. B　6. C　7. B　8. C　9. D　10. B

11. A　12. C

第十五章

1. A　2. B　3. B　4. B　5. C　6. E　7. C　8. D　9. B　10. E

11. C　12. E　13. B　14. E　15. B

第十六章

1. D　2. E　3. C　4. C　5. A　6. A　7. E　8. B　9. C　10. C

第十七章

1. C　2. B　3. E　4. E　5. A　6. B　7. E　8. C　9. C　10. A

第十八章

1. E　2. D　3. B　4. B　5. B　6. C　7. E　8. C　9. B　10. B

第十九章

1. D　2. A　3. C　4. B　5. D　6. C　7. C　8. B

第二十章

1. C　2. C　3. B　4. B　5. A　6. B　7. A　8. D　9. C　10. C

11. C　12. D　13. D　14. B　15. C

第二十一章

1. B　2. C　3. A　4. B　5. B　6. C　7. C　8. B　9. D

第二十二章

1. C　2. D　3. D　4. D　5. D　6. C　7. B　8. B　9. D　10. A

第二十三章

1. B　2. E　3. B　4. B　5. B　6. A　7. A　8. C

第八篇

1. A　2. D　3. B　4. B　5. B　6. D　7. B　8. C　9. E　10. D

参考文献

[1] 谢幸，孔北华．殷涛．妇产科学.9版．北京：人民卫生出版社，2018

[2] 谢幸，苟文丽．妇产科学.8版．北京：人民卫生出版社，2014.

[3] 魏碧蓉．高级助产学.2版．北京：人民卫生出版社，2014.

[4] 夏海鸥．妇产科护理学.3版．北京：人民卫生出版社，2014.

[5] 郑修霞．妇产科护理学.5版．北京：人民卫生出版社，2012.

[6] 丰有吉，沈铿．妇产科学.2版．北京：人民卫生出版社，2011.

[7] 尹红，张秀英．助产学．北京：人民卫生出版社，2010.

[8] 刘文娜．妇产科护理.2版．北京：人民卫生出版社，2009.